图解瑜伽大全

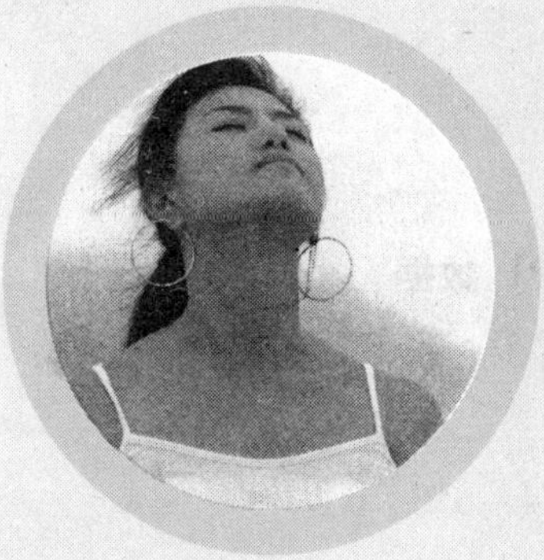

雷子 张家林◎编著

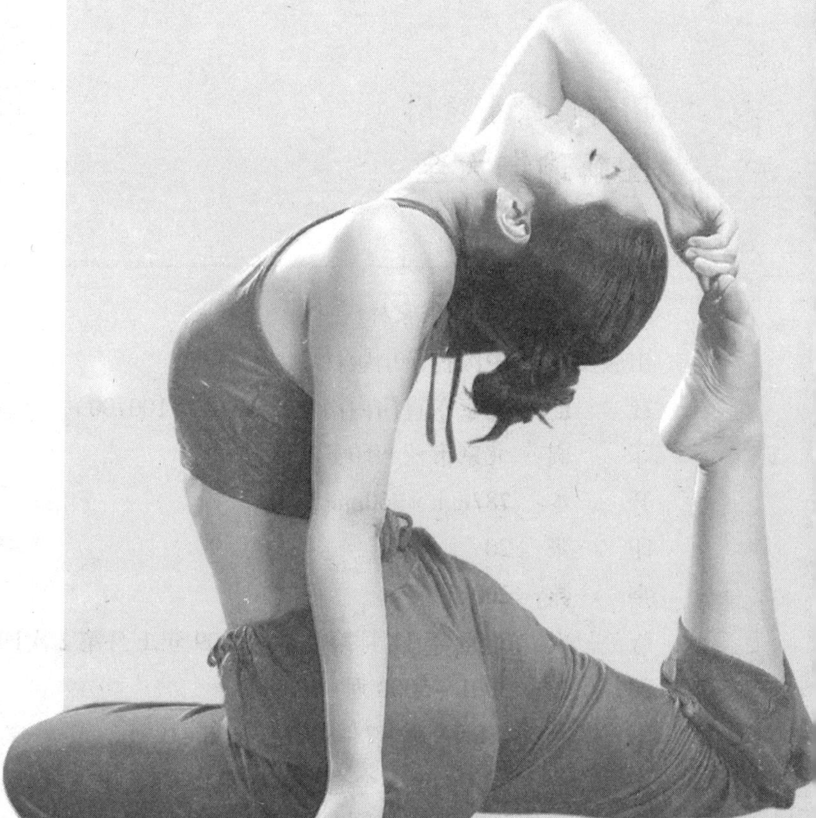

中医古籍出版社

图书在版编目（CIP）数据

图解健康小窍门/雷子，张家林编著. －北京：中医古籍出版社，2008.8

ISBN 978－7－80174－658－0

Ⅰ. 图… Ⅱ. ①雷… ②张… Ⅲ. 望诊（中医）－图解 Ⅳ. R241.2－64

中国版本图书馆 CIP 数据核字（2008）第 159704 号

图解健康小窍门

图解瑜伽大全

编　　著：雷子 张家林

出版发行：中医古籍出版社

社　　址：北京东直门内南小街 16 号（100700）

印　　刷：北京市业和印务有限公司

开　　本：787mm×960mm 1/16

印　　张：20

字　　数：200 千字

版　　次：2008 年 11 月第 1 版　2009 年 1 月第 2 次印刷

印　　数：3001～5000 册

书　　号：ISBN 978－7－80174－658－0

定　　价：32.00 元（全套 96.00 元）

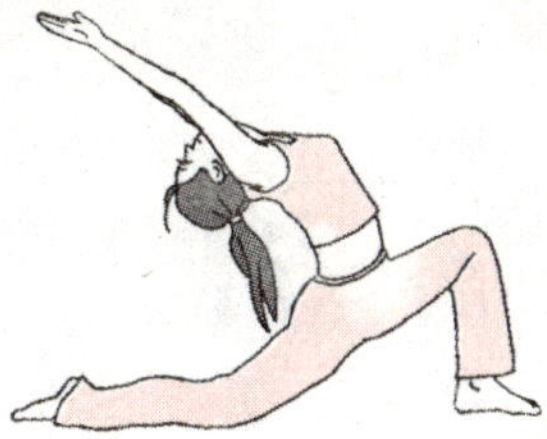

前言

FOREWORD

图解瑜伽大全 TUJIEYUJIADAQUAN

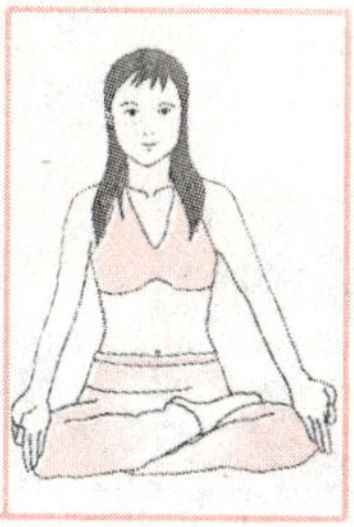

图解·瑜伽·大全

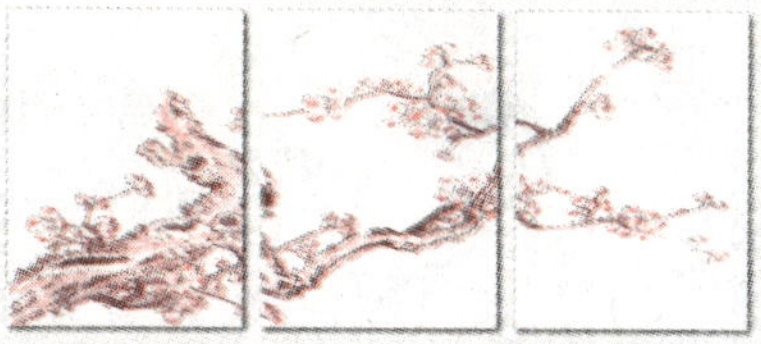

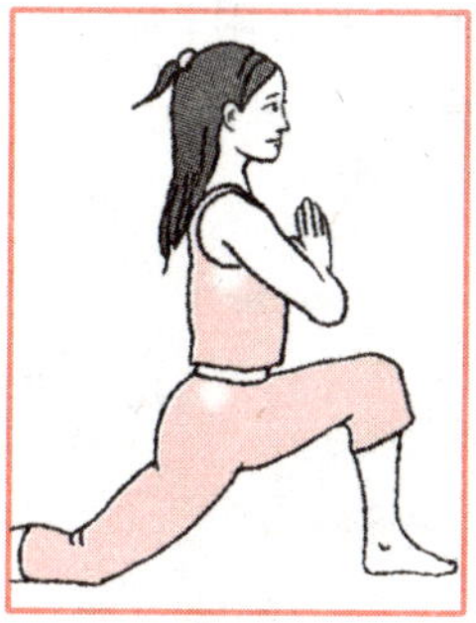

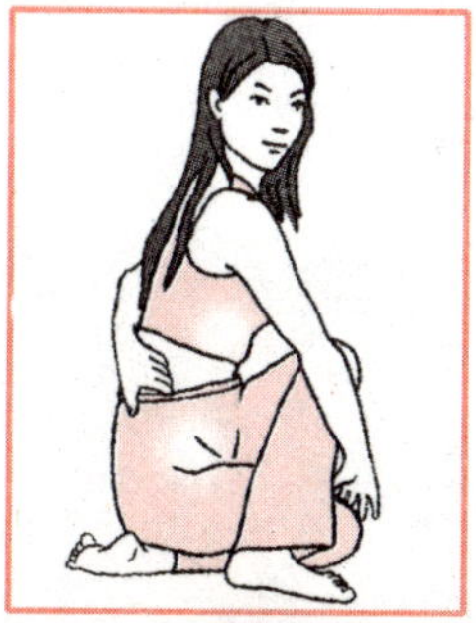

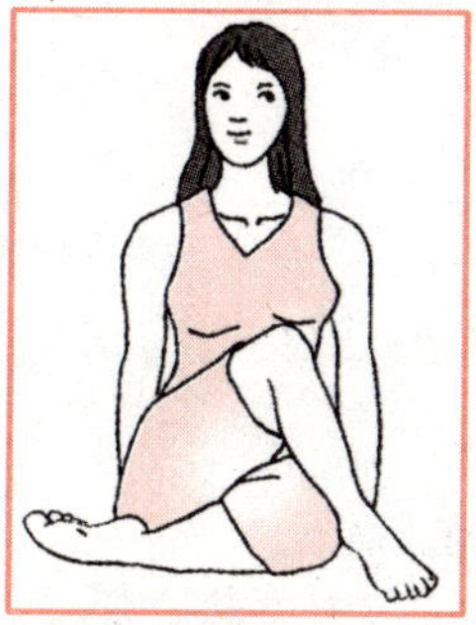

瑜伽起源于古老的印度，近年在世界各地兴起。它不同于一般的健身方式，而是一种健康的生活哲学，一种倡导“身心合一”的生命哲理，一种最有效、最安全的运动形式。瑜伽练习在举手投足之间，配合规律的呼吸、意识的集中，调和体内的器官，使人体各方面的机能达到和谐统一，从而达到身心的充分调适。对于充溢着诸多压力的现代人，尤其是都市人，选择瑜伽练习不失为一种减压妙法。为了满足这种需求，我们组织有关专家精心编写了这本《图解瑜伽大全》。

《图解瑜伽大全》老少皆宜，不管是刚刚接触瑜伽的初学者，还是已经开始传播这项文化的朋友，本书都将为您提供最专业的帮助。

本书倡导安全、正确、系统的瑜伽练习，以科学严谨的方式和态度阐释古老神秘的瑜伽。其内容科学、针对性强、逻辑严密，循序渐进的动作图片和清楚明了的正确指导，美观实用、简单易学，是爱美、爱健康人士修身、健身的理想选择。

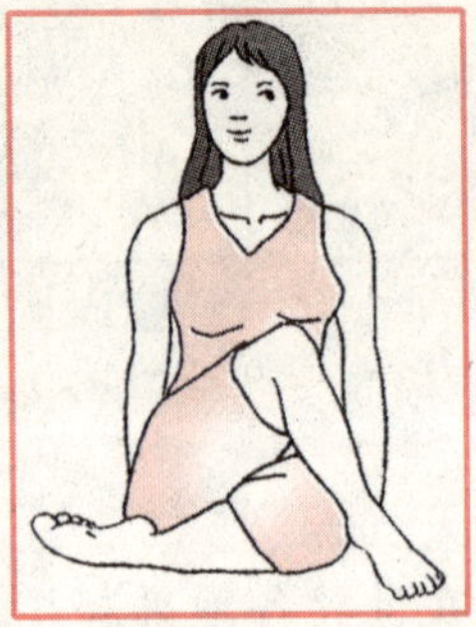

全书共分七章，分别包括：什么是瑜伽、瑜伽能给我们哪些帮助、调息是瑜伽的第一步、健康精粹——体位瑜伽练习、瘦身美体瑜伽、生活中瑜伽以及瑜伽养生与防病。

最后，衷心希望本书能成为您练习瑜伽的贴身顾问，成为您健康的好帮手。由于编者水平所限，书中难免有不尽人意之处，还望读者批评指正。

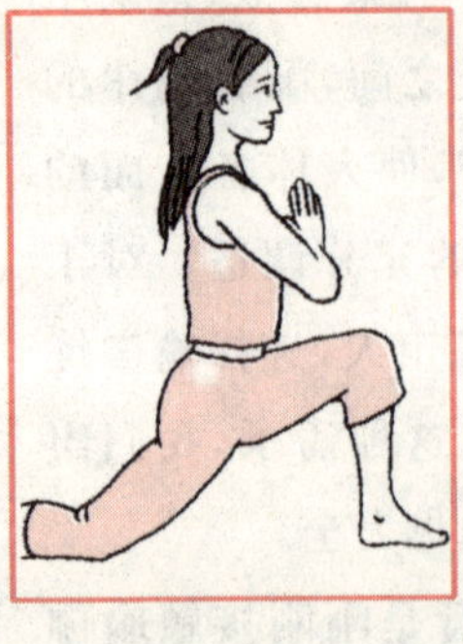

编　者

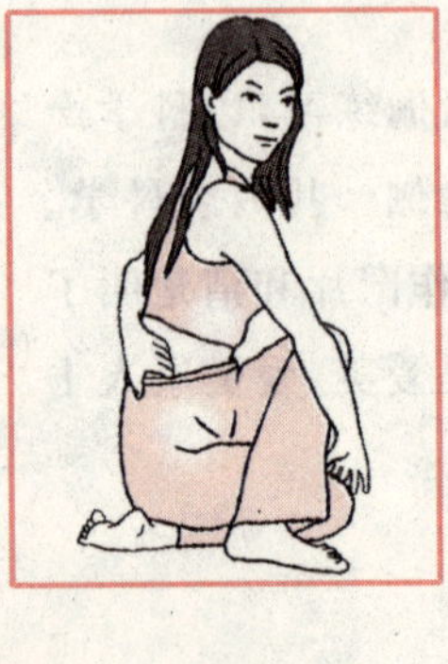

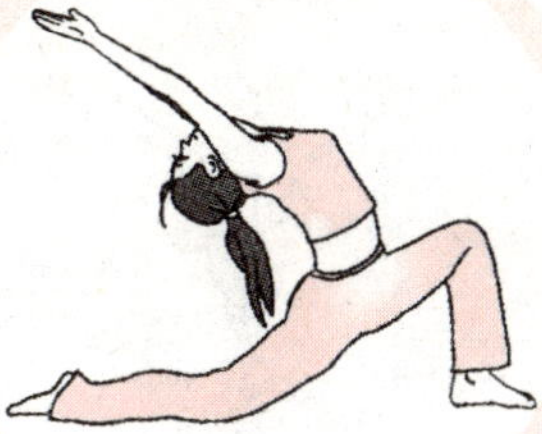

目录

CONTENTS

图解瑜伽大全 TUJIEYUJIADAQUAN

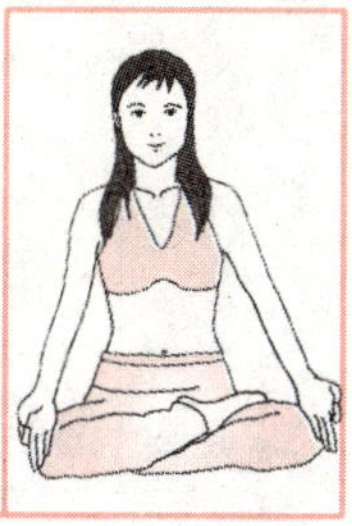

图解·瑜伽·大全

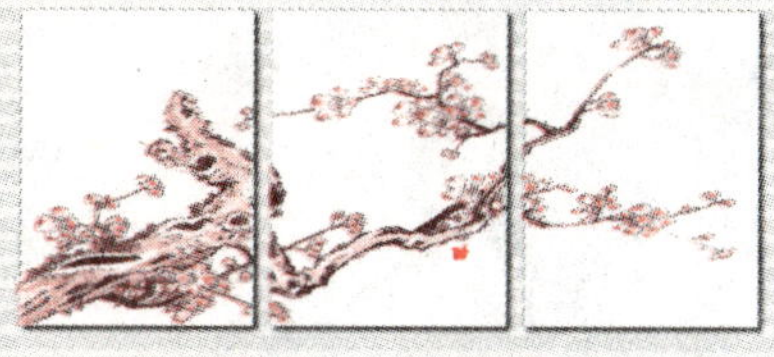

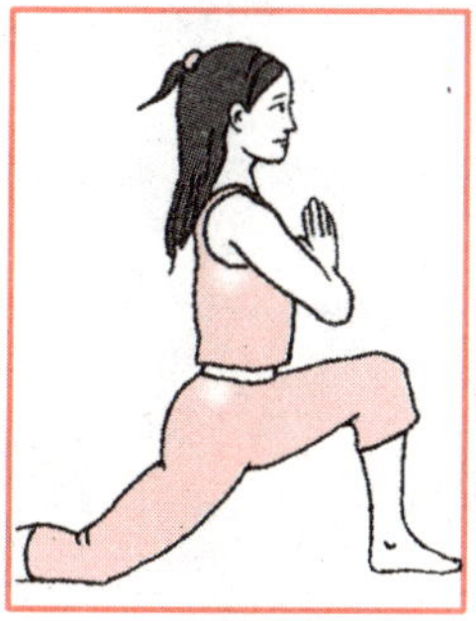

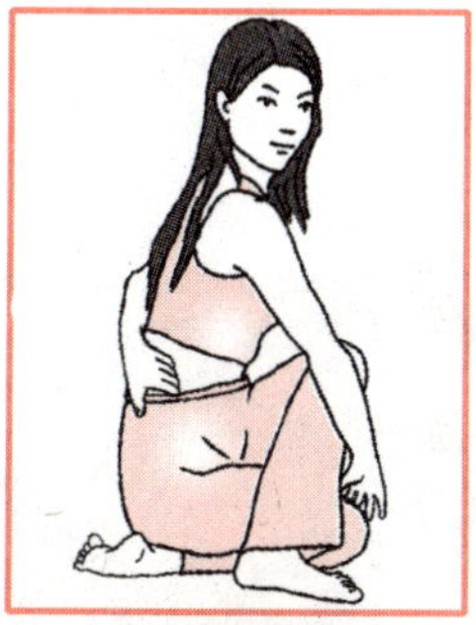

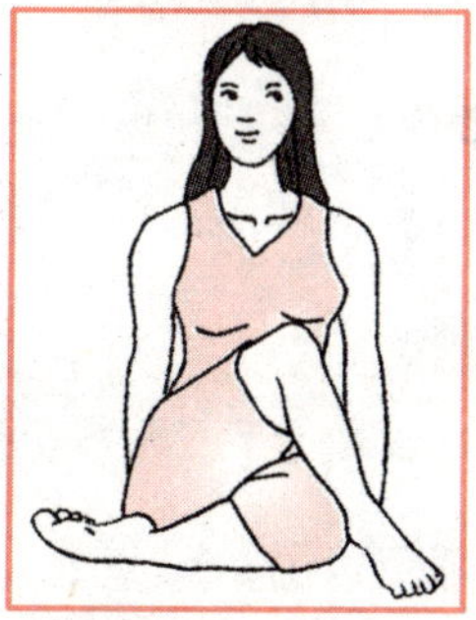

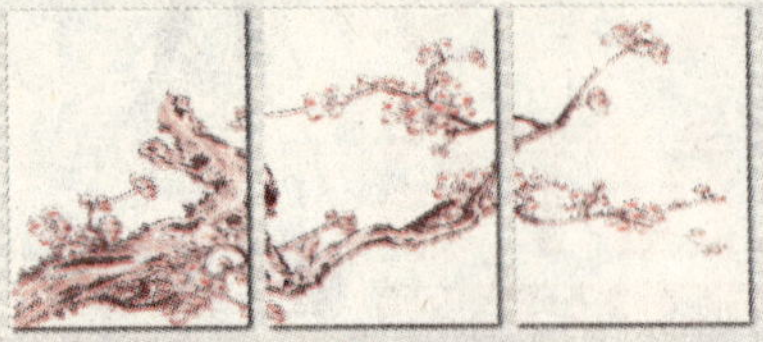

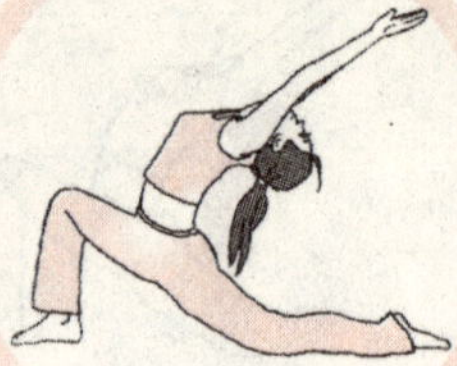

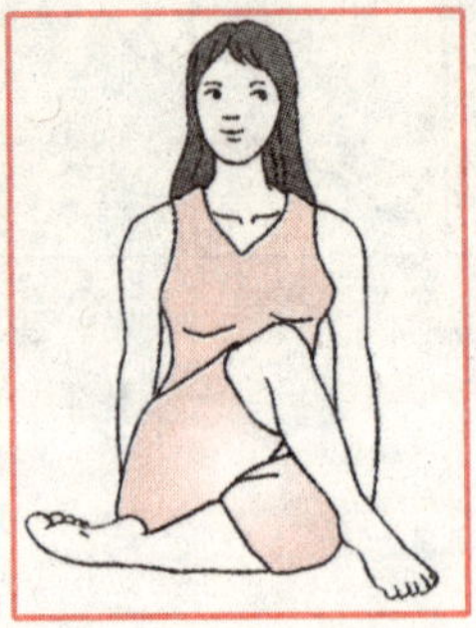

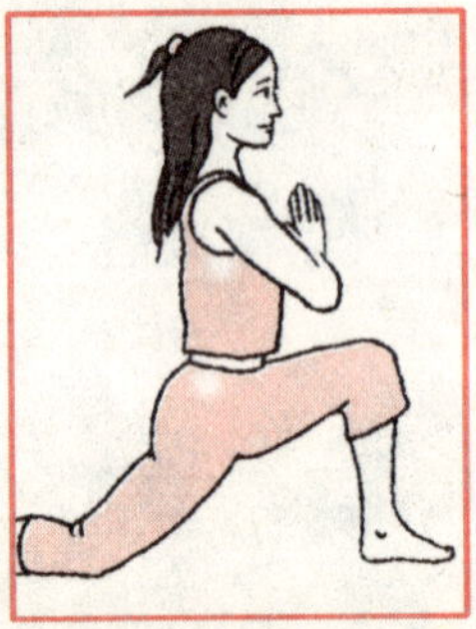

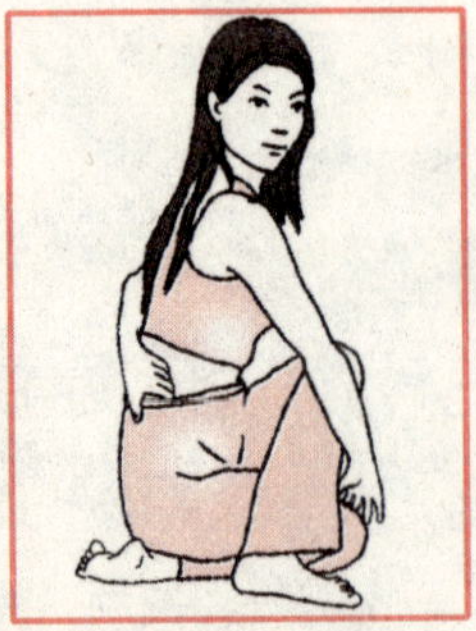

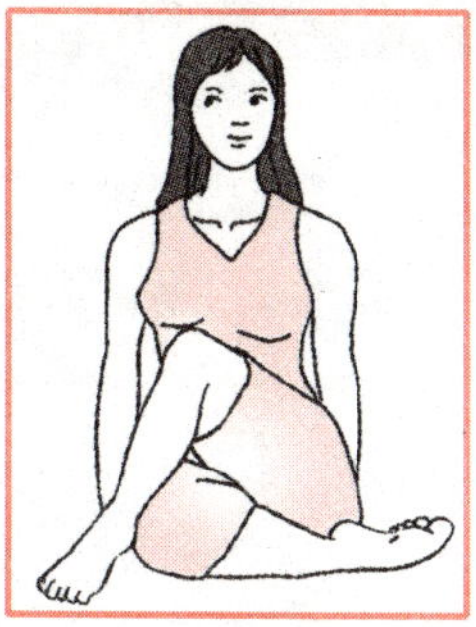

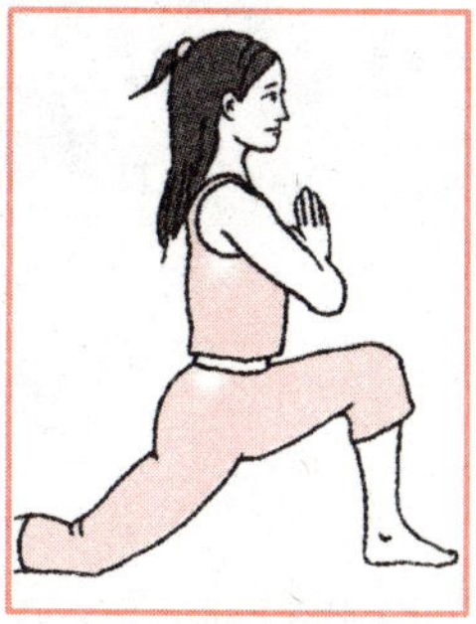

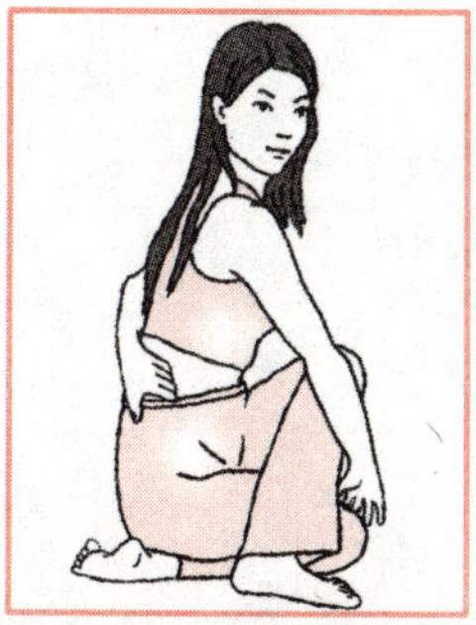

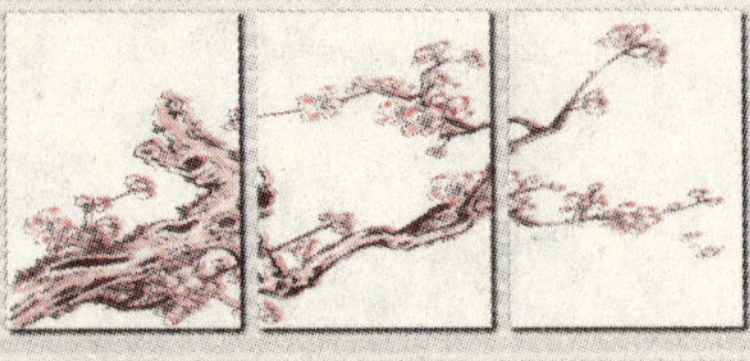

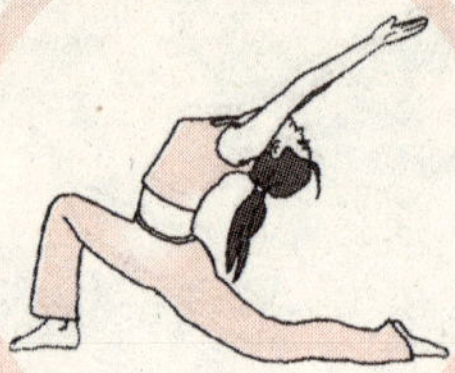

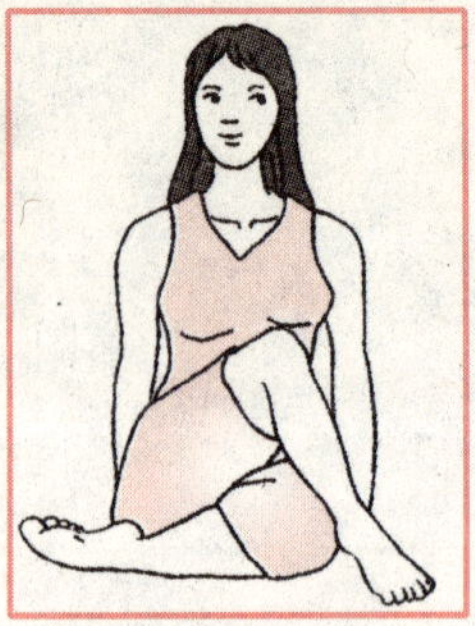

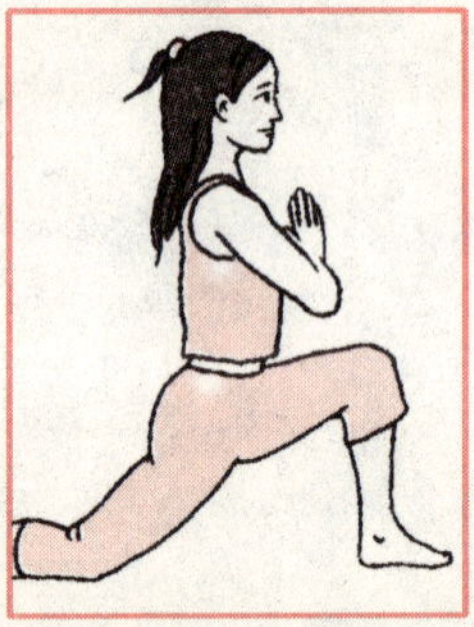

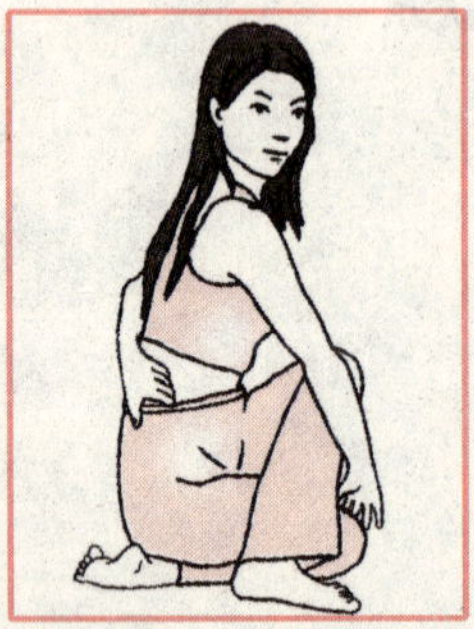

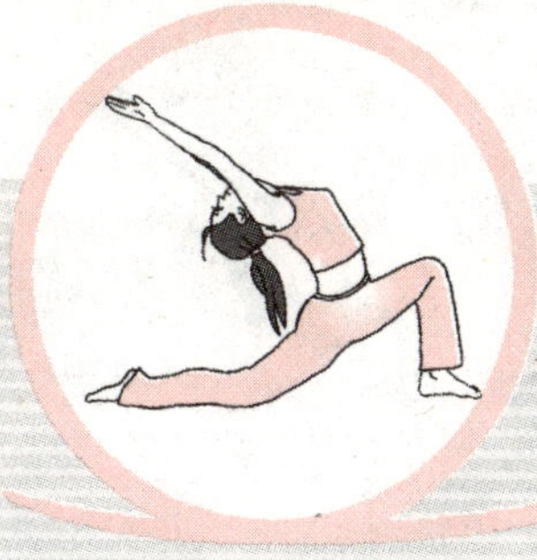

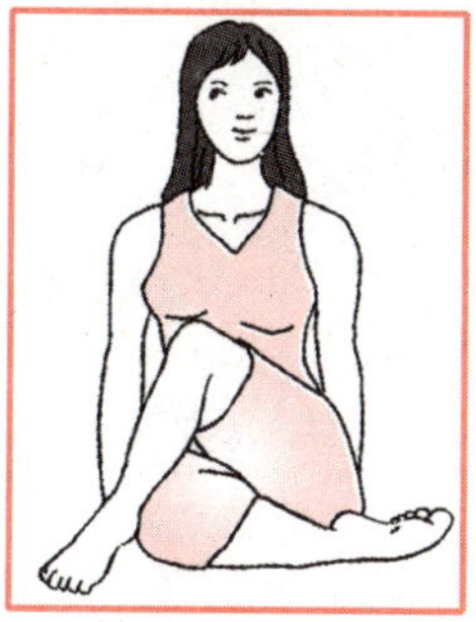

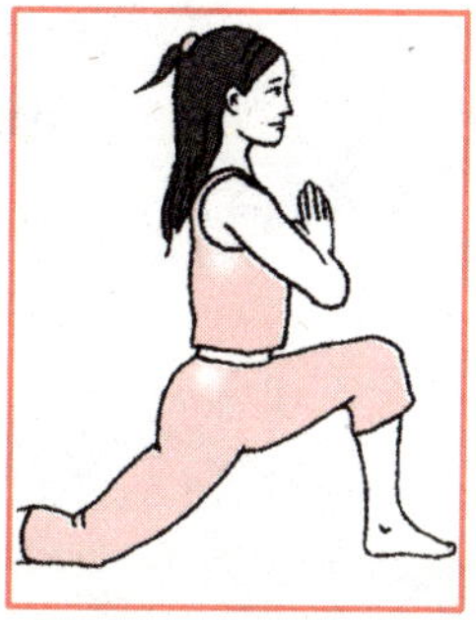

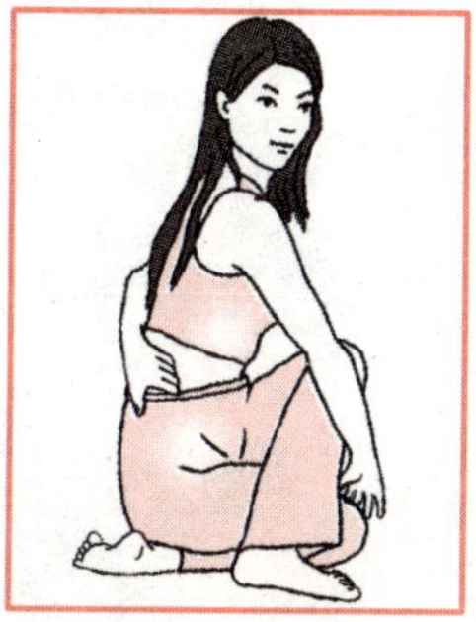

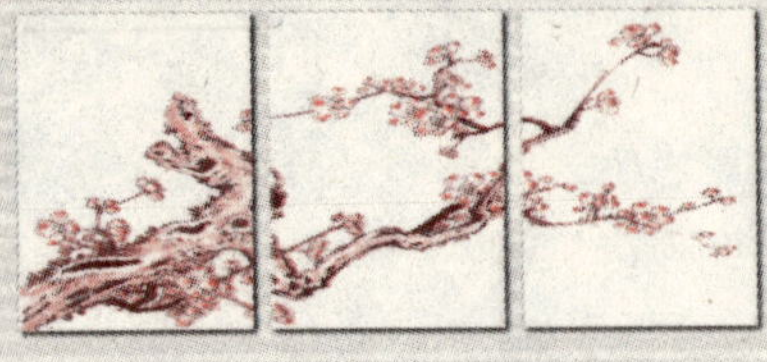

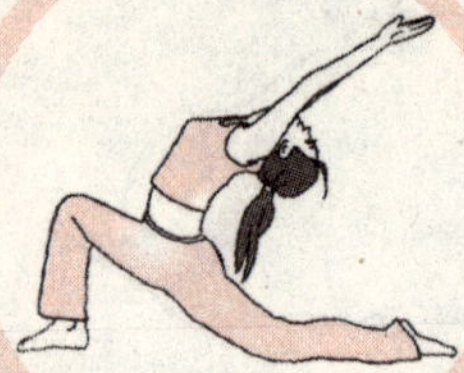

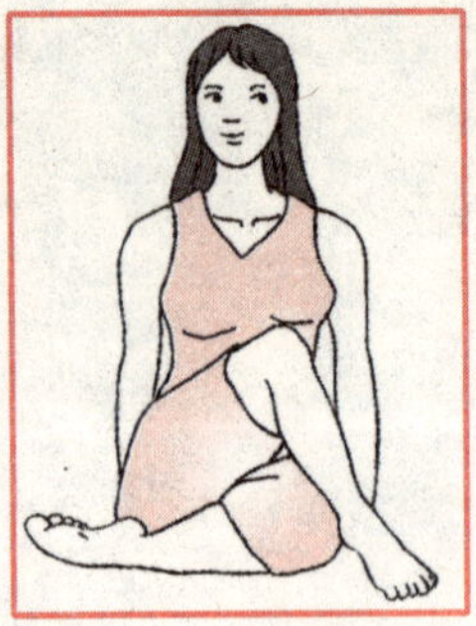

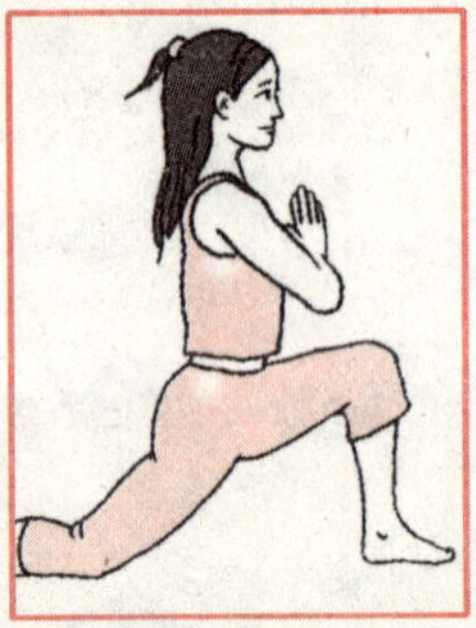

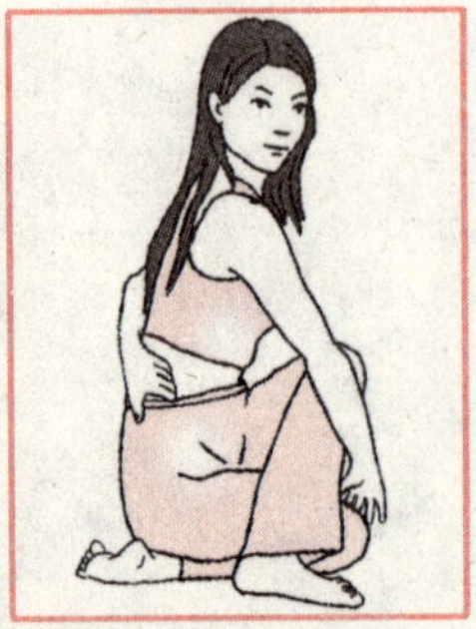

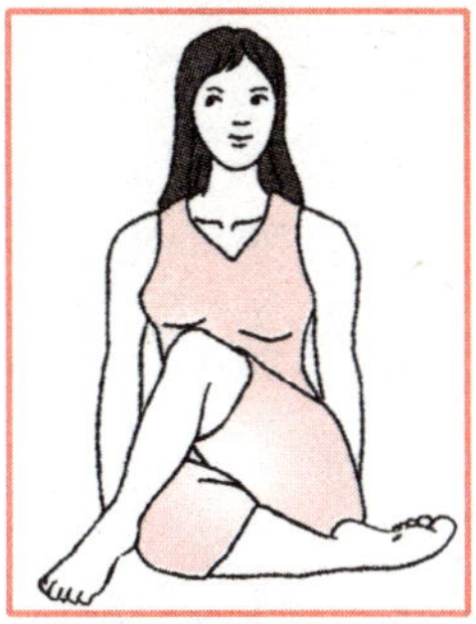

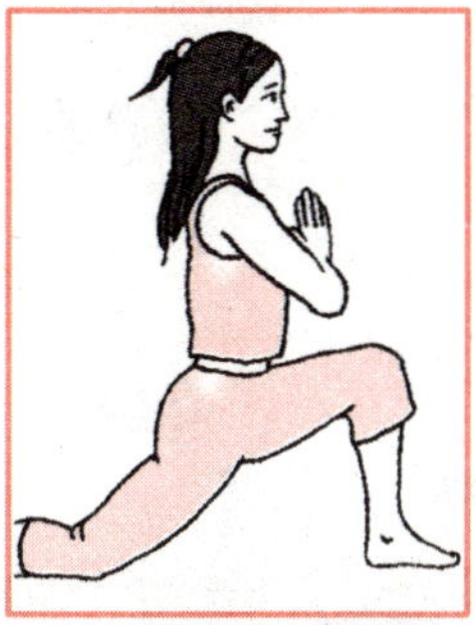

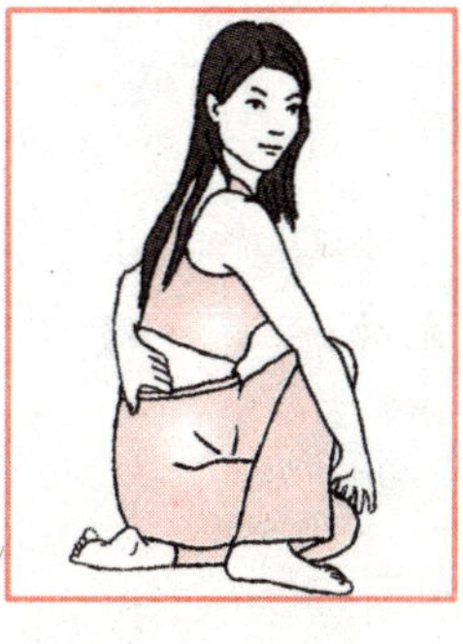

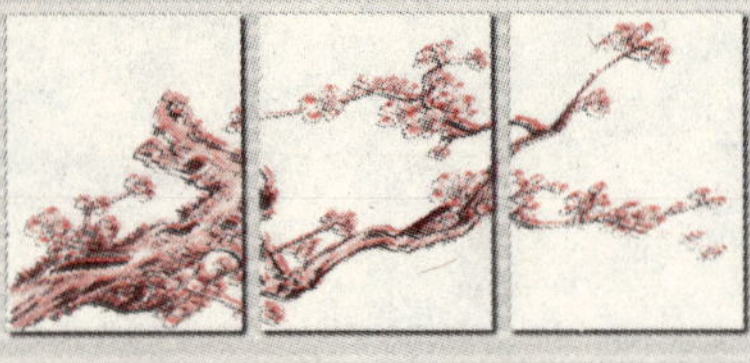

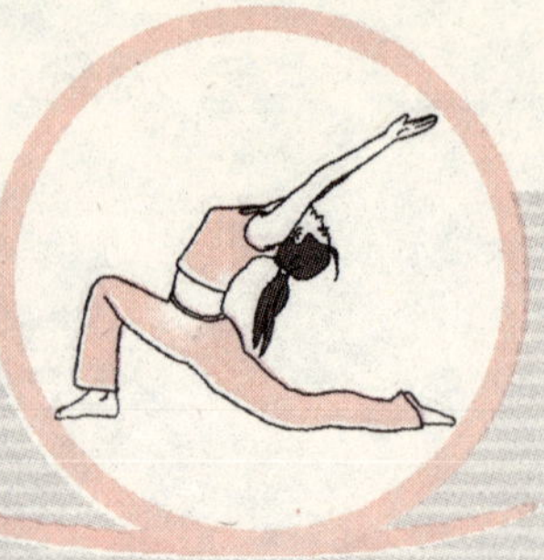

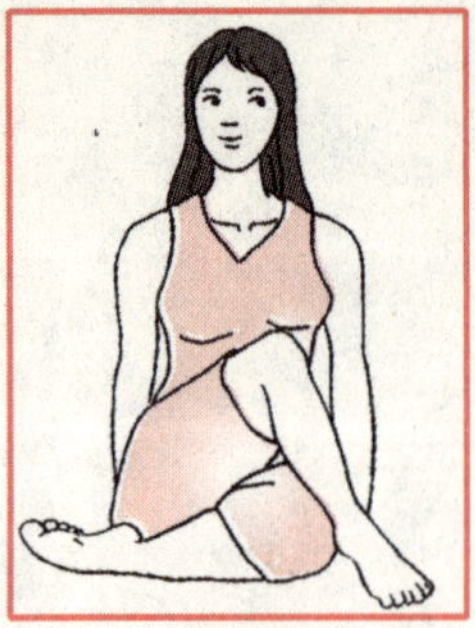

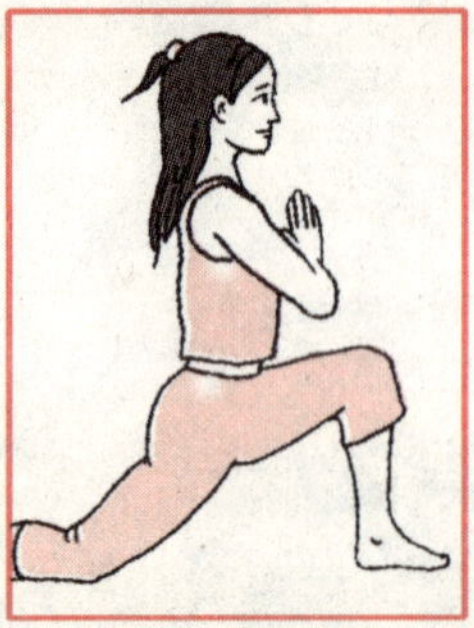

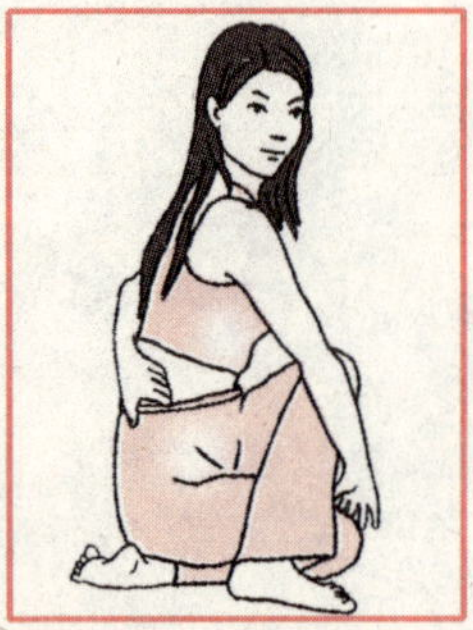

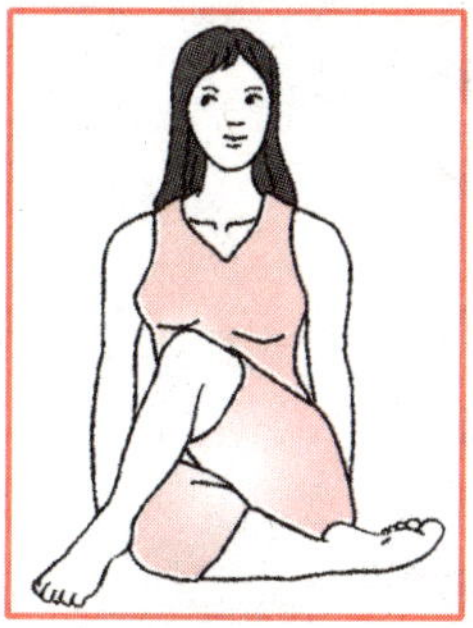

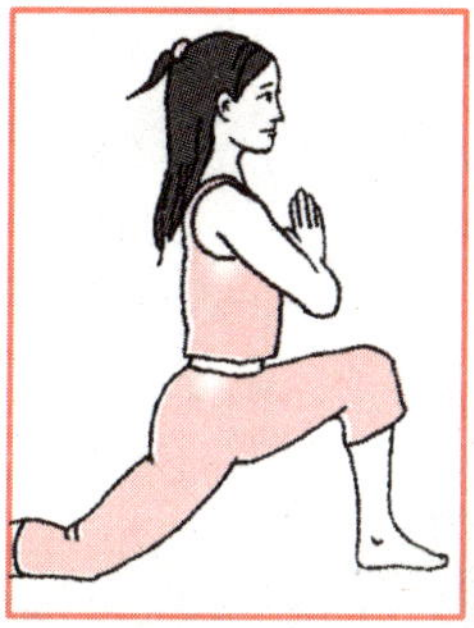

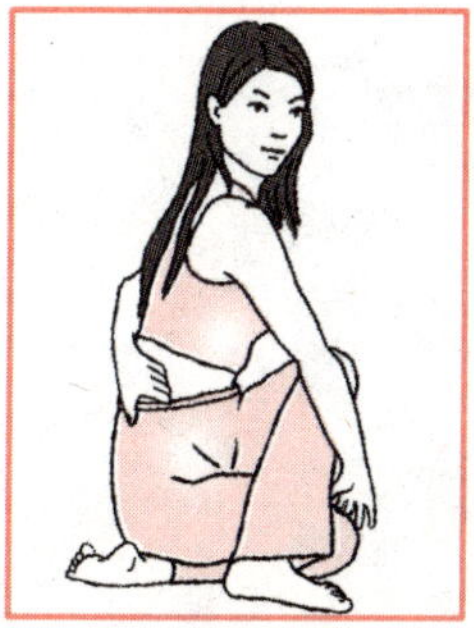

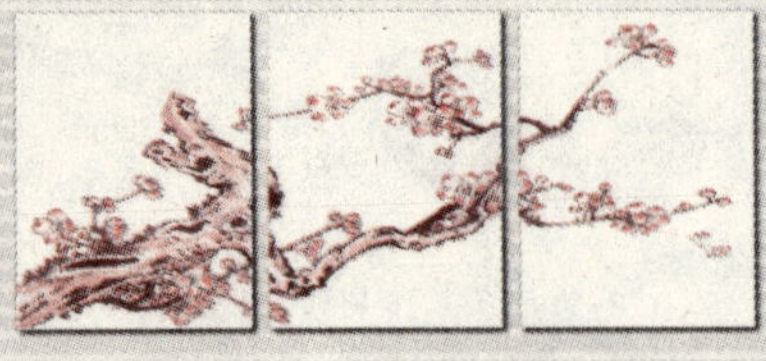

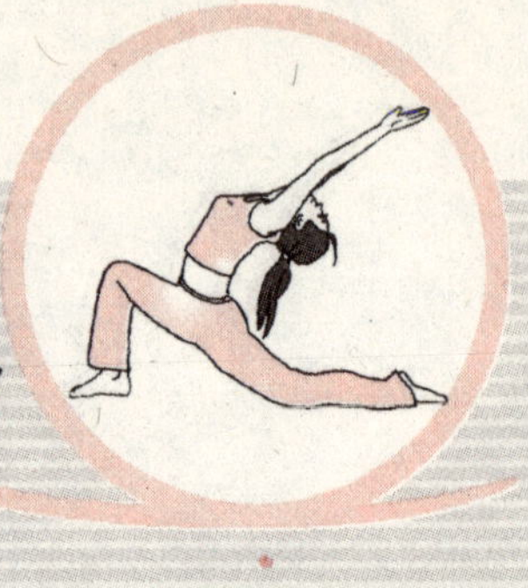

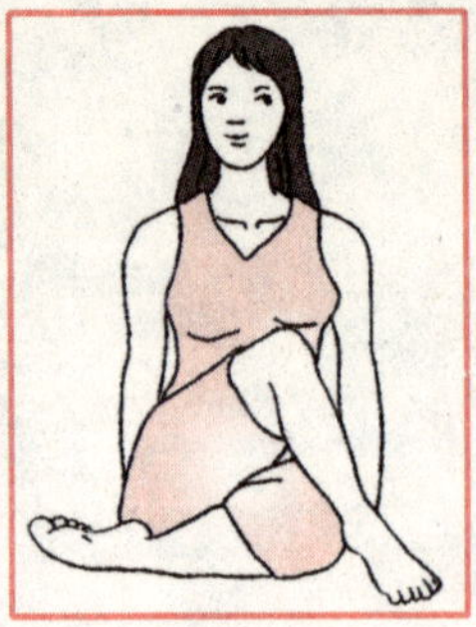

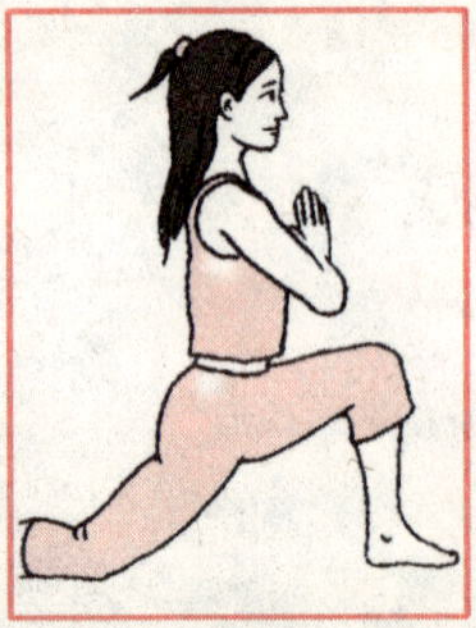

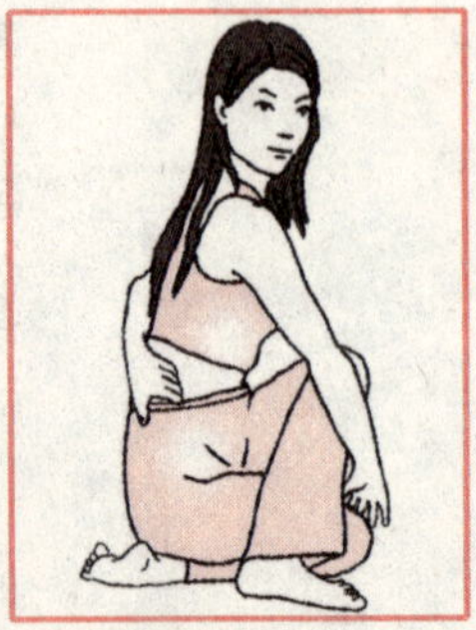

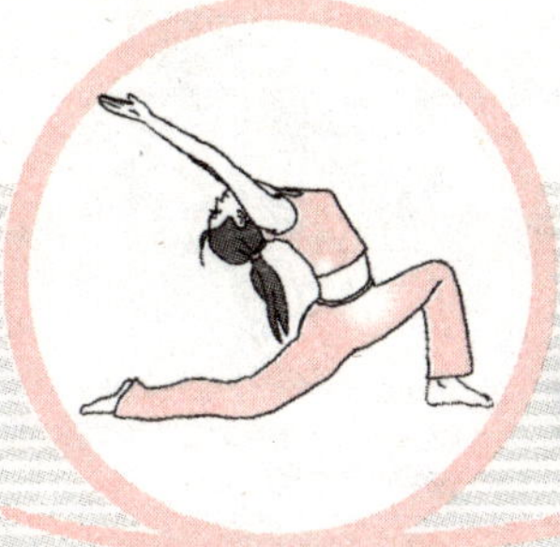

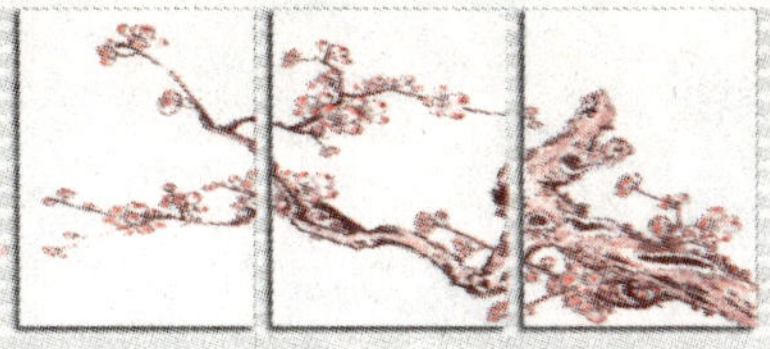

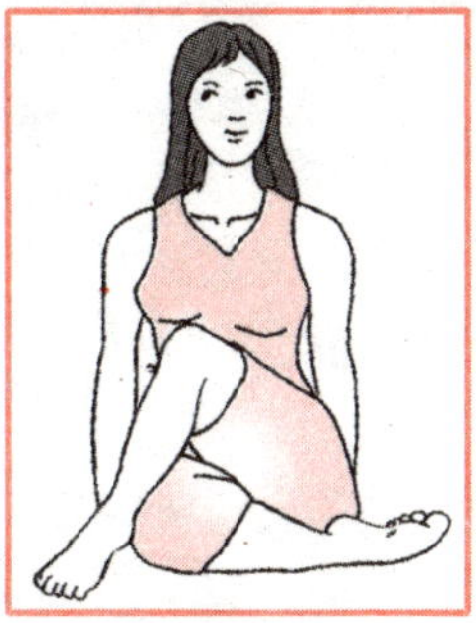

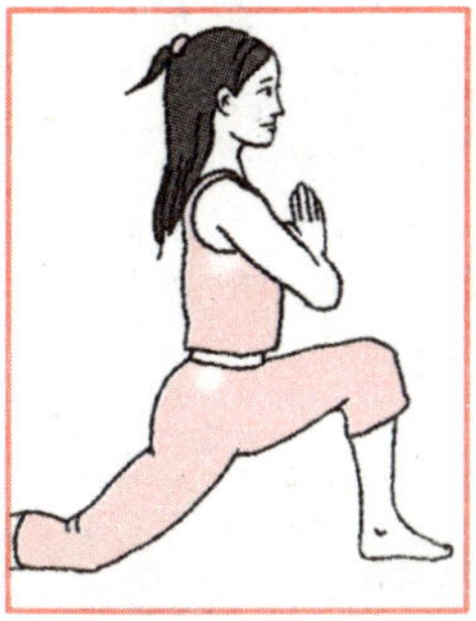

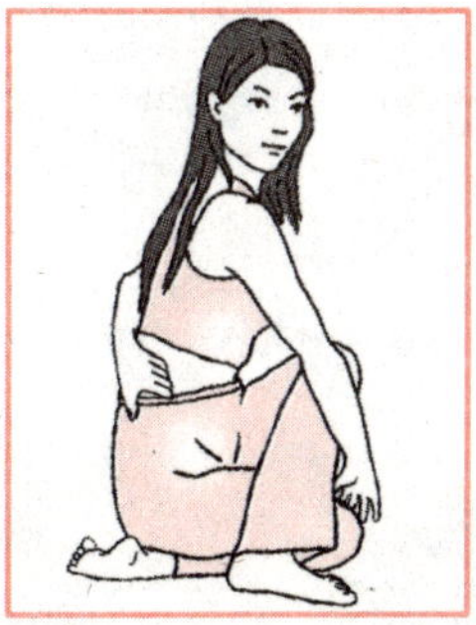

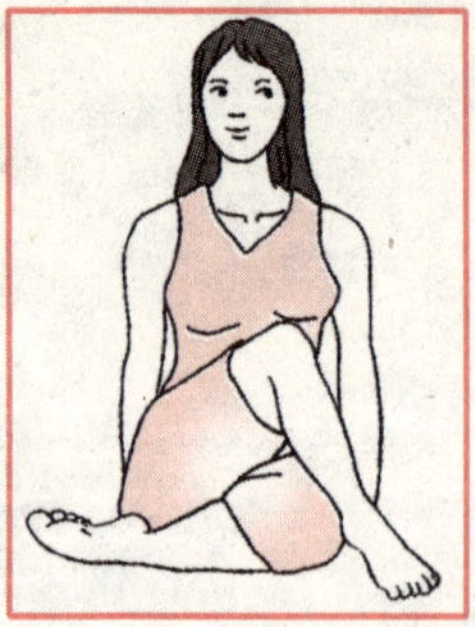

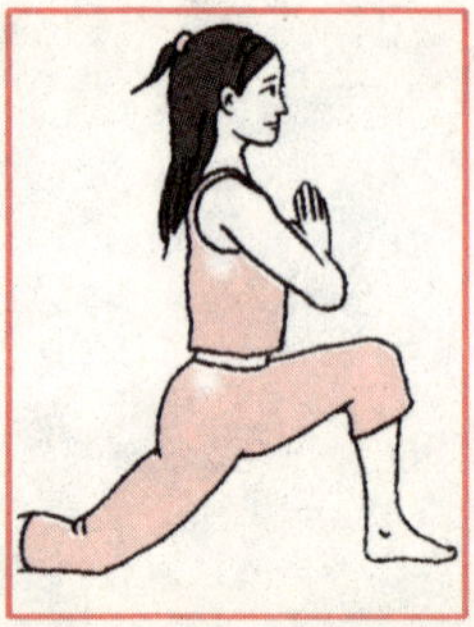

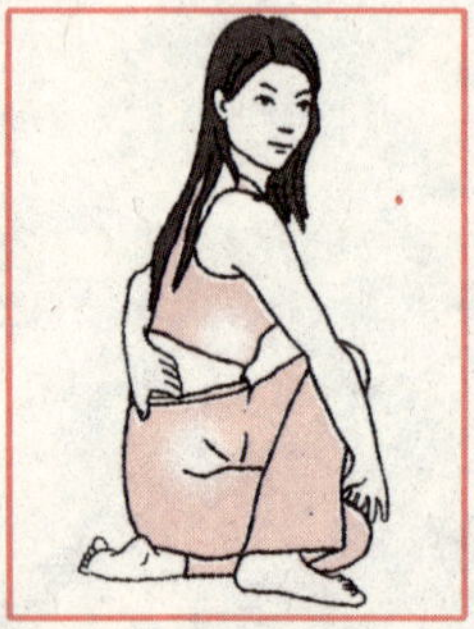

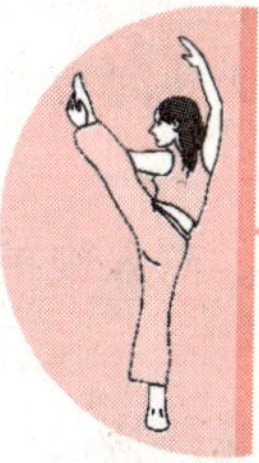

第一章 什么是瑜伽

SHENMOSHIYUJIA

瑜伽源于印度，有人认为它是印度的气功。其专业修行者有诸多生活习惯方面的讲究，修行过程也较复杂，要达到一定专业水准有一定难度。现在广泛流行的瑜伽，有些动作已进行了简化，更多注重于简单和实用。

一、瑜伽的起源

1. 瑜伽起源

瑜伽起源于5000年前古老的印度，神秘思想的倾向很浓厚，绝大多数是以口诀的方式由师父传给徒弟。唯一的教典，为纪元前二世纪左右一名瑜伽行者遗留下来的《瑜伽行法》。

瑜伽的起源可追溯到古印度文明，初期的瑜伽行者都是智慧高的科学者，无论冬夏，常年在冰雪覆盖的喜马拉雅山脚下向大自然挑战。要想长寿而健康的活下去，就必须面对“疾病”、“死亡”、“肉体”、“灵魂”及人与宇宙的关系，这些都是瑜伽者研究了好几个世纪的问题。

他们仔细观察动物，看它们如何适应自然的生活，如何实施有效的呼吸、摄取食物、排泄、休息、睡眠以及克服疾病。根据这些资料，结合人类的身体结构、各个系统，解析精神如何左右健康，研究出控制方法。瑜伽的目的在于使身体、心灵和自然和谐统一，从而开发人体潜能、智慧和灵性。

2. 瑜伽的宗教观

瑜伽不是观念的思想体系，而是以体验与实践为根基的理论，是使身体的训练与精神的净化获得统一，以得到解脱的修行法。所以瑜伽与任何宗教不发生对立，甚至多数宗派都采用瑜伽作为其修行的一种方法。

哲学家是对真理的静思默语，而宗教是把握真理，借以自觉天地间有着超乎自己的东西存在，因而进入自悦的心情。

生命，不论有意识地或无意识地，都在努力获得更好的生存。而人类的各种文化现象，就是对更好生存的一种探索的表现。

人类的历史，是积极地开展环境的过程。在心灵上，企求摆脱烦恼的方法，就是宗教。这些宗教，对于救世主有外求与内求两种。到了无可奈何、靠自己的力量不能解决问题时，则祈祷或邀福，这是人类的本性。各种宗教，便是洞悉人类的这一弱点而入的。不论任何时代都有邪教的流行，也是基于此。与此相反，为摆脱痛苦，不向外求而向内求的，便是瑜伽。凡事处在同一的环境中，身心的感受，可以为苦，也可以为乐，宗教以信仰为基石，强调神的存在，瑜伽则以身体的训练和心境的开发为基石，强调修为。他们是不问愿望能否达成，问题是否解决，而是愉悦虔诚的。这种生存方法，是循着宇宙的理法，顺从理法的启迪，配合理法而生活，将自己融入真正的自然之中。这也是获得真正喜悦的方法。

正如老子所说：人法地，地法天，天法道，道法自然。

3. 瑜伽是哲学

瑜伽起源于印度，是百代印度哲学六大派别中的一派，至今已有5000多年的历史。瑜伽是梵文词，意思是自我与原始动因的结合一致。据《瑜伽焰口施要集》记载："……手结密印，口诵真言，意专观想，房与口协，日与意符，意与身会，三业相应，故曰瑜伽。"可见练瑜伽的目的是要达到身、心、灵三者的完美结合。

从广义上讲，瑜伽是哲学。从狭义上讲瑜伽是一种精神和肉体的结合。我们现在一般所讲的瑜伽，主要是指用来增进身体和心智健康的练功方法。当然，作为修行和练功方法的瑜伽也有七大体系。如今最为人们所熟知的就是哈他瑜伽，是属于身体洁净、呼吸和各种体格锻炼的体系。各种瑜伽体系的最终目的都是帮助人们实现上述这种完美结合的瑜伽境界。

二、瑜伽的派别

瑜伽有若干派系，主要有下面几个：哈他瑜伽、艾扬格瑜伽、阿斯汤加瑜伽、流瑜伽、热瑜伽、力量瑜伽等。

1. 哈他瑜伽

虽然瑜伽体系本身和它的目标都是灵性的，但它要由一个身心平衡、内外和谐、精神健康的生命来完成。哈他瑜伽是古老的瑜伽艺术中以身体练习为主的那一部分，它主要是通过身体姿势、呼吸调理、收束法、身印手印法和洁净法等净化训练，使人拥有健康、平衡、和谐的身体，深长有力的呼吸，平和的情绪和纯净的内心，以面对生活和瑜伽道路上的种种挑战，并使身体成为开发更高的知觉和灵性智慧的工具。从生理上讲，哈他瑜伽包含的各种练习手段能改善肌肉、骨骼和关节的功能，从而柔韧脊椎、排除内部器官毒素、平衡内分泌腺体和加强免疫力等。

2. 艾扬格瑜伽

艾扬格瑜伽是以印度瑜伽大师 B. K. S. 艾扬格的名字来命名的哈他瑜伽系统。此系统对现今的瑜伽界甚至更广泛领域具有着巨大而深刻的影响力。它以精确的体位调整和使用瑜伽辅助工具闻名遐迩。艾扬格瑜伽注重身体每部分在姿势中的精确整齐的位置和细节，并以此作为对能量的控制和进入冥想的手段。由于速度较慢，姿势保持时间较长，适合包括初习者在内的大部分练习者。

3. 阿斯汤加瑜伽

运用流畅的动作使一系列瑜伽姿势交织在一起，进而创造出一个新的动作序列。每一个动作都前后连贯，与人体呼吸保持协调一致，从而在运动中体验静思的神奇。整套姿势的先后次序都经过精心设计，能调理身心，使人神清气爽。修习者还可获得力量与柔韧之间的平衡，并改善心血管机能。

4. 流瑜伽

这种哈他瑜伽风格首先注重的是呼吸和动作之间完美的结合，即运用呼吸来调动身体的能量和肢体的运作；其次注重每个姿势之间流畅的演化或衔接，使姿势在运动中自然地过渡到下一个动作，无论是缓慢还是快速都保持一气呵成，目的是使人进入一种“行动中的冥想”。它强调运动与呼吸的和谐性，同时还引入一些颇具动感的新姿势，使整个修习过程充满活力、情趣盎然！流瑜伽拮取众多瑜伽流派中的不同元素，自成一体，其姿态优美柔韧，其中包括系列倒置姿势。修习流瑜伽会使您平心静气，更深入地了解瑜伽的内涵。

5. 热瑜伽

要求学员在加热恒温的房间内完成 26 个系列姿势，整个过程振奋人心充满挑战。当身体保持一定的温度时，肌肉、肌腱、韧带才能得到深层锻炼。整套姿势系列前后连贯，循序渐进，让肌肉和关节得以渐进且充分地加热，从而帮助人体清除体内毒素，强健体魄。

6. 力量瑜伽

受到西方人的推崇，又称动感瑜伽、活动瑜伽，是目前在美国最受欢迎的瑜伽体系之一。它结合体位法与深度呼吸法，将有针对性的瑜伽动作连接在一起，连贯流畅，强调力量与柔韧性的有机结合。超强的塑造体型效果，对雕塑手臂、腰部、臀部的线条效果特别明显，可使练习者拥有柔软又结实的身体。同时也增强心肺循环功能，促进新陈代谢。

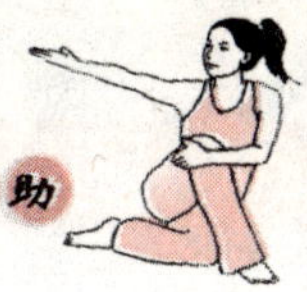

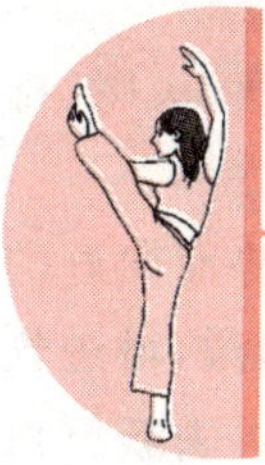

第二章 瑜伽能给我们哪些帮助

YUJIANENGGEIWOMENNAXIEBANGZHU

一、我们为什么需要瑜伽

1. 给我们能量

“赐予我力量吧”，童年嬉戏时最顺口的咒语，却成为现在最无奈的期盼。忙碌、压力、竞争……你是不是经常象个泄了气的皮球，觉得自己体力不济，精力不足？

你想做个每天清晨一睁开眼睛就感觉精力无比充沛的“超人”吗？

在有关瑜伽的文字中，经常会出现“能量”这个字眼。这种“能量”，或许不能给你眩目的大块肌肉，但却能保证身体内有源源不断的力量支持；这种“能量”，能让你一整天都心境澄明，神清气爽。

2. 打造年轻、优雅的身体

尽管瑜伽可以减肥，但那绝不是练瑜伽的终级目标。

随着年纪的增长，地心引力的破坏性越来越明显。即使你的体重保持不变，但背有点儿驼，腹有点儿凸，上臂有点儿臃肿……同时感觉身体越来越僵硬。

瑜伽能让你的身体吐故纳新、固本强神、舒筋活络，在不知不觉中保持优雅紧致的身形、轻盈灵动的姿态。那是自然的身体、美丽的身体、年轻的身体。你还会仅仅是计较胖瘦吗？

3. 改善我们的生活质量

事业成功，挣钱多多，并不代表生活质量高。颈椎病、糖尿病、失眠、抑郁症、性功能障碍……现代病在困扰你吗？

练瑜伽并不是包治百病的神丹妙药，但绝对能改善不良趋势而向好的方面发展。瑜伽的各种姿态，配合呼吸，通过对穴位和经络的刺激，增进气血的流通，调体、调心、调气，增进自然治愈力，给衰退的体细胞送去新鲜血液，按摩体内各个器官，并使其恢复功能。

4. 让我们快乐

许多练习过瑜伽的人都曾向我快乐地描述：瑜伽让人安静下来，不再心浮气躁。当心境平和、知足的时候，就会对美好的事物更为敏感。一片油绿的草地、一朵流畅的白云，都能带来由衷的喜悦。

而更多的快乐来源于瑜伽的神奇，它甚至会改变你为人处事的观念。不会再象以前那样为不顺眼的人或事心烦，不再钻入自设的牛角尖，换个角度看问题，海阔天空。

5. 让我们身体灵活

瑜伽常用的姿势有一百多种。经过数千年来历代大师的创作，瑜伽的各种姿势已发展到84000多种，其中包括少数难度十分大的姿势，而这些只适合天生韧带较软或自小苦练的瑜伽修行者。许多不熟悉瑜伽的人们认为只有身体足够灵活的人才可以练瑜伽，实际上，瑜伽是任何人、任何年龄和身体状况的人都可以练习的。

做瑜伽的目的不是强迫身体做出各种高难度动作，只要根据身体状况选择适合自己的姿势，配合呼吸，在自己的极限范围内缓慢的伸展即可。它可以帮助你提高身体各部位的柔韧度和活动范围，恢复身体所有机能的通畅。瑜伽也是循序渐进的，各种姿势有不同的难度。刚开始接触瑜伽时可能会觉得吃力，但你只要用正确的方法尽力去做，就会100%的受益，过一段时间之后你甚至会惊叹于瑜伽带给自己身体的变化。

6. 增强毅力、耐心和专注性

瑜伽是一种有氧运动。因为要保持一个瑜伽姿势，你必须努力维持身体的稳定和平衡，还要支撑住你的体重。由于人的身体习惯于旧有的生活规律和动作，许多人在刚开始尝试瑜伽体位法的各种姿势时身体会出现剧烈抖动，而坚持下去，掌握了瑜伽的要诀后就会逐步进入一个新的状态，那时再练习体位法身体就好比安坐在椅子上一样，平稳、自然、舒适。

无论你的体态和身体素质如何，你都会发现瑜伽是非常有挑战性的，每个姿势都会让你在灵活性、力量和平衡能力方面得到充分锻炼，同时也会增强你的毅力、耐心和专注性。

7. 达到减肥、塑身的功效

瑜伽减肥、塑身的功效非常明显并且持久。

(1)瑜伽特有的胸、腹式呼吸法对控制食欲的脑部摄食中枢有良好的调节作用，防止过度进食。练习瑜伽一段时间后，你会发现自己对油腻食品及肉类等被瑜伽归类成的“惰性食物”逐渐排斥，转而偏好清淡、新鲜的“悦性食物”。

(2)瑜伽配合呼吸的韵律围绕脊柱完成的各种姿势，可以有效的按摩腹腔器官，实现对内脏活动的自我调节，调节内分泌，加强胃肠蠕动，促进脂肪的消耗。

(3)瑜伽是有氧运动，每周 2～3 次的瑜伽练习会帮助你消耗多余的热量，不但能够减肥，同时还会增长你的肌肉力量并通过各种伸展姿势拉长肌肉线条，让你渐渐练出修长紧实、毫无赘肉的身材。这些正是其他运动所无法带给你的。

8. 睡眠时间减少而质量提高

普通的健美操主要锻炼的是心肺功能，运动强度大，难以坚持，并且身体的机械式高强度运动使肌肉非常紧张和疲劳，还有可能造成局部肌肉发达和运动伤害；而瑜伽是一种优雅、安全又内外兼修的运动，它没有年龄、身体条件和场地的限制，练习时间也相对灵活。由于瑜伽的各种姿势循序渐进，缓慢舒展，练习后不会因乳酸堆积而造成肌肉酸痛和疲劳，运动伤害几率小，还会对很多疾病有缓解和治疗的效果。

在练习健美操后，体力消耗较大，因此需要长时间的睡眠以恢复体力，并且可能造成食欲增强和食量增加；而瑜伽能够放松和舒展肌肉，使新陈代谢低缓，并且唤醒更多的能量在我们体内流动，因此在练习后，你会感到全身舒畅，精力充沛，睡眠时间减少而睡眠质量提高。另外，由于瑜伽调息法对脑部摄食中枢的调节，练习者的饮食会趋于清淡，食量减少。

9. 减轻精神压力

瑜伽是长期伏案工作、精神压力大的白领们特别适合的一项运动。首先，瑜伽体位法通过站、坐、跪、卧、倒立等的各种姿势弯曲、伸展、扭转身体各部位，对于人体的中心柱——脊柱以及肌肉和内脏器官起到很好的按摩及牵引作用，许多背部呈凹拱的动作，还能够有效的治疗颈椎、腰椎疼痛、下半身血液循环不畅等白领们的常见病。

其次，瑜伽的休息术和语音冥想有助于镇定平日紧张的神经、缓解压力、改善睡眠；另外，瑜伽的雕塑体型、减肥效果尤其显著，还有明显的收臀作用，可以改善久坐造成的梨形身材。

10. 可以控制高血压

常规的瑜伽训练还可以降低很多慢性疾病的发病率。一些研究表明，瑜伽可以让人更健康，心态更平和、放松。除此之外，它还教你学会感觉你的身体并且去倾听它发给你的信号。有些瑜伽练习方法对控制血压有帮助，象胸、腹式呼吸会减压并使你彻底放松。

此外，冥想对控制血压也非常有益，但有些姿势需要在练习的初期避免，比如：头倒立、肩倒立等。

11. 帮助治疗偏头疼

偏头疼通常是有脑部血管的突然收缩引发的，也可能是因为遗传或压力过大等因素。坚持规律性的进行瑜伽练习可以帮助减轻症状。

许多体位法都有助于减轻压力，增加血液循环。但是不要做过多的前弯或后弯的动作，因为这样会增加头部血液的流动。除此之外，呼吸与冥想也有助于放松神经、保持平衡的心态。

二、瑜伽入门

1. 瑜伽修炼的层次

瑜伽的修持方法分八个阶段进行：

(1)道德戒律：练习瑜伽道德是首要。没有道德任何功法都练不好。必须以德为指导，德为成功之母，德为功之源。瑜伽道德基本内容：非暴力、真实、不偷盗、节欲。这是瑜伽首先要求修持者遵守的道德规范。

(2)自律净化：自律净化可分为外净化和内净化两种。外净化为端正行为习惯，努力美化周围环境，内净化为根绝七种恶习：欲望、愤怒、贪欲、狂乱、迷恋、恶意、嫉妒。

(3)体位姿势瑜伽体位法是姿势锻炼，能净化身心，保护身心，治疗身心。体位法种类不可胜数，它们分别对肌肉、消化器官、腺体、神经系统和肉体的其他组织起良好的作用。不仅提高身体素质，还可以提高精神素质，使肉体、精神平衡。

(4)呼吸控制是指有意识地延长吸气、屏气、呼气的时间。吸气是接受宇宙能量的动作，屏气是使宇宙能量活化，呼气是去除一切思考和情感，同时排除体内废气、浊气，使身心得到安定。

(5)控制精神感觉。首先精神在任何时候都处于两个相反的矛盾活动中，欲望和感情相纠缠，其次是同自我(内在之神)相联系的活动。控制精神感觉，就是抑制欲望使感情平和下来。

(6)专注集中意识于一点或一件事，从而使精神安定平静。

(7)冥想、静定状态。只有通过实际体验去加以理解，难以描述。

(8)“忘我”修持者进入“忘我”状态，即意识不到自己的肉体在呼吸、自我精神和智性的存在。已进入了无限广阔的宁静世界。

2. 瑜伽的三大功能

(1)保持青春的瑜伽姿势

瑜伽认为衰老的原因是自体中毒，即身体长年积存大量毒素，无法排出体外所致。多练习瑜伽姿势，身体会变得强壮，体内不会积存过多胆固醇和脂肪，血压恢复正常，心脏变得更健康。整体健康改善了，人自然更青春、更有活力。瑜伽的每一个姿势都有令身心畅通、提升或恢复元气，达到头脑冷静、情绪稳定的作用。当人变得健康，心灵变得更豁达、更坚强了，自然更能面对生活上种种无形的压力和挫折。

(2)提神醒脑的调息法

瑜伽调息法可以调节体内的能量。大部分人是用胸部而非腹部呼吸的，这种呼吸方法不能善用肺部的功能，使氧气不能充分填满肺部，因此并不健康。而瑜伽调息法是一种呼吸技巧，为脑部提供更多氧气，令整个精神状态变得平静和积极。它甚至可以在缩短每日所需的睡眠时间的同时，让头脑保持清晰稳定。

(3)洁净身心的瑜伽法

身心长期处于紧张状态，抵抗力便会减弱，疾病自然有机可乘。在每一趟瑜伽的最后部分，都会以“仰卧式”来结束。它有极大的放松及静心作用，予人一种既松弛又平和的感觉。当我们将这份感觉伸延到日常生活里，人际关系便会变得和谐，我们也能对周遭的一切更宽容、更自在。

3. 瑜伽的修养

就像人的精神与身体有着不可分割的关系一样，瑜伽的基本姿势与道德修养有着密切的关系。如果把瑜伽看作一个人的话，姿势是人的四肢，道就是人的头脑。如果学习瑜伽的人只练技术不修道德，这种人也许具备发达的四肢，但头脑简单或未被开发。所以这种人没有道，不知道应该向哪里走，就算掌握了一点技术，也会乱用走向歧途。因为这种人容易被人利用。如果学习瑜伽的人不仅练姿势而且修道德，那么这种人懂得谦虚，知道羞耻。诚实勇敢，有礼有节，自强不息。因此，技术和道德境界将会不断提高。而且，这种人具有应该走的道，所以能够享受美满的道德生活。下面谈一谈提高道德修养的几个重点。

学习瑜伽的人要懂得忍。忍使人意志坚强，宽宏大量。人生不是一帆风顺的，困难和烦恼是生来具有的。碰到困难要发扬百折不屈的精神，千方百计地解决困难。要忍得住，挺过去。否则，将前功尽弃，一事无成。有道使有志者事竟成。忍能保持心平气和，克服心烦意乱。所以能辨别是非，做到心中有数。假如受人打击迫害，首先要保持镇定，不要轻举妄动，要顾全大局，不要冤冤相报。否则，害人害己，是非不断。

学习瑜伽的人要懂得诚。诚实的人敢于承认自己的错误，不说假话。承认错误是认识错误的过程，是改正错误的机会。正直诚实的人知道羞耻，能够把握自己。所以，不会明知故犯，不会丢面子。诚者有信，有信用就能得到帮助。否则，假话连篇，不能改过为善。自欺欺人，不知羞耻。失去信用，得不到帮助。学习瑜伽的人要懂得仁。仁是修养，慈悲为怀。要大公无私，不要贪图功名。

当社会或他人需要帮助时，要义无反顾地贡献自己的力量。但是，做好事也要有智慧。要有礼有节，公平正义，恰到好处不能过度。更重要的是不要等待回报，要心甘情愿。这样就能活的潇洒。否则，就会活的很累。众所周知，能量是守恒的。讲的话、做的事也是某种形式的能量释放。所以，一定有能量的回报。请不要说坏话、做坏事。不然，将有坏报。学习瑜伽的人要懂得敬，知道尊敬别人。敬则能使人保持醒觉状态。这种醒觉的状态使人谦虚谨慎，戒骄戒躁。使人不耻下问，精益求精。丰富人的知识，能应付各种事物。否则，不能保持醒觉，自高自大，学识浅薄，就不能应付任何事物。

因此，学习瑜伽的人要尊敬自己周围的人，虚心向他人学习，要经常保持清醒的头脑。道德修养，不仅对于学习瑜伽的人，而且对于所有的人都是一个理想的目标。道德修养是无止境的，要知道天外有天，人外有人。能否达到这个理想并不重要，最重要的是向着这个目标不断努力的精神。

4. 为什么瑜伽能强身健体

人类进化历史仅几千年，与大自然生物进化已是亿万年的时间相比，人类的存在只是个有限的瞬间。世界上的一切生物都要遵循最基本的宇宙规律，即使万物之灵的人类也不能例外。在物竞天择、适者生存的进化规则下，各种生物在亿万年的进化过程中，在各自不同的生存环境下遵循同一规则中发展、完善了强大的适应能力，而各种进化至今的生物，无不拥有其独特的功能。正是这些小精灵构建了色彩斑斓、争奇斗艳的大自然。其中蕴藏着数不清的增强及打开人体潜能的钥匙。而人类自身很多远古时代的功能在激烈的进化竞争中被压抑成为潜能存储在体内。

自居万物之灵的人类，自然不会对此视而不理，而瑜伽正是破解这种天机的团体之一，瑜伽姿式是圣贤们在几个世纪中审视各种各样动物及静物的形态与人体亲密接触所产生的强大功能而编排出来的仿生强身益智体系。换言之,瑜伽姿式,其实就是大自然精灵的化身(载体)。

完成瑜伽姿式的过程,实质就是以我们的身体作为实验仪器,通过特定的规则,将瑜伽姿式导入体内,其相当于构建我们与大自然精灵沟通渠道的过程。将有助于我们引导内在的智慧对其进行更为全面的亲密接触性直接感悟,及各关联系统的各个层次也与瑜伽姿势中特定功能进行交换而得以优化、整合。

通过这一富含破解属性内涵的练习过程,您很容易醒悟身、心业已存在的障碍及修复、重建的原则。而练习瑜伽只不过是达到目的的手段,目的本身是要把瑜伽搭载的“精灵”下载与内在精神亲密交合、生态优化,进而滋生出一种崭新的生命活力。从而获得与“精灵”相应功能,如此同时,个体相应的潜能也得以释放。

由此可见,这是对人体进行修复、优化及重新构建的再造工程。所以,我们有充足的理由相信同时也是所有习瑜伽者顿悟而认同的:瑜伽体系,隐藏有夺天地造化之神奇、神鬼没测之功能。总而言之,我们拥有比其他动物更优秀的整合智慧,只要不走进认识理解的误区,我们就没有理由达不到夺天地之造化的最佳境界。而瑜伽体系正是为有此需求的个体提供这方面的服务。

时至今日,年代久远的瑜伽还得以在代表当今最高科学技术水平的欧、美各国风行不息,足见其生命力及强身益智功能之强大,而不容我等质疑。

瑜伽之所以能健身,是因为瑜伽有平衡阴阳、调和气血、疏通经络,特别是使人体的元气旺盛,对呼吸、消化、循环和神经系统、内分泌系统的功能都有良好的促进作用。瑜伽体系对身、心系统有整合优化的功能,它对人体各系统和器官都可产生良好的作用。它作为一种自我实现锻炼体系,使人体各内脏器官和系统达到协调一致。瑜伽特别重视对心灵的控制,对高级神经中枢有特别良好的作用。故对所有心因性疾病皆有较好疗效。瑜伽主要有如下强身健体作用:

气血循环:瑜伽体系对呼吸系统的锻炼比较明显,最明显的变化是呼吸减慢和加深,呼出气体中的二氧化碳成分增高、氧减少,气体代谢率明显降低。瑜伽对心血管系统机能也有良好的影响,可促进血液的新陈代谢,消除炎症,减轻疼痛;既可使毛细血管扩张,促进微循环,增强血液带氧数量,又促进血管收缩,活血化瘀,使血管壁上的沉积物被带走排出。长期习瑜伽,多数人红血球、白血球有明显增高,特别是对白血球的吞噬作用影响明显,所以有提高肌体防御能力的作用。

物质循环：在人体气血循环的带动下，人体内各种物质也充分加速循环。一方面是气血循环带动了营养物质的循环，将人体所需氧气和营养特质输送到人体的各个系统；另一方面在气血循环的带动下，人体内的各种废弃物(包括二氧化碳和代谢产物)被排出体外。此外，习瑜伽可以加快胃肠排空，减少人体对毒素吸收，增加唾液分泌，增进肠胃功能，排除体内毒素，还能促进人体新陈代谢及内分泌系统的功能。

能量循环：由于人体系统本身是不断变化的能量循环系统，身、心之间阻隔往往引起整体的能量失衡连锁反应。瑜伽体系作用于人体，迫使身、心能量高纯度的序化，处在高能状态，促使体液分子活化，加速生物酶的合成，促进人体系统能量循环平衡，达到增强人体生命能量，激发人体潜能而强身健体、延年益寿。

5. 瑜伽中的三脉七轮

瑜伽也是一种性灵的修持，唯有经由性灵的修持，才能对自己内在潜能最大限度的挖掘，唤醒并开悟内在沉睡的能量。瑜伽是一种使修持者本体与宇宙至上的本体联结起来而达到天人合一的方法。瑜伽可以意识控制各种情绪及倾向。瑜伽的体位法、呼吸法和净化法只是为心灵做好准备，因为达到天人合一和开悟的境界并非容易，而人们只习惯于对外在世界进行观察证明和判断，却不习惯观察内在、发掘人体本身以了解生命内在的秘密。要想达到至上的目标，首先是不执着，其中包括思想、欲望、感情等方面的不执着。在物欲横流的社会是否很难做到？

只有在最深沉的静坐观想和禅定的状态下，直接从本身内在之中得到的直觉知识，才是最高的知识。

人体内有强大的精神能量，潜伏于脊柱底端海底轮(会阴穴)沉睡着，一般人并不知道这一秘密。

修持者就是要唤醒这一沉睡的性灵，使之沿脊柱上升，经过脊柱中七个神经血管丛(即轮)，并与脑部顶轮相结合，达到至高境界。

人体内有无数的精细神经脉，亦称经络，是一种能量运输的通道，数量多达几十万根。有粗钝的，有精细的，肉眼看不见。这些神经中有十四条较为重要，其中最重要的有三条：中脉、左脉、右脉，中脉尤其重要，修持者非经此不能得到大成就。

中脉在脊髓内,由脊柱尾部海底轮(会阴穴)直升至顶轮穴。左脉在中脉右边,名阳脉,性热。左、中、右三脉的最低交会点均在脊柱骨尾端海底轮处,它是宇宙能量或称之为灵热的储存链。此处能量只有经修炼后被唤醒并与顶轮会合后,才能称之为大智慧。

人体的脊柱共有 24 节,颈椎 7 节,胸椎 12 节,腰椎 5 节,所有神经脉都起源于脊髓。瑜伽的体位法就是锻炼这根脊柱骨,使 24 节脊柱灵活畅通,有病医病,无病延年益寿。任、督二脉左右各一寸半处有几十个重要穴位,所以经常以气去疏通三脉,能增强身体素质,在中脉上共有七个轮,它们是海底轮、生殖轮、脐轮、心轮、喉轮、眉间轮、顶轮,均起于骨髓内。不同的轮控制人类不同的情绪和感觉,也是人体的不同腺体。

6. 瑜伽在健身界的地位

近年来,瑜伽风靡全世界。越来越多的健身俱乐部纷纷开设瑜伽课程。奥斯卡影后海伦、亨特、麦当娜都坚持不懈的练习瑜伽;而一些有名的大公司如 NIKE、APPLE 等每周都会请瑜伽教练来给职员上课,以此提高工作效率,而在国内,越来越多的人开始关注瑜伽、练习瑜伽。

瑜伽流行的理由:

(1) **安全**

肉体和精神上的治疗是瑜伽练习的一个最重要的成就,它不会给你带来副作用,没有强迫性,任何一个人都可以通过不断练习瑜伽来达到一个良好的状态。

(2)**有效**

瑜伽练习对患有失眠、抑郁症、神经错乱症者有锁定作用,还可以消除压力,调节内分泌系统,并能改善不良饮食习惯。在很多国家,瑜伽作为一种辅助治疗手段,对哮喘、糖尿病、高血压、关节炎、消化不良等慢性疾病,进行辅助治疗。

对于注重形体美的人们来说,瑜伽又是一种立竿见影的健身、塑身活动,它非常有针对性地塑造身体,同时对于肌肉的恢复也是大有好处的。

(3) **趣味**

练习瑜伽是一个自然、愉悦的过程。通过呼吸和伸展的方法来调解人的情绪,解除现代人生活节奏带来的紧张压力。

7. 瑜伽与其他保健体系的区别

瑜伽姿势的目的在于发展身体、精神和心灵的品格，有深刻的意义和价值，而纯粹的锻炼仅提供肌肉和骨骼的物理效果。体操进行的快，有许多深呼吸。杂技体操和举重体操适合于健康人，以发展灵敏度和大肌。大肌尤其需要较多营养和大量供血，结果心脏必须努力工作，呼吸系统也努力工作。这样体内的元气就会消耗殆尽。

做这些练习之后，年青人感到适应和健康，但是随着年龄的增大，功能迟缓，由于过度地使用骨关节的软骨，强直和风湿开始发生，过度发展肌肉变得松弛失去坚实性，肌肉组织变成脂肪。即使是年青人，如果停止健身锻炼，在肌肉突出的地方很快会聚积起脂肪。

体操、举重和其他体育活动并不是对每个人都适合。病弱者不能做，幼童和老人当然也不能做。

瑜伽姿势是否不同？对它们完全不同，而是更加全面。瑜伽姿势是慢慢的做，伴随着放松和意守。这样，人体的内外两个系统都受到影响，神经系统、内分泌腺、内脏以及肌肉因之影响而发挥功能。这些瑜伽姿势有一种对治愈疾病极为有益的物理和身心效应。这些姿势健康人和病人、年轻人和老人都可以做。这些姿势对意守和入定作为有用。其他体育体系实际上是增加体内毒素，而瑜伽姿势却降低毒素水平。

8. 瑜伽体位法

(1)瑜伽体位法的意义

瑜伽体位法的梵文为 Asana，其意义为在某一个舒适的动作或姿势上维持一段时间。藉由一些扭转弯曲伸展的静态动作及动作间的止息时间，刺激腺体、按摩内脏，有松弛神经、伸展肌肉、强化身体、镇静心灵的功效。

(2)瑜伽体位法的起源

在 7000 年前，就有瑜伽体位法，那时的瑜伽行者，观察动物，发觉到它们的活动、松弛、睡眠等本能的习性及这些动物在生病时如何利用自然的方法来治疗疾病，模仿一些对人有益的动作(如蛇式、兔式)发展而成。还有一些体位法是瑜伽行者自行体验创造(如肩立式、扭转式)。

(3)瑜伽体位法的命名

命名的形式有四种：

①依动物的姿势模仿得来的体位法如蛇式。

②依该动作的功效命名的体位法如肩立式(全身式)。

③依姿势架构特性来命名的体位法如龟式。

④依该动作的发明者来命名的体位法如扭转式。

(4)瑜伽体位法的功能

①矫正不正常的腺体,去除疾病,使身体正常的发展。

②去除消极的情绪,使心神达到镇静与平和。

③活化腺体,使身体年轻化,富有弹性及充满活力。

④使身体及心灵得到平衡。

⑤使身体心灵准备好,接受更精细更高层的灵修。

(5)瑜伽体位法与一般的运动

①瑜伽体位法靠活化腺体,产生能量,使身体充满活力。

②一般的运动靠消耗能量,刺激腺体,使身体维持活力。

③一般的气功以意导气(能量),疏通关节肌理,使身体维持活力。

(6)瑜伽体位法的分类

瑜伽体位法的姿式多达上万个,适合一般人常练习的姿式有四十二个及一些身印(MU－DRA),这些体位法可以分别刺激以七个脉轮为中心的某些腺体,依其作用可分为:

①对身体益处较显著的体位法。

②对心灵益处较显著的体位法。

(7)个人瑜伽体位法

每个瑜伽体位法刺激不同的某些腺体,因此必须针对每个人的身体心理状况练习不同的组合,练习得宜时对身体、心灵有很大的帮助,练习不得宜时对身体、心灵反而有不良的影响,若想要练习个人瑜伽体位法可以请教有经验的瑜伽老师。

(8)瑜伽体位法与瑜伽八部功法

练习瑜伽体位法对身体有很大的帮助,同时对心智的锻炼也有直接及间接的影响。但是如果只练瑜伽体位法而没有配合静坐、内外在行为控制、瑜伽八部功法的锻炼,有可能误用其经由锻炼体位法得到的身体或心灵力量而沉迷于物欲中,在自己的潜意识内种下不好的反作用力种子。

三、准备哪些瑜伽用品

1. 教你如何选购瑜伽服

装备：

呼应打坐的方便性和舒适，瑜伽服应当舒适宽松。在东方味浓得化不开的氛围中，崇尚简约自然的禅风时尚也在悄悄地吹，瑜伽服自然也是一派习禅的精神。紧身的健身服并不能代替瑜伽服。瑜伽服也不一定非要宽袍大袖，从便利的角度看，可采用上紧下松造型。

(1)**上衣：一衣多**

练瑜伽的上衣，不一定非要僧衣道袍的禅风服饰，气质对味最重要。讲求的是灵性、体悟的是舒适、感悟的是禅趣。因此，在选购上衣时，只要你多注意一些小的细节，就能既让你符合禅意，又为你的美女气质加分。

(2)**裤型：抽绳松身**

为自己准备上两条松身长裤吧。一条最好是运动风格的针织休闲裤，也可以在居家环境中穿着；一件为棉麻裤，流行的 7 分、5 分都可以，能让你伸展、度假、时髦一把抓。

采购建议：

许多时装品牌都有漂亮的棉麻抽绳裤，非常适合练瑜伽时穿着，趁打折时买很值。尽管没有专门的瑜伽服品牌，但在一些家居服装品牌和内衣品牌中都有款式和色彩不错的瑜伽套装出售。

2. 瑜伽垫怎么选

随着瑜伽大受欢迎，市面上的瑜伽垫也多了起来，令人眼花缭乱。作为一个“聪明”的消费者，除了价钱外，购买时还应该考虑什么呢？

资深瑜伽教练建议，材质是大家在购买瑜伽垫时最应关注的，也是决定垫子价格的关键，千万不能被好看的花色迷了眼而忽略质量。大家在购买瑜伽垫前，要考虑以下 7 点：

(1)是否便于清洗？

(2)平铺在地上时，是否容易铺平、不会起皱？

(3)是否发黏?

(4)流汗后会不会打滑?

(5)是否便于携带?

(6)有没有标出“使用期限”?

(7)材质是否环保,是否会对环境和身体造成危害?

基于以上几点,瑜伽教练提供了4个选择的小诀窍供大家参考:

(1)用大拇指和食指捏瑜伽垫,试试耐压性如何。

(2)弄湿一小块瑜伽垫,模仿出汗后的情况,看看会不会打滑。

(3)用一块橡皮擦瑜伽垫,试试材质是否容易破裂?

(4)留意瑜伽垫的材质,选择环保型的。传统瑜伽垫都是PVC所制,PVC是长期的塑料污染源,会对环境造成污染。而且所散发的塑料味也会影响练习的效果。环保瑜伽垫采用天然乳胶、麻和其他天然材料制成,不含PVC,没有任何异味。

在拥有了一块属于自己的瑜伽垫后,不仅要细心呵护,也要勤加清洗。为确保卫生,最好每隔一周就清洗一次。

平常的简易清洗,可以用两杯水加4滴洗碗用的洗洁精放入喷雾器内,喷洗瑜伽垫后,再用干布擦干。

如果垫子非常脏,可用洗衣粉水来进行清洗。洗衣粉要尽可能少,因为任何残留,都会让以后瑜伽垫变滑。用布蘸洗衣粉水轻轻擦洗垫子,再用清水冲干净,最后用干毛巾卷起瑜伽垫,吸干多余水分并晾晒即可。

3. 居家瑜伽装备推荐

试试吧!你试过裸体瑜伽吗?在自己安全舒适的家中,感觉格外放松。

麦当娜每天早起练瑜伽,45岁以后身体仍然柔软性感。

瑜伽的姿势、呼吸、冥想可给我们带来由内至外的愉快和健康。

除了身体和时间,你可以不做任何投资,但本着练什么像什么的原则,我们还是准备了一套瑜伽装备,每次练习打开盒子,让感官调动身体行动!

说明:这套东西适用于大多数体操,不仅仅是瑜伽。

(1)瑜伽毯:必备品。

(2)瑜伽砖:私人物品,初学者必备,姿式做不到的时候,可以借助。

(3)辅助带:私人物品,初学者必备,姿式做不到的时候,可以借助。

(4)拉力带:作用同辅助带。

(5)小辅助球:体操的时候用来辅助练习,增加趣味性。

(6)大辅助球。

(7)运动鞋。

(8)毛巾:必备品。

(9)随身听。

(10)瑜伽书和光盘。

(11)水:必备品。

(12)瑜伽服。

4. 瑜伽服怎么穿

(1)舒适自然为主

若是您看过印度瑜伽人的老照片,会看到男人(印度传统是只有男人才能练瑜伽)全身近裸,只有下半身包着一块布。是的,那就是传统的瑜伽服。但是这样的穿着很舒适,却不见得适当,不是吗?

那么,现代人穿什么比较好呢?以我的经验来说,还是以舒适自然、功能性为主。舒适自然大家都知道,但所谓功能性为主,又是什么意思呢?因为瑜伽有很多全身伸展的大动作,而且不是只有某几个角度的动作,因此,若是穿着棉麻质宽松舒适的服饰,固然很通风、舒适,但有时反而会因布料没有弹性,有束手束脚之感。另外,因为我们的动作中,可能会有肩立等头下脚上的姿势,衣裤若太宽松,会有往下滑的窘境,反而让腹部或腿部露在外面。

以我而言,我习惯穿吸湿排汗的布料。这种质料虽然不是纯天然材质,可是却有一个优点:流汗后,它的排汗性的确比棉麻佳,且不会因为衣裤湿了黏在身上,时间一久可能会长湿疹,更加不适。而吸湿排汗的布料种类还不少,我建议您可多多比较不同的品质,选择质感更细致、弹性愈佳的最好。有的布料的化纤加得很重,穿在身上好象包着厚厚的尼龙布,则是下下选。

(2)保护肚脐不外露

因为瑜伽人口快速成长,有更多的国际大厂投入所谓瑜伽服的产销。有些朋友会问,瑜伽服和一般的韵律服有什么不同?其实,这两种的质料几乎没有不同,式样也差不多,实在很难区分什么才是真正的瑜伽服。不过,我觉得所谓瑜伽服和韵律服最大的不同是:肚脐尽量不要露出来。

很多韵律服为了时髦美观,裤子会设计成低腰的款式,不论上衣穿的是运动内衣的短式上衣，或者背心式的长式上衣，都会让肚脐裸露在外。这样固然视觉上很美，可是对瑜伽人来说，反倒是不太好的。

您有看过哪一位练太极、气功或传统的瑜伽练习者，会把丹田（肚脐）露在外的吗？因为我们很讲究腹部随时用力、收紧，让腹腔内的器官和磁场继续运作着，若把肚脐这么重要的门露在外吹冷气（即使是自然风），对注重养生的人来说，都是不好的。因此我建议大家，不论您上衣穿得长一点，或是裤头高一点，务必要把腹部遮好喔！

（3）不用穿得太紧

在保护肚脐之外，我发现大部分的瑜伽练习者有个共同点，就是不喜欢衣裤上有太多饰品、衣物太紧。尤其是内衣的松紧带，若是太紧的话，束在身上不但觉得不太舒服，更会影响呼吸时横隔膜与肺腔外扩的动作。另外，若是腹部有个环扣等饰物，会让弓式、蝗虫式等腹部着地的动作，做得较吃力，不是吗？

虽然我们穿的多半是弹性布料，但是为了展露曲线，穿小一号的衣裤，也会让自己的动作卡卡的。这也是瑜伽服和韵律服不大一样的地方：瑜伽服不一定会强调露出美胸或纤腰，而是重视穿着舒适能做动作即可。

另外，我知道有些美眉会在手上、项上带些饰品，让自己看来更美。不过，我还是建议能把包括戒指、项链这些饰品取下，让自己更放松、更没有累赘的轻松做瑜伽，不被这些外在的饰品分散了学习的注意力喔！

至于裤子的长短、宽点好还是合身好？上衣是否要包肩？我觉得您认为好穿就好，不是那么重要的。

四、练习瑜伽的时间、地点与其他

1. 瑜伽练习之场地

练习瑜伽时要选择安静、清洁、空气新鲜的地方，尽量离开房间而选择露天的自然地；在房间中注意保持空气的流通，这对于调息练习尤为重要，养成经常开窗透风的习惯，练习瑜伽时可以在旁边摆放绿色植物。地上需要铺上松软的毯子，柔软度控制在轻松的能保持站立，千万不能让脚下打滑；在练习关于坐式的瑜伽时可以使用蒲席，这样可以有效的防止疲劳。

瑜伽练习时必须保持安静。避免交谈和心理活动，可以播放轻松简单的乐曲，总之要使身心能够专心集中。

2. 瑜伽练习之时间

清晨，早饭之前是瑜伽锻炼的最佳时间。

傍晚或是其他时间也可练习，但要保证空腹或完全消化以后进行练习。大体上是饭后三到四小时，喝入流质食物或饮料可在半个小时后练习。

事实上更为具体的练习时间规定，早晨在太阳出来以前要进行练习，中午在太阳到头顶时进行练习，晚上在日落以后练习，凌晨在入夜 12 点时练习。不同时间要练习不同的内容，例如早晨多练习体位法、中午多练习庞达、晚上多练习冥想等等。练习者应该选择对自己最为方便的时间，争取每天都在同一时间内练习，练习瑜伽时，身体保持正常和安静状态，如果此时身体有不适的地方或是病状，尽量不要练习过于强烈的动作，也可以完全不进行练习。尽可能的多练习瑜伽，当然绝不可以超出身体的能力。

3. 瑜伽练习之动作

练习方法：为取得瑜伽练习的成功，必须掌握正确的方法。瑜伽是一种完善的科学体系，所以要求练习者采用准确的方法练习。如果不能按照规定去做，这些瑜伽练习就变成了无味的机器动作，与真正的含义背道而驰。虽然并不是每一个人都能够完美无缺的作出所有的瑜伽姿势，但他们无疑可以毫无困难的掌握瑜伽练习的要领。希望每一个人按照个人身体限度练习瑜伽，尽力而为不可强求。瑜伽练习的每一步骤都要谨慎从事，不可操之过急，练习过程中逐步增加力度和难度。

休息：瑜伽休息非普通的休息，每一种的休息其实都是一种冥想，这作用不可小看，他能够放松身体，感受获得的能量，也可以锻炼身心意志，感受我的存在。休息有两种，第一是短时间的休息，这主要是体位法中常采取的 10～30 秒的休息，一般占用练习的五分之一左右；另一种是专门的休息，有时达数小时之久，例如瑜伽者常练习的肢体放松术等等。这种方法除了能达到放松的目的，还可有意识的控制体内能量和精神。

洗澡：清晨练习者在练功前不必洗澡，具体何时洗澡可根据练习者的方便自行决定。如果想在练功后用热水淋浴，应在 15 分钟后进行。洗澡可以增加人体洁净和轻松的感觉，这样在进行某些练习时效果更好，因此许多人选择在练习前洗澡。

妇女注意事项:妇女在经期和怀孕四个月后,不宜做瑜伽练习,在这种情况下,许多瑜伽方法应该停止,有选择的从事锻炼。瑜伽练习对治疗各种妇科疾病极有效,对于增进妇女健康也有补益。例如,月经失调可通过瑜伽练习治愈,孕妇适当的练习瑜伽可增进胎儿的体质,甚至可以有助于无痛分娩。

4.如何选择好的瑜伽教练(老师)

随着瑜伽的广泛传播,练习瑜伽的人越来越多,教授瑜伽的老师也越来越多,那么怎样选择自己的瑜伽老师呢?

根据我自己的经验和认识,我认为适合自己的就是最好的。每个人对瑜伽的认识和理解是不同的,老师也一样,每个老师所传授的瑜伽也有差别,作为老师,能够把自己所学的传授给别人,是件很幸福的事。

能把所学的知识变为自己的东西,再用正确的方法,把它通俗易懂地传授给别人,这应该是位合格的老师,对于我个人来说,不喜欢生搬硬套、照本宣科的老师,自己都没能理解,就更谈不上教别人了,自己理解后,才能让学生理解,这点很重要,你可以在课后多跟老师交流,会有更多的认识。

其次,找老师我一定会事先尽量详细地了解老师的特点,每个老师不管好与不好,必定有他的长处,我会尽量吸收适合自己的,博采众长,这也是我喜欢去上不同老师的瑜伽课的原因。

还有,一个能在课堂上对你的瑜伽练习给出很准确的纠正是很重要的,瑜伽老师不能只是演示者。

如果你是一个对瑜伽没有任何认识的人,最简单的方法就是从声音去判断,一个合格的瑜伽老师,他的声音应该是沉稳、气息流畅、柔和且具有穿透力,如果老师在教学生的时候,自己都气喘吁吁的,声音僵硬紧张的,那么你要考虑了。

同时,你也可以适当地看些瑜伽书籍和资料,对瑜伽有个根本的认识,这样能便于理解,因为一堂瑜伽课的时间是很有限的,自己在有了初步的认识和了解后,会更容易提高。

5.如何选择好的瑜伽馆

现在,因为瑜伽的流行,很多瑜伽练习场所也应运而生。但是其中有很多是因为经济利益所驱动而产生的。鱼目混珠的现象比比皆是。作为消费者，我们怎样才能有效的找到真正有益的练习场所呢？我们可以试试以下几招：

（1）**看教练**

瑜伽同杂技舞蹈的主要区别就在于瑜伽的动作是完全符合运动医学的，而杂技舞蹈是为了美观不惜损害表演者健康的。所以把瑜伽混同为舞蹈杂技来教是从本质上错误的。对于教练而言，我们一定要先问一下他们的专业知识，比如他们认为什么是瑜伽，比如什么样的动作是安全有效的。瑜伽动作如何与杂技舞蹈相区别。安全有效动作的三个必须条件是什么等等。并不是说要消费者先成为专家，而是健身不同于其他消费，你不妨用同样的问题多问几家，教练水平的高低自然就比出来了。看教练的第二条是问一下教练原来是做什么的，从舞蹈杂技转行过来的教练通常姿势漂亮但因为不是从瑜伽练起，所以无法以瑜伽的方式对会员做出指导。

（2）**看环境**

瑜伽练习环境很重要，试想，你每天在练瑜伽的同时，教练在你耳边不断的推销美容是什么感觉。试想一下面无表情的前台满地的灰尘，充斥着脚臭的垫子你可以安详的躺在那里吗？

有些场所为了节省成本，用极薄的垫子让会员作垫上的训练，大家须知我们的膝盖髌骨，我们的脊椎脊突一旦受伤，对我们的健康而言后果极其严重。所以当我们觉得膝盖被硌得疼的时候，这个练习场所也是不可以选择的。

（3）**看课程**

我曾经说过，瑜伽并不是只有体位练习，作为一家专业的瑜伽馆，是否可以从呼吸、体位、洁净、原理、休息、冥想、收束、契合等全方位的教授，这对于消费者来说有如商家是否可以提供真货一样重要。

做为练习的时间，因为瑜伽练习是没有时间限制的，所以专业的场所是绝不会以时间限制为借口每周只安排两三节课的。

瑜伽是一门很好的科学，毛泽东说，实践是检验真理的唯一标准，而瑜伽则是被无数人用5000年的时间实践过的，被世界公认的绝少运动伤害的运动。可现在，在我国随着瑜伽热的升温，却出现了所谓瑜伽病，也就是练习瑜伽不当所致的运动伤害。做为这一点，一些南郭先生作教练有不可推卸的责任。在这里，希望这篇小文能给大家应有的帮助，以使更多朋友从真正的瑜伽中受益。

五、制定适合你的练习目标

1. 瑜伽初级阶段:精力集中

如果一个人具有这种能力,它可以成为驾驭自己精神的主人,控制自己精神的起伏波动。同时他也可以约束自己的头脑,使之不胡思乱想或纠缠在数不清的问题、事件、顾虑和客观事物上;掌握这种方法,你能够在迷乱中发现正确的答案,杂乱无章的思想,就变成了有选择的、有目的的思维,那些毫无意义的、无价值的杂念被排除掉。

通过适当的训练,掌握这种精力集中的方法之后,精神疾病患者的状况会有显著的变化。为了更有助于了解精力集中的效果,我阐述一下在印度人们对于精神的特性及其与身体的关系的看法和认识。

精神总是以其特性与一些问题、事件、想法或实物联系在一起。尽管这种联系的持续时间可能长,也可能短,但在末一段时间内,头脑只能思考一个问题。至于人的精神与何种事物发生联系,那是很难预计的。

精神的这种与事物联系的特性,在体内可以产生一种特殊的反应,这一点必须明了。由于精神被某种问题或事物影响,身体内部便会产生相应的反应。换言之,这种反应的性质与精神所联系的事物的性质是一致的。因此,当精神被一些令人气恼的事物困扰时,这种精神便在人体内部产生影响,并且发生变化,从而使个人处于一种愤怒的状况中。

由于精神的这种特性,那些对精神产生影响的许多无缘无故的事物,便会在体内产生一系列的莫名其妙的反应。其结果,这个人便一次又一次处于紧张、兴奋、激动、欢乐、震惊或其他一些不同的精神状况之中。瑜伽十分强调,一个人必须能够控制自己涣散的精神,并且能够有意识的把自己的思想正确的引向一个预期的目标;否则,就不能认为他已经掌握了瑜伽的要旨。

只要集中精力通过瑜伽的练习,这种控制精神将其引导到某一个经过选择的方向的能力是可以获得的。为了进行精神集中的练习,必须做好某些准备。

2. 怎样选择适合自己的瑜伽

高温瑜伽具有快速减肥的功能，但高温瑜伽要求练习者在38℃～40℃的室温下运动，通过大量的发汗达到减肥效果，所以患有严重感冒、发烧、肾病、糖尿病、癫痫病、心脏病、高血压的人，不适合练高温瑜伽；各种心血管疾病、高血压病情不稳定、肺结核活动期的人不适合练习呼吸瑜伽；颈椎、脊椎、腰椎部位的骨质增生、骨刺及椎间盘突出，上述部位及腿部、足部创伤未愈者不适合练习瘦身瑜伽；使用全身牵引型增高器和腿部牵引型助长器造成的肢体、肌肉、韧带、关节损伤，实施过“断骨增高”手术者不适合练习增高瑜伽。想练习瑜伽，首先需要搞清楚自己的目的。你是想通过瑜伽减肥、治疗疾病、锻炼身体的柔韧性、精神减压，还是在瑜伽中寻找内心的平静？

一旦当你的目的确定下来后，就亲自去试课，体验老师的教法和上课的环境。一般试课时间大概在一个月左右，所以你不必一上来就考虑办年卡、季卡有什么优惠，也许你选择的瑜伽类型并不适合你。一般先办一张月卡试验一下。练习几次之后，你的身体就会告诉你，这种瑜伽是不是适合你。当你找到真正适合你的瑜伽时，再考虑长期练习也不迟。

除了在健身房练习瑜伽外，你还可以选择在家中练习瑜伽。现在市场上有很多瑜伽教材和DVD出售，你可以在家跟着瑜伽老师一起练习。但是在家练习毕竟不同于在专业的瑜伽馆，有专门的老师指导，在家练习稍有不当，很可能造成肌肉拉伤。

3. 练习瑜伽注意15条

(1)对练习者的饮食没有特别规定。可以将胃的一半装食物，四分之一存水，其余四分之一保持空缺，即吃得不要太饱，以免感到沉重和懒散。练瑜伽前后一个小时内不要用餐，饭后两个小时内尽量避免练习；

(2)手术后半年和女性生理期不宜练高难度动作；

(3)高血压、哮喘病患者和孕妇只做简单动作；

(4)以赤脚为好，穿着宽松、舒适，以便身体能自由活动；

(5)不宜在过硬的地板或太软的床上进行练习，练习时应在地上铺一条垫子；

(6)如果在保持某一姿势时，感到体力不支或发生痉挛，应立即收功，加以按摩；

(7)宜在安宁、通风良好的房间内练习。室内空气要新鲜，可以自由吸入氧气。也可以在室外练习，但环境要愉快，比如花园。不要在大风、寒冷或不洁的、有烟味的空气中练习。不要在靠近家具、火炉或妨碍练习的任何场所练习，以免发生意外，尤其在做头手倒立时，不要在电风扇下练习；

(8)做练习时，睁着眼闭着眼都可以，把注意力集中在体内所产生的感觉上；

(9)可能的话，排除大小便，减轻负担；

(10)量力而行，不可逞强，动作缓慢，不可骤然用力，不要刻意追求“标准”。当你伸展到自己能承受的最大程度时，就是做正确了。暖身很重要。不要一开始就做高难度的动作，以免造成运动伤害。最好先做一些瑜伽暖身动作，可在开始锻炼之前，先步行5分钟，或者爬楼梯，让全身充分活动开。循序渐进，避免身体受到惊吓。练习时心情尽量放松，可容许身体一点点酸痛，但不要过度用力或勉强做动作；

(11)练习时不要大笑或说话，要专注地呼吸。保持有规律、较深沉的呼吸，这有助于身体放松；

(12)最好能每天练习，做完一个完整瑜伽动作后，记得躺下来摊尸式大休息；

(13)做每个姿势时，坚持5次完整的呼吸时间，保证你的吸入和呼出的长度相等。做这一系列动作时都用一条腿先做，然后再换另条腿，弯曲然后放松，深深地呼吸。如果你还想要做，可以重复；

(14)要想把平衡做得更容易，你可以在地板上找一个点，大约在你前面3～4脚的地方。眼睛放松，当你慢慢来进入位置时，集中注意在那个点上，保持平衡姿势并且深深地呼吸；

(15)每个星期保证锻炼3～4次。尽管许多的动作看起来简单，但是一些姿势，特别是平衡动作，对一个初学者来说还是不容易的，因此不要害怕这些动作，及时修正你的计划。

4. 活力瑜伽7日计划

做什么运动既锻炼身体又养心养颜呢？练瑜伽吧！它能让你鱼和熊掌兼得。

场地：找一个宁静的地方，比如打开窗扇的小屋、安静的办公室都可以。

时间：避开吃饭前后那段时间，清晨、黄昏或是夜晚都可以自由选择，盘腿坐在地板的垫子上或是躺在床上都行，至于着装，衣服宽松就行。

动作要领：不可带一颗浮躁的心来锻炼，更不可像街舞一样快速挥动肢体，瑜伽讲究的是心灵的修炼，凝神静气才是瑜伽的要领。

七日计划：第一日，用呼吸营造心灵氧吧。找一个你感觉舒服的姿势（躺着坐着都可，但一定要让全身放松），轻轻闭上你的眼睛开始做深呼吸，吸气时，使腹部收缩，呼出时要会有一种鼻息被带到脊梁椎的感觉，呼吸的过程中，要感觉自己心情好极了，抛开一切杂念，臆想记忆中最美妙的画面，持续时间在五分钟左右，然后睁开眼，眼前的世界是不是清爽多了。

第二日，颈上运动唤醒脑部活力。双手干洗脸，想着是亲人的手在轻抚自己，意念随手而动，然后用手指从前往后梳头，动作完毕后用瑜伽呼吸调整身体至松弛，让双肩放松，头部向左向右各转动三次，再前仰后仰，每次尽量做到位，反复三次，最后，全力吐出胸中的浊气，保证你变得神清气爽。

第三、四日，瘦身训练。平静思绪后，先两肩向后伸拉脊椎两边的肌肉，然后两腿略分站立，两手向后交叉相握，由背部挺直变成上身向前尽量弯曲，保持 15 秒的时间，一天两次，两天四遍后，看看自己，有没有身轻如燕的感觉。

第五日，找回睡梦的香甜。睡觉前，双腿交叉坐在床上，脊柱挺直，然后拇指按住右鼻孔，通过左鼻孔呼吸 1～2 分钟来放松，待心中感觉一片洁净时，再躺下用右侧身体入眠（记住，是用右侧的身体）。只要坚持，相信你一定能甩掉失眠的苦恼。

第六日，让你成为信心十足的人。平躺于床，双脚并拢，脚趾冲前，将双臂伸展过头，保持与肩同宽，顺着指尖伸展双臂，肘部挺直；顺着足尖再伸展双腿，保持 10 秒后，调回正常呼吸状态，这样的动作可以刺激体内循环和呼吸，也能提高你的自信，试试看你就知道了。

第七日，猎手般的注意力。平躺在床上，双手搁前并且掌心相对。伸手过头后，屈右脚直抵左腿内侧，保持 10 秒，运动过程中不要有强迫身体的感觉，这样可以舒展你的肩膀、胳膊和背部，也有利于提高你的注意力和外在形象。

短短的七日尝试能让你对瑜伽有个粗浅的体会，如果感觉好，要坚持下去，希望瑜伽让你的生活涣然一新，由此成为一个活力超人！

5. 一份日常的瑜伽练习计划

你可以每天早上起床或晚间入睡前练习所有的姿势，或采纳你觉得适合你的几种。开始之前，先做 2 分钟的准备活动。做伸展运动或原地踏步。

在练习过程中，每种姿势持续30～60秒。缓慢地深呼吸，感觉空气进入你的肺部。

(1)全身伸展。这一姿势作用于身体底部的能量中心，即脊椎骨底端。

动作要领：坐在地上，右腿伸向前，左腿从膝盖向里弯，正好碰到右膝内侧，身体慢慢向前伸展，头尽量往下低，直到你的双手碰到右腿为止。只要感觉舒适，可以尽量向前伸展。然后换左腿完成同一动作。

生理作用：这一练习伸展了坐骨神经、脊椎骨和后背。可以帮助缓解肌肉僵硬和疼痛。另外它还作用于肾上腺、双腿、骨骼和大肠。当这一能量中心失去平衡时，你的体重会很容易增长，消化系统还会出现问题，如令人困扰的腹泻和便秘等。

(2)猫的姿势。这一姿势作用于骶骨的能量中心即腰部骨骼上。

动作要领：四肢着地，头朝下，臀部和膝盖成一条线，肩膀和双手成一条线，手掌向下按在地上，背部慢慢弓起。像猫一样。坚持几秒钟，然后慢慢地抬起头，背部下陷。

生理作用：这一动作使脊背下部放松，作用于生殖器官并帮助缓解痛经。还可以减轻关节炎和加快血液循环。

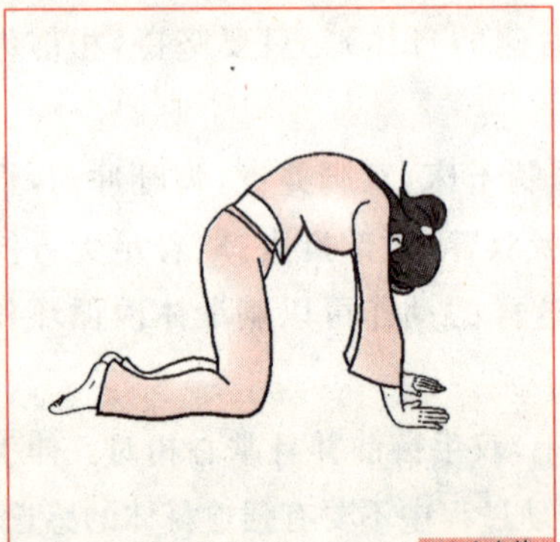
猫的姿势

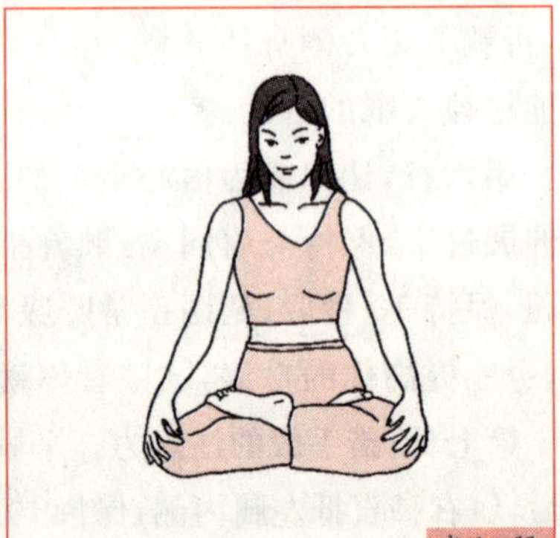
交叉双腿

(3)交叉双腿。这一姿势作用于胸口的能量中心。即横隔膜以下部位。

动作要领：交叉双腿坐在地上，背部挺直，腿呈半莲花状，手掌向下放在双膝上。

生理作用：协调新陈代谢，作用于胃部、膀胱、肝脏和神经系统。

(4)交叉双腿和双臂。这一姿势作用于心脏的能量中心，即胸部。

动作要领：双腿交叉坐在地上，交叉双臂，两手各搭在左右肩膀上。

生理作用：作用于心脏和血液循环，对哮喘、呼吸不规则及高血压有一定疗效。

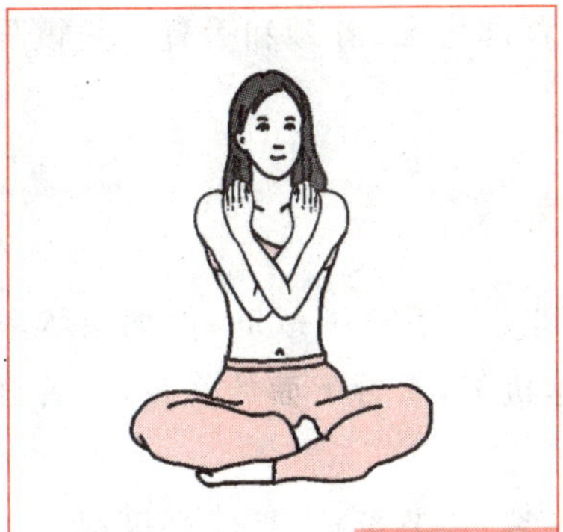
交叉双腿和双臂

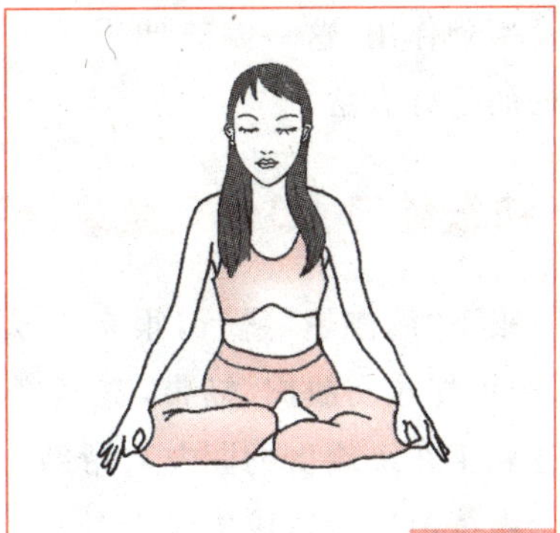
沉思的姿势

（5）沉思的姿势。这一姿势作用于前额的能量中心。

动作要领：坐在地上，交叉双腿。背部挺直，双手放在膝盖上，食指和拇指捏成“O”型。

生理作用：作用于大脑下端、神经系统、鼻、眼，也有助于治疗头痛与神经问题。

（6）倒立。这一姿势作用于头顶的能量中心。

动作要领：做倒立。如果这对你来说太难的话，你的双脚可以不必抬起。注意月经期间不要采用这一姿势。

生理作用：作用于大脑上端、脑下垂体，有助于治疗失眠症、减缓压力及平复过度兴奋的神经。

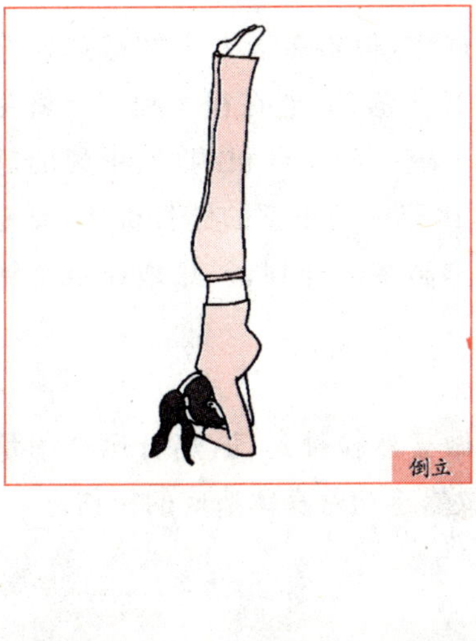
倒立

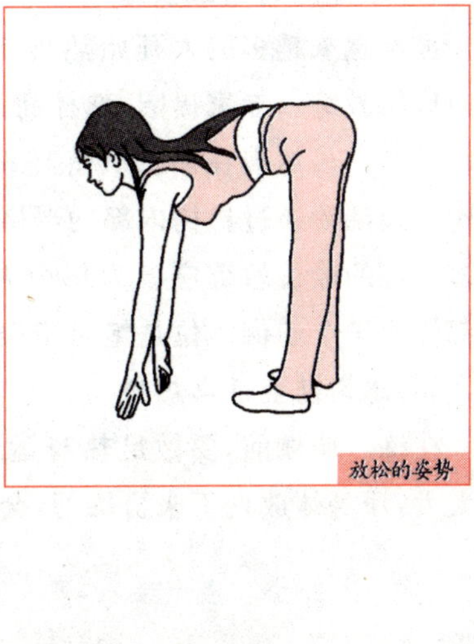
放松的姿势

(7)放松的姿势。这一孩童样的姿势是结束练习的最佳方式。

动作要领:后背挺直,双臂轻松地置于身体两侧,呼气,向前伸展全身,前额向下,直至碰到膝盖前的地面为止。保持这一姿势6～10秒。

生理作用:这一姿势伸展了脊椎骨、背部底端、脖颈和手臂。是镇静和放松的绝好方法。

6. 初级练习:如何只要瑜伽不要病

眼下"瑜伽热"盛行,很多人从不知到爱上了这项运动,但如果练习不当,很可能拉伤肌肉、韧带,甚至影响人体机能,看看下面的文章,或者会对准备和正在练瑜伽的朋友有帮助。

由练习瑜伽造成的韧带拉伤、软骨撕裂、关节炎症、神经痛等都是常见的"瑜伽病",下面介绍一下形成瑜伽病的几个成因,希望练习瑜伽的朋友,仔细理解,小心防护,做一个健康美丽的瑜伽高手。

(1)急于求成引发"瑜伽病"

很多人在选择练习瑜伽时,首先考虑的是练习瑜伽能减肥,大多数人的心态是急功近利的。这恰恰与古老的瑜伽运动的精神背道而驰,瑜伽运动向来反对急于求成的焦躁心态。一些练习者并不理解瑜伽,忽视了瑜伽的本质——平和的心态,这也是导致"瑜伽病"流行的原因之一。所有的瑜伽练习者在练习时应充分考虑自己的柔韧、平衡和力量素质,一定要遵循量力而行的运动原则,如果强度过大或难度过高,就可能会导致运动损伤。把目光从单纯的形体训练上移开,这样你才能体会到瑜伽带给你的微妙变化,不但有利于减少运动伤害,还会让你的生活得到真正的改善。

(2)选择好的瑜伽教练

虽然越来越多的人开始热衷于练习瑜伽,但很多人并不知道如何选择好的瑜伽教练。专家提醒,选择高素质的瑜伽教练,能在很大程度上避免得"瑜伽病"。虽然现在瑜伽教练还没有一个统一的认证机构,但正规的健身机构一般都要通过机构内部的严格考核,比起一些小型的健身机构,要专业许多。好的瑜伽教练应该为每个人量身定制练习计划,一味地让每个练习者都练习某个瑜伽体位是绝对错误的。

(3)练习前要适当热身

在练习瑜伽前,要做足热身运动,勿做猛然拉扯运动,热身运动的量不要太大,让身体放松下来再练习,会防止忽然运动对身体造成的拉伤。

(4)**自学瑜伽不提倡**

一些喜欢在家里练习瑜伽的朋友一定注意了，虽然在家里练习比较清净，但没有专业教练的指导，只注重一些姿势的练习，很可能造成忽视呼吸，而呼吸在瑜伽的练习中比一个难度大的姿势更加重要，另外，缺乏教练手把手的指导，很可能体位是不正确的，而练习者却浑然不知，长此以往，很可能拉伤肌肉和韧带，形成“瑜伽病”。

(5)**初学者要重视呼吸训练**

很多初学者会认为瑜伽就是摆造型。其实不然，瑜伽中最讲究的是呼吸，没有呼吸配合的瑜伽，只能是一套毫无意义的体操。学习瑜伽的呼吸，可以帮助我们把呼吸加深，排出体内浊气，同时让整个身心都宁静下来。初学瑜伽的人，一定要把动作和呼吸配合好，只重视动作是否好看，也很可能患上“瑜伽病”。

如果瑜伽练习者出现了“瑜伽病”的征兆，一定要马上停止练习，不要随便滥用药，要及时去医院就诊。

7. 三个步骤带你进入瑜伽世界

如果要体验瑜伽所带来的改变，那么，请不要把它当作普通的运动，在你初识瑜伽、准备要进入瑜伽的世界时，多做一些心理准备，这将帮助你更深刻地体验到瑜伽改善你体能之外的心灵活动。

(1)**自我身体检查和心理测验**

这是对自己的身体最初步的、最安全的检测，虽然瑜伽适合每个人学习，但第一步是需要了解自己的体能与健康，才能相辅相成，达到自己预期的改善效果。尤其原本就有一些肩颈或脊椎上的问题者，最好先与专业医师或瑜伽老师讨论，千万别贸然地做一些体能无法承受的动作；心理测验是剖析自己常遇到的情绪问题以及心理障碍，做一个舒缓地、积极地、恢复精神的瑜伽功能。

瑜伽可以是一个持续不断的功课练习，当然也是一个可以让你的心完全地展开、尽情地休息与宣泄情绪之地，所以自我了解是很重要的。

(2)**了解瑜伽**

在探索这项具有千年历史的运动之前，先问问自己以下几个问题：

①你觉得瑜伽哲学是什么？

②你认为瑜伽课程所教授的内容是什么？

③你希望从中获得什么？

④教授瑜伽的老师有哪些类型？

以上问题，是帮助你在开始参考瑜伽课程资料前，对于不清楚的问题把答案找出来，以便你决定开始投入时间、精力、金钱在瑜伽世界时，能完全掌握到要领，以及充分辅助自我身心潜能达到平衡。

(3)设定目标

在你确定目标之前，要先知道，目标并不是要你定下三个月后可做倒立的动作，不要把自己逼得很紧，目标不是非要成功不可的雄心壮志，为自己定下的目标要贴近自己的身心，这个目标是看自己的身心是否比练习瑜伽之前更好。

其实要挑选什么样的瑜伽中心都无所谓，只要越贴近你、越了解你的需求，给自己打个分数，真正对自己的身心有帮助、有进步，这就是真正适合你的瑜伽。

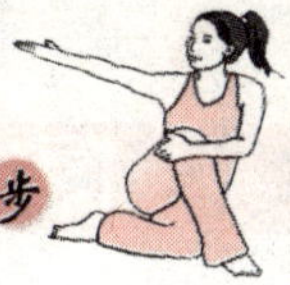

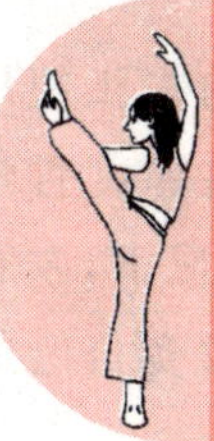

第三章 调息是瑜伽的第一步

TIAOXISHIYUJIADEDIYIBU

呼吸是瑜伽的中心。呼吸将你的肉体和精神联系起来。通过平静呼吸，可以更深地放松身体和精神。瑜伽呼吸能增加你的精力，使你通向更广阔的精神认知领域。

一、认识呼吸法

1. 瑜伽的呼吸观

依据瑜伽独特的“灵视解剖学”的说法，在我们的眉间右侧，有条赤色的幽腺，称之为嘎拉那地阳腺，左侧有条黄色的幽腺，称之为伊答那地阴腺，在二者交会处，有一称为史休木那得中枢神经管，所谓精气，即由此管输出。精气在梵文中的意义，是绝对精力的意思，是构成人类生存的根本，即指人类的活动之源。

空气、水、阳光、食物等所有东西中，都有精气的存在，可以供给生物之需，但人类大部分皆从呼吸中获得。

瑜伽的呼吸法，并不仅摄取精气而已，同时亦能养息，而且还可以自由调节舒缓。

瑜伽的呼吸技术，除特殊者外，通常都是利用鼻孔呼吸。关于这点，日本江户时代学者贝原益轩所著的《养生训》中也曾提及：“人经由鼻子呼吸所得之气，即人之生息。其腹中之气与体外的空气是相通的，为使腹内之气保持洁净新鲜，必须利用鼻子吸收更多得气。”利用鼻子呼吸，最主要是可使空气保持适当的湿润，而且可以调节温度兼具杀菌作用，所以当罹患鼻蓄脓或有鼻塞现象，而以口呼吸时，血液中的白血球数量会急剧增加，淋巴液的循环会迟缓，血中氯化钠的密度也会升高。

在瑜伽的流派中，关于左、右鼻孔的呼吸，有两种倾向。有的主张使用右鼻孔呼吸，有的主张使用左鼻孔呼吸。他们的理论有浓厚的古印度哲学色彩，不容易为我们所接受。笔者以为，就人体功能而言，正常情况下，左右鼻孔轮流呼吸，而无需按照那些晦涩的古印度哲学理论去强制改变自己的呼吸方式。

2. 自卑感的呼吸

一个平日充满斗志、朝气蓬勃的人，突然变得意志消沉，时常感慨："我不行了，像我这种人，不如死了算啦！"这种时候其呼吸必然是呼气缓慢且长，吸气又强又短。

当人们做于事无补的唉声叹气时，其呼吸是一种毫无斗志的呼吸方式——呼气极强，虽然还不至于到自杀的地步，但长久持续这种呼吸法，久而久之会产生自卑感，事一临头就烦恼哀怨。

自卑是人与人比较之下的产物，只要不比较，就不会产生自卑感。在人与人之间作比较，是一种很愚蠢的行为，即使他人在某一方面比自己好，比自己出色，这也许应归之于出生、教育、环境，以及对方的努力等等。即使在同样的环境中，每个人的价值观和对未来的期望也大相径庭，所以表现出来的差异也是必然的。很多比较并非刻意，它是在无意识中完成的，我们无法避免，但我们可以用自己的理智，把这种差异为我所用。如果对方某些地方比我们好，我们要学习；如果某些地方做得不如我们，我们要自勉。优越感和自卑其实是一回事，只会对我们自己造成伤害。

如果下次你再产生自卑感的时候，不妨试试以下呼吸法：

挺起胸膛，大口吸气，屏息三秒钟，大力呼气五秒钟。重复几次。

3. 焦躁的呼吸

当心情焦躁时，常会坐立不安，心浮气躁，像一只无头苍蝇，无法安静得待在某一个地方，看到眼前有什么东西就想随手抓起来，以发泄过多的精力。这时的呼吸是，呼气强而粗暴，吸气短而急促，兴奋而激动。

女性陷入歇斯底里的呼吸即是如此；夫妇或同事间发生不愉快的事情时，亦常会出现焦躁的呼吸；一家之主或公司领导指责晚辈或下属时，也会有这种呼吸出现。

此时，骨盆紧紧闭锁，锁骨向上提，重心移至胸部，延脑的视床下丘陷于错乱状态。我们常以怒气冲冠形容盛怒时的模样，这个“冠”字，也就是指头部，亦即延脑视床下丘的部分。

经常发生焦躁呼吸者，肾上腺的分泌会急遽增加，致使尾部作用恶化，产生毒素，引起血液凝结或不畅，使血管破裂，而导致心脏麻痹或中风。因此，焦躁呼吸者务必使呼气尽量的强而长。

以前的商人对顾客的态度极为谦恭有礼，决不轻易加以不悦之色，经常低头弯腰、和颜悦色的对顾客说：“谢谢您的光临。”这种弯腰躬身的姿态，就是使用呼气强而长的呼吸法。所以，平日随时以弯腰躬身的姿态，练习强而有力的呼气，假以时日，即可消除焦躁。

4. 烦恼的呼吸

很多人时常有焦躁、神经过敏的感觉。他们对未来心怀惶恐与迷茫，整日呼吸乱象，吹毛求疵，一味的担心一切事情会变得更恶劣。其实，这大多数是庸人自扰。

如在男女交往中，有些优柔寡断的男人，总是不停的琢磨：“如果对她说这些话，她会拒绝我吗？”或者，“假如我这样做，他会讨厌我吗？”等等。这种只会坐而思，不会起而行的人，可谓是屡见不鲜。

这种人的呼吸是肩膀式呼吸，无论吸气、呼气都使用肩膀，呼吸弱而短。

这种呼吸会给人带来苦恼的感觉。持续这种呼吸状态，烦恼就会一直随身。因此，为了摆脱这种纠缠，首先应该使自己的想法改变，凡事尽人事，听天命，只要自己已经尽力而为，成功与否是自己无法掌握的。同时，有意识地改变自己的呼吸，呼气如爆炸般的强而有力，吸气以腹部大力的吸，这是乐天派的呼吸法。经常使用这种呼吸法，时日一久必能使以前的抑郁不乐化为云烟，从此心情舒畅，笑口常开。

5. 性情相投的呼吸

日常生活中，我们常遇到很多交际应酬。然而，你知道如何能使自己与对方有一见如故的感觉吗？其秘诀是“气味相投”。所谓“气”，可以引申为呼吸。因此，我们可以把气味相投解释为，与对方做同样频率的呼吸。如果你能掌握好这一点，那么你在交际场上便能无往而不胜。

当你和对方的呼吸频率一致时，对方就会感到你很合得来。虽然他没有明确的理由，但就是觉得："这家伙还不错！"

这种方法在众多领域得到了广泛应用，交际学、心理学、催眠、谈判等等，都有教你这种加快沟通的方法。

怎样才能知道对方的呼吸频率呢？就是看对方的肩膀。

这种方法还可以继续引申，即和对方做同样的动作。如，对方拿起杯子喝水，你也拿起杯子喝了一口；和对方保持同样的语速，等等。

作为瑜伽教练，和学员进行沟通时，第一感觉比晦涩的理论要重要的多。使用瑜伽的呼吸法，给学员留下平易近人的印象，这也是瑜伽的实际应用之一。

6. 神经与呼吸

我们的神经中，有交感神经与副交感神经两种自律神经，其功能是自动调节运动机能，所执司者即呼吸。

呼吸是由大脑延髓的呼吸中枢（被称为生命点）所控制，当我们的身心发生变化时，一方面迅即产生反应，一方面作各种不同韵律的呼吸。

例如生气时，呼气极为强烈，做粗暴式呼吸；悲哀难过时，吸气极为强烈，做悲观式呼吸；而心中祥和安静时，呼气温和缓慢，做平稳式呼吸。

因此，就瑜伽的观点而言，只要能收放自如的巧妙调节呼吸，身、心以及神经功能则可任意自由控制。

普通情况下，我们的呼吸一分钟十八次左右；武术修为好的人，每分钟七次左右；坐禅中的僧侣，每分钟只有四次左右。由此观之，宗教人士、武术家大都长寿，也就不难理解了。

在日本，不老的长寿者称为"长生"，所谓"长生"，意指"将气息吐得很长"。呼吸浅，情绪不稳定的人，很少有长寿者；焦躁、无法镇定的人，也大都如此。在自然界，脾气暴躁的猴子，呼吸频率极快，所以寿命很短；而鹤与龟则以缓慢、温和的长息呼吸法呼吸，因此寿龄极高，自古以来皆称为千年鹤、万年龟，足见其呼吸方法是其长寿的关键之一。长寿与长息之间的密切联系，是不容置疑的。

瑜伽教导我们："人一生的呼吸量是由一定限度的，呼吸又快又匆忙的人，一定早逝；相反，呼吸缓慢，犹如在品尝空气的人，必定高寿。"你若想年轻不老，秘诀就是，尽量拉长一次呼吸的时间。

就呼吸器官来看普通人的肺活量，大制约有 3000～4000cc，当我们用极自然的方式进行呼吸时，一次所吸的空气量约仅 350～500cc。

这些空气量并不敷身体之需，所以必须尽量调节自己的呼吸，比如患同样疾病的人，有些很快能痊愈，有些则拖延多日；做同样性质的工作，有些极富持久力，丝毫不感吃力，有些则不久就上气不接下气，这些都因呼吸法不同所致。那些对疾病有坚强抵抗力，对工作有持久力者，便是那些呼吸深长的人。

相反，呼吸浅短的人，常会因周围的人或事的影响，而心神不定，情绪不稳，每天都感到疲惫不堪，百病丛生，好像活在毛玻璃中，他们的生活是暗淡无光的。

7. 气与呼吸

在日常生活中，我们经常使用“气”这个字眼，但真正考虑过其中意义的人却寥寥无几。

所谓“活着”，就是还存在着“呼吸”，亦即是“气概”尚在，“气概”具有，气是生生不息的，且能按照自己的意志去生活。

现在，让我们共同来想想有关“气”的例子。比如，我们经常说：“气氛很好……”

按照东方哲学观念，气的平衡是指，阴气与阳气的调和。当心情不好，兴味索然时，就是阴气盛，阳气衰。我们有时会说：“情绪低落，改变一下气氛吧！”其实，在这句听似平常的话里，隐含着极深的道理。

人之所以意志消沉，心情沉重，乃是气的分配不平衡，这时需利用呼吸法来转换你的气，否则，置之不理将日久成疾，轻则头晕、焦躁，重者卧床不起。

反之，若阴气和阳气获得调和，将会使人有精神、刚毅、豪迈、意气昂扬、神清气爽、称心如意、精力集中、活力十足、与人为善，甚至可以率性而不逾矩。

关于气的词语尚有运气、锐气、气质、才气、英气……比比皆是。

气不只表示精神状态，亦可指肉体状态。比如，我们强调的呼气与吸气，气经过的道路称为气管，气的入口称为支气管，流经体内的道路称为气脉。

由于气能左右精神状态，所以一个人的气必须不偏不激，否则持气过盛,易因意气用事而失于偏激。因此行事之成败与气之中庸与否有莫大的关系。由此可见,阴气与阳气的调和即是“身心如一”的最大秘诀。

气小而言之,可以支配我们的精神与肉体;大而言之,可以扭转宇宙天体。

我们称天的情况为天气,流星雨宇宙间的磁力称为磁气,呼吸时不可或缺的气体为氧气,空气中气温与气候的变化耐受大气流动的影响。此外,今日人类之所以能享有高度文化的生活,也是受电气的影响。

究竟气是什么呢?

瑜伽理论认为,气是宇宙生命力的源泉。宇宙中生命素曰“气”,梵语称为普拉那,普拉那充满于宇宙的每个角落,空气、花朵、江河、食物……无所不在,但它是形而上学的存在,我们无法对它进行量化。

我们是如何摄取宇宙生成之胚,亦即活动精力的元素——普拉那呢?我们应如何保留它?如何使用它呢?

活用这个“气”,可以创造出个人的命运;巧妙摄取普拉那的人将会身体健康,精神饱满,心境祥和、平静;巧妙保有普拉那的人,随着年龄的增长,精神不会随之衰退;巧妙使用普拉那的人,精力充沛,在人生的道路上事半功倍;巧妙运用普拉那的人,将受到更多人的祝福、信赖、关爱……因此,普拉那的摄取法和使用法,将会左右一个人的命运。

真正源自古远年代的长寿不老的秘诀,即是普拉那,隐居于深山幽谷的圣人们,之所以能餐风饮露而童颜永驻,正是因为他们懂得利用呼吸的原理。中国道教有练气之说,也有一句妇孺皆知的名言:“我命在我不在天。”

万物得以生存,乃是因普拉那的支持,人类得以生生不息,不是物质的力量,而是凭借普拉那而使人类成为大自然中的活跃者。

我们不应该轻率的把如此宝贵的生命完全归诸于“命”,事实上,每个人若能利用自己的主观能动性,改变自己的行为,即能改变人生。改变呼吸,即是最简单、最行之有效的方法。

值得庆幸的是,人类被赋予了改变“气”的能力。

8. 吸入氧气的过程

根据食品营养专家的研究,每个人平均一天需摄取二千四百卡路里,以维持精神与肉体的活动。这个卡路里即是指人体所吸收的营养素,包括蛋白质、脂肪、糖类……这些营养素在体内燃烧,而产生热量,供给人体之所需。人体由外界吸收的氧,可以帮助体内组织把所摄取的食物,进行燃烧作用,化为热量。在燃烧作用的同时,体内所产生的二氧化碳排出体外,故吸入氧气,排出二氧化碳可谓是呼吸最重要的作用。

吸入体内的氧气,到达肺泡,经由此进入血液里,而二氧化碳则由血液排出;这种气体的交换在生物学中称为"肺呼吸",是呼吸作用。圆滑、顺畅进行的器官是鼻腔、喉咙、气管、支气管、肺泡;而整个导入氧气的路线则称为呼吸道。而呼吸道的各种实用技术,则能随心所欲改变人类身体的根源。

鼻子——一般人认为,它不过是嗅觉器官而已,而忽略它是吸入氧气的重要入口。除此之外,由于它位于脸部的正中央,所以就美的观点而言,鼻子的美丑关系一个人的容貌(不只是防止眼镜滑落)。

基于上述的理由,我希望大家能重新认识鼻子的重要性,尤其应该确认的一点是,它是我们吸取生存粮食——氧气的重要关卡。

鼻子大致上可分为外鼻和鼻腔两部分。所谓外鼻即是平常我们称为鼻子的地方,由鼻根、鼻梁、鼻翼、鼻头四部分所组成。

鼻梁——鼻梁的高低足以影响脸部的美观。有这么一个夸张的比喻,说:"如果克丽奥佩特拉的鼻子在低一公分的话,那罗马的历史将为之改写。"

由当今隆鼻整形手术的发达,亦可说明鼻子的长相的确可以提高美容效果,也难怪爱美的女性(男性隆鼻者也不乏其人)趋之若鹜。

上一段是题外话,不过在瑜伽术中,有一种运动可以增高鼻梁的方法。即:以左右手的食指按住鼻梁的两侧,以有鼻尖向上的感觉,用力按压两三秒钟。我们常听人说:"这个人的鼻子长得挺,看起来很有气质。"所以,爱美的女性不妨利用上述方法修正一下自己的低鼻梁。

鼻翼——有人说:"鼻翼大的人会存钱。"人相学中亦有此说法:"鼻翼丰满,库存亦丰。"就瑜伽呼吸学而言,鼻翼大的人鼻孔也较大,吸气、呼气亦因而较强,也就是表示吸入氧气的量亦较多。

民间常谓:"鼻息弱,一生多败。"这就是因为吸入氧气的鼻孔太小,无法充分摄取生命之源的中心存在气——普拉那之故。

鼻腔——鼻腔位于鼻翼深处,由"鼻中隔"将它们分为两部分。鼻中隔弯曲或肥厚的现象,医学上称为鼻中隔弯曲症、肥厚性鼻炎。该类症状会导致鼻子的粘膜发炎,鼻子就会敏感而引起呼吸困难,形成所谓的鼻塞。以为鼻腔的粘膜充满微血管,故一有异常,鼻子就会敏感而引起发炎现象。近年来，发生鼻中隔毛病的人越来越多，这种现象的原因之一就是因平常摄取的氧气不足、人工甘味与精糖摄取量过多、水分丧失过多、钙质缺乏等。

我们的呼吸作用经由上述的器官从外界吸取氧气，为了防止由外界吸取的冷空气直接到达肺部，我们可利用鼻腔内充满微血管的粘膜以温暖冷空气，此外，再利用鼻毛或粘膜的纤毛以防止异物的进入。

如果一个人长期处于空气污浊的环境中，其鼻毛大都比一般人浓而且长。由此可见，人类的适应力足以忍耐恶劣的环境，为适应环境而改变人体的构造。人体的这种不可思议的适应能力，使人类在遇到恶劣的环境时，不但不会马上被击倒，反而会产生适应环境的耐久力。而目前由于公害而罹病的例子层出不穷，除了患者本身适应力较弱，环境的污染已经超出了人类所能忍受的极限也是重要原因。

因此，我们学习瑜伽呼吸法，以通过呼吸增强我们的体质和适应能力。

9. 呼吸与坐法

(1)**盘坐**

这种做法一般又称为盘腿坐，大多数人都可以做到，很容易。在瑜伽中，称该坐法为释迦体位法，是一种极致安乐、舒适的体位法。

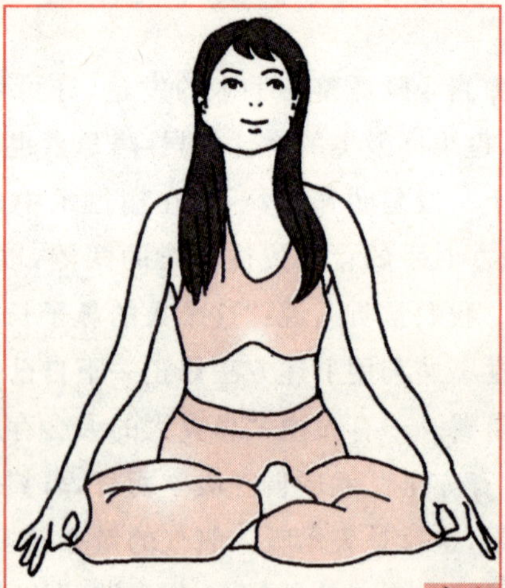
盘坐

盘坐的要领是，务必将意识集中在鼻尖或印堂。需要注意的是，不要让身体前倾。

盘坐的方法：

①端正脊梁，头部中正，就像上面有根绳子吊住一样，上半身挺直。

②左右膝盖紧贴地面，尽量不要离地。

③把拇指和食指的指尖合在一起，做成圆圈状的手印。用瑜伽的观点来看，让蓄积阳气的拇指和蓄积阴气的食指连在一起，能使阴阳调和，贯穿一气。

(2)**结跏趺坐**

音译为巴多玛阿萨那，梵语中的巴多玛为莲花之意，阿萨那指体位法，所以汉语常翻译为莲花坐。结跏趺坐则是佛教用语，中国老百姓将这种坐姿称为双盘。

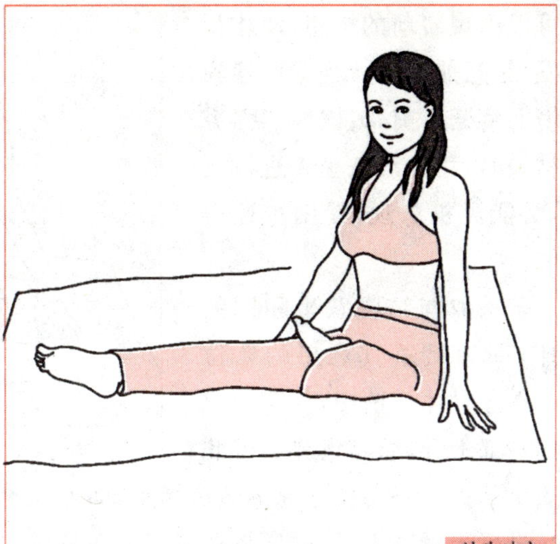
结跏趺坐

印度人视莲花为“美的调和”，纯净的象征。因此，瑜伽行者相信，以莲花的形态来打坐，则打坐者将被引领至美的境界——一方纯净、极乐的净土。在那里，人心可以超越世俗凡庸的感官之乐，而达于至高无上的极乐之境。这时，阴阳调和，精神与肉体合二为一。

平日容易陷入焦躁的人，可藉结跏趺坐来消除这些现象，使心境祥和、宁静。进行结跏趺坐能使自己与灵魂深处的我相互交流，在至乐中体悟生命的喜悦。

结跏趺坐可以刺激男性的前列腺，延缓衰老。

结跏趺坐的方法：

①两脚前伸。

②把右腿盘到左腿上，再把左腿盘到右腿上，两脚踝应尽量靠近下腹部。

③背脊挺直，放松手腕和双肩，两手做朱娜姆多手印，轻松泰然的放在膝盖上。将意识集中于鼻尖。

(3)**半跏趺坐**

音译为悉达阿萨那，梵语中的悉达是“完全”的意思，因此，汉语常翻译为完全坐法，或达人坐法。对于瑜伽修习者而言，这种坐法是属于“熟练者的坐法”。

半跏趺坐的手印做法是，掌心内弯，拇指与食指连成圆圈状。进行半跏趺坐，能使身心合一，肉体得以宁静，若能长时间冥想，大脑中就可以出现崭新的构想，使才智焕发，智慧如泉涌。当我们遇到困境而踌躇不前，或因疑惑而穷索枯肠时，用半跏趺坐来进行冥想，必能灵机乍现，使困难迎刃而解。

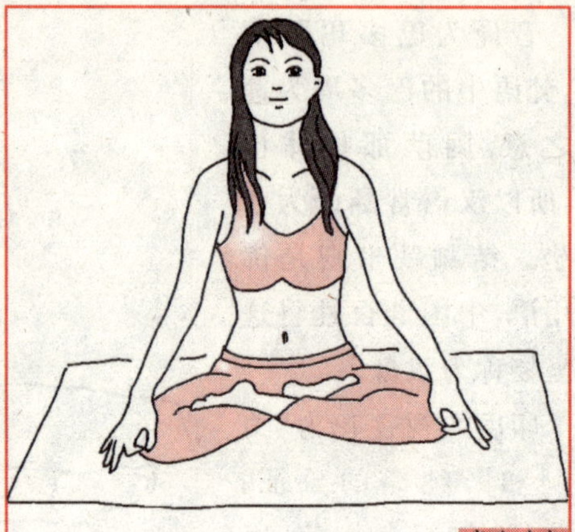
半跏趺坐

若采取与结跏趺坐相同的手印，即为最适宜冥想的体位法。在这种体位法中，气和精都会向头部上升，感官世界会因此而安定平稳。坚持使用此体位法冥想，即可远离痛苦、疾病、寒冷。

进行半跏趺坐时，同样将意识集中在鼻尖。

半跏趺坐的方法：

①两脚前伸，放松脚底肌肉。如果感觉脚底肌肉紧张，就用手进行一下按摩。

②把其中一只脚盘曲，尽量拉至下腹部；另一只脚盘放在上面，同样尽量拉至下腹部。

男性进行该坐法时，不要使耻骨受压迫，否则，可能会引起性冲动。

(4)金刚坐

又称为挺直体位法，即日本式的端坐。熟悉日本文化的人，对此种坐法会很熟悉。

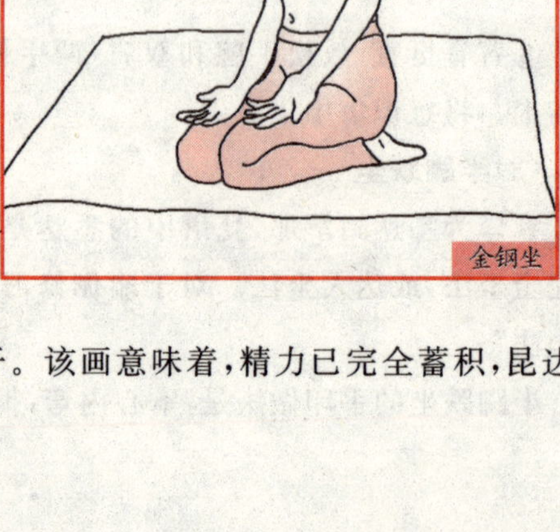
金钢坐

金刚坐必须与后面讲到的呼吸法配合方能发挥最佳效果。瑜伽认为，这种坐法会大大促进昆达里尼的觉醒。

典型的瑜伽秘画通常只画一条蛇，头往上抬，恍若飞升的样子。该画意味着，精力已完全蓄积，昆达里尼开始觉醒。昆达里尼觉醒后，我们的心灵就会觉察到无限的自由。真正的瑜伽修行，从此开始。

金刚坐的方法：

①两腿跪坐，使腿肚与大腿紧贴。

②臀部坐于双脚跟上，把右脚掌放于左脚掌上，较能得到安定感。

③左右掌心向上，放于膝盖上，脊梁挺直，两眼凝视正前方。

二、瑜伽呼吸天天练

1. 瑜伽呼吸：椅上丹田呼吸

(1)坐于椅前 1/2 处，双手自然下垂，闭上双眼，深呼吸。

(2)双手分别置于上下腹部。

(3)深呼吸，让气体由鼻吸入，经咽喉、气管、肺、胃直到腹部充满气体，使腹部向外凸出。

(4)慢慢呼气，体会气体由腹部，经胃、肺、气管、咽喉至鼻腔排出，腹部凹进。

功效：此呼吸法又称腹式呼吸法，可消除紧张情绪，缓解压力与胸闷，稳定心情，亦可有效地将体内废气排出体外，增加身体抵抗力。

提示：此呼吸法是所有瑜伽练习都使用的呼吸法。坚持练习，可有效减压。

2. 瑜伽呼吸与胸式呼吸的区别

除了声乐家、演员等等特殊职业的人之外，一般人比较习惯胸式呼吸，也就是比较浅而短的呼吸方式，而瑜伽的呼吸方式为腹式呼吸，是比较深沉的呼吸方式，让我们来一一了解这两种呼吸的不同之处。

(1)胸式呼吸

吸气时肋骨往内集中，横隔膜往上推挤肺部，所以肺容量较小，无法吸入更多的氧气。因为气短而且集中在上胸，所以呼吸时肩膀及背部容易紧张。呼吸时肋骨容易紧张而僵硬，使得内脏无法真正放松。使自律神经越来越紧张，严重的话，会影响新陈代谢和造成内分泌失调。

(2)瑜伽呼吸法

吸气时肋骨往外扩张,横隔膜往下降,肺容量增大,能吸进更多的氧气,使体内每个细胞都能获得所需要的氧气。气深而长而且是往下腹集中,所以背部及上半身有更多的时间和空间延展,会更富弹性。呼吸时肋骨会自由地扩张、收缩,能刺激内脏,增加肌肉弹性,促进身体健康。平衡自律神经,加强内脏及身体器官功能,使身体保持健康有活力。

为什么瑜伽呼吸法只用鼻子呼吸?

很多人会问,为什么练习瑜伽不用嘴巴呼吸而必须用鼻子呢?原因有两个:

第一,用嘴巴呼吸会造成咽喉干燥及气管过敏,尤其是呼吸系统敏感的人特别严重,所以我们建议只用鼻子来呼吸。

第二,鼻子位于脸部器官的正中间靠近眉心及眼睛,所以当我们用鼻子呼吸时脸部肌肉比较容易放松,而脸部肌肉放松后,我们的头脑里的思绪也比较容易缓慢下来,心灵也会跟着沉静,这样才能真正达到身心完全地放松。

3. 瑜伽呼吸与动作配合的一点认识

瑜伽越来越广泛的被人们认识习练。从最初的简单体位模仿练习到人们开始更多的关注呼吸与动作的配合,练习者体会到呼吸重要性的同时,又开始迷惑于如何掌握正确的呼吸与动作的配合方法。

有过一定瑜伽练习经验的人可能比较清楚,我们在进行前弯动作的同时要配合呼气,恢复起身要吸气。左右弯曲时也是这样的道理。在进行扭转的动作时,扭动的过程通常是呼气,恢复动作时是吸气。再概括一点来讲,使身体屈的动作是呼气,使身体直立的动作是吸气。但是,是不是所有的动作都可遵循这样的规律呢?不是的。在多数体位动作中是都可以遵循这样的练习方法,然而,有些动作看起来并没有明显的弯曲,比如直立身体向上延伸的动作(如手臂伸展式、摩天式);有些动作又较为复杂(如肩倒立)对于呼吸的要求就比较多,掌握起来就比较困难。那么我们先分析一下肩倒立这个动作的呼吸方法。

肩倒立,开始时仰卧,自然呼吸。之后,吸气抬起双腿,做到与地面垂直。接下来,呼气双腿移动到头的上方,臀、腰、背部离地,双手撑腰。再次吸气时伸直双腿、躯干,保持均匀呼吸。恢复时呼吸相反即可。在这个动作中,我们发现开始时,身体的躯干是弯曲的状态,而此时我们用吸气而不是呼气，之后呼气，进一步弯曲脊柱，此时符合上面提到的规律，最后到达标准动作时，要求吸气，伸直双腿，也是符合正常呼吸与动作配合的规律的。那么，不知大家有没有考虑过动作开始时的互对呢？我们如果做过仰卧上伸腿式，就会发现有些书要求吸气抬起双腿，而有些书讲到呼气时抬起双腿，到底哪个正确呢？大部分会感觉吸气抬起双腿更容易做，而如果按照呼吸的规律来讲，呼气更符合动作要求。究竟孰是孰非？一时间恐怕很难下定论。那么现在停下来，你自己亲自实践一下，两个呼吸配合的方法都体会一下。

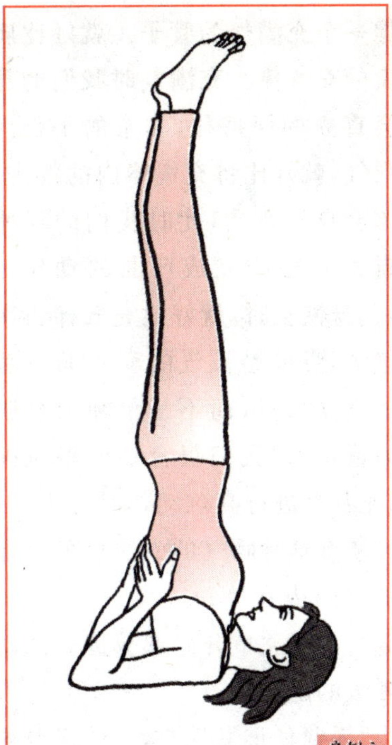
肩倒立

让我们看看拜日式这组动作。想必许多学员都会做这套动作。那么我想向大家提一个问题，在做第二个动作展臂式时，要求吸气，伸直手臂，身体后仰，而真正当你后仰时，我们会感觉到头晕或胸闷，此时如果你呼气反而可以进一步向后弯曲，这一点实际上反而遵循了弯曲呼气的原则。那么是不是又是书上写错了？还是就应该按照书上说的做？

船式，这个动作要求仰卧，吸气，抬起双腿保持。但是我们看这个动作会发现其实这是一个向内弯曲的动作。此时如果按照规律应该呼气才对呀？再举一个例子，头倒立，这个姿势被誉为体位法之王，有些人讲到：做头倒立自然呼吸就可以，有些人说要屏气，这样身体才不会晃动，才容易完成。那么，怎么做才对呢？

一个个问题，大家恐怕有些晕了，或者对呼吸与动作的配合更不知如何掌握了。那么，是不是没有办法了呢？不是的。经过多年的教学实践总结，我体会到呼吸与体位配合的深层奥秘，在此，与大家分享，也请大家批评指正。

瑜伽动作千变万化，气息只为一呼一吸。大繁到简，其中定有规律可循。下面我们一起想象着我们的身体就像一个充满气的管子。就好比庙会上卖的充气棒。充满气时我们的身体就会直立的保持住,非常的平稳。这时呼气,就好比将充气棒内的气排出,气棒会自然弯曲,此时我们的身体就会自然轻松的完成弯曲的动作。吸气,起身恢复时,就好比充气棒再次充满气体,身体是被气的灌入而自然而然的直立恢复,而不是单纯依靠肌肉的力量,否则我们很容易使得肌肉拉伤,尤其是进行高难动作时。当然,如果你掌握这种呼气的方法也可以在很短的时间内在体位上突破。那么,下面分析一下文章开始部分提到的动作与呼吸的配合。

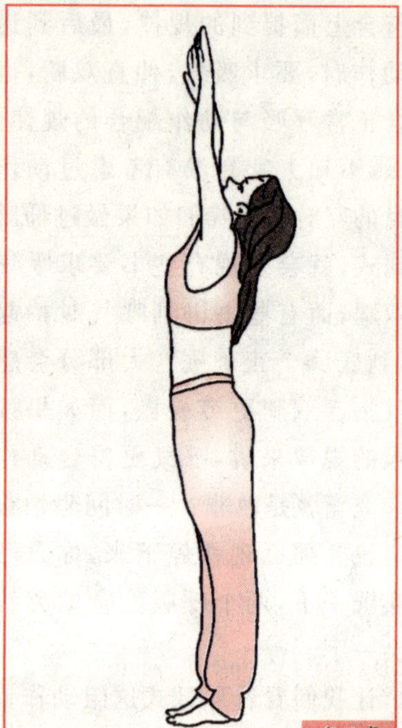
拜日式

"手臂伸展式"、"摩天式"引导身体向上,这就好比要让充气棒充入更多的气,好像要升上天空一样,像一个气球,这样我们就可非常容易的完成这个动作,而且非常符合自然的规律,与瑜伽提到的回归自然的宗旨是一致的。上伸腿这个体位稍微有一些复杂,因为仔细分析一下,上伸腿在开始阶段,即小于45度角时上升的因素大于弯曲,而超过45度角时,弯曲的因素就大于上伸了。所以在这个动作中我们不能简单的一概而论。当你要强调减少小腹的脂肪,就要注重收缩,所以此时应强调呼气,以加强收缩。肩倒立,强调下肢及脊柱的向上延伸,所以就更多的强调吸气了。现在,我们对这个姿势的理解就非常清晰了吧!

再看看拜日式的展臂式,引导身体向上时就一定要吸气,如果强调向后弯曲,就要呼气,但是不要呼净,否则,就像充气棒没气了,控制不住身体摔倒受伤。所以一定要在弯曲的过程中保持一定量的存气于体内。要做下一个前屈的动作,要先吸气,将身体直立,之后再呼气,你就会感觉更加轻松。

接下来,我们再看船式,也就不难理解其中的呼吸原则了。身体头脚手臂上抬是第一步,所以要吸气,要想保持住,加强收腹,就需要呼一些气,这样效果才会好。但是不能呼净，否则身体“无气(力)”，支撑不住就会倒下。好像泄了气的充气棒。

最后，我们来看看头倒立。其实头倒立并不难掌握，这个姿势和我们站立差不多，双脚的着地面积也不大，而你依旧可以平稳站立，肌肉并没有过于用力。这是我们适应地心引力、长期站立的结果。头倒立的动作，如果你经常练习也会轻松完成而且身体不会有任何的不适。气息最终要求自然而然，就像你站立时一样，不用刻意去关注，当然这需要一段时间的练习。在整个动作过程中我们应该如何结合呼吸呢？这个方法还是留给大家自己去体会吧！总而言之，不要忘记想象着你就是一根充气棒。

4. 局部型瑜伽呼吸

局部型呼吸有助于增加肺活量，同时使身心平静。局部型呼吸可以作为全瑜伽式呼吸的前导。

(1)**吸气至肺下部**

将手指平放在肚脐两侧，两手的肘关节落在地板上。呼吸 3 次，让手指感觉腹部的起伏。

(2)**吸气至肺中部**

将手指平放在胸腔两侧。呼吸 3 次，感觉吸气时胸腔向两旁扩张，呼气时放松。

(3)**吸气至肺上部**

将手指平放在锁骨下方。吸气时，感到胸部上方轻轻升起。两肩放松，不要抬升或拉紧双肩。

(4)**全瑜伽式呼吸**

手臂平放于身体两侧，掌心向上或向下。吸气 1 次，先将空气吸入下腹部，然后到胸腔，最后进入胸部上方。呼气放松。

瑜伽呼吸可以与放松姿势(如尸卧式)有效结合起来。

5. 瑜伽呼吸之逆式呼吸

这一呼吸技巧可以平衡与协调大脑左右两个半球的功能，安神醒脑。呼气时间一般比吸气时间要长，便于废气和毒素的清理与排除。

举起右手，将食指和中指向掌心弯曲，拇指、无名指和小拇指伸直，将大拇指轻轻按下右鼻翼，左鼻孔吸气，然后松开手指，两个鼻孔呼气。

接着用无名指轻压左鼻翼，右鼻孔吸气。然后松开，两个鼻孔呼气。重复动作。

注 意：

初学呼吸法时，一定要在有经验的教练指导下进行。

练习呼吸法时如出现不适、眩晕以及恶心等症状，可用尸卧式或童式放松，并做几次正常的呼吸。如仍有不适，停止练习，听取相关症状的练习建议。

简单的呼吸技巧练习可以作为整套练习的开始，有助于神志的清醒和注意力的集中。放松和冥想之前建议进行呼吸练习。

6. 瑜伽呼吸改良生命

今日瑜伽风行世界各地，成为为数不多的打破东西文化壁垒的事物之一。就其修身养性的一面来说，它能够同时开发我们的身体、心智和精神；就其哲学思想来说，它海纳百川的开放体系，是其他众多哲学体系所不及的。

相传瑜伽有七十二个流派。我们今日所常见到的哈达瑜伽，属于以追求肉体健康为主的体动瑜伽。尚有很多其他流派，如以信仰为主题的巴克提瑜伽、以追求内心宁静为主题的大光明瑜伽、以性爱为主题的唐特拉瑜伽，以及瑜伽最高境界神瑜伽等等。

所有的瑜伽流派，它们共同的基础，就是我们现在所要讲的呼吸法。呼吸法，也是瑜伽区别于其他健身方法的一个重要特征。

依据瑜伽的“呼吸哲学”，人类必须进行完全的呼吸，才能充分支配自己的肉体，增加精神力量，将被视为生命素的精气源源不断地输入体内，使人体活力充沛，更显年轻，同时可充分开发潜在的能力。具体而言，完全的呼吸，可引起横隔膜的剧烈收缩，刺激内脏诸器官的活动，使各机能的活动正常化。若经久持续不自然或不完全的呼吸，其肉体所产生的变化将永无法恢复。

持续不完全呼吸所产生的弊害，在我们的四周随处可见。例如感觉头部沉重、精神无法集中、焦躁不安、食欲不振、始终昏昏欲睡以及思考力减退等等，但多数人无法察觉产生这种现象的根本原因，乃系不完全呼吸所致。至于记忆力减退的病症，亦与呼吸有密切关系。

人类的大脑与呼吸作用有极大的关联，根据实验结果显示，脑的呼吸量是非运动状态肌肉的二十倍，一百公克的脑一分钟约需消耗600～800CC的氧。

因此在夜总会、电影院等空气污浊的公共场所，由于始终进行浅呼吸，再加上一直持续焦躁或忧虑的亢奋状况，而造成脑中氧气不足，脑功能无法充分发挥，导致思考力、判断力和记忆力的衰退。相反，如果能作大而深得呼吸，脑的呼吸作用旺盛，则不仅头、身体都能维持年轻的状况，身心两方面亦能相互调和，保持稳定的状态。

所以较一般人更需用脑的人，如学生、企业家等，尤须觉察把大量的氧气输入脑部，有其绝对必要性。

根据动物实验报告，刚出生四天的小鸡，其呼吸量较出生八天的小鸡多出二十倍。

由于年龄愈长呼吸愈浅，最后养成不完全呼吸的习惯，当时日久长后，就会陷入昏聩的状态。人到这种地步已为时太晚，所以在发生这种情况之前，我们必须随时提醒自己做既深且大的呼吸。

只要明确了瑜伽呼吸的要诀，不论年龄增长多少，脑力都不会因此而衰弱，反而能随时保持清醒，作充分的活动。所以，因不完全呼吸引起的各种不良症状，都能以瑜伽呼吸法加以补救。

7. 完全瑜伽呼吸法

完全瑜伽呼吸法结合了腹式呼吸、胸式呼吸、肩式呼吸，三者合一，使呼吸效果达到最好。当你长期坚持练习之后，你就会发现在日常的瑜伽练习与生活当中也会采用此方式进行呼吸，习以为常。整个的呼吸应该是顺畅而轻柔，每一个阶段不可分开来做，一气呵成，好像波浪轻轻起伏，从下向上，之后再从上而下。

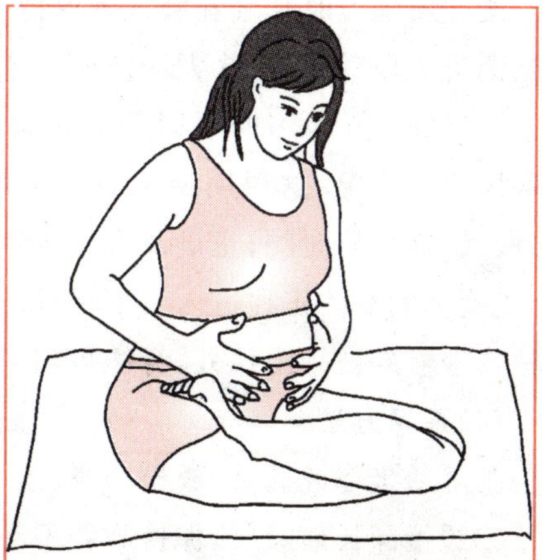

完全瑜伽呼吸法

瑜伽完全式呼吸法是大多数调息法练习中的必要条件。在呼吸过程中，当能够很好地掌握了呼吸方法和意念时，可以不做肩式呼吸，只结合腹式和胸式呼吸即可。但要注意，呼吸要自然不要使用任何外力。

此练习可以在任何时候做，尤其是处于紧张或生气时，可以很好地使情绪安静下来。不过最好是在每天的瑜伽练习中加入此呼吸方法，不要长时间内持续地做此练习。每日在做其他呼吸法或瑜伽冥想之前，可以先做几分钟这种呼吸法的练习。

完全瑜伽呼吸法包括呼气、吸气和屏息。

(1)呼　气

首先采用一种放松的姿势坐或站，脊柱和头部保持垂直地面，双臂自然下垂或放在腿上。开始时缓慢呼气，用收缩腹部肌肉的方法把气体赶出腹腔，当腹腔完全凹进体内时，开始缓慢的收缩肋骨，肋骨收缩时可以将体内剩余的气体赶出胸腔，直到气体呼尽为止。

(2)吸　气

现在我们进入止息阶段，在腹腔和胸腔完全凹陷的同时停止了呼吸，保持大约2～3秒钟；之后进入吸气阶段，与呼气截然相反。我们先放松肋骨，让气体缓慢的充满你的胸腔，尽量吸气使胸膛扩张到最大的程度，继续轻轻吸气，缓缓的放松腹部，腹部渐渐鼓起。到这时，我们完成了一个整个瑜伽呼吸的过程。

(3)屏　息

刚开始练习时呼气和吸气各保持5秒钟，而屏息只需要2秒钟时间，之后当渐进一段时间后(这大约需要一个月左右的时间)开始延长呼气、吸气、屏息的时间。在练习时要时刻观察自己的身体变化，如果不一会儿就出现呼吸困难的情况，这说明所采取的时间对自己不合适，需要你自己调整呼气、吸气、屏息的时间；正确练习时身体会略微出汗，尤其是在头顶，不要担心，说明你的身体正在进入一个良好的循环之中，身体的毒素正随着瑜伽调息法而慢慢的被排出体外，身体得到了净化。

(4)练习方法

①舒适坐姿或仰卧，放松全身。

②缓慢深长地吸气，保持胸腔不动，使腹部慢慢向外完全扩张。

③呼吸要非常慢，听不到任何一点呼吸的声音。感觉空气进入到肺部底端，腹部充满气体。

④腹部扩张完成后，胸腔自然地衔接腹部的扩张，尽量向上向外扩张胸腔，腹部略微自然向内收缩。

⑤胸腔扩张完成后，锁骨和肩部微微上耸，把空气吸满肺部的最上端。

⑥此时身体的其他部位是放松的。

⑦呼气时，最先放松肩膀、锁骨及胸腔上部，之后胸部向内向下收缩。最后尽量向内收缩腹部，使肺部的空气排空。

⑧整个呼气过程应该非常和谐、流畅。这是一遍完整的瑜伽完全式呼吸。

⑨初学者，每天练习 5～10 遍，逐渐延长练习的时间到 10 分钟。

(5)**益　处**

瑜伽呼吸增加了氧气的吸入量，使肺活量增大，血液得到净化，活力和耐力有所增加。可以增进人体消化器官的活动，消除并治愈消化系统方面的疾病，还会对内分泌腺产生影响，促使卵巢和睾丸的活动。

(6)**注　意**

一定要养成在日常生活中也使用瑜伽呼吸法，让它成为你的生活习惯。

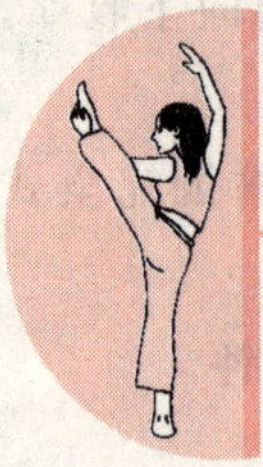

第四章 健康精粹——体位瑜伽练习

JIANKANGJINGCUI——TIWEIYUJIALIANXI

一、热身姿势

1. 头颈练习

功效

活化头颈的僵硬，拉长脖颈，有效缓解颈部疼痛。

姿势分解

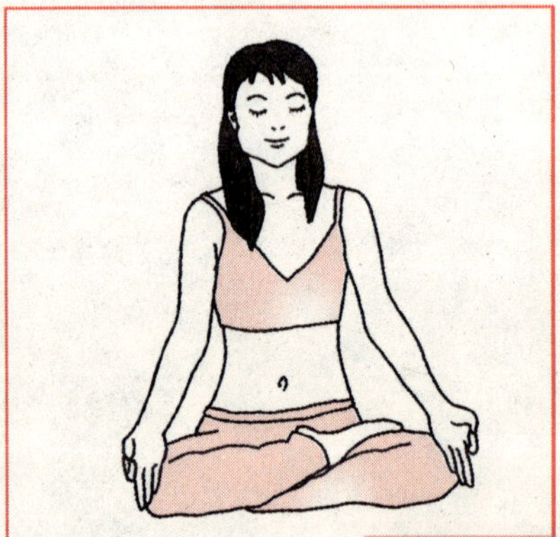

头颈练习（1）

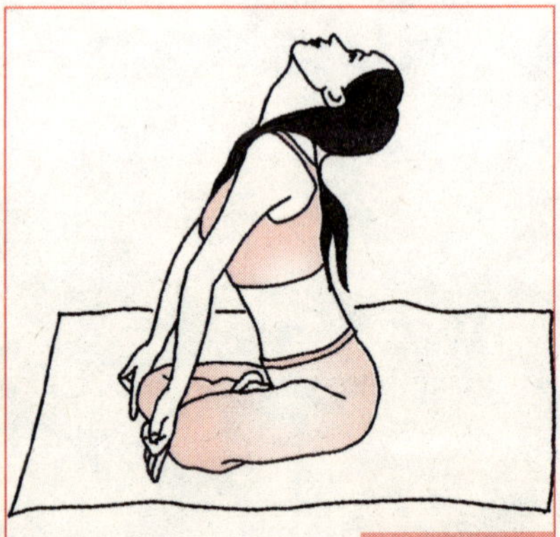

头颈练习（2）

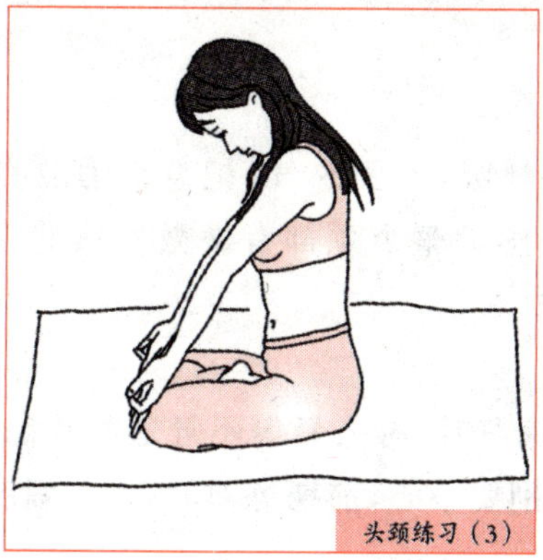
头颈练习（3）

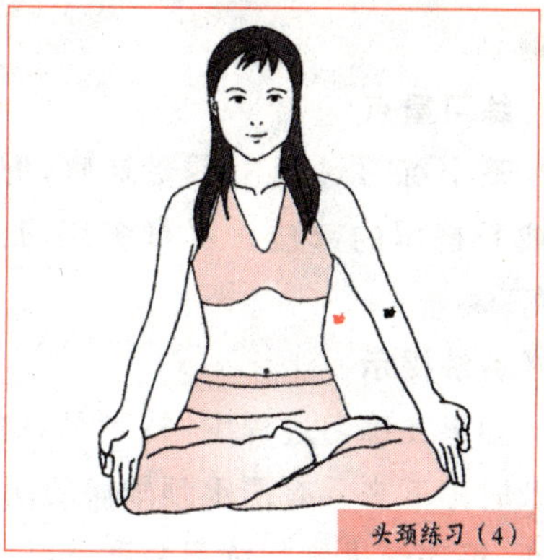
头颈练习（4）

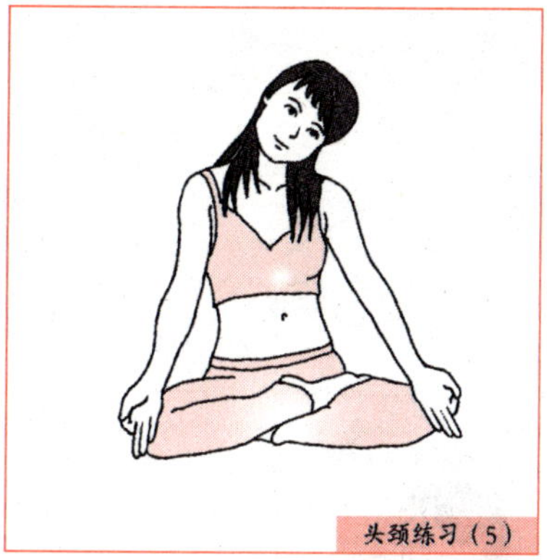
头颈练习（5）

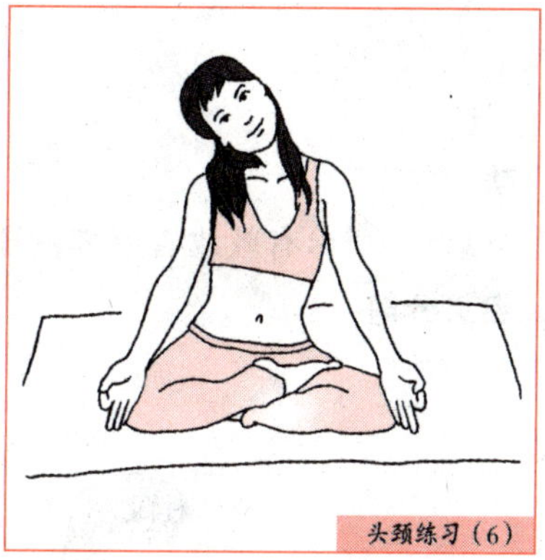
头颈练习（6）

舒适莲花坐姿或站立姿势均可；

眼睛平视前方，调整呼吸，深深吐一口气，吸气，头向上仰，意识力放在前颈的伸拉上，感觉后脑正在靠近后背部；

呼气，头缓慢向下，把意识力放在后脖颈的伸拉上，感觉下颚正紧紧地触着锁骨；

再次吸气，头缓慢回至正中；

呼气，头向左侧，感觉左侧脖颈的伸长；

吸气，头回正中，吸气，头向右侧，吸气，头回正中；

以上练习至少三遍后，可以进行头颈旋转的练习：按自然呼吸，头向下，向左，向后，向右，向前，向下为一个呼吸，三遍后可反方向练习三遍。

练习重点

整个练习过程中不要耸肩，配合好呼吸，不要憋气，把意识力放在拉伸或受挤压的部位。尽量多练习几遍，感觉整个颈部有微微发热的感觉最好。

教练提示

如果在练习过程中，特别是在旋转练习时，有头晕等不舒适的状态时，请及时停下来。有严重颈椎病的朋友特别要小心，前期练习时，动作幅度尽量小，循序渐进增加练习幅度就好了。

教练支招

瑜伽生活化，持之以恒练习很重要。此姿势特别适合办公室工作人员练习。

2. 肩关节练习

功　效

灵活肩关节，有效改善肩部的僵硬。

姿势分解

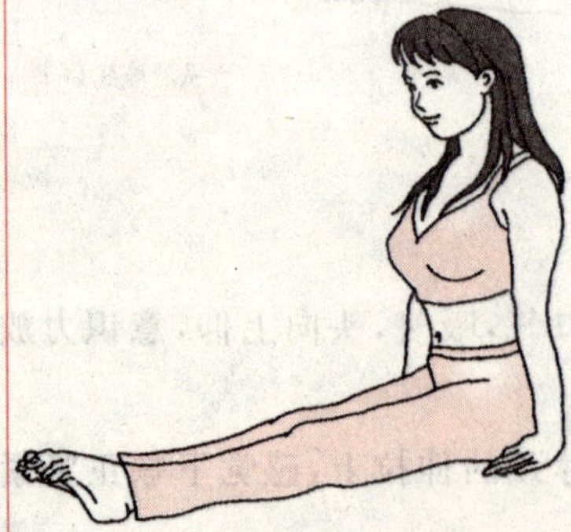

肩关节（1）

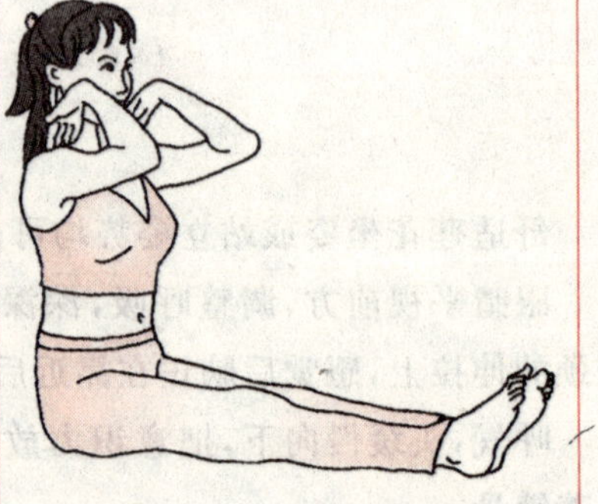

肩关节（2）

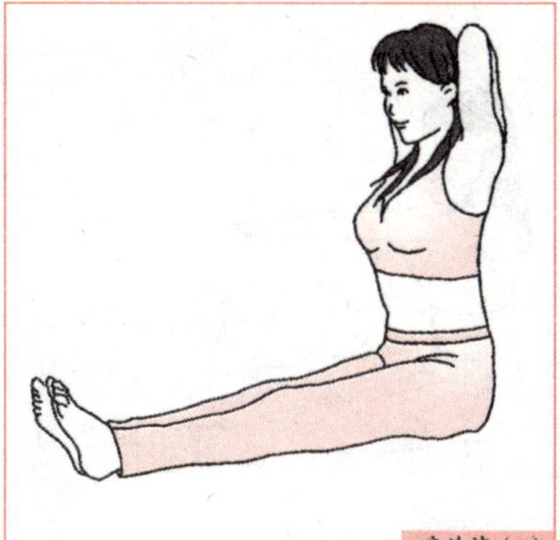
肩关节(3)

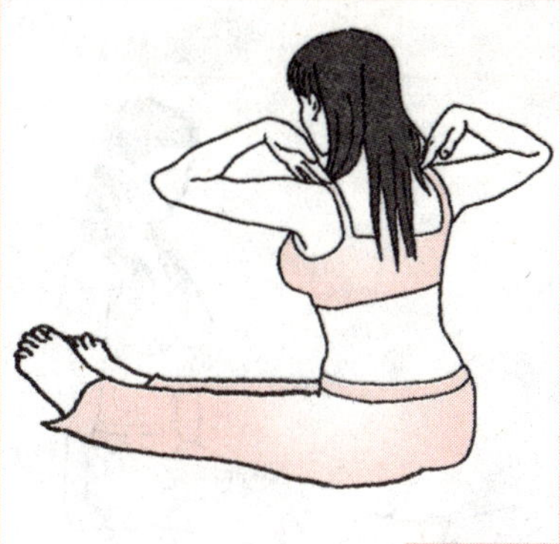
肩关节(4)

基本站立姿势;

眼睛平视前方,调整呼吸,深深吐一口气,吸气,双臂自两侧向上至与肩平行,感觉双臂向两侧无限地延伸,保持正常呼吸3～5次;

呼气双臂缓慢回体侧;

再次吸气,两手臂向前,向上,呼气,向后,向下,连续做3～5次后反方向练习相同的次数。

练习重点

注意不要耸肩,把意识力放在肩关节的伸拉和旋转上,感觉整个肩关节部位发麻、发热即可。

教练提示

如果您在练习这个姿势时,感觉到有咔咔的响声,请不要放弃练习,这表示:肩关节部位正在得到灵活。

教练支招

瑜伽生活化,持之以恒练习很重要。此姿势特别适合办公室工作人员练习。

3. 肘关节练习

功　效

灵活肩肘关节,有效改善肩部的僵硬。

姿势分解

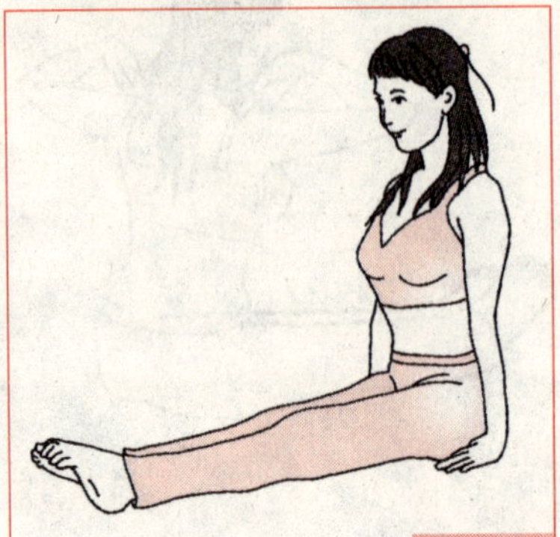

肘关节（1）

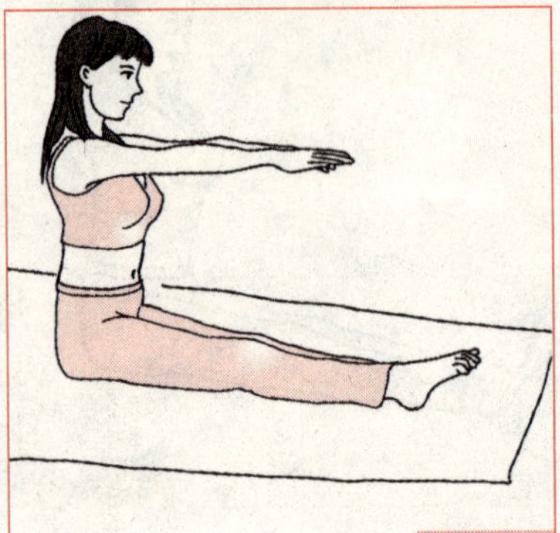

肘关节（2）

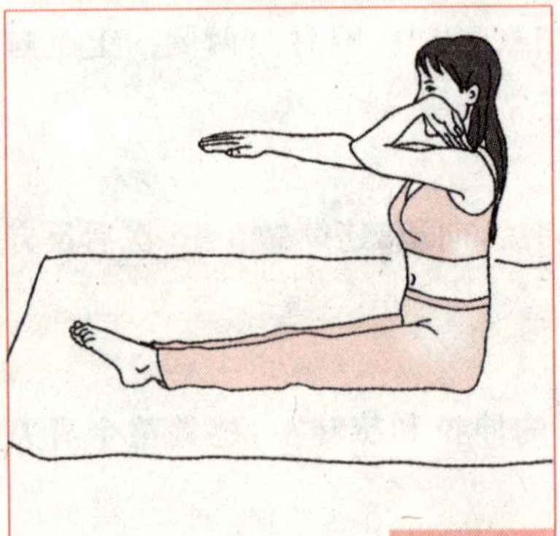

肘关节（3）

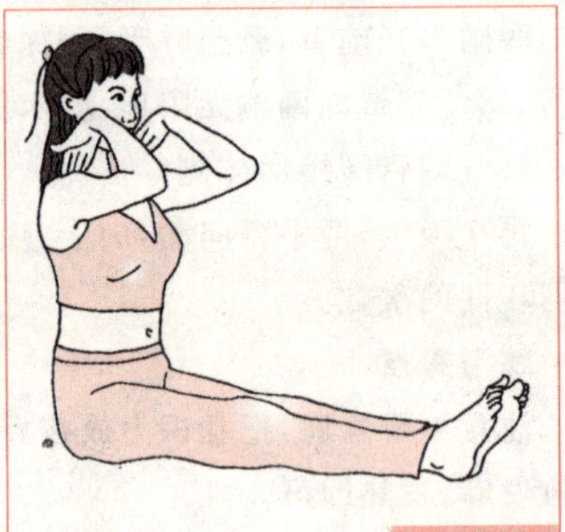

肘关节（4）

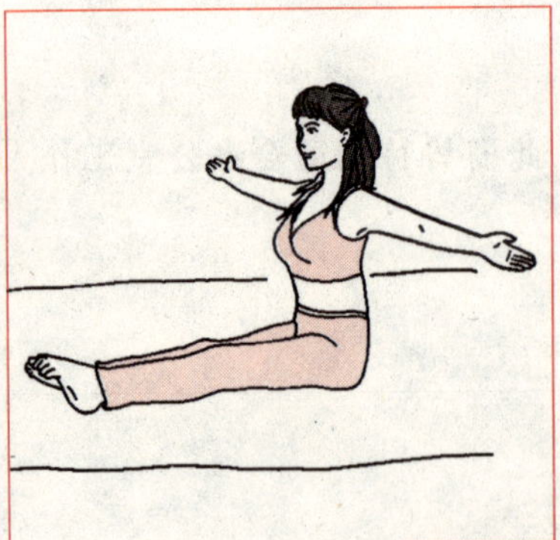

肘关节（5）

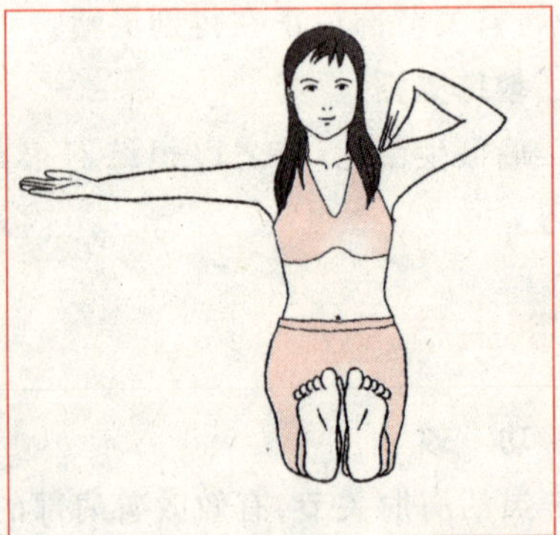

肘关节（6）

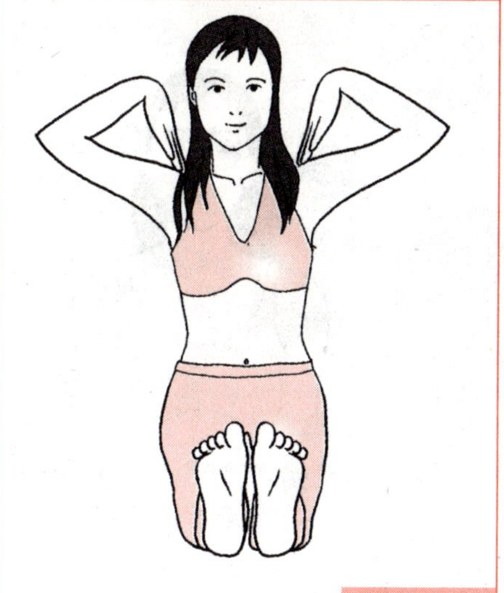

肘关节（7）

基本站立姿势：

眼睛平视前方，调整呼吸，深深吐一口气，吸气，双臂自体侧向前抬起与肩平行，双手握空心拳，保持好这个姿势，调整好呼吸，然后，两前臂以肘关节为支点，顺时针方向转动三遍以上，反方向转动三遍以上，感觉肘关节有些微微发热；

呼气双臂缓慢回体侧；

再次吸气，两手臂自体侧向两侧平端，呼气以肘关节为支点屈两前臂，手指轻触肩，吸气，上抬双肩，两手头后相碰，肘关节向外，呼气，双肘向下向后尽量夹紧双肩，吸气，双臂回至平端，呼气向前至双肘于体前平行相触，感觉双手臂带动整个上背部肌肉得到了伸拉和舒展。

反复练习多次，做到身体的极限就可，双肘体前，头后不能相碰没有关系，只要感觉到伸拉就可以了。

练习重点

注意基本站姿要正确，双眼自然平视前方，意识力放在练习部位。

教练提示

如果您在练习这个姿势时，感觉到有咔咔的响声，请不要放弃练习，这表示：背部或整个肩关节、肘关节部位正在得到灵活。

教练支招

瑜伽生活化，持之以恒练习很重要。此姿势特别适合办公室工作人员练习。

4. 眼睛保健

功　效

消除眼睛长时间直视某一处产生的疲劳。亦可预防视力减退、近视或斜视。

姿势分解

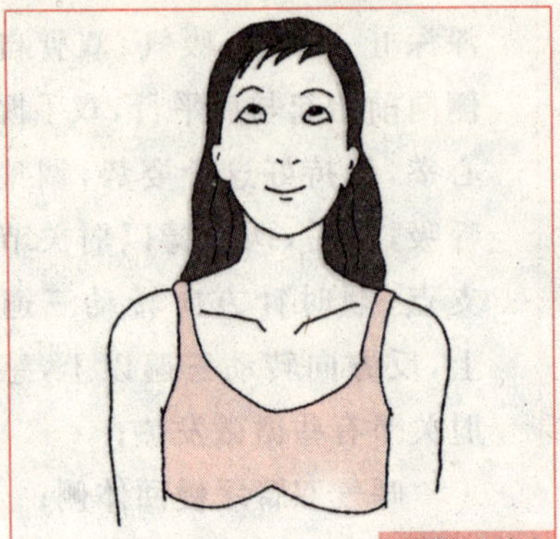

眼睛保健（1）

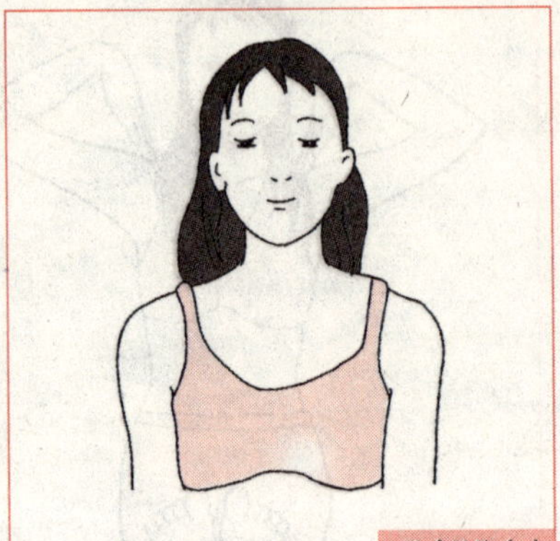

眼睛保健（2）

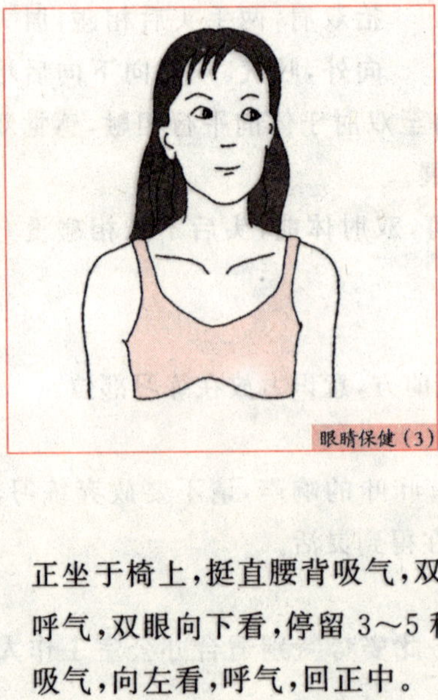

眼睛保健（3）

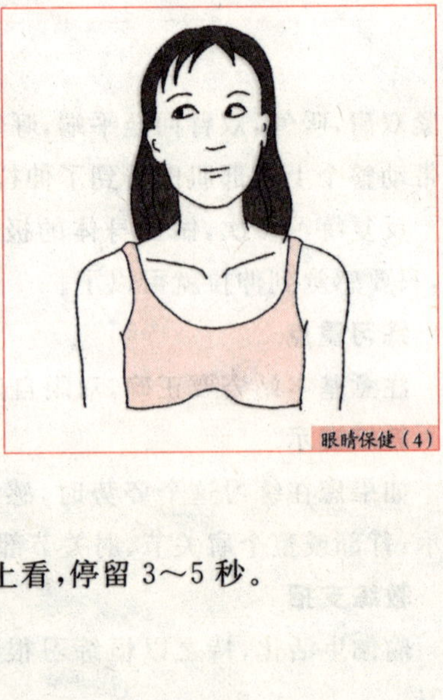

眼睛保健（4）

正坐于椅上，挺直腰背吸气，双眼向上看，停留 3～5 秒。

呼气，双眼向下看，停留 3～5 秒。

吸气，向左看，呼气，回正中。

吸气，向右看，呼气，回正中。

练习重点

尽量让每一个步骤的过程和呼吸的过程配合好，尽可能慢慢完成。

教练提示

每次练习可重复数次，之后，闭上双眼放松。消除眼睛疲劳，5 分钟见效。

教练支招

瑜伽生活化，持之以恒练习很重要。

5. 双手敷眼式

功　效

长时间工作后眼睛易疲劳，此式可缓解眼部疲劳，预防近视眼及眼睛干涩不适。

姿势分解

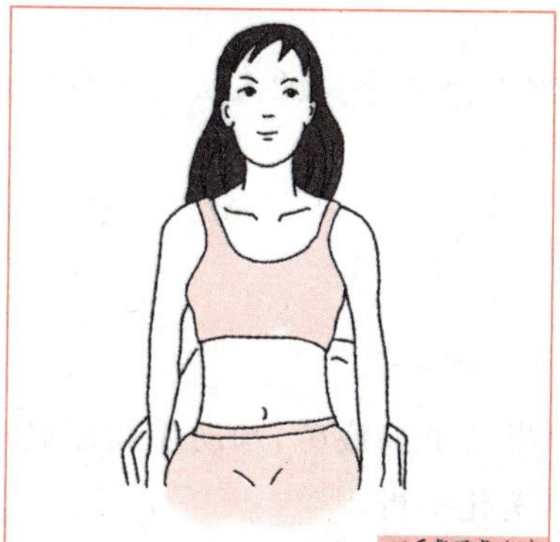

双手敷眼式（1）

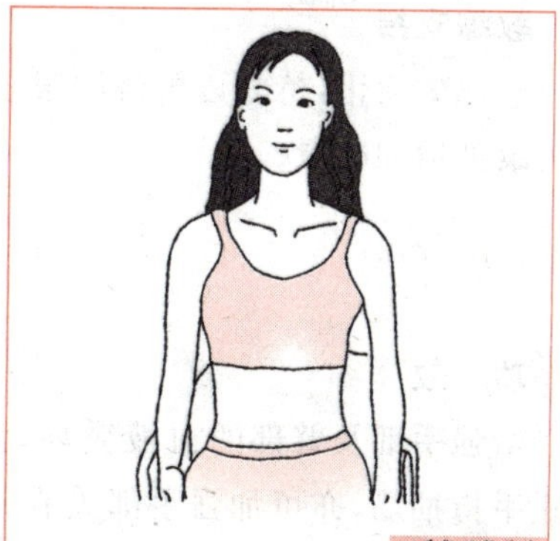

双手敷眼式（2）

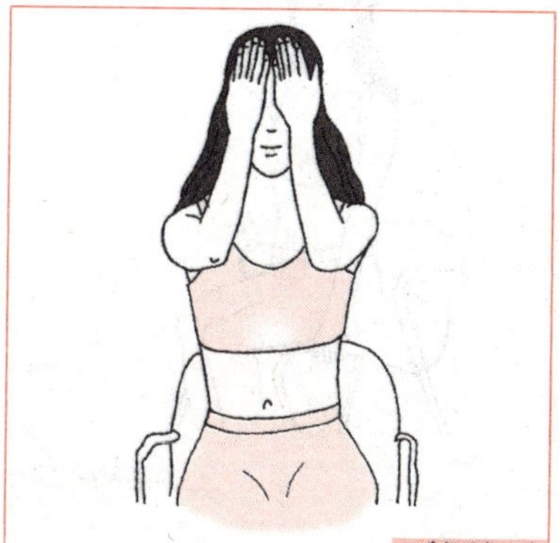

双手敷眼式（3）

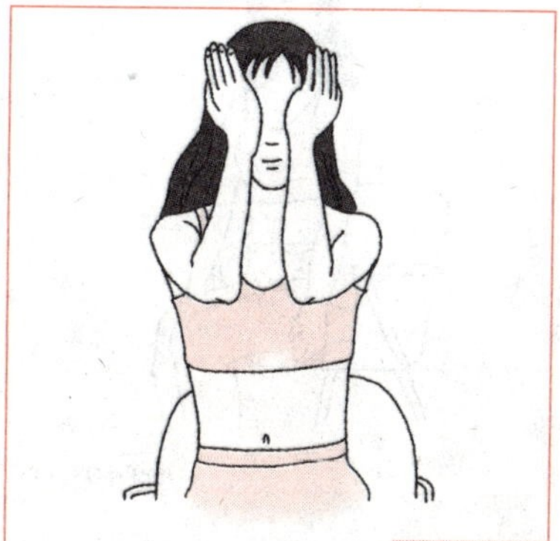

双手敷眼式（4）

正坐于椅上1/2处，挺直腰背，深呼吸。

掌心相对用力摩擦，使其发热。

闭上双眼，将双手掌心轻贴于眼上，反复多次。

亦可双手同时向内旋转按摩眼部。

练习重点

尽量让每一个步骤的过程和呼吸的过程配合好，尽可能慢慢完成。

教练提示

动作过程中，双手按压眼睛不可用力过大，当眼睛酸痛时即可进行，随时随地，直至眼睛感觉舒适为止。

教练支招

瑜伽生活化，持之以恒练习很重要。经常坐办公室的人员可多练习，有效为眼部增加能量。

6. 指掌练习式

功　效

增强手部及臂部的血液循环，消除手指及手腕疲劳，预防手指肌腱炎，防止手指抽筋，亦可加强手部关节灵活度，美化手指。

姿势分解

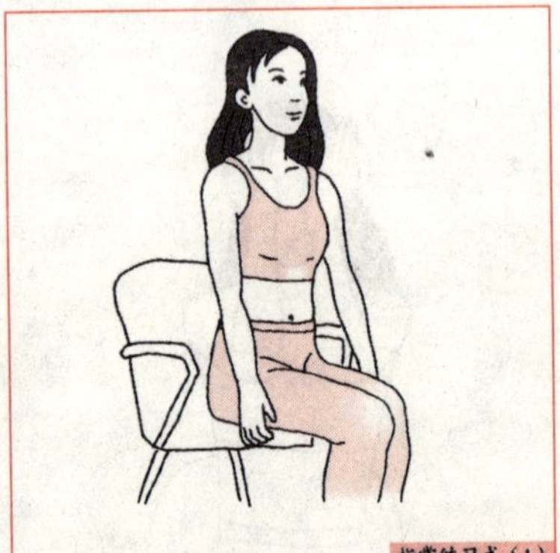
指掌练习式（1）

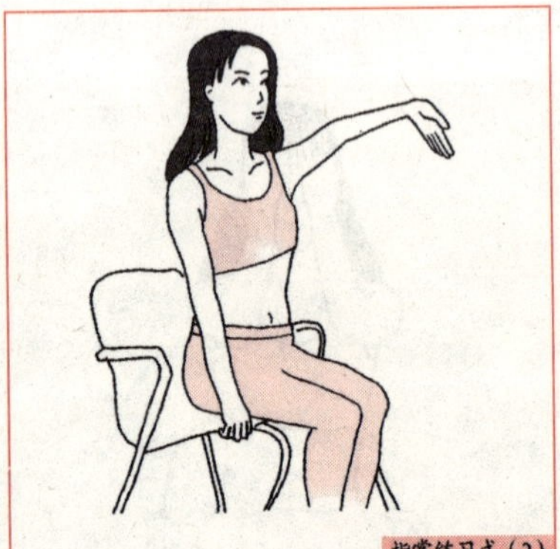
指掌练习式（2）

正坐于椅上1/2处。

左手手心向上，手臂伸直。

右手将左手掌向下、向后扳，与手臂呈 90°。坚持数秒，深呼吸。回位，换做另侧手。双手合掌，屈肘交于胸前，指掌用力，做对抗运动，坚持数秒，深呼吸，还原放松。

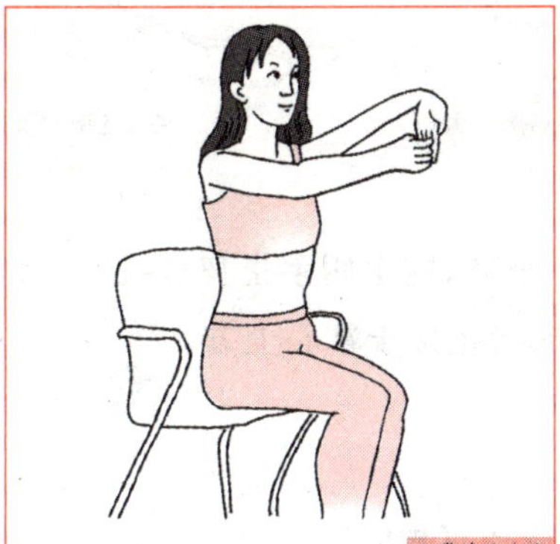

指掌练习（3）

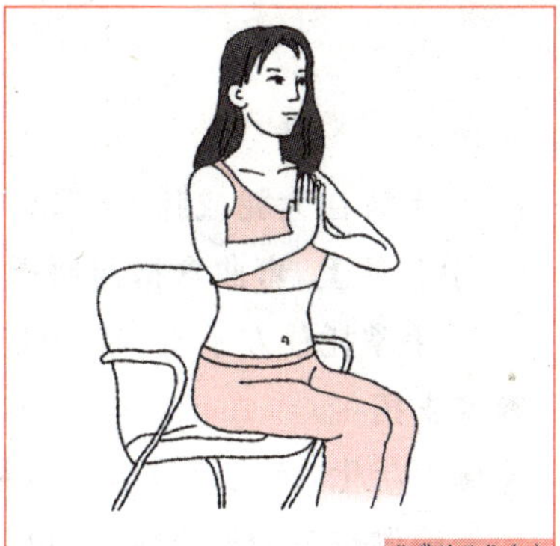

指掌练习式（4）

练习重点

尽量让每一个步骤的过程和呼吸的过程配合好，尽可能慢慢完成。

教练提示

动作过程中，尽可能缓慢，不要用力过大，有微微的酸胀感就好了。

教练支招

瑜伽生活化，持之以恒练习很重要。

长时间使用电脑或写字后应及时练习，有效防止疲劳及肌腱炎。每天随时可以练习。

7. 手势的选择

功　效

正确的手势有助于集中体内的能量，使能量在一个闭合的线路中循环流动。开始时掌心向下把双手放在大腿或膝上，手肘和手臂放在身体两侧，双肩放松。

姿势分解

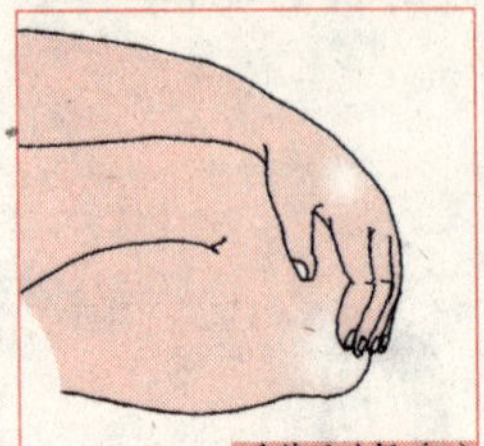
手势的选择（1）

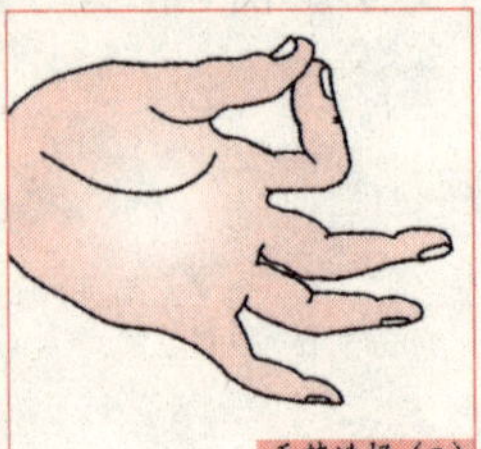
手势选择（2）

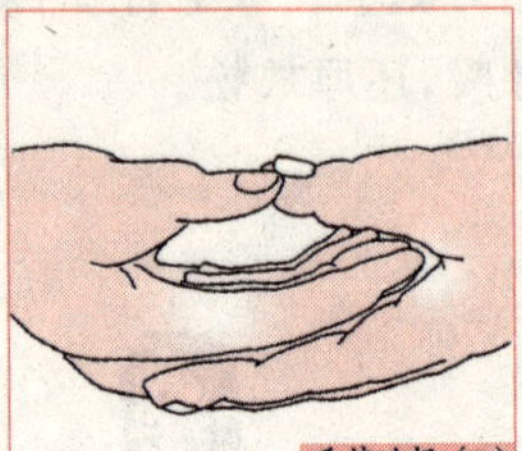
手势选择（3）

a. 双手放在大腿或膝上，掌心朝下。

b. 手掌朝上，弯曲食指与拇指构成一个环，这个叫手指契合式。

c. 右手掌托住左手掌，掌心朝上，两拇指相接于掌心上方。

教练支招

瑜伽生活化，持之以恒练习很重要。

用于瑜伽热身前调息练习，也可用于瑜伽冥想时。

8. 双肩转动

功　效

肩关节是人体最灵活的关节，它可作屈、伸、收、展、旋转等，运动范围最大。

这个姿势不仅使肩关节活动开，而且伸展了上背部，扩展了胸部。

纠正驼背，缓解早期的肩周炎。加强两肩胛骨周围的肌肉力量。

经常做此练习，可练出一副平直的双肩，也可预防肩关节脱位。

姿势分解

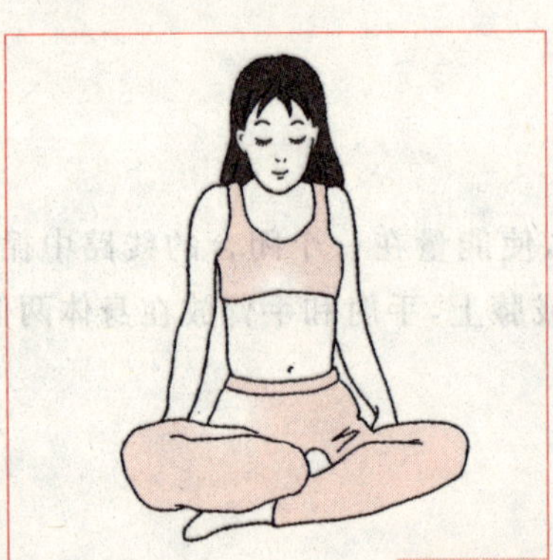
双肩转动（1）

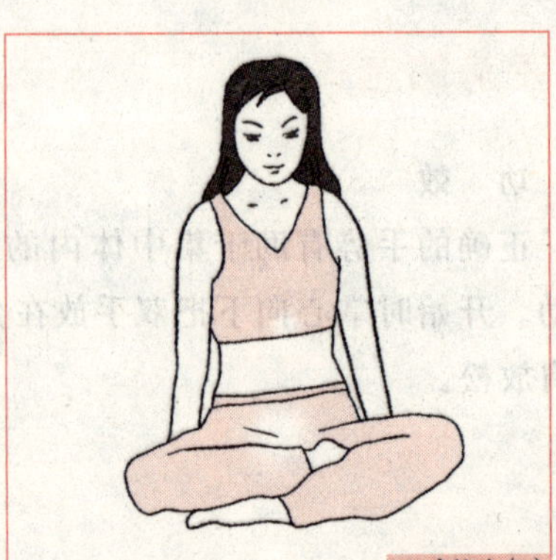
双肩转动（2）

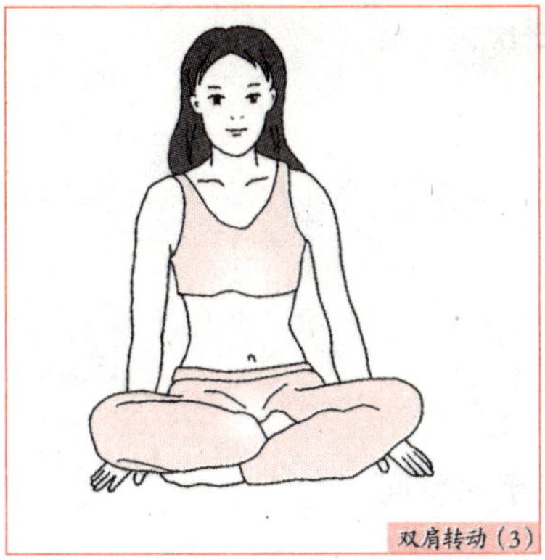
双肩转动（3）

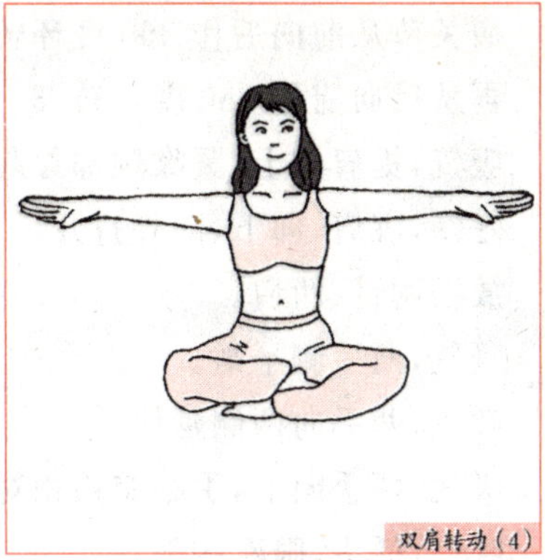
双肩转动（4）

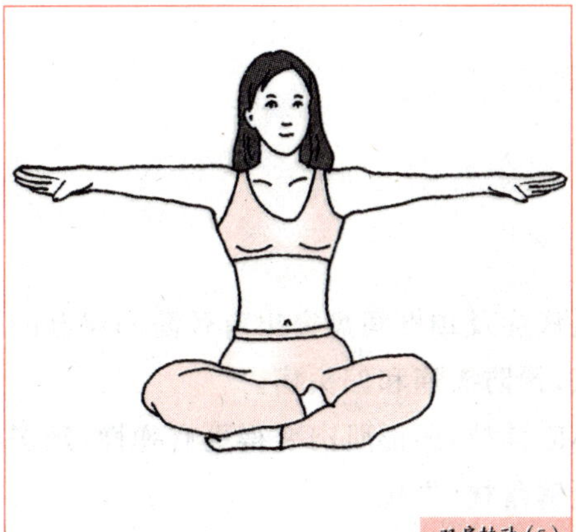
双肩转动（5）

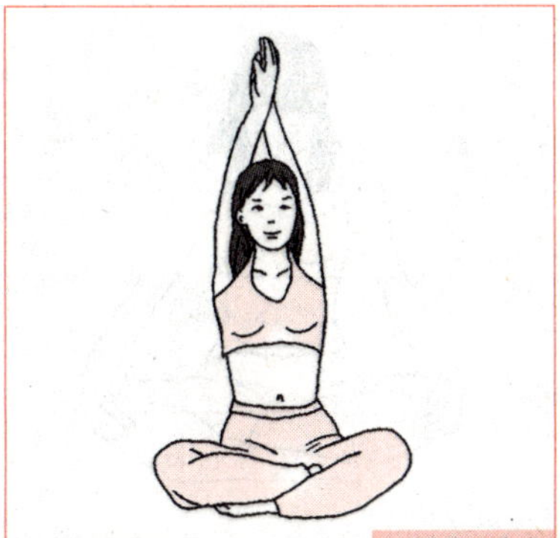
双肩转动（6）

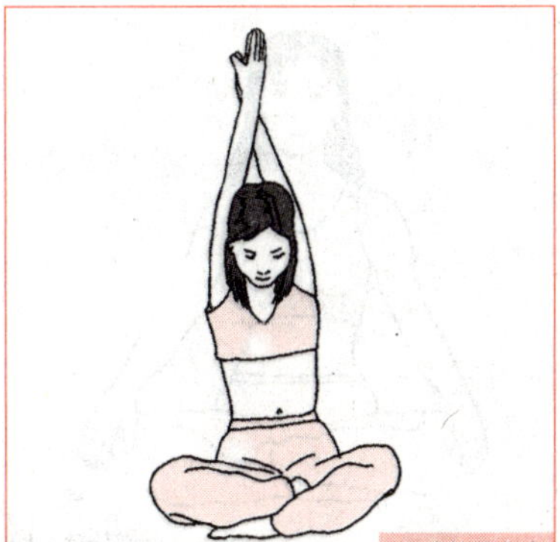
双肩转动（7）

屈膝坐好，两手放于体侧。

肩关节从前向后作 360 度环转，3～6 次。

再从后向前作 360 度环转，3～6 次。

吸气，提肩向上，紧靠颈部耸起。

呼气，沉肩，向下，向外打开。

放松两臂、两肩。

吸气，两手侧平举。

呼气，两手向两侧延伸。

吸气，两手向上，手心交错相对，头夹于两臂间。

呼气，低头，眼看胸部。

自然呼吸数秒。

吸气，抬头。

呼气，放下两手臂。

9. 颈部转动

功　效

对颈椎的一些病症及颈椎间盘突出有颈防和保健的作用。

舒缓神经紧张，预防头痛和偏头痛。

由于颈部的不断伸拉，颈部肌肉变得更有弹性，延缓衰老的过程。

也可预防和缓解落枕（失枕）。

姿势分解

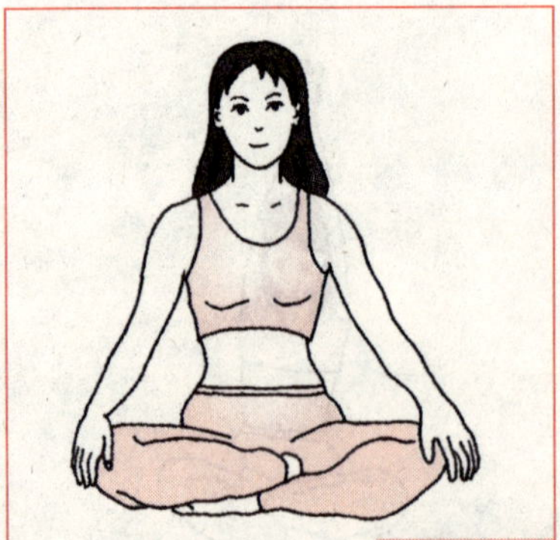

颈部转动（1）

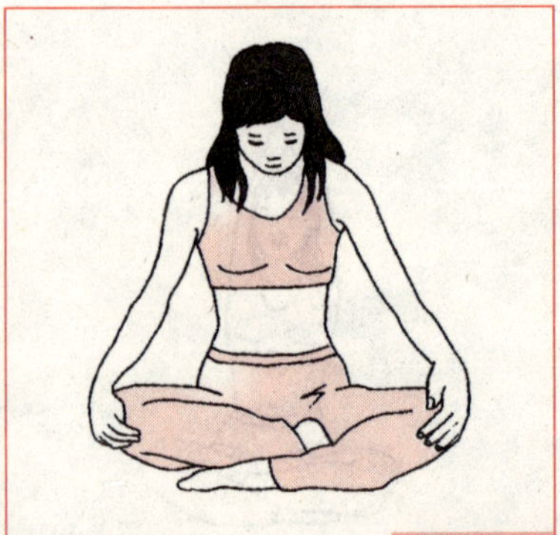

颈部转动（2）

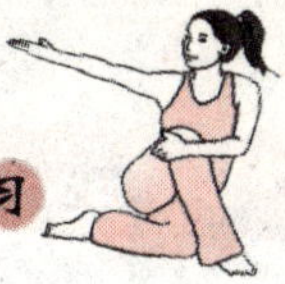

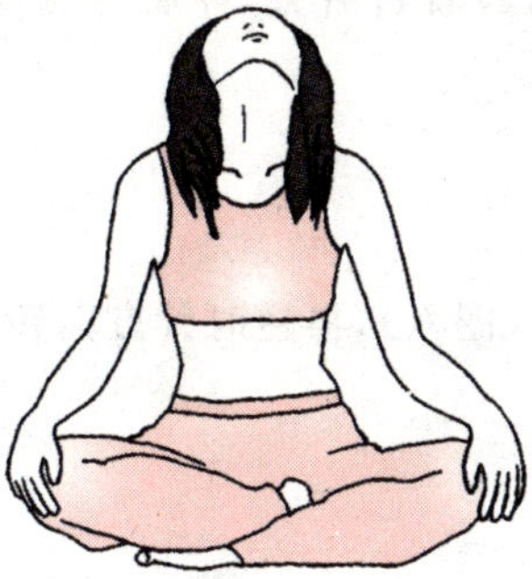

颈部转动（3）

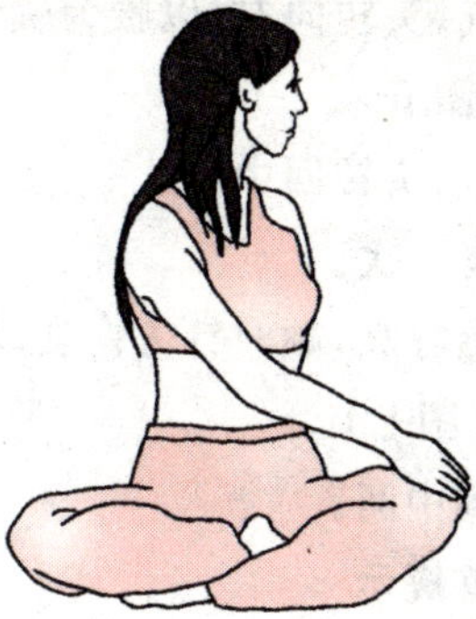

颈部转动（4）

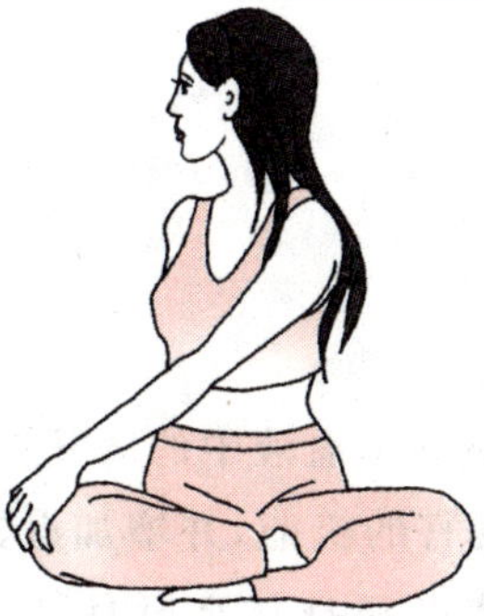

颈部转动（5）

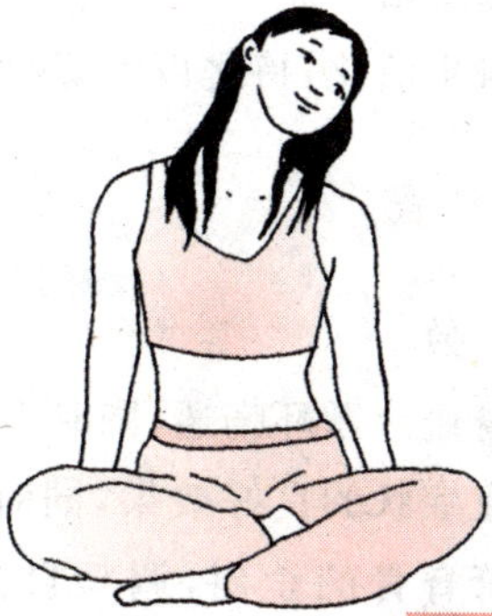

颈部转动（6）

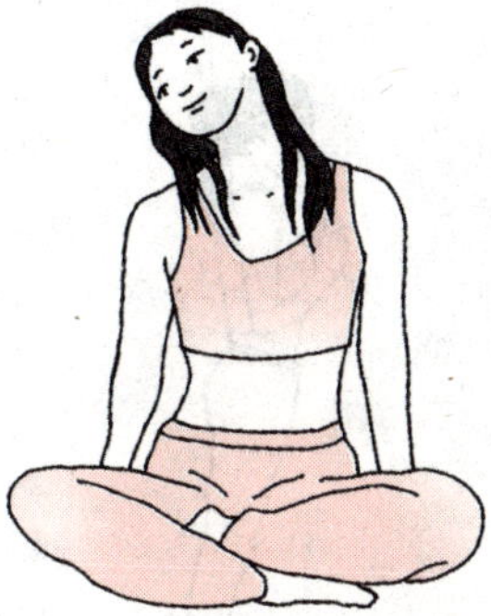

颈部转动（7）

屈膝坐好，两手放于两膝上。

伸直脊柱，眼看前方（图一）。

呼气，慢慢低头，伸展颈椎，眼看胸部（图二）。

吸气，慢慢抬头，伸展颈部前侧，眼看正上方（图三）。

呼气，回到中间。

重复一次后调整呼吸。

呼气，头转向左，以腰为轴，上体转向左，眼看左后方，伸展右侧颈部、右侧腰部（图四）。

吸气，头转回中间。

呼气，头转向右，以腰为轴，上体转向右，眼看右后方，伸展左侧颈部、左侧腰部（图五）。

吸气，头转回中间。

重复一次。

自然呼吸，顺时针方向转动颈部5～6次（图六），再逆时针方向转动颈部5～6次（图七）。

回到中间。

教练提示

每一步都要小心翼翼地做，千万不要拉伤。特别是老年朋友或颈椎有疾病的朋友。做的幅度由小到大，循序渐进。

教练支招

瑜伽生活化，持之以恒练习很重要。

10. 拜日式

功　效

全身血液循环畅通，同时借着呼吸法，使充满于血液中的氧气更能发挥消除贫血症状的良好效果，同时也增进内脏器官的机能，并增加造血力，以及矫正背脊骨的歪斜，调整自律神经，帮助体态和身材直挺且窈窕，精神舒畅。

姿势分解

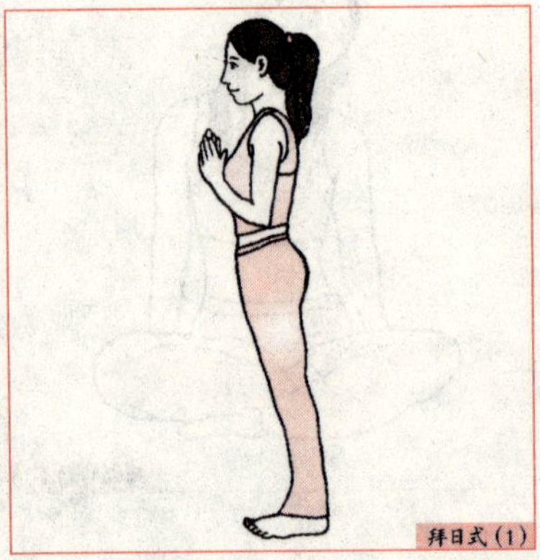
拜日式（1）

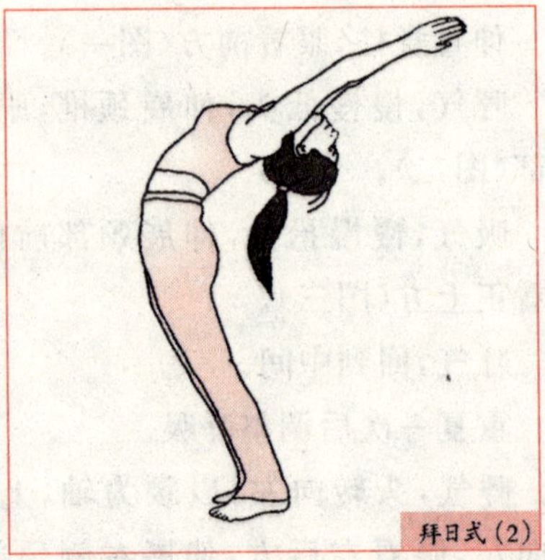
拜日式（2）

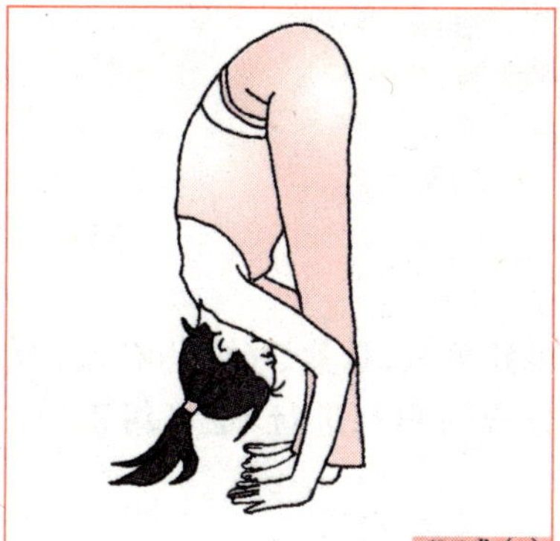

拜日式(3)

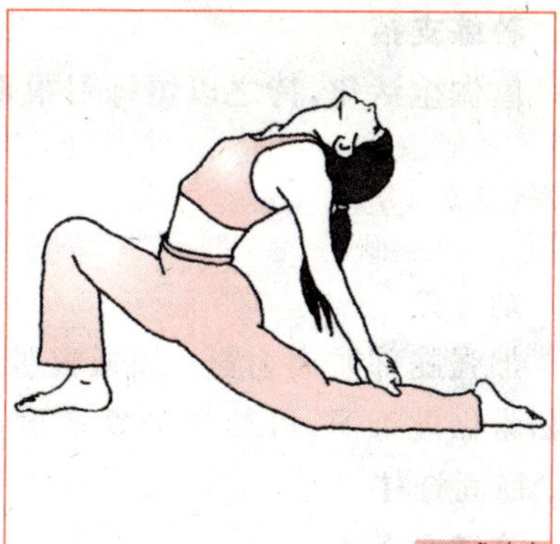

拜日式(4)

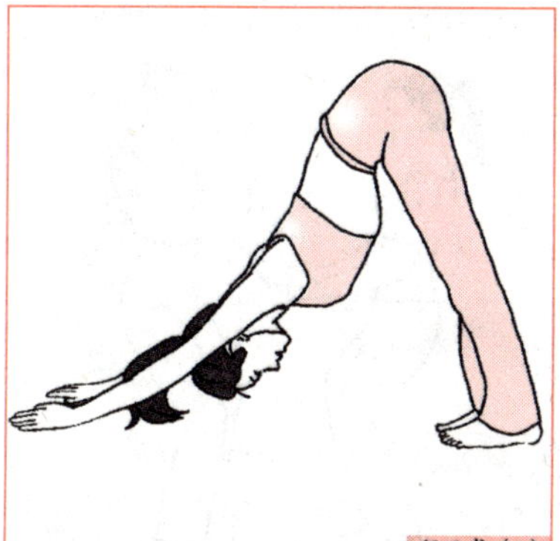

拜日式(5)

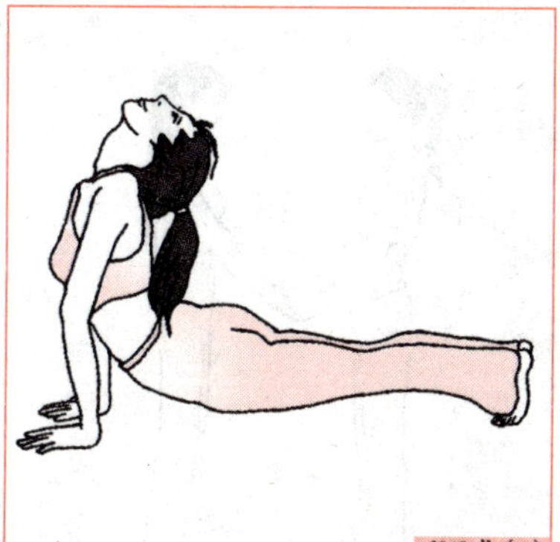

拜日式(6)

直立，闭上双眼全身尽量放松，两肘成90°弯曲，双掌对合于胸前，调息2次(腹式呼吸)，调息时心无杂念，意识力随气体游走于胸腹之中。

用鼻子吸气，双臂自然向上举，腰、肩、背尽量往后弯，感觉到胸腹逐渐扩张，气体逐步涌入。

鼻子吐气，上半身慢慢还原，紧接着上半身往前弯。如摸不到地上，可用瑜伽砖辅助。吸气，左腿向后伸直，左膝以下慢慢着地，右膝成弓形，双臂自然下垂，头、颈、胸尽量扩胸后仰，臀部下降，意识集中于胸、腹部，然后鼻子慢慢吐气。

吸气，双脚、双掌着地，双腿并拢，臀部向上提，胸椎向内推，全身成一个三角形，然后慢慢吐气，调息2次。

吸气，双臂直立，支撑上半身，使之提高离地，头、颈、胸尽量往后仰，腰往前推，再吐气。做完以上分解动作，再按5∶4∶3∶2整组重复3次。

教练提示

每一步都要小心翼翼地做，千万不要拉伤。特别是老年朋友或颈椎有疾病的朋友。做的幅度由小到大，循序渐进。

教练支招

瑜伽生活化，持之以恒练习很重要。

11. 蹲 功

功 效

加强腿部肌肉力量。加强腹肌力量，对髋关节、骨盆、子宫均有益，所以，孕妇常做此练习，可加快分娩速度，促进分娩的顺利进行，也可纠正胎位不正。稳固脊柱。

姿势分解

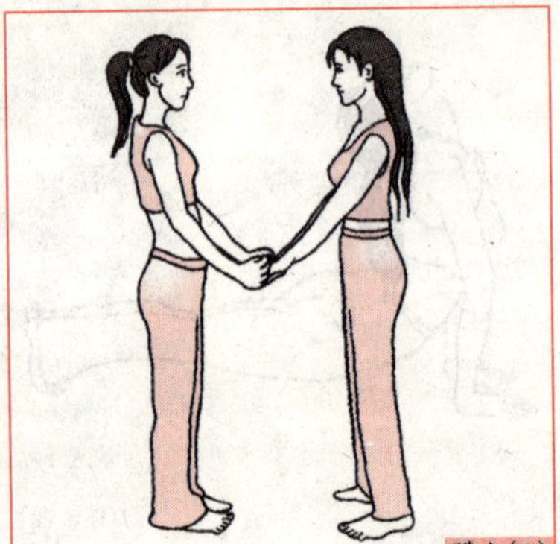
蹲功(1)

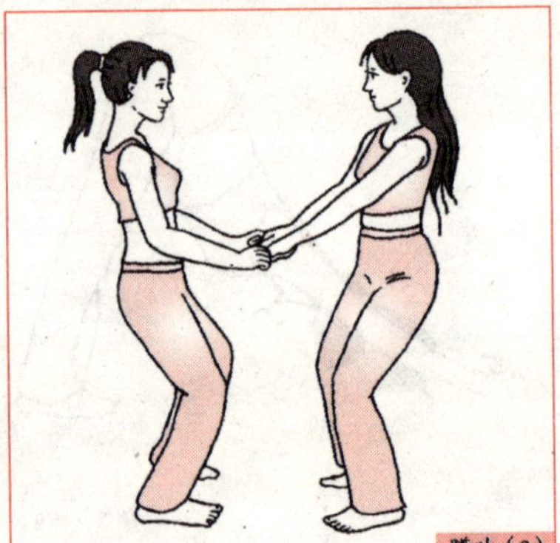
蹲功(2)

二人手拉手相对站立。

深吸气后，呼气，身体约放低30厘米。

深吸气后，呼气，身体约放低60厘米。

深吸气后，呼气，身体约放低90厘米。

吸气，站立，放松手臂及腿部肌肉。

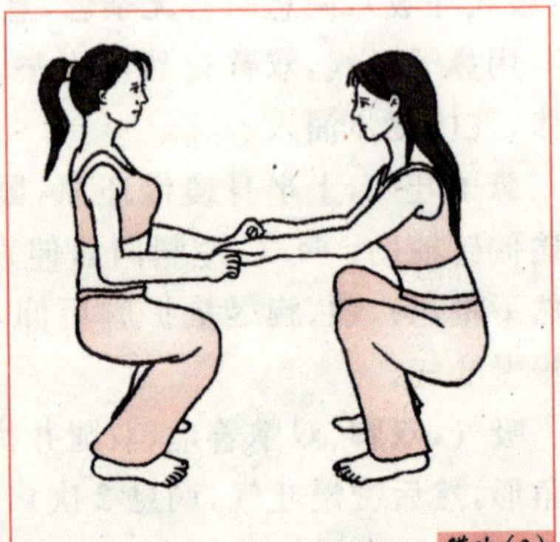
蹲功(3)

练习重点

尽量让每一个步骤的过程和呼吸的过程配合好，尽可能慢慢完成。

教练提示

每日练习，第一周每天练习4遍。从第二周起，每日可以练习6遍。

教练支招

瑜伽生活化，持之以恒练习很重要。此姿势特别适合办公室工作人员练习。

女性常做此练习，有丰乳之功效。

12. 风吹树式

功　效

有益双肾，减轻肩、背僵硬，增强平衡感，减少腰部脂肪，使腿部修长，使形体优美。

姿势分解

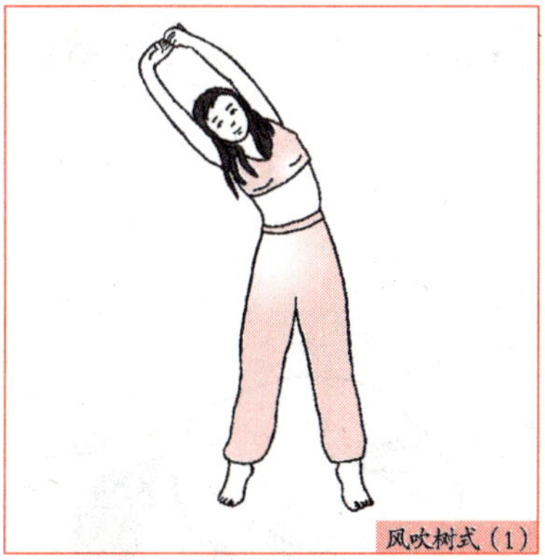

风吹树式（1）

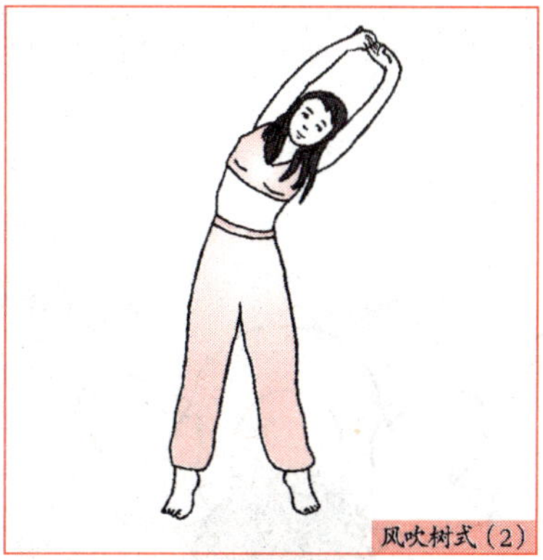

风吹树式（2）

站立、双手十指交叉相握高举过头，转动腕部，使手心向上。身体上提，脚尖着地。呼气，慢慢把身体向左侧弯曲，做到极限，均匀呼吸，放松身体，保持 10 秒；吸气，慢慢起身，恢复到原位。向另一侧弯曲。

教练提示

首先进行暖身练习，通过 10 分钟的姿势柔软身体，舒展四肢，减少运动伤害。接着做针对性的体位练习，通过针对臂、腿等部位的外在练习，与内在调息相结合，美化身体曲线，强健肌肉能力，释放压力，消除烦恼。

教练支招

瑜伽生活化，持之以恒练习很重要。

腰痛的对策：风吹树式。

13. 花环式

功　效

按摩腹部，刺激内脏，消除便秘与消化不良。伸展背部，消除背部疲劳。

姿势分解

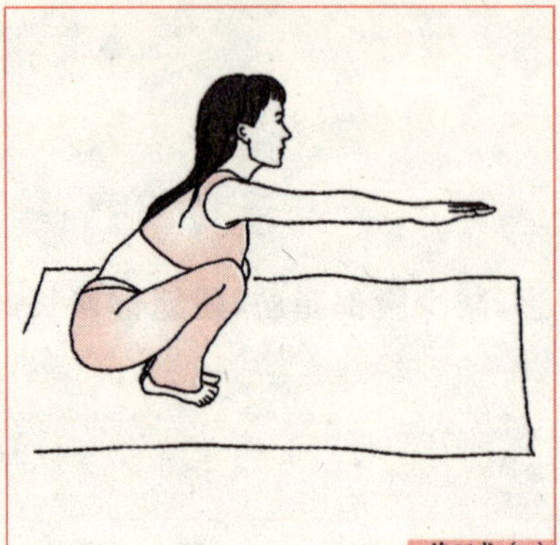

花环式（1）

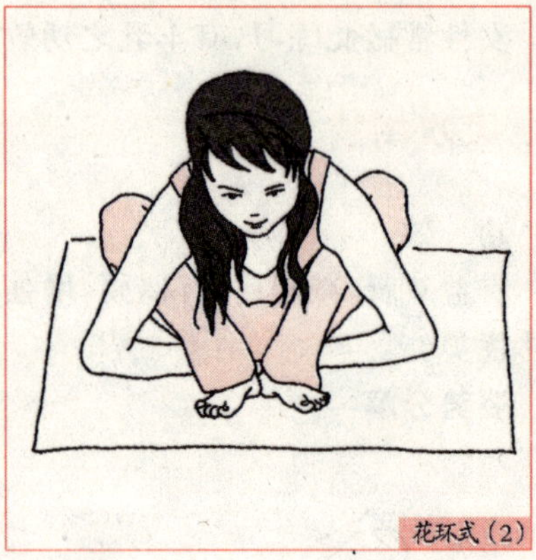

花环式（2）

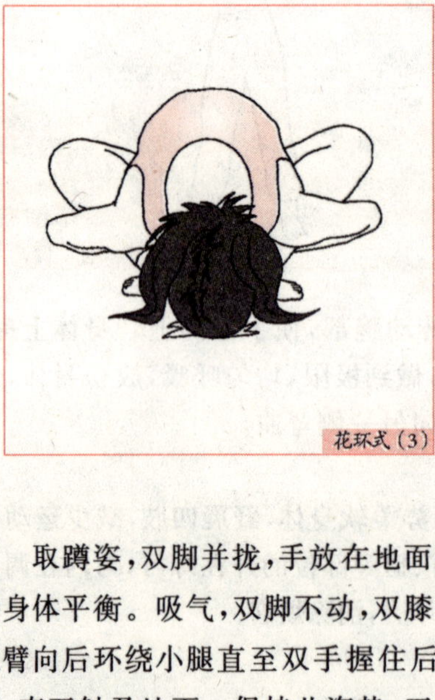

花环式（3）

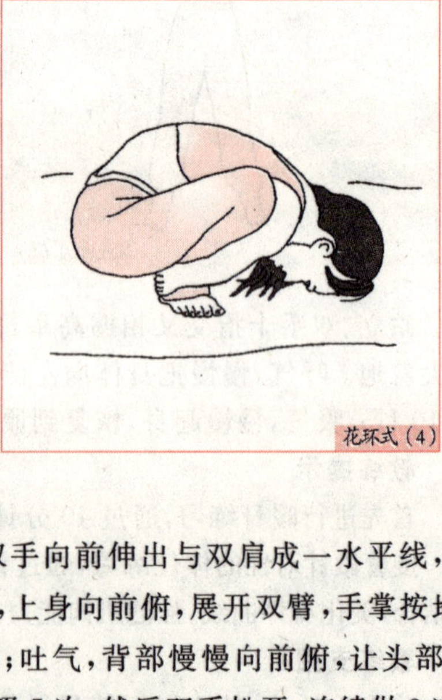

花环式（4）

取蹲姿，双脚并拢，手放在地面上，双手向前伸出与双肩成一水平线，保持身体平衡。吸气，双脚不动，双膝分开，上身向前俯，展开双臂，手掌按地，双臂向后环绕小腿直至双手握住后脚踝；吐气，背部慢慢向前俯，让头部垂下，直至触及地面。保持此姿势，正常呼吸 5 次，然后双手松开，连续做 3 次。

教练提示

在做此式时意念要集中在腹部，头垂下时尽量闭目冥想。

教练支招

瑜伽生活化，持之以恒练习很重要。

14. 木马式

功　效

能强有力地刺激、按摩内脏，增加脊椎弹性，强化背肌与四肢。

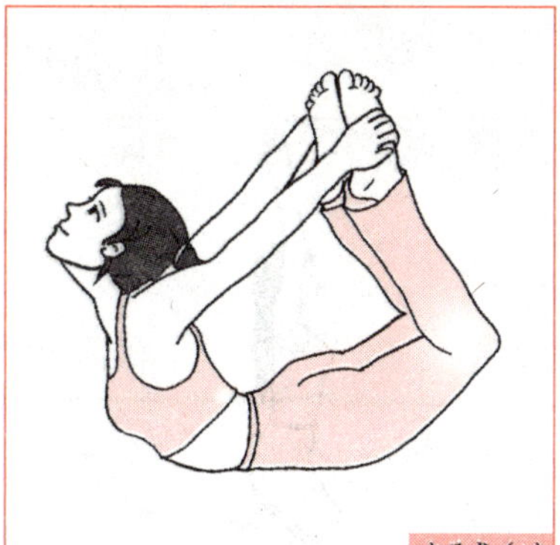

木马式（1）

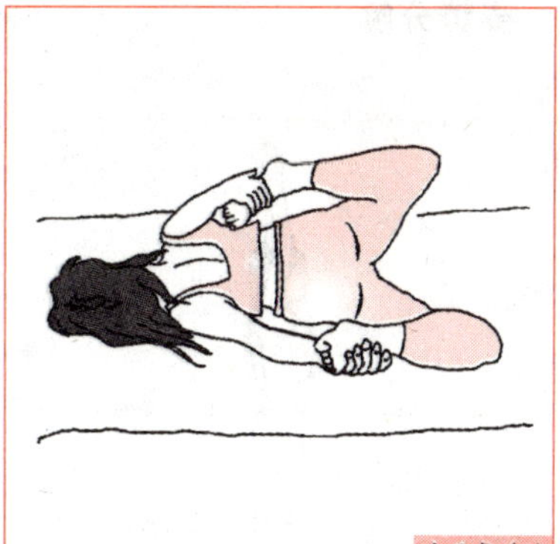

木马式（2）

姿势分解

动作先完成弓式为预备式。

吸气，身体向前摆动时胸部着地，双臂伸直，双腿拉高，身体向后摆动时，胸部和头部抬起，膝部着地；吐气，把身体侧翻到右边，保持片刻，再把身体侧翻到左边，保持片刻。还原弓式。

全身放松，左右各重复练习 3 遍。

教练提示

熟练弓式姿势后，方可练习此式。侧身左右滚动，停留时间要相等。

教练支招

瑜伽生活化，持之以恒练习很重要。

二、站立姿势

1. 扩胸式

功　效

扩展胸部，增加胸大肌，增加肺活量，提高血液中氧的含量，延缓全身器官的衰老，促进血液循环。

女性常做此练习，有丰乳之功效。

增进身体的平衡感，使两腿更强健。

强壮背部肌肉群。稳定脊柱，预防和治疗腰椎骨质增生和腰椎间盘突出等。

姿势分解

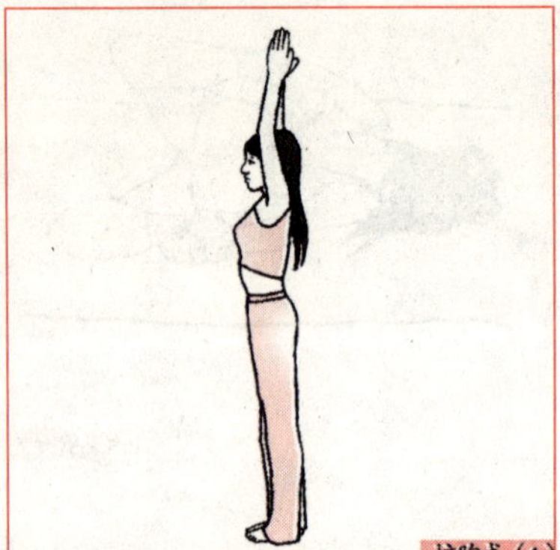

扩胸式（1）

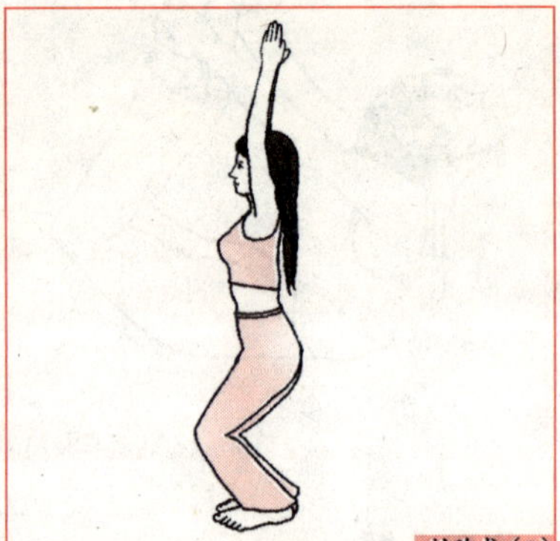

扩胸式（2）

按基本站姿站好。

吸气，两手从旁分开，慢慢上举，举至头顶上方，双手合十，尽量伸直肘部。

呼气，屈膝，臀部往下坐，身体重心下移。保持自然呼吸 30～60 秒。

吸气，慢慢抬高身体。

呼气，两手从旁分开，慢慢放下，放于体侧。

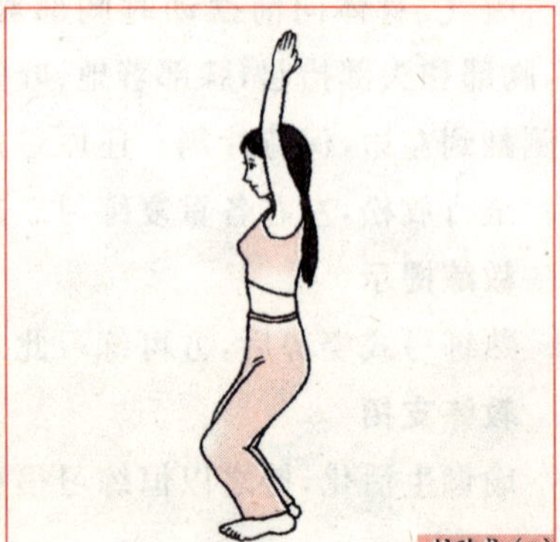

扩胸式（3）

重复 3 次后，闭眼放松全身。

练习重点

尽量让每一个步骤的过程和呼吸的过程配合好，尽可能慢慢完成。

教练提示

做此姿势时尽量伸直肘部，如肘部不能伸直，则胸部不能很好扩展，腹肌也不会收得很紧。

教练支招

瑜伽生活化，持之以恒练习很重要。此姿势特别适合办公室工作人员练习。女性常做此练习，有丰乳之功效。

2. 伸臂伸展

功　效

扩展胸部，伸展颈部，伸展两手臂及整个身体前侧。

减除腹部多余脂肪，并使腹肌平滑、有力。

增加胸椎、脊椎的弹性。

增大肺活量。

姿势分解

按基本站姿站立，两手于胸前合十。

吸气，两手慢慢举至头顶上方，挺胸，收腹，自然呼吸 30～60 秒，伸展脊柱，头尽量后仰。

呼气，慢慢伸直上体，合十的双手放于胸前，低头放松。

重复此姿势 3 次。

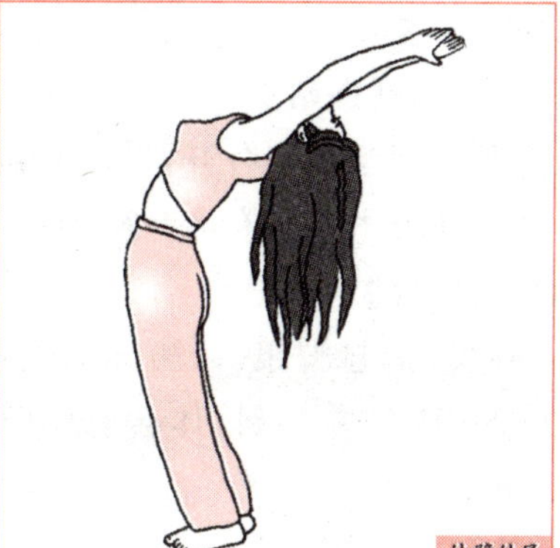
伸臂伸展

练习重点

尽量让每一个步骤的过程和呼吸的过程配合好，尽可能慢慢完成。

教练提示

头向后仰时，若有头晕或其他不适现象，请即刻停止向后的练习。

教练支招

瑜伽生活化，持之以恒练习很重要。想减除腹部多余脂肪的朋友可多练习。

3. 脊柱侧展式

功　效

增强身体的平衡感，扩展胸部，减少腰两侧多余脂肪，加强腰两侧肌群的力量。

身体平常是向前或向后弯曲，这个姿势则向左、向右，增强了脊柱的弹性。

姿势分解

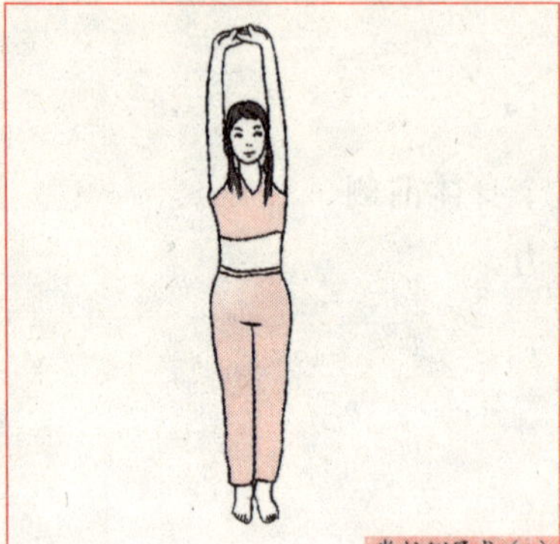
脊柱侧展式（1）

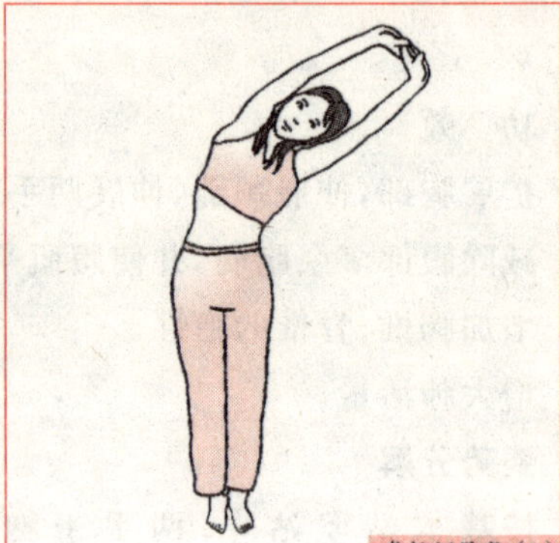
脊柱侧展式（2）

按基本站姿站立。

吸气，两手从旁分开，慢慢举到头顶上方，十指相交，转动手腕，手心朝天，伸直肘部。

呼气，抬起脚跟，以腰部为支点，将上身躯干朝左倾斜，体会右侧腰部的伸展。

吸气，回到中间。

呼气，将上身躯干朝右倾斜，体会左侧腰部的伸展。

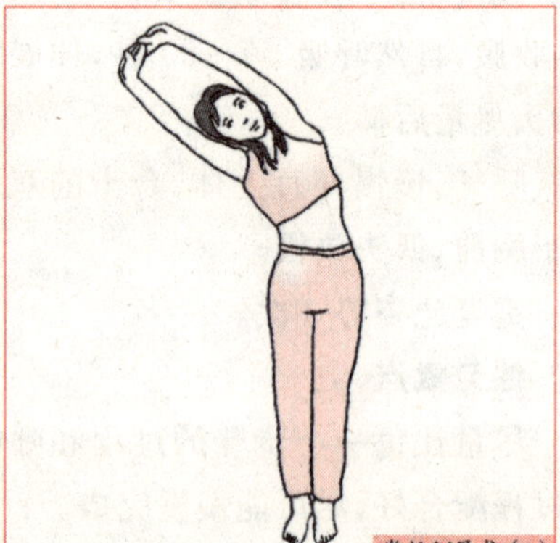
脊柱侧展式（3）

吸气，回到中间。

每侧各做8～10次练习后，放下脚跟，呼气，两手放于体侧。

练习重点

尽量让每一个步骤的过程和呼吸的过程配合好，尽可能慢慢完成。

教练提示

身体向两侧弯时，只是腰部以上，上半身在侧弯，保持下半身不动。

教练支招

瑜伽生活化，持之以恒练习很重要。有效拉伸腹部两侧的肌肉线条，有很好的美体瘦身效果。

4. 顶天式

功　效

扩展胸部，紧收腹部，缓解肩部疼痛及肩周炎。

颈部前侧得到伸展，消除下颚多余脂肪，延缓衰老。

增加脊柱的弹性。

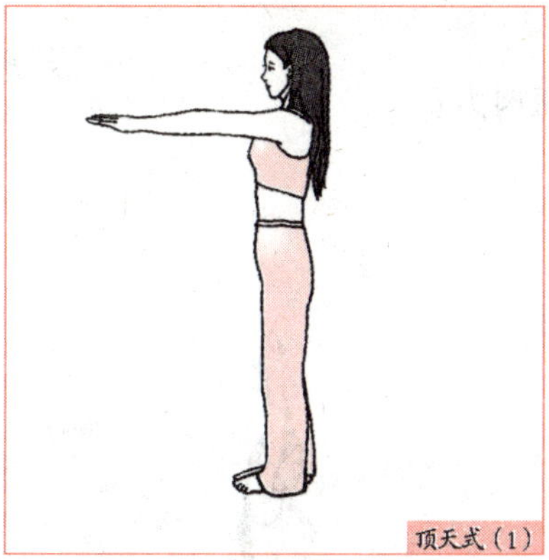

顶天式（1）

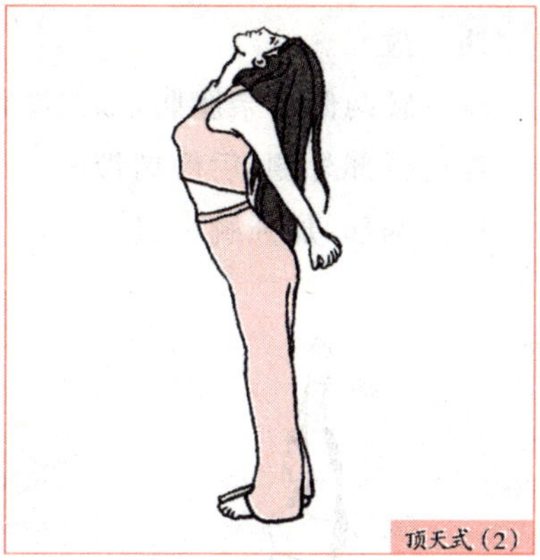

顶天式（2）

姿势分解

按基本站姿站立。

吸气，两手臂前平举。

呼气，两手臂侧分，在身后十指相交，伸直肘部，手心朝内（如肘部不能伸直，切勿勉强）。双肩后收，夹紧背部，手心用力向后顶，抬头，伸展颈部，眼望上方，保持自然呼吸 10～15 秒。

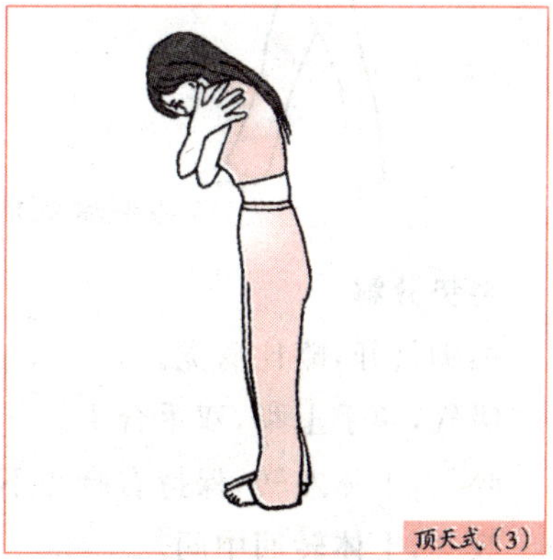

顶天式（3）

呼气，屈收颈部，脸朝前，放松双肩，两手臂在胸前相抱，微微低头，全身放松。

吸气，慢慢回复到正中位置。

重复 2～3 次。

练习重点

尽量让每一个步骤的过程和呼吸的过程配合好，尽可能慢慢完成。

教练提示

身体不要前倾或后倾，保持直立状态，练习中若有不适，请放松休息。

教练支招

瑜伽生活化，持之以恒练习很重要。办公室工作人员及中老年人可经常练习此姿势。

5. 侧腰转动式

功　效

减少腰两侧多余脂肪，加强腰两侧肌肉力量。

伸展腿部外侧，后侧韧带。

扩张胸部，加强胸大肌。

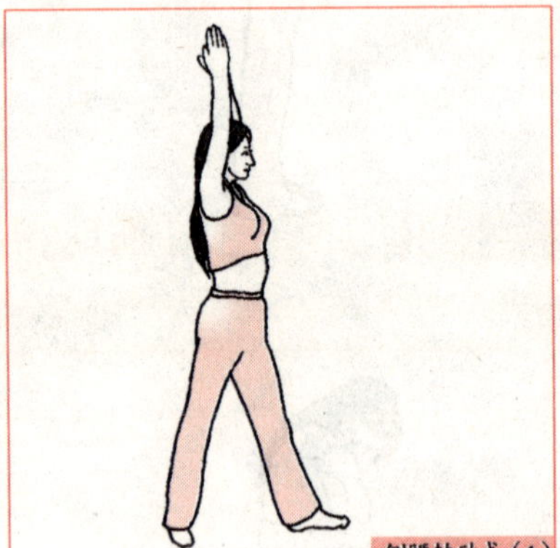
侧腰转动式（1）

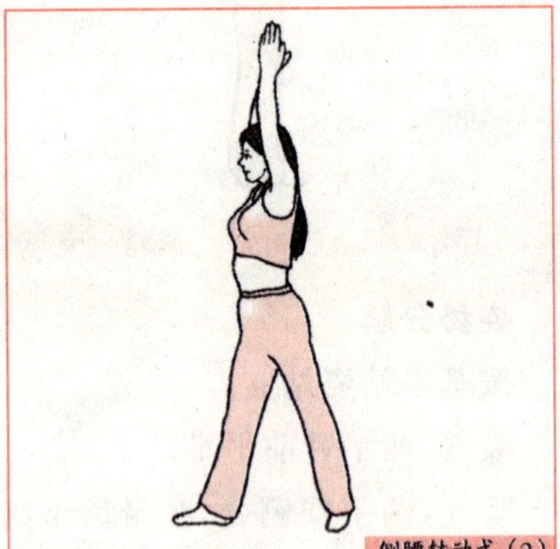
侧腰转动式（2）

姿势分解

两脚打开，略比肩宽。

吸气，两手上举，双手合十。

呼气，上体左转，保持右脚心不要离地。

吸气，上体转回中间。

呼气，上体右转，保持左脚心不要离地。

吸气，上体转回中间。

左、右侧各做3次。

练习重点

尽量让每一个步骤的过程和呼吸的过程配合好，尽可能慢慢完成。

教练提示

身体转动时，请保持脚心不要离地，每次呼气时尽可能加大转动的幅度。两侧转动的时间要一样长。

教练支招

瑜伽生活化，持之以恒练习很重要。办公室工作人员及中老年人可经常练习此姿势。

6. 基本三角式

功　效

纠正腿部不直和青少年轻度腿部畸形。

伸直整个脊柱，扩张胸部。

姿势分解

按基本站姿站立，两脚大大分开，伸直膝盖。

吸气，两手缓缓侧平举，肘部伸直，将两手延伸至最远。

伸直脊柱、颈椎，上身躯干保持挺立状态。

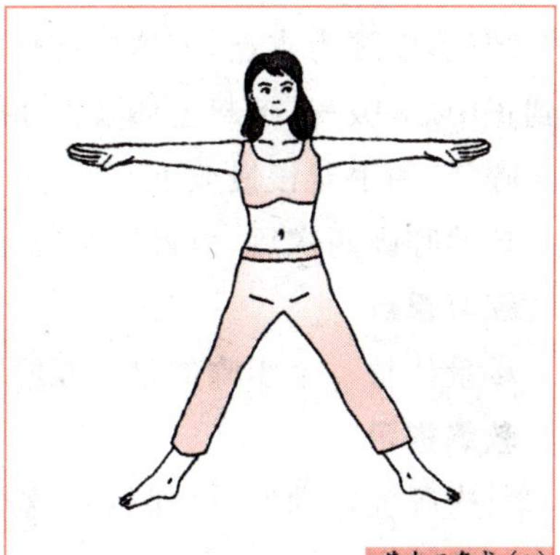
基本三角式（1）

练习重点

尽量让每一个步骤的过程和呼吸的过程配合好，尽可能慢慢完成。

教练提示

站立时，身体尽可能不要前倾，保持整个身体在一条直线上，尽量向上伸，手臂尽可能向两侧伸展。

教练支招

瑜伽生活化，持之以恒练习很重要。可减少踝关节损伤的几率。

7. 腰躯转动式

功　效

消除腰两侧及腹部多余脂肪。

按摩腹部内脏器官，促进消化功能，消除腹中胀气。

伸展两腿腘旁腱。

姿势分解

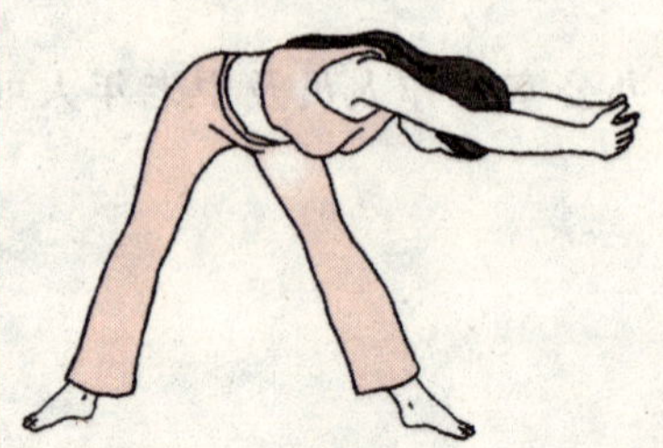
腰躯转动式(1)

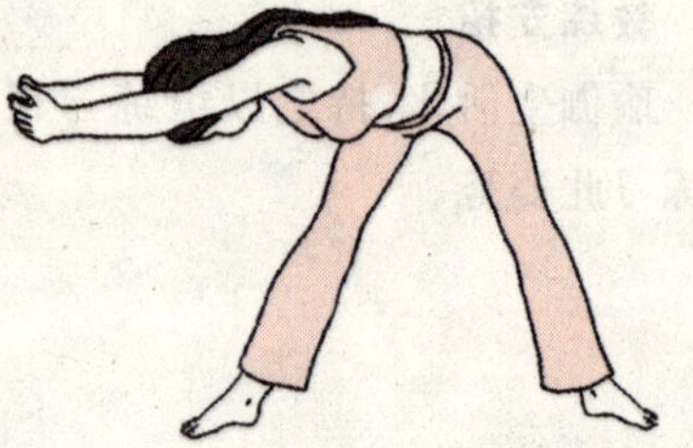
腰躯转动式(2)

先按基本站立式站好,然后两脚大大分开。

两手高高举过头顶,十指相交,手心朝下,尽量伸直肘部。

呼气,以腰为支点,上体向前作90度弯曲。而后慢慢左转,再缓缓右转,转到正中后,吸气,抬起上体及两手臂。

呼气,两手臂慢慢放下。

自然呼吸两次后,再做这个练习,重复3次。

练习重点

尽量让每一个步骤的过程和呼吸的过程配合好,尽可能慢慢完成。

教练提示

每次呼气转动后,可保持好这个姿势,保持好呼吸,再次吸气时继续加大转动的幅度。

教练支招

瑜伽生活化,持之以恒练习很重要。经常坐办公室的人员可多练习,有效减去腰围线上的脂肪。

8. 铲斗式

功　效

此姿势将内脏颠倒过来,放松所有内脏器官。

一股新鲜血流流入脑部,增加了血液中氧的含量。

脊柱神经受到滋养,安神、补气。

消除紧张的神经,清新头脑。

姿势分解

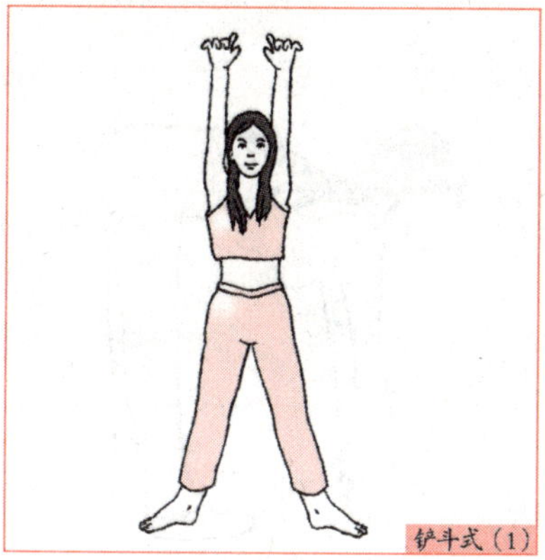

铲斗式(1)

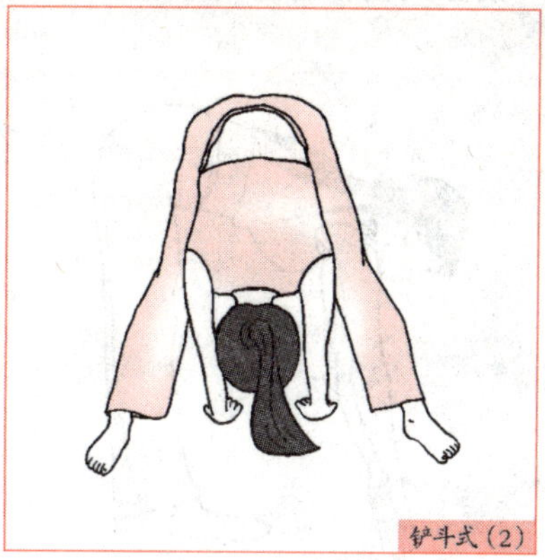

铲斗式(2)

按基本站姿站立,两脚分开。

两臂上举,手腕放松,手指自然垂落。

深吸一口气,然后呼气,以腰为轴,上体快速垂下,两手臂在两腿间自然摆动(不要刻意摆动)。

吸气,以腰为轴,从下背到中背、上背、颈椎、头、逐渐抬高上体。

重复此姿势3次。

练习重点

尽量让每一个步骤的过程和呼吸的过程配合好,尽可能慢慢完成。

教练提示

高血压和低血压病人、晕眩病人、经期妇女勿做此练习。

头部受过伤害的人在征得医生同意下方可做。

教练支招

瑜伽生活化,持之以恒练习很重要。

长时间使用电脑或写作后应及时练习,有效放松身体,为大脑输送新鲜血液,有助于提高大脑的敏捷和思维性。

9. 脊柱增延伸手背式

功　效

柔韧并增强脊柱,使脊柱充满弹性。

伸展腘旁腱,按摩腹部内脏器官。

减少妇女经期疼痛及平常腰、背疼痛等症状。

脑部充满新鲜血流，使人头脑清新，消除昏沉感觉。

消除人们精神抑郁或沮丧。

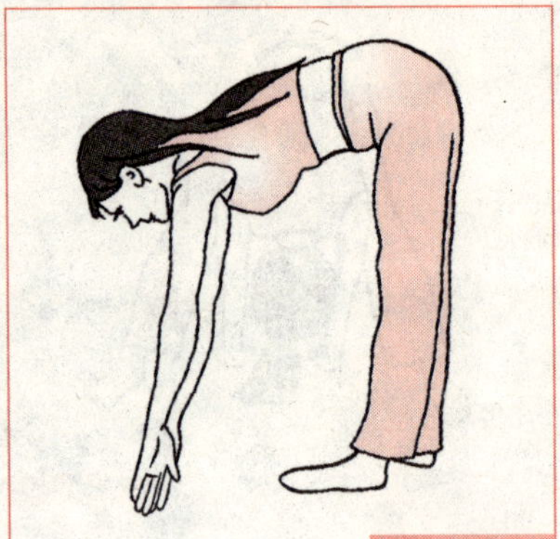
脊柱增延伸（1）

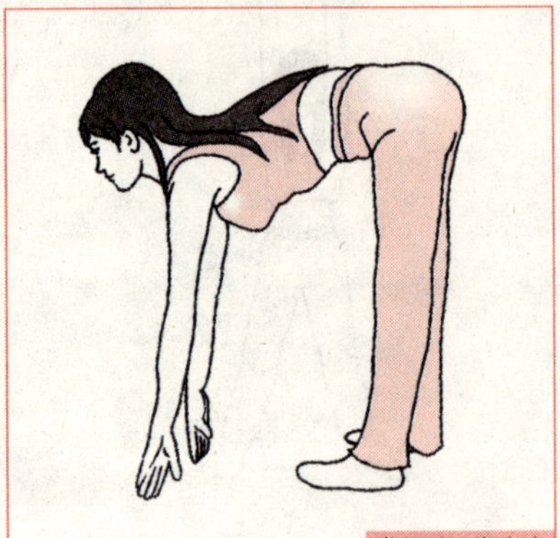
脊柱增延伸（2）

姿势分解

按基本站姿站立，两手放于体侧。

深深吸一口气后，呼气，以腰部为支点，上体向前向下延伸，两手放于脚的两旁，尽量伸直膝盖。

吸气，伸展颈部前侧，抬高头部；呼气，伸展颈部后侧，低下头部，上体尽量靠近两腿前侧。

将低头与抬头的姿势交替进行3次。

吸气，慢慢抬起上体，回复基本站立式。

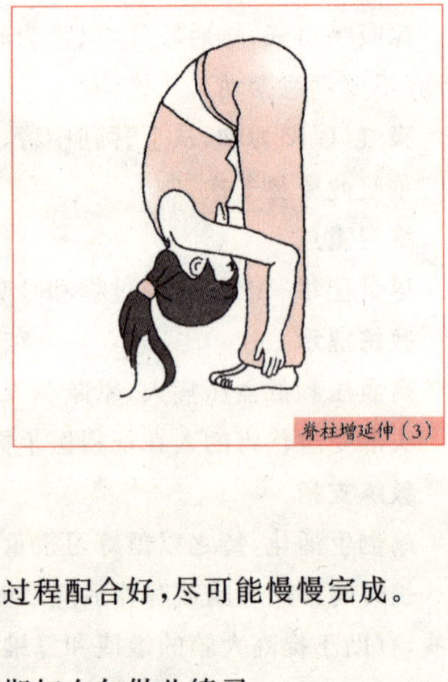
脊柱增延伸（3）

练习重点

尽量让每一个步骤的过程和呼吸的过程配合好，尽可能慢慢完成。

教练提示

高血压和低血压病人、晕眩病人、经期妇女勿做此练习。

头部受过伤害的人在征得医生同意下方可做。

教练支招

瑜伽生活化，持之以恒练习很重要。

长时间使用电脑或写作后应及时练习，有效放松身体，延长脊柱，为大脑输送新鲜血液，有助于提高大脑的敏捷和思维性。

10. 手背式

功　效

扩张胸部，紧收腹部。

减少上背部、两肩后侧的多余脂肪，加强手臂柔韧性。

如壮腰骶椎，减少腰椎骨质增生的发病率，使腰部肌肉有力而富于弹性。

姿势分解

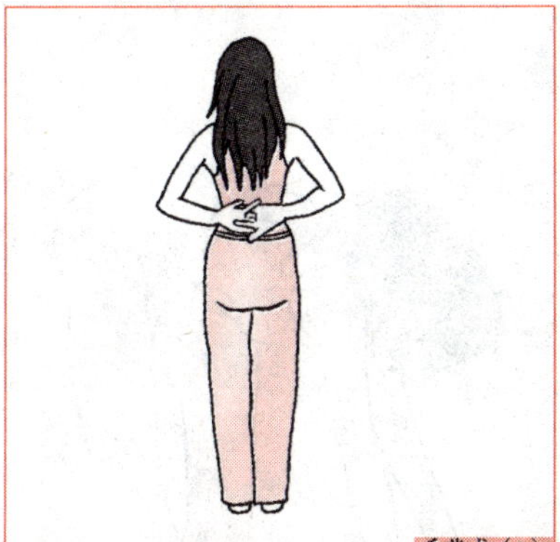

手背式（1）

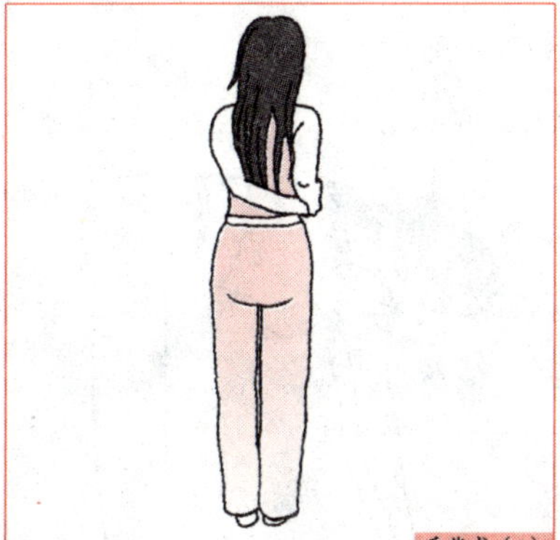

手背式（2）

按基本站姿站立，双手在臀后十指相交，再将手背贴紧背下部。

吸气，慢慢将手移至右腰侧，呼气，双肩后收，相交的两手紧贴右腰部。

吸气，慢慢将手移至左腰侧，呼气，双肩后收，相交的两手紧贴左腰部。

每边做 3 次后，垂下两臂，放松。

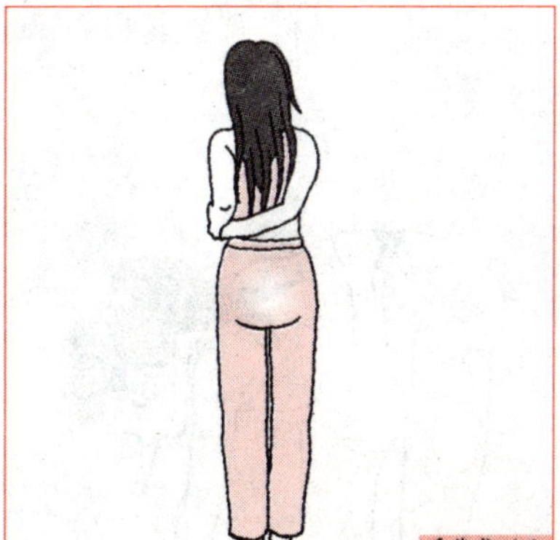

手背式（3）

练习重点

尽量让每一个步骤的过程和呼吸的过程配合好，尽可能慢慢完成。

教练提示

尽可能反复练习三遍以上。

教练支招

瑜伽生活化，持之以恒练习很重要。

11. 单腿三步站立式

功　效

提高人体的平衡感，改善体态。

柔韧腿部肌健，加强腿部力量。

增加头部新鲜血流，使人面色红润。

姿势分解

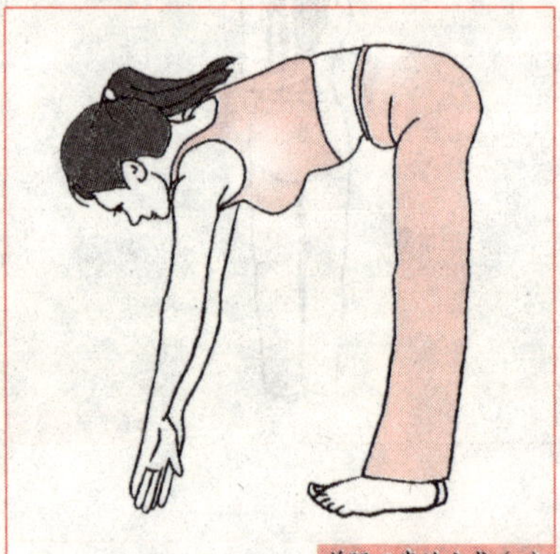

单腿三步站立式（1）

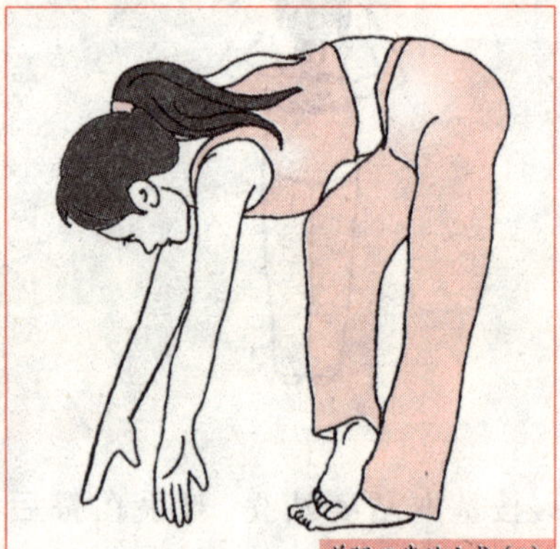

单腿三步站立式（2）

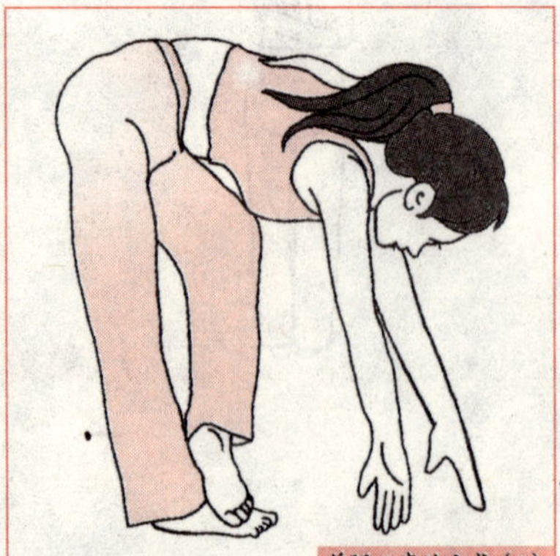

单腿三步站立式（3）

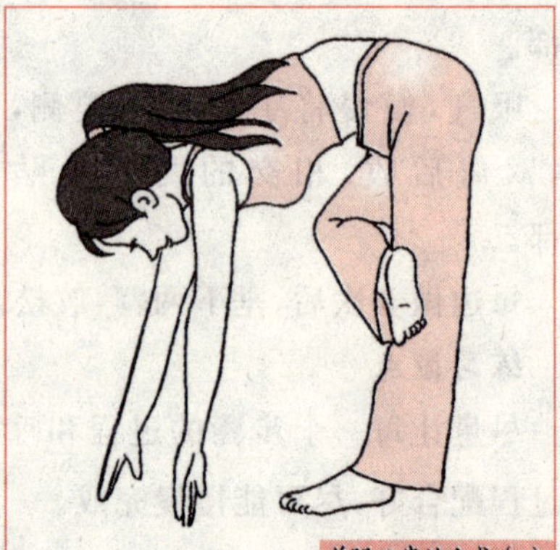

单腿三步站立式（4）

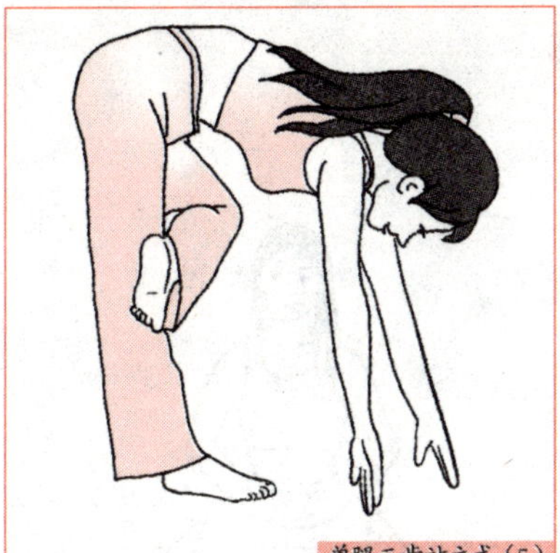
单腿三步站立式(5)

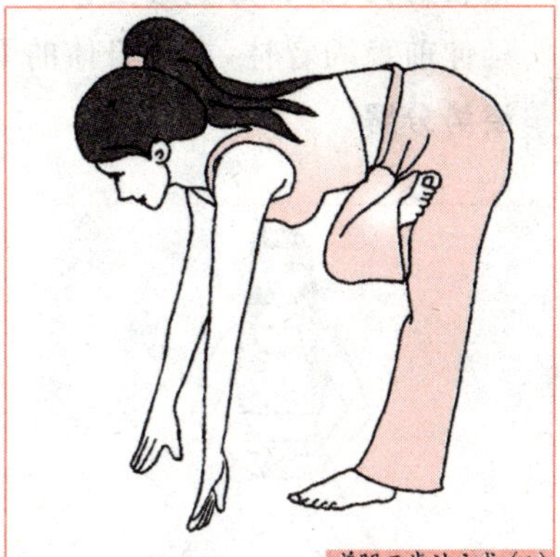
单腿三步站立式(6)

按基本站姿站立，上体前弯，两手放于两脚外侧。

稍屈右膝，将右脚置于左脚背上，平衡身体，放下后，换左脚做同样练习。

屈右膝，将右脚背置于左膝上，平衡身体，放下后，换左脚做同样练习。

屈右膝，将右脚背置于左腹股沟处，平衡身体，放下后，换左脚做同样练习。

吸气，慢慢抬起上体，回复基本站立式。

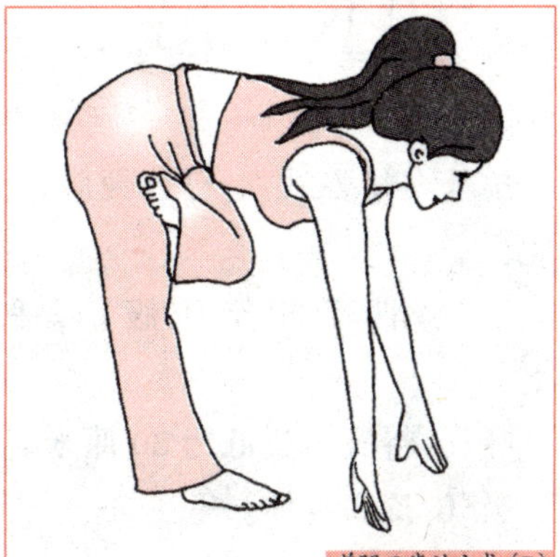
单腿三步站立式(7)

练习重点

尽量让每一个步骤的过程和呼吸的过程配合好，尽可能慢慢完成。

教练提示

尽可能反复练习三遍以上。高血压或有眩晕症的朋友请小心练习。

教练支招

瑜伽生活化，持之以恒练习很重要。

12. 蹲姿式

功　效

锻炼骨盆，孕妇常做此练习可使分娩的过程顺利完成。

强壮两腿肌肉力量。

紧收臀大肌，臀部重心上移。

延伸前稳固脊柱，加强身体的平衡感。

姿势分解

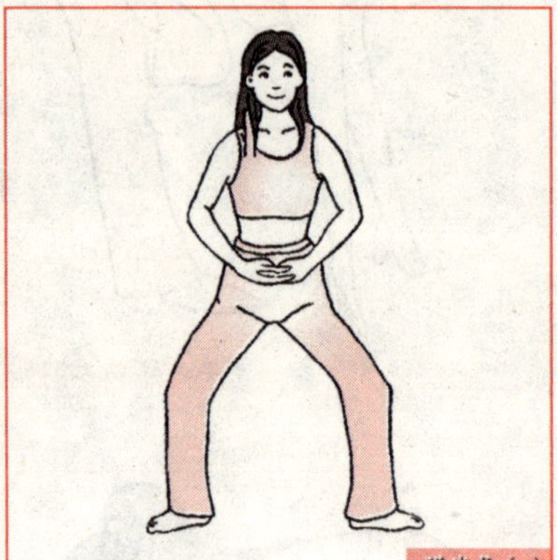

蹲姿式（a）

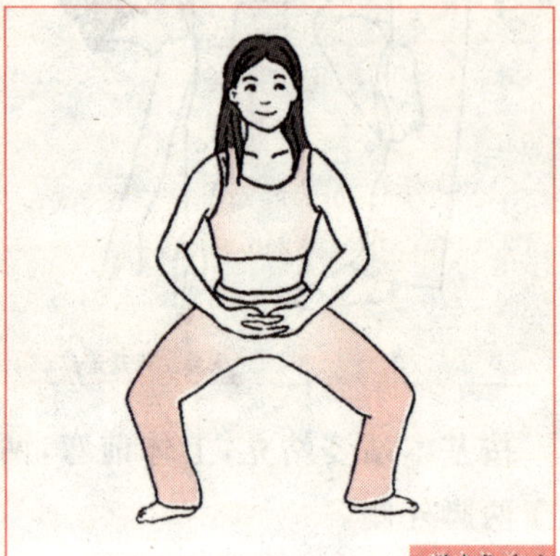

蹲姿式（b）

按基本站姿站立，分开两脚，比肩略宽。

吸气，两手相交于腹前，手心朝上。

呼气，将身体放低约30厘米。

吸气，抬高身体。

呼气，将身体放低约60厘米。

吸气，抬高身体：

呼气，将身体放低约90厘米。

吸气，抬高身体，放松两手、两腿，放松全身。

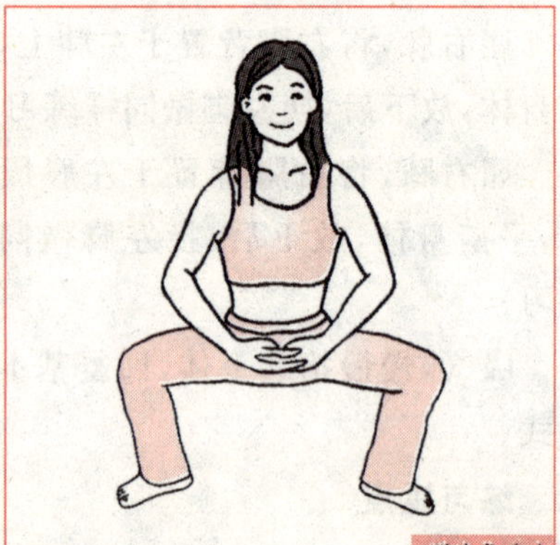

蹲姿式（c）

此姿势重复3次。

练习重点

尽量保持姿势的稳定性，配合好呼吸。

教练提示

整个身体不要前倾或后倾。

教练支招

瑜伽生活化，持之以恒练习很重要。

大腿肌无力的朋友可多作此练习。

13. 侧三角式

功 效

强化躯干和腿部的肌肉；伸展脊椎；强化肝、胆、脾、胰等脏腑和肠道功能；预防改善四五十肩；美化全身曲线。

姿势分解

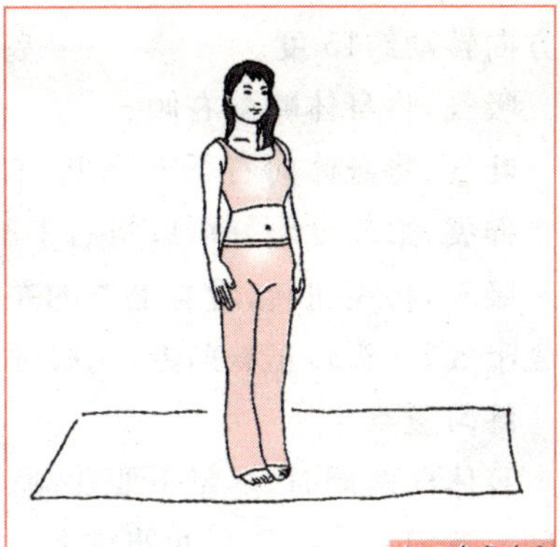
侧三角式(1)

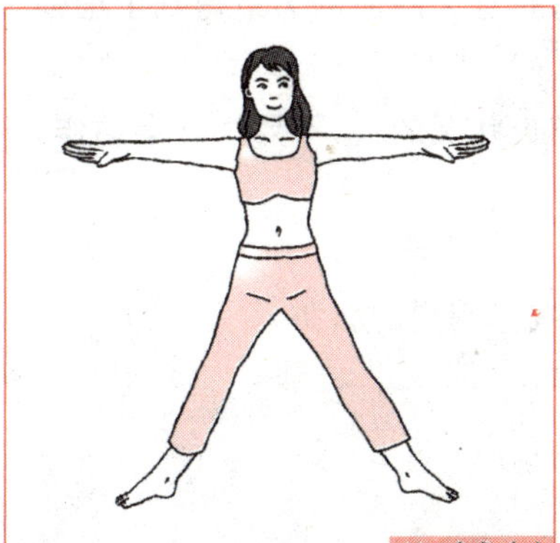
侧三角式(2)

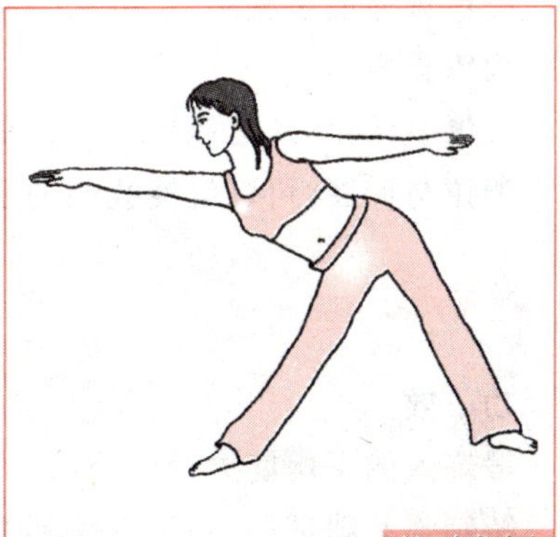
侧三角式(3)

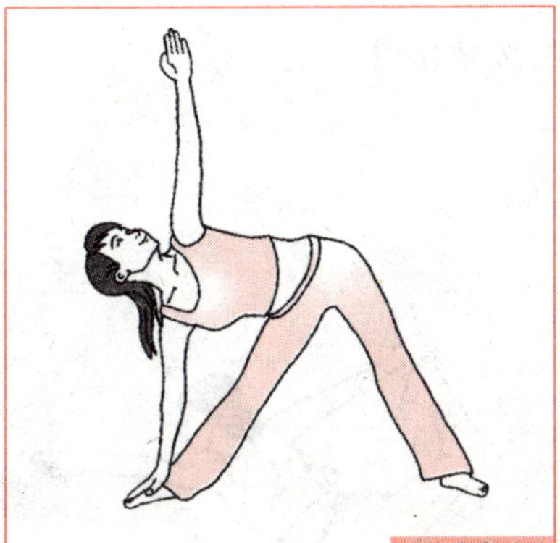
侧三角式(4)

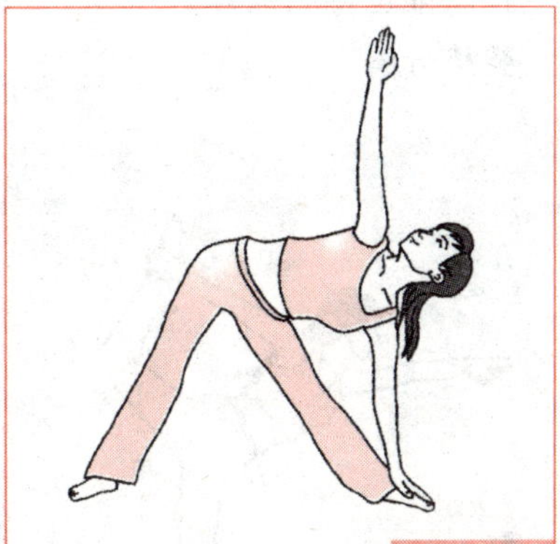
侧三角式(5)

预备姿势为双脚分立的山式，依身高和柔软度决定双脚开的程度，但至少要比肩宽。

吸气，将双手往侧边伸展至与肩同高，手心朝地。

吐气，转头看右手，将右膝与右脚往外侧转动约 90 度，左膝与左脚朝右脚方向转动约15 度。

吸气，将身体略微右倾。

吐气，将身体向右下方降低，右手轻放在右小腿上，左手在身体上方朝天空伸展，柔软度刚好可以将右手放在右脚掌上或地板上。

吸气，将头扭转，看着上方的左手大拇指，如图，停留 5～8 个呼吸。换边时先吸气，将头转正看前方，用腹部的力量慢慢将身体拉回。换边练习。

练习重点

身体向两侧时，尽量不要前倾。眼睛看着手指尖的方向，重心放在两脚之间。意识力放在侧腰的伸拉上。同时，感觉大腿肌的力量得到了增强。

教练提示

严重背痛或手腕关节、肩关节有关节炎状况的人，不要练这个动作。

教练支招

瑜伽生活化，持之以恒练习很重要。

侧拉与伸展，可以健美我们的手臂，减去侧腰的脂肪。

14. 舞蹈式

功　效

锻炼人的平衡能力及思想集中的能力。

特别强壮腿部肌肉，加强腿部力量。

腰、腹部自己内收，对腹部起到很好的按摩作用。

腰骶椎也得到锻炼。

姿势分解

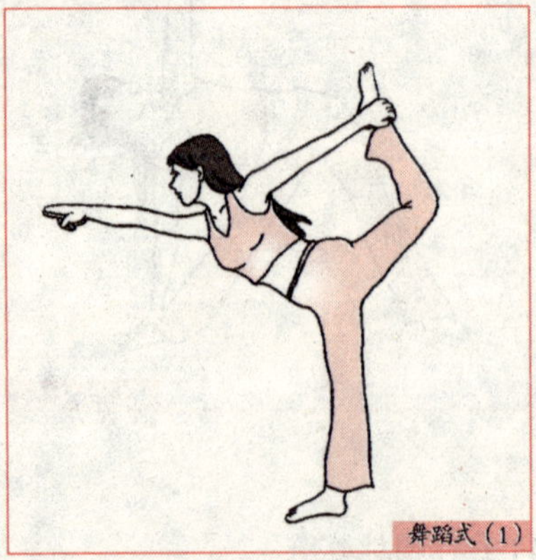

舞蹈式（1）

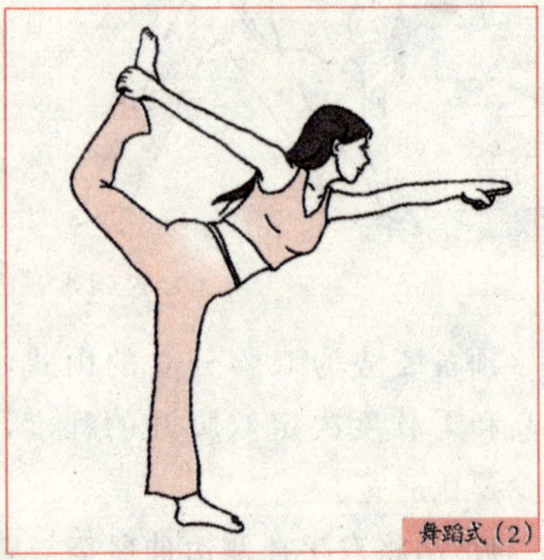

舞蹈式（2）

按基本站姿站立。

身体略转向右侧，慢慢抬起左脚，左手抓住左脚背，重心移至右脚，上身躯干向右前方倾斜，右手做成二指指向右前方，保持 30～60 秒。

慢慢放下左脚，放下两手，回复基本站立式。

换左侧做同样练习。

练习重点

尽量保持的时间越来越长，两侧练习时间要相同。

教练提示

尽量保持好呼吸，动作缓慢，初期练习时，有可能平衡不好，需要经常反复练习，才会有效果。

教练支招

瑜伽生活化，持之以恒练习很重要。

15. 吸腿放松功

功 效

提高身体的平衡感，锻炼集中注意的能力。

放松膝关节、踝关节。

人随着年龄的增大，特别是进入老年后，平衡感将越来越差，经常练习一些平衡姿势，对身体非常有帮助。年纪较大者练此姿势时，最好旁边有支撑物。

姿势分解

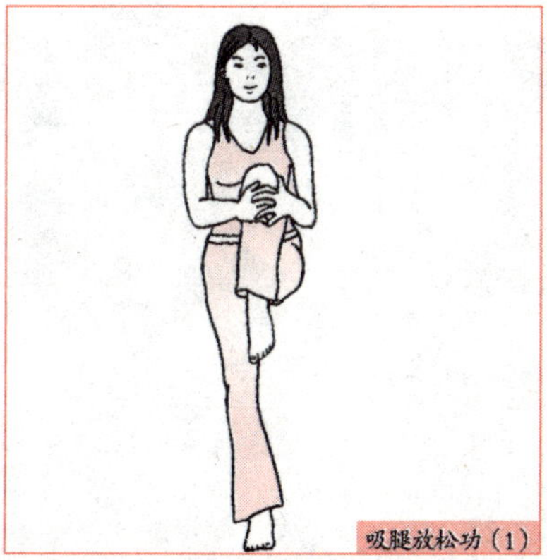

吸腿放松功（1）

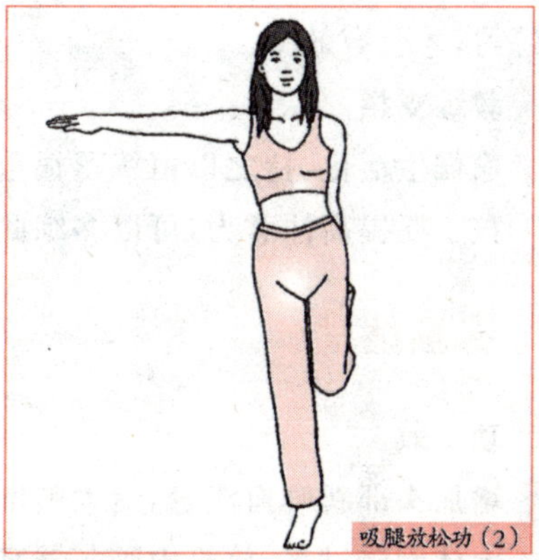

吸腿放松功（2）

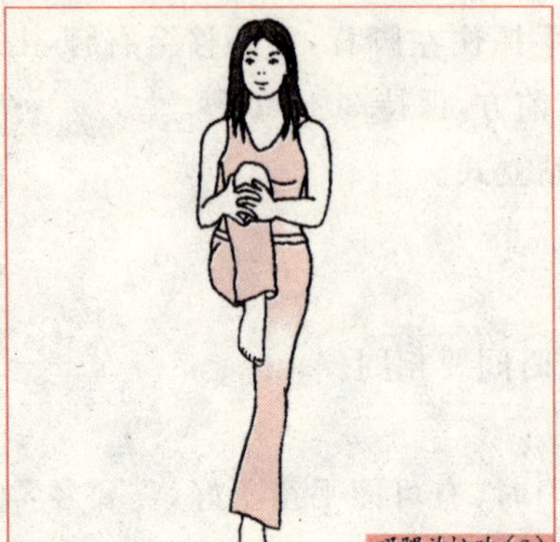
吸腿放松功（3）

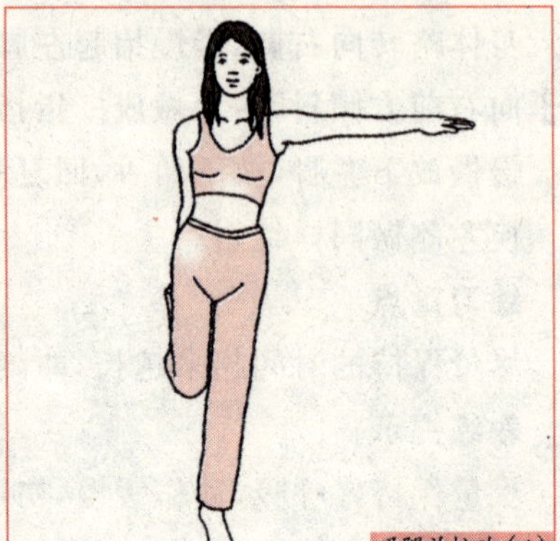
吸腿放松功（4）

按基本站姿站立。

吸气，屈左膝，膝盖尽量向上抬。

呼气，十指相交于左小腿前侧，尽量使膝靠近胸部。

松开两手，左手滑下，抓住脚背，使左脚趾指向后，左大腿与右大腿处于一个平面，右手指向右前方，保持 30～60 秒。

呼气，两手放下，放于体侧，左脚放于右脚旁。

换右腿做同样练习。

每侧重复 3 次。

练习重点

尽量保持的时间越来越长，两侧练习时间要相同。

教练提示

尽量保持好呼吸，动作缓慢，初期练习时，有可能平衡不好，需要经常反复练习，才会有效果。

教练支招

瑜伽生活化，持之以恒练习很重要。

孩子要提高注意力，可以多练此姿势。

16. 头触地式

功　效

增加头部新鲜血流量，给大脑增氧。

上体倒转过来，放松内脏各器官。

伸展两腿后侧韧带。

姿势分解

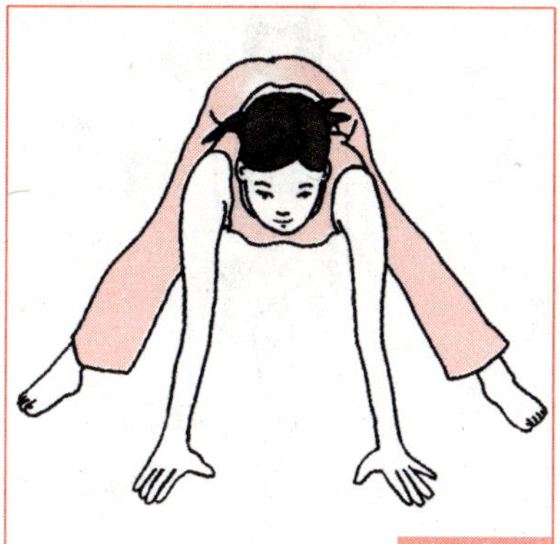

头触地式（1）

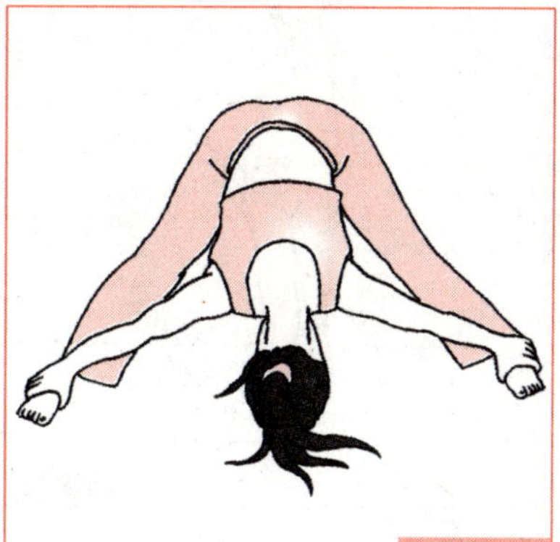

头触地式（2）

按基本三角式站好，两腿再分开一些。

呼气，上体前弯，两手心放于地面。

吸气，抬头，延伸脊柱，伸展颈部前侧。

呼气，慢慢将头顶放于地面，两手抓住脚踝。

两手放于头的两侧，伸直肘部，慢慢抬起上身躯干。

练习重点

为大脑充氧，放松两腿和脚踝。

教练提示

尽量保持的时间越来越长，上半身向下时保持背部平直。

教练支招

瑜伽生活化，持之以恒练习很重要。

有很好的美容效果呢。

17. 鸟王式

功　效

增加头部新鲜血流量，给大脑增氧。

上体倒转过来，放松内脏各器官。

伸展两腿后侧韧带。

姿势分解

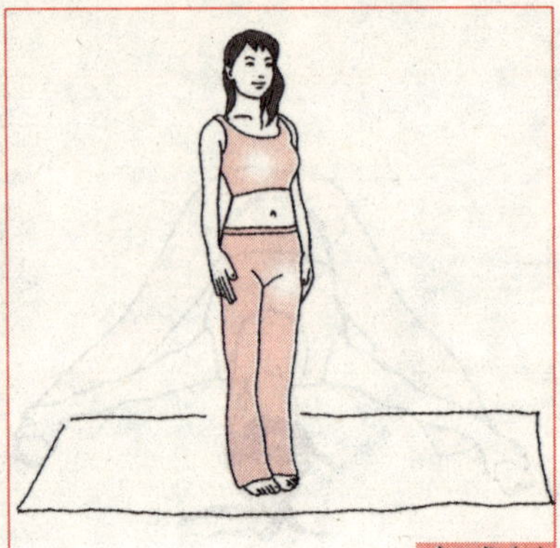

鸟王式（1）

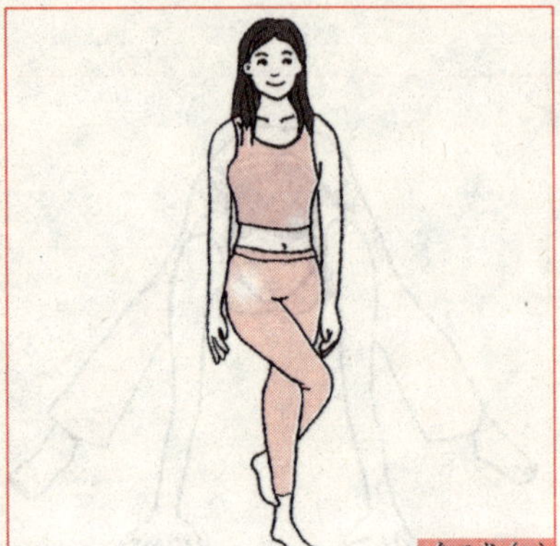

鸟王式（2）

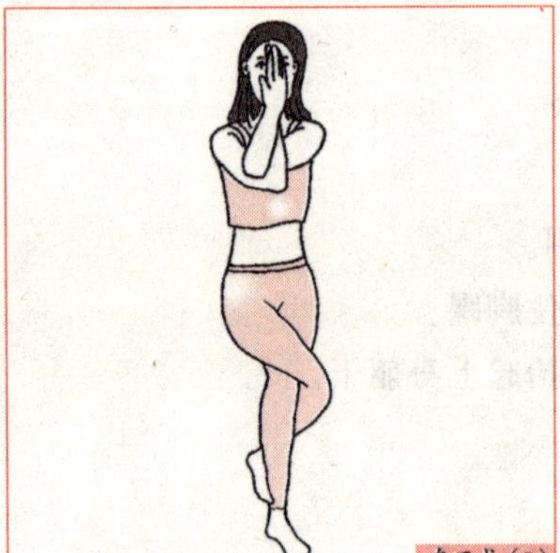

鸟王式（3）

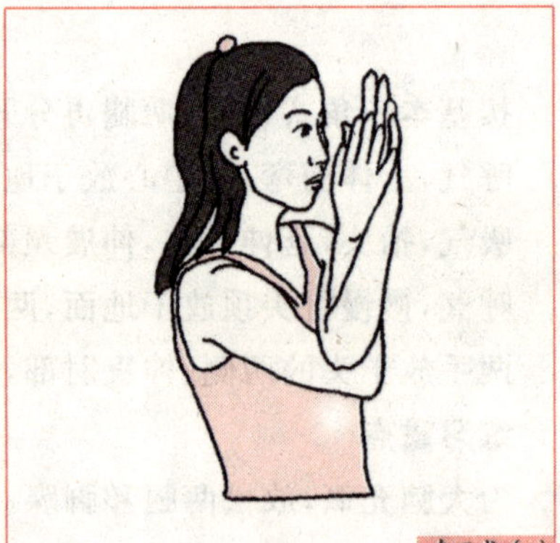

鸟王式（4）

双脚并拢正立。

将右大腿后侧贴于左大腿前侧，右小腿胫骨贴在左小腿肚，右脚大脚趾勾在左脚踝上方，左腿微屈膝，保持平衡。

之后，将左肘放在右肘关节之上，左前臂绕右前臂转向左侧。双手掌心相对合掌，深呼吸，保持 15～20 秒，回位，重复另一侧，反复练习3～5遍。

练习重点

增强平衡能力。

教练提示

尽量保持的时间越来越长，上半身向下时保持背部平直。手臂尽量向上，眼睛看着手指尖的方向。左右两侧需练习相同的次数和时间。

教练支招

瑜伽生活化，持之以恒练习很重要。

有很好的美化大小手臂的作用哟。

18. 战士第一式

功　效

减少腹部、腰两侧多余脂肪。

扩张胸部，伸展颈部，延缓衰老。

增强人的平衡感及集中注意力的能力。

消除下背部及肩部的肌肉紧张。

姿势分解

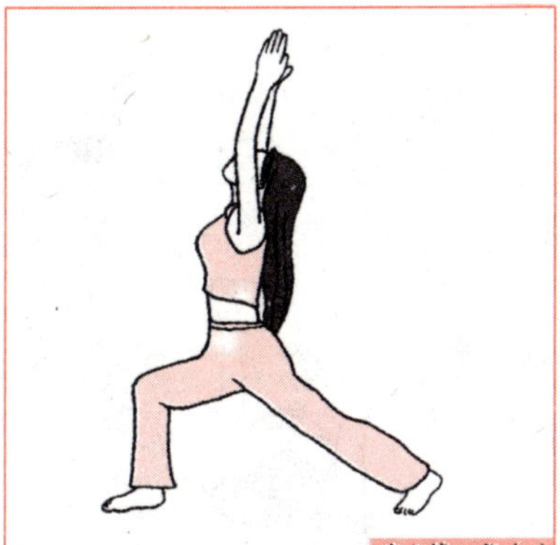

战士第一式(1)

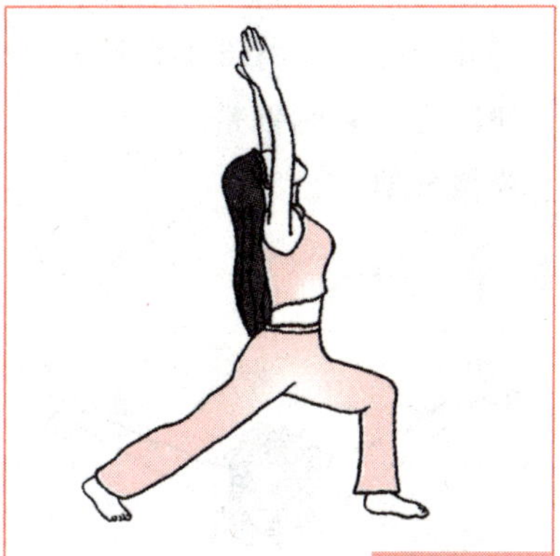

战士第一式(2)

按基本三角式站立，右脚尖指向右前方，左脚尖转向右方大约 15 度，屈右膝，做成右弓步。

上身躯干转向右方，吸气，两手慢慢从旁上举，两手举至头顶上方，双手合十，保持肘部伸直。

呼气，抬头，眼望指尖，自然呼吸 30～60 秒。

吸气，脸朝前，眼看前方，伸直右膝盖。

呼气，两手分开，自然放于体侧。

换左侧做同样练习。

练习重点

增强平衡能力。

教练提示

尽量保持的时间越来越长，上半身向下时保持背部平直。手臂尽量向前，眼睛看着手指尖的方向。左右两侧需练习相同的次数和时间。心脏功能不好或有晕眩病的人勿做此练习。

教练支招

瑜伽生活化，持之以恒练习很重要。

19. 鹰　姿

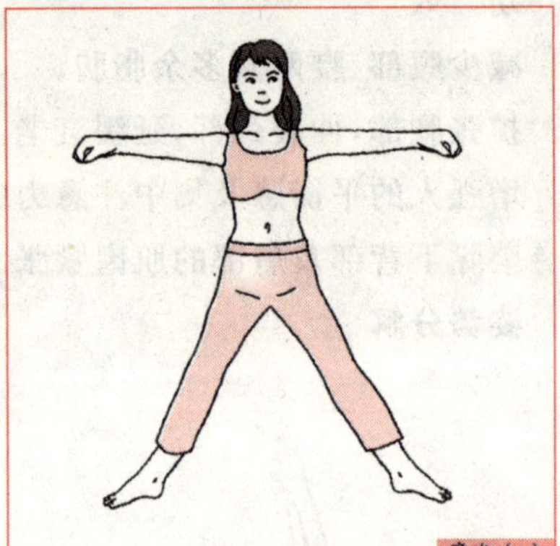
鹰姿(1)

功　效

灵活指、腕关节，锻炼手臂肌肉线条。

扩张胸部，扩张背部肌肉群。

消除上臂及上背部多余脂肪。

伸展两腿后侧韧带。

姿势分解

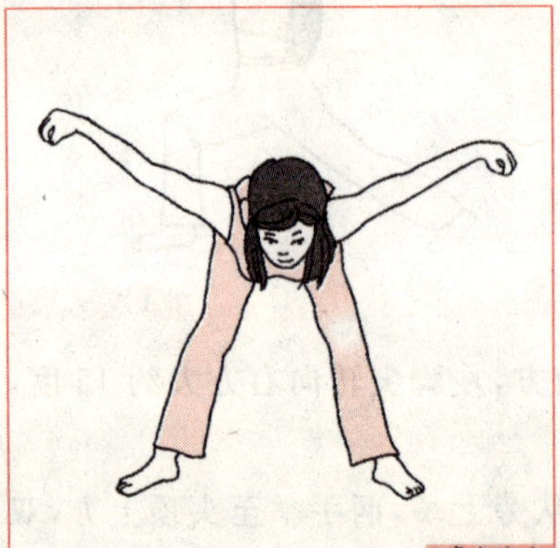
鹰姿(2)

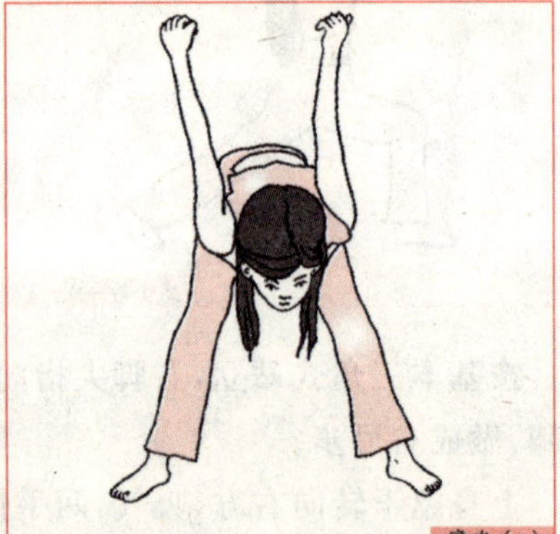
鹰姿(3)

按基本三角式站立，两手大拇指贴近其余四指。

吸气，两手举成水平。

呼气，上体前屈成 90 度，保持抬头。

吸气，两手后收。

呼气，两手至水平位置。

重复 2 次后，吸气，抬高上身躯干。

呼气，放下两手，放松手指关节。

练习重点

意识力放在肩关节的运动上，感觉就像一只翱翔在蓝天的雄鹰。

教练提示

注意协调手臂及肩部的各个关节的灵活和协调，缓慢进行，配合好呼吸。

教练支招

瑜伽生活化，持之以恒练习很重要。

美化灵活手臂。

20. 双角式

功　效

伸展背部、肩关节、大腿后侧。舒展胸部，提高心肺功能。

姿势分解

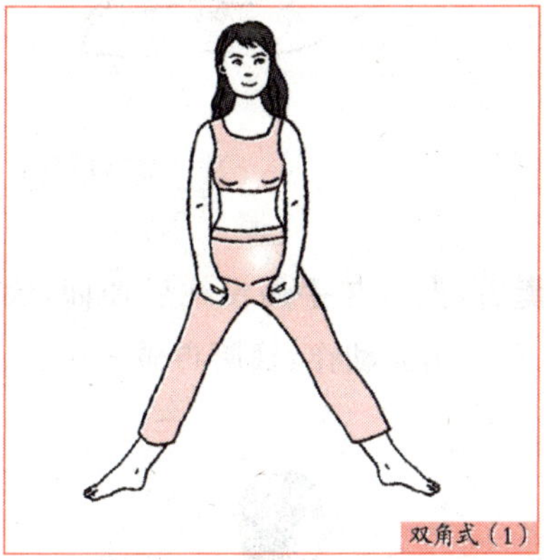
双角式(1)

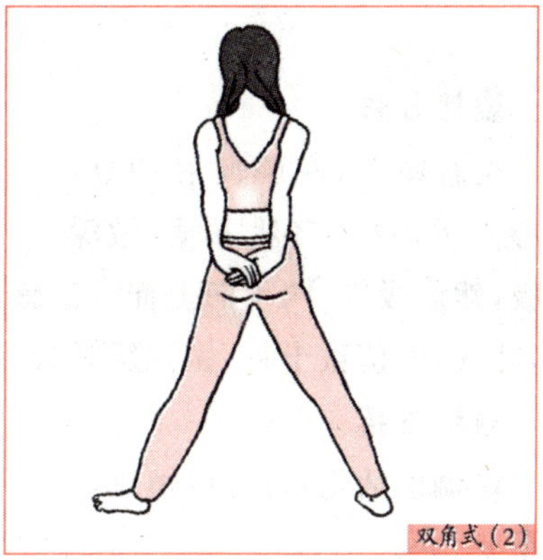
双角式(2)

正立位，两腿分开，宽于两肩。

双手十指相交于体后，吸气，抬手臂。

呼气，体前屈，慢慢将手臂向头的方向伸展，体前屈，手心朝向地板，双腿伸直，固定不动，放松脊柱、头颈及肩。深呼吸，保持 5～10 秒，回位。

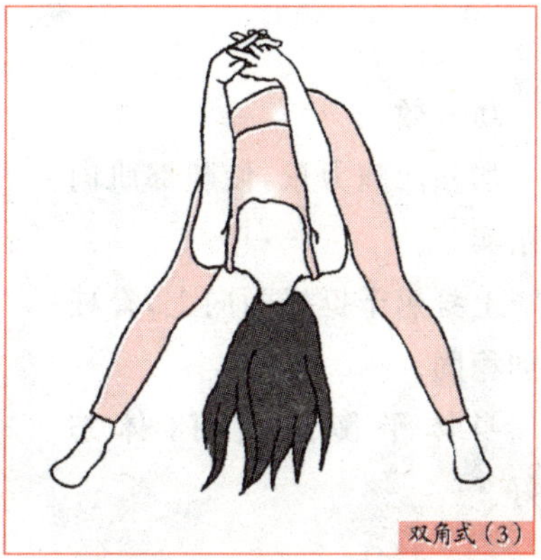
双角式(3)

练习重点

肩关节，大腿肌伸拉，心脏护理练习。

教练提示

高血压病人慎做。认真感受大腿后部伸拉的感觉,肩关节应尽可能向后打开。

教练支招

瑜伽生活化,持之以恒练习很重要。

21. 运动式

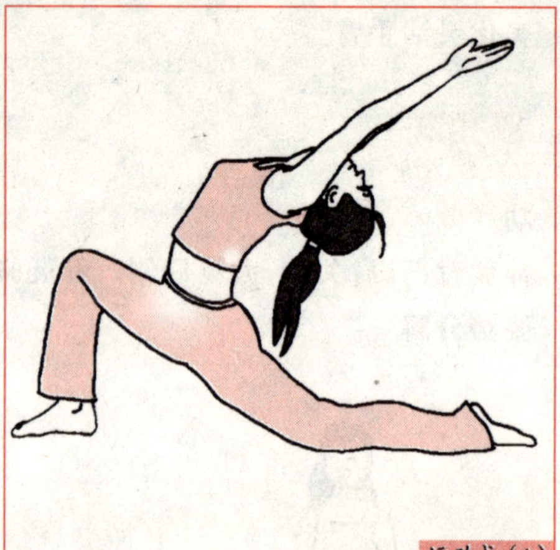
运动式(1)

功　效

刺激腿、腰与末梢神经,可促进血液循环,达到御寒效果。扩胸后仰的动作可柔软僵硬的颈部,并可刺激淋巴腺,促进乳腺发达,训练平衡感,调整自律神经。

姿势分解

挺直站立,左腿向后伸直,重心向下,双手自然下垂,做深呼吸,然后吸气,两手向上伸直。感到平衡后,上身与手慢慢往后伸仰,脸朝上,吐气,停留数十秒,做深缓呼吸。恢复挺直站立动作,换脚再做一次。

教练支招

瑜伽生活化,持之以恒练习很重要。

22. 跳水式

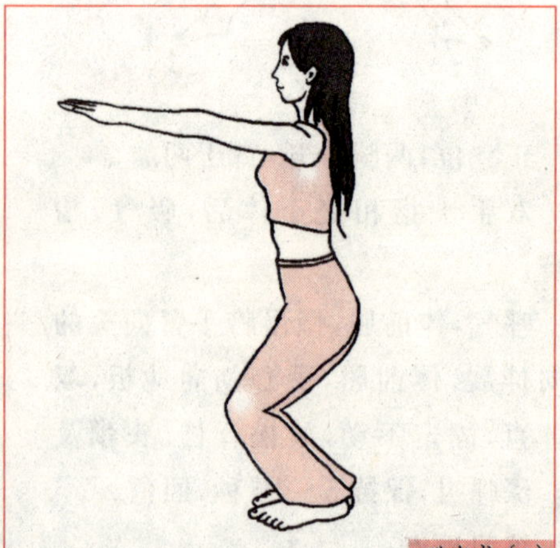
跳水式(1)

功　效

加强两腿力量,使腿部肌肉更结实。

上身躯干挺拔而向上,脊柱更加稳固。

身体平衡感更好,体态更好。

姿势分解

按基本站姿站立，两手放于体侧。

吸气，屈膝稍下蹲，两手前平举。

自然呼吸，保持此姿势数秒。

吸气，伸直两膝，两手臂放于体侧。

呼气，放松。

重复 2 次。

教练支招

瑜伽生活化，持之以恒练习很重要。

23. 基本站立式

功　效

人们通常不太注意自己的站姿，有些人把身体重量放在一条腿或身体的一侧，有些人则将身体重量放在脚跟或脚的内外边缘。其实，站立时应该将身体重量放于整个脚底，才能使脊柱获得更好的支撑。保持正确的站姿，才能使身体更加轻盈，思维更加敏捷。

如果长期以脚后跟站立，将使髋部变得难看，腰部也突出，身体后仰，脊椎紧张，所以不久我们就感觉疲劳，思维变得迟钝，因此我们要掌握好正确站立式。

姿势分解

两脚并拢站好，大脚趾微微分开，其余四趾平放于地面即可，头部放松，正向前方。

紧绷两膝，收紧大腿后侧及两髋的肌肉。

挺胸收腹，伸直脊柱。

不要将全身重量放于脚趾或脚跟，要平均地分配于整个脚底。

理想的站姿应是手放于头之上方，但为方便起见，两手可放于两大腿外侧。

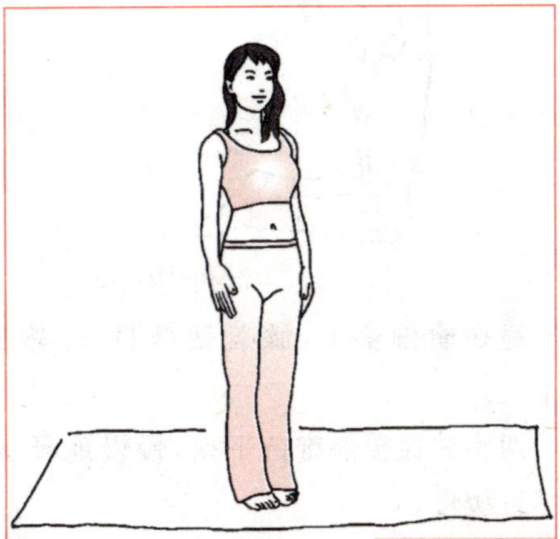

基本站立式 (1)

教练支招

瑜伽生活化，持之以恒练习很重要。

三、跪姿姿势

1. 跪立狮式

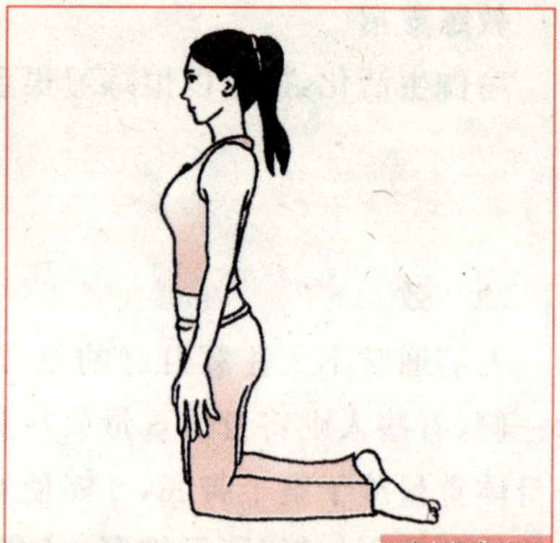
跪立狮式（1）

功　效

强化胃壁的自律神经，消除因为消化系统衰弱所引起的胃部痉挛，这是强化胃部功能最有效地瑜伽动作，同时，也可以美化你的腰部及胸型曲线及改善胸闷心悸地现象。

姿势分解

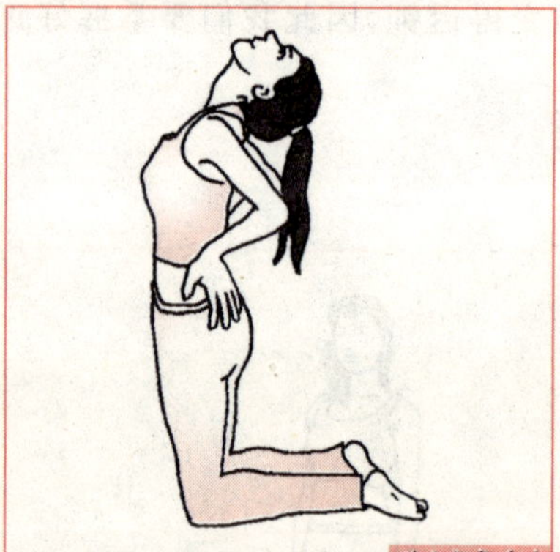
跪立狮式（2）

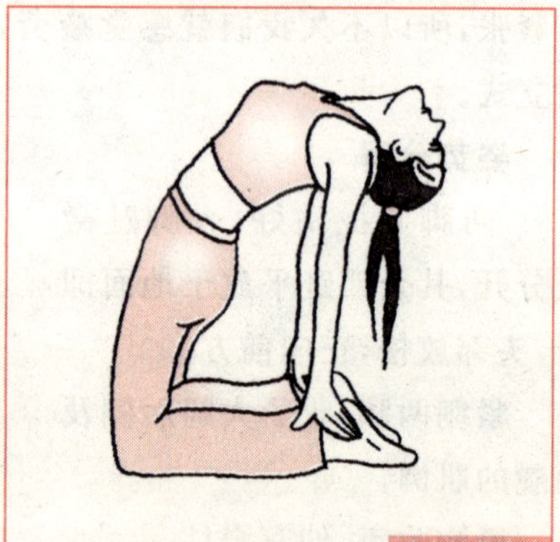
跪立狮式（3）

跪在瑜伽垫上，膝盖微微打开，跟腰成一样的宽度，脚背贴地，脚掌朝上。

两手靠在腰部维持平衡，慢慢地吸气，接着将上半身往后倾倒，切记速度尽量缓慢。

扶住腰部的双手慢慢地去触碰脚跟、脚掌，当身体保持稳定后，停留约三秒，做一次呼吸吐气，再将身体还原成为最初的步骤。

练习重点

尽量保持好呼吸，动作缓慢，呼气时头尽可能再次向后仰。

教练提示

腰颈椎有问题者，适当降低难度练习。

教练支招

瑜伽生活化，持之以恒练习很重要。

增加腰部弹性美化脖颈。

2. 下狗式

功　效

可以消除身体疲劳，恢复活力；伸展脊椎、腿部、脚跟；强化手臂、腿部和关节灵活度；放松臀部和肩膀；并且促进血液循环；强化坐骨神经。

姿势分解

跪姿，双手与肩同宽，手腕在肩关节下方，手掌贴地，同时手指朝正前方，膝盖与臀部同宽，并与髋关节在同一直线上，脚趾顶地而脚跟朝天。

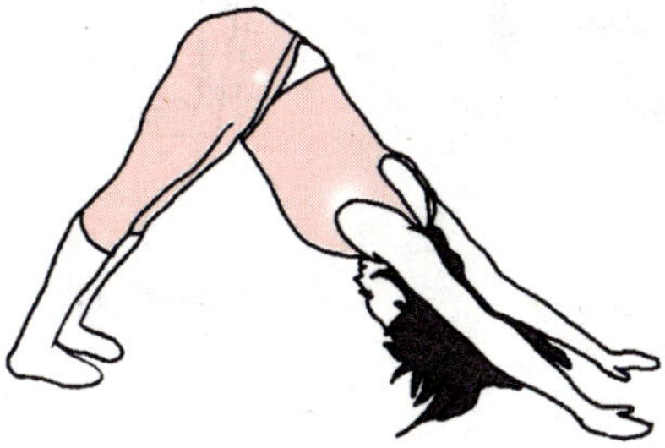
下狗式

将手掌往前方移动 10～15 厘米，双手保持与肩同宽，慢慢收腹部吐气，将臀部朝天空方向推高，同时伸直两腿，将脚跟尽量压向地板，但不要勉强。尽量伸直手臂，但手肘不锁死，将上半身往大腿方下推，让背部更直，肩膀离开耳朵。放松颈部与头，头部轻垂在两手臂间，如图，停留 5～8 个呼吸。

练习重点

尽量保持好呼吸，动作缓慢呼气时肩部尽量向下压，尽可能保持双腿伸直，后脚掌着地。

教练提示

血压异常或患有眩晕病的人，在练这个动作时要小心，一旦觉得不舒服，先跪下将臀部坐在脚跟上，同时，额头顶地休息，再慢慢蜷起身体；或先征询医师意见。

教练支招

瑜伽生活化，持之以恒练习很重要。

美化肩部，拉长大腿。常练常美。

3. 顶峰式

功　效

伸展肩关节、小腿肌肉、双踝及跟腱，亦可消除脚跟疼痛和僵硬感。

姿势分解

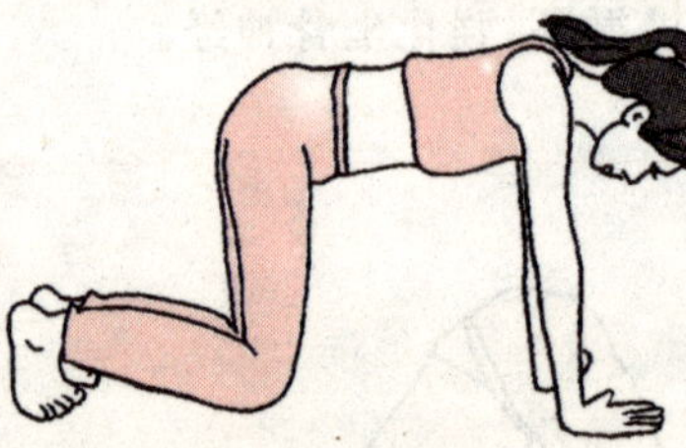
顶峰式（1）

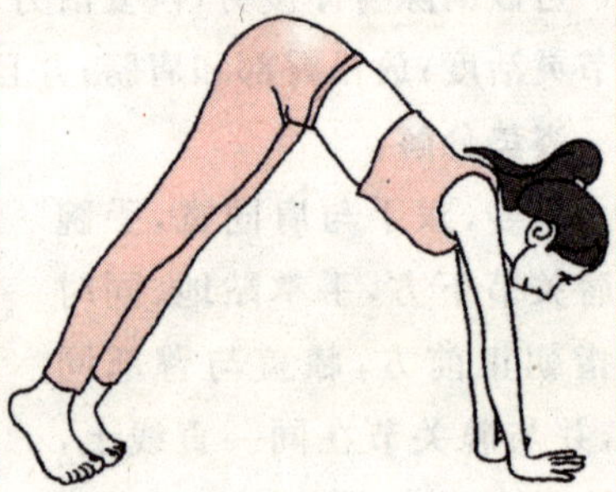
顶峰式（2）

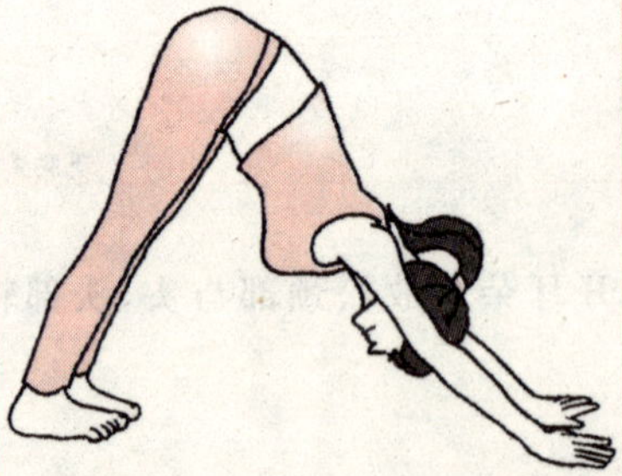
顶峰式（3）

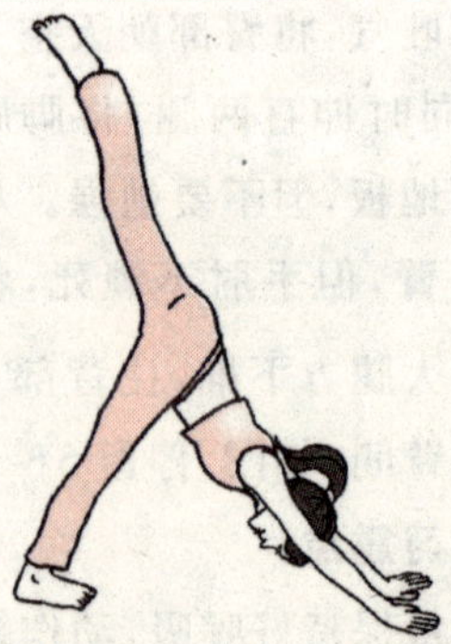
顶峰式（4）

跪下，双手撑于地面，与肩同宽。

吸气，伸直两腿，抬起臀部。

双脚掌应尽量平放地面，眼看脚，正常呼吸 5～10 次。

慢慢向上抬右腿，收紧臀部肌肉，保持片刻，还原后，换左腿。

练习重点

注意保持深长的呼吸，感觉臀部不断向上抬起，两腿得到了伸展。

教练提示

高血压病人慎做。此式也可治疗肩关节炎、消除疲劳、恢复精力。

教练支招

瑜伽生活化，持之以恒练习很重要。

4. 叩首式

功　效

促进脑部的血液供给，清心舒爽，美容美颜。

姿势分解

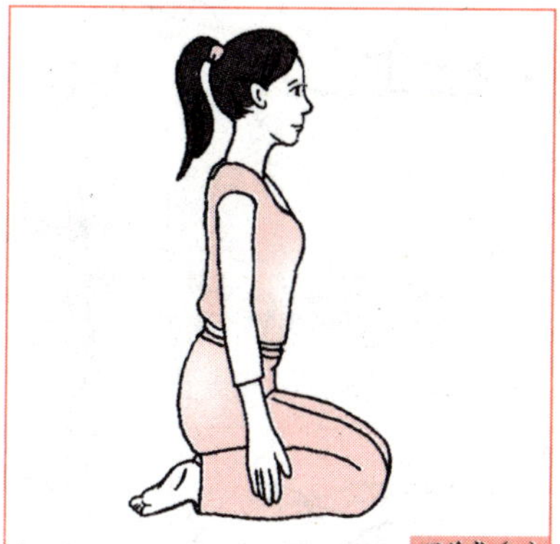

叩首式(1)

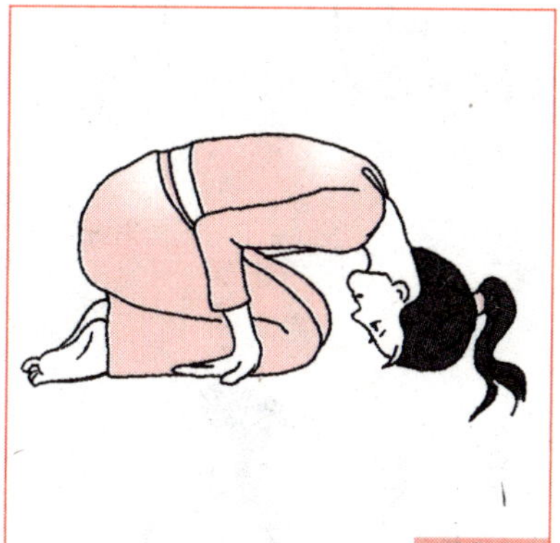

叩首式(2)

跪坐，双手放于小腿外侧，深呼吸。

呼气，上体前倾，手掌着地。

慢慢将头额放在地板上。

抬起臀部，头顶着地，大腿与地面垂直，正常呼吸保持10～15秒，还原放松，重复5～10次。

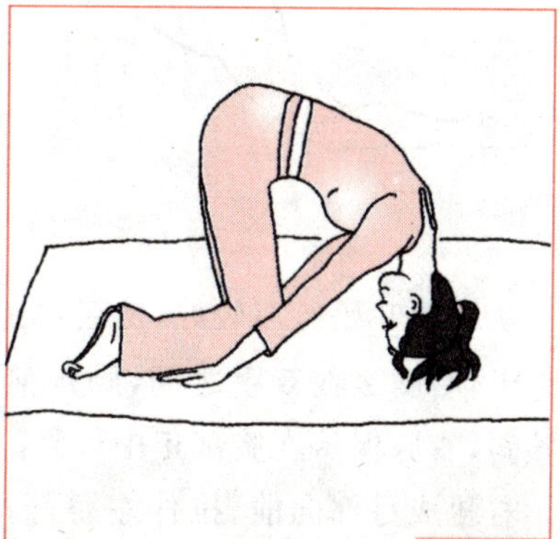

叩首式(3)

教练提示

有高血压及眩晕症的人禁做此式。

教练支招

瑜伽生活化，持之以恒练习很重要。

5. 新月式

功　效

有效锻炼大腿力量，伸展和灵活脊柱。

姿势分解

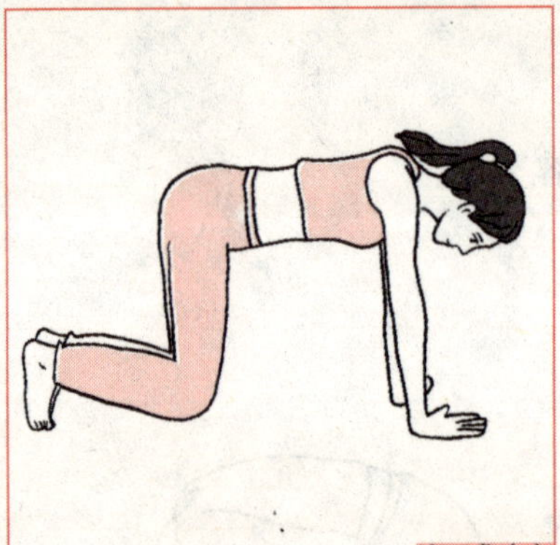

新朋式（1）

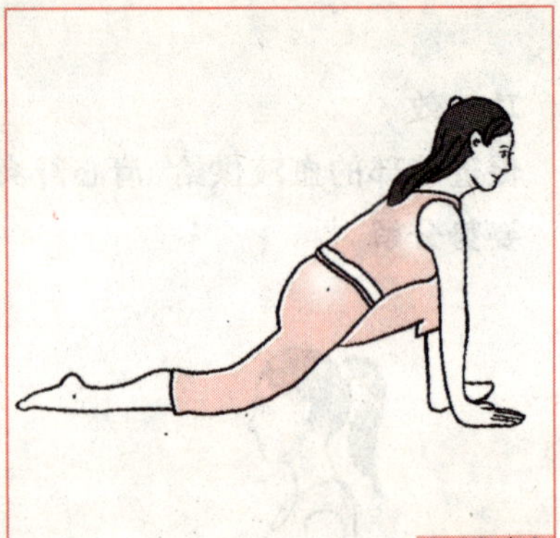

新月式（2）

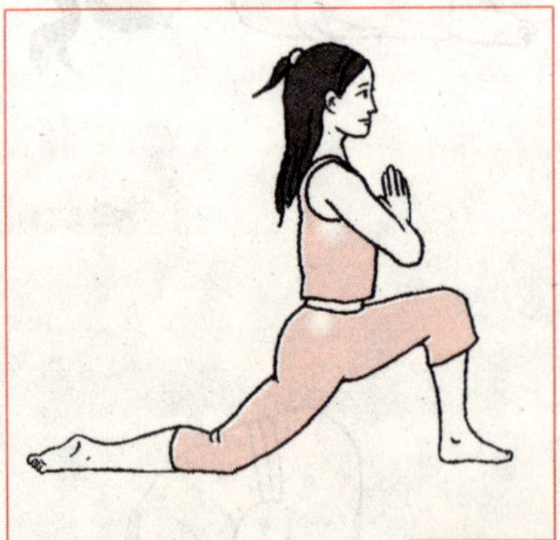

新月式（3）

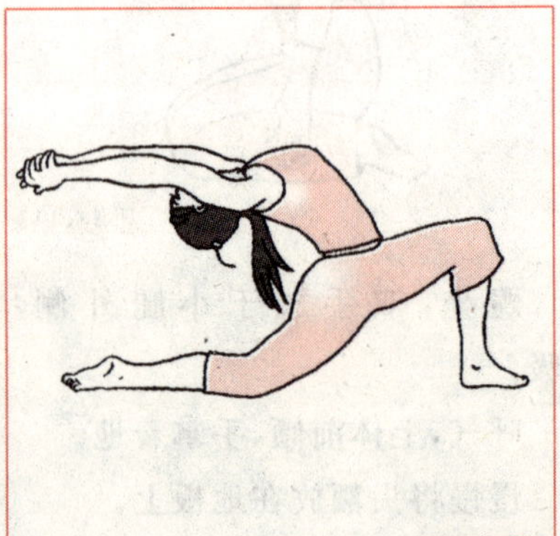

新月式（4）

从右腿开始练习较好，然后再练习左腿。两膝跪立，双手撑地。右腿向前跨出，右腿放在双手之间，脚趾前指，脚跟垂直于右膝下方。膝部不要左右倾斜，右膝保持在胸部正中位置。手掌可以放在地面，也可以指尖撑地。

右腿成弓部向前，拉伸左臀部。头部向前运动，脊椎拉伸，两肩胛骨下沉。保持这一姿势。如果觉得平衡得比较稳定，伸直脊椎，挺直上身。双手可放在右腿上，也可以合掌放于胸前成祈祷状。反向运动回复起始姿势。

教练提示

保持好呼吸，呼气身体尽量向下沉，吸气身体尽可能向上伸展。新月式属于背屈姿势。因为在更高级的姿势练习中，双臂要向后伸展，头向上仰，脊椎向后弯曲。

教练支招

瑜伽生活化，持之以恒练习很重要。

6. 跪立式

功　效

提高身体的灵敏度及平衡能力。

强壮腿部，促进消化，缓解便秘，清除胃肠中的有害物质。

姿势分解

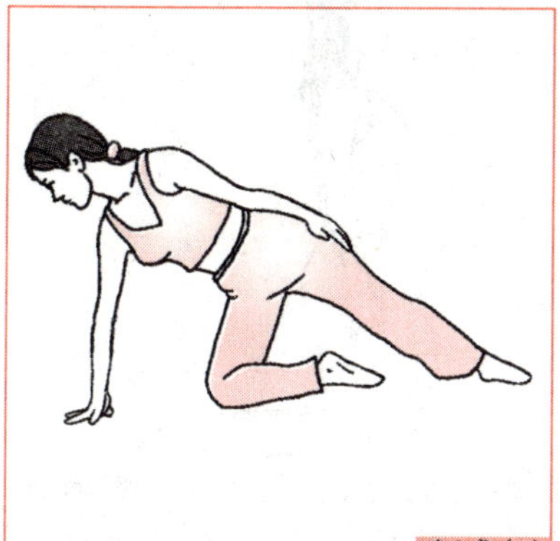

跪立式（1）

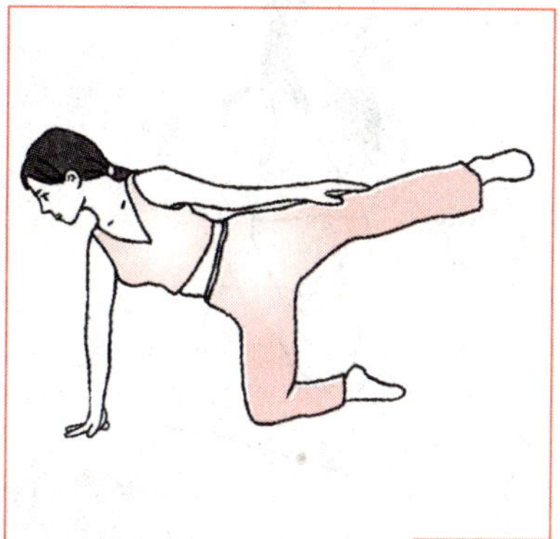

跪立式（2）

屈膝下蹲。

右膝向右方跪下，右手放于右前方，左手放于左髋部。

吸气，慢慢抬起左腿，身体转向前，保持平衡，自然呼吸 30 秒。

呼气，放下左腿。

换右腿做同样练习。

左膝向左方跪下，左手放于左前方，右手放于右髋部。

吸气，慢慢向右方抬起右腿，保持平衡，自然呼吸 30 秒。

呼气，放下右腿。

重复 2～3 次。

教练支招

瑜伽生活化，持之以恒练习很重要。

7. 骆驼式

功　效

增强胸肌，扩张整个胸部。

消除腹壁多余脂肪，增强腹肌力量。

髋部得到极好锻炼，常进行髋部的练习，可使人上体挺拔，人的走姿、站姿都得到改善。

强壮大腿肌肉，消除大腿多余脂肪。

增强脊柱的弹性，锻炼出一个强而有力的背部。

姿势分解

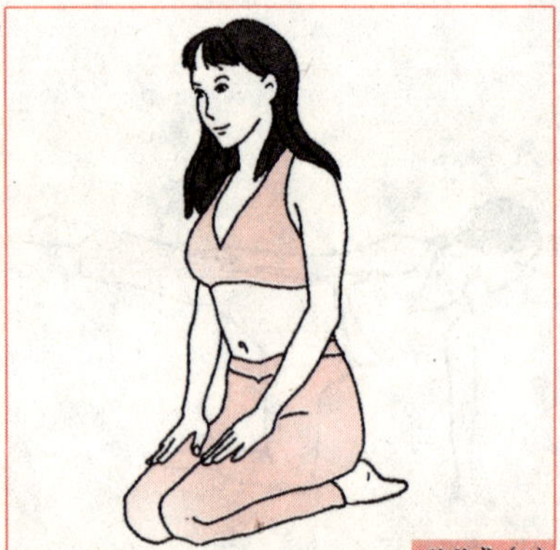
骆驼式（1）

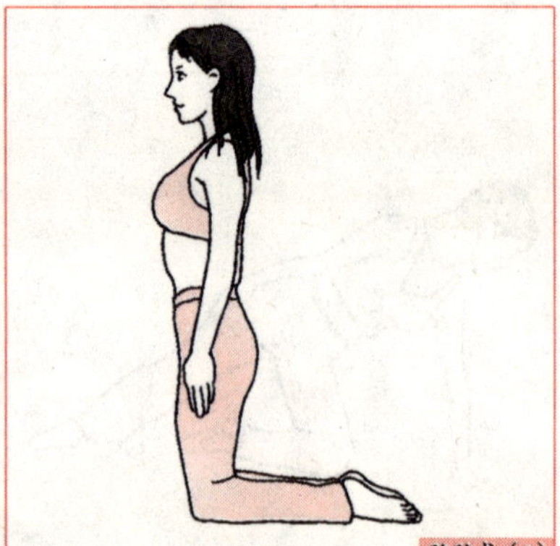
骆驼式（2）

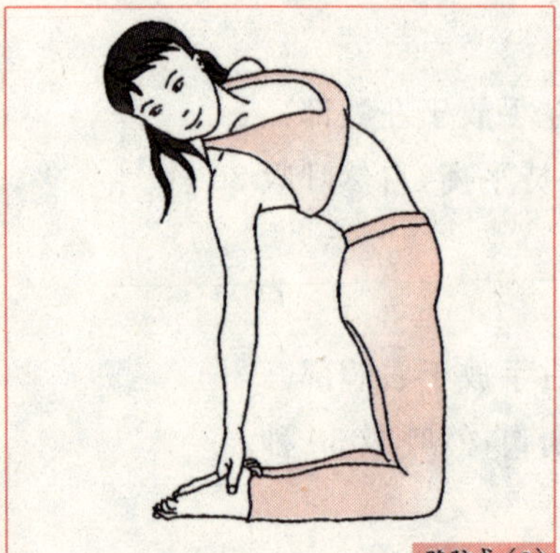
骆驼式（3）

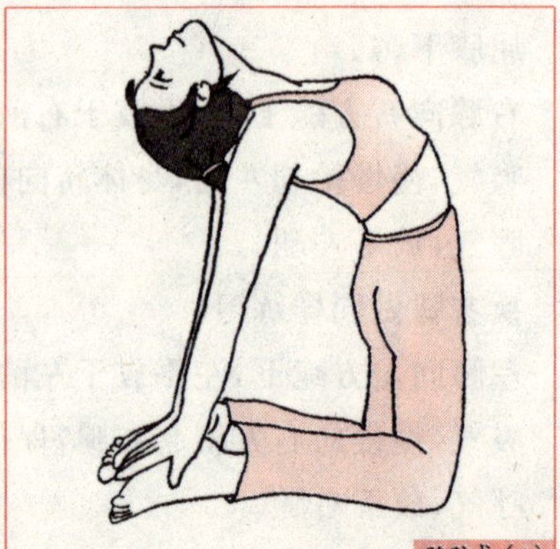
骆驼式（4）

跪坐于地面，臀部坐在脚后跟上，两腿并扰，腰背挺直，双手自然舒适地垂放在大腿上，眼睛平视前方，放松肩部并均匀自然地呼吸。

吸气，由跪坐在地面上改为挺直上身跪在地面上，膝盖及脚保持不动，腰背挺直，手臂自然垂放在身体两侧 ，眼睛平视前方，并顺畅地呼吸。

两手放于脚后跟，呼气，用力向前挺髋，挺胸，将身体挺成一个驼峰的形式。

尽量让大腿前侧肌肉伸展。

保持 30～60 秒。

两手慢慢离开两脚跟，伸直上体，放松全身。

重复 3 次。

教练支招

瑜伽生活化，持之以恒练习很重要。

8. 跪姿侧展式

功　效

消除腰两侧多余脂肪。

脊柱的弹性得以增强，颈椎的力量增强，常练习此姿势，能减轻或消除颈椎、腰、背疼痛。

加强腿部肌肉的弹性，减少大腿部位多余脂肪。

加强身体的平衡感。

姿势分解

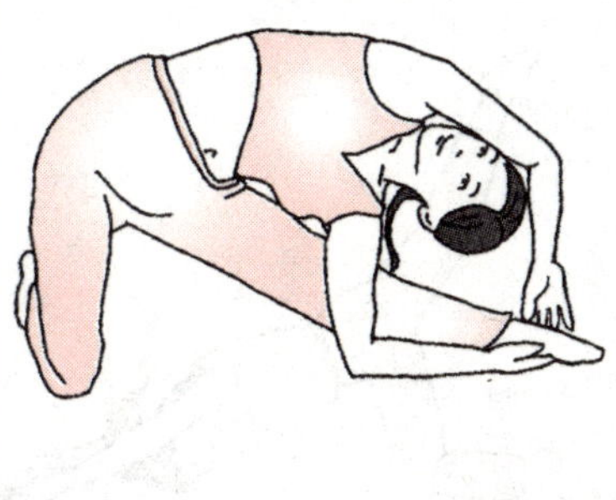

跪净侧展式（1）

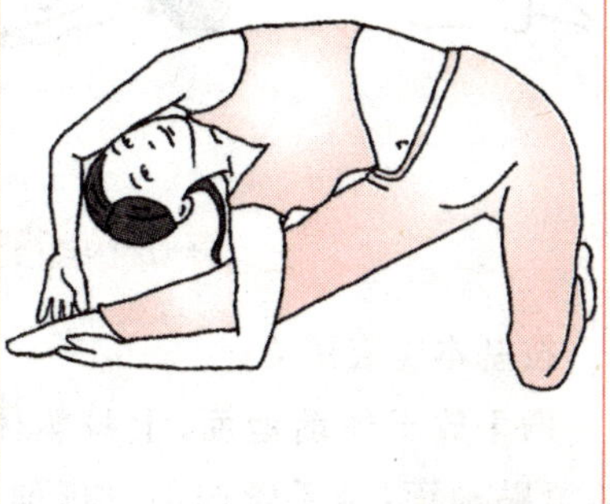

跪净侧展式（2）

按基本跪姿跪立。

向左伸出左脚,膝盖伸直,呼气,以腰为支点,将上身躯干尽量贴近左腿,右手触及左脚尖,吸气,上身躯干慢慢回复到正中。

向右伸出右脚,膝盖伸直,呼气,以腰为支点,将上身躯干尽量贴近右腿,左手触及右脚尖,吸气,上身躯干慢慢回复到正中。

每侧重复3次。

教练支招

瑜伽生活化,持之以恒练习很重要。

9. 伸臂后伸腿式

功　效

清醒头部,清除昏昏沉沉的感觉。

增加头部的新鲜血液,保持面色红润。

强壮背部、两腿和两膝。

缓解腰骶椎疼痛,紧收腹部。

放松内脏器官。

增强身体平衡感。

姿势分解

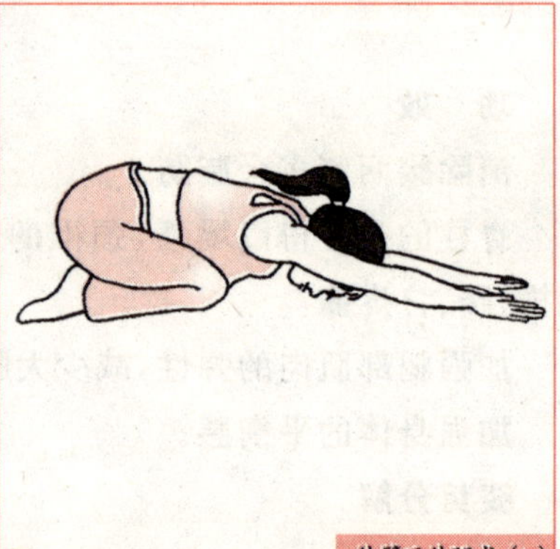

伸臂后伸腿式(1)

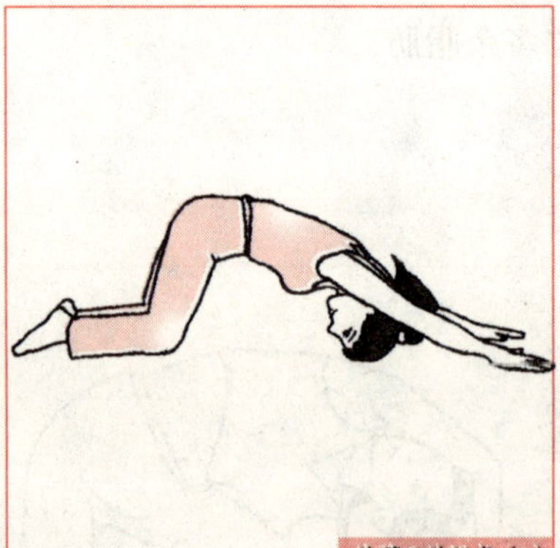

伸臂后伸腿式(2)

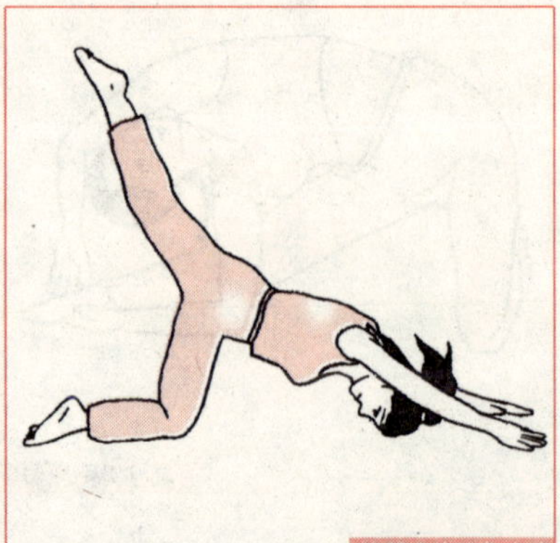

伸臂后伸腿式(3)

按基本跪姿跪立。

两手放于体前地面,上身躯体向前,紧贴地面,两手臂向前方延伸,前额贴地。

慢慢将臀部抬离脚跟,左腿向后

方伸展，保持 30～60 秒。

慢慢屈收左腿，将臀部放落于脚跟，微微抬头，闭上双眼放松。

将头和上体前移，两臂向前伸直，换右腿做同样练习。

抬起上身躯干，坐立，闭眼放松全身。

教练提示

高血压、低血压、晕眩病人，头部受过严重伤害的人或经期妇女勿做此练习。

教练支招

瑜伽生活化，持之以恒练习很重要。

10. 牛嘴式

功　效

作为一个单独的练习，牛嘴式对身体的所有大小关节都有疗效。它非常有效的活动了趾关节、肘关节、肩关节、脚趾、踝关节、膝盖以及臀部关节。同时，与各部关节相关联的所有肌肉、神经也会自然而然的随之强健、活化，并恢复正常。

由于关节肌肉的活动，这些部位的血液循环得到了改善。因此，关节内部的废物被排出。它还有助于恢复关节内部的滑液，治愈关节抽筋和疼痛症。

对于一般的练习者来说，这套姿势也有许多益处。它可以使关节柔韧，骨骼坚硬，胸围增大，改善心、肺功能。

姿势分解

预备姿势：

有些患有膝关节、踝关节和趾关节的练习者，由于受关节炎的影响较深，在掌握练习正确的牛嘴式的预备姿势时，可能有些困难。因此，建议他们只需要坐在地上，双腿自膝部弯曲，脊柱保持垂直。

凡能按照正确方法做预备姿势的人，应按下列步骤坐在地

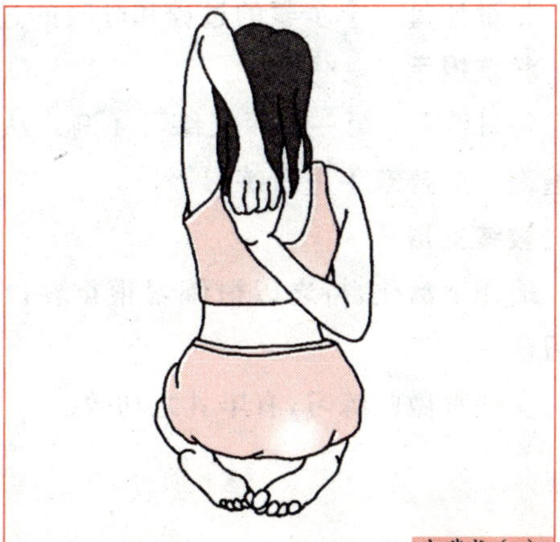
牛嘴式（1）

上:取跪地的姿势,由双膝承担体重。两膝间隔大约 4 英寸。两腿脚踝和脚趾贴着地面,两脚尖靠拢,脚跟向上分开。

这样,脚趾、脚底、脚跟成为一个弯曲的弓形。然后身体缓缓坐在弓形的脚底上,身体重量也压在上面。手掌放在大腿部,目视前方,脊柱保持正直。此为牛嘴式的预备姿势。

练习姿势:

慢慢将右手放在背部,右肘弯曲,右手背沿着背部向颈部上伸,将手背紧紧贴着脊柱,右手指朝上,做这个动作时,右手要用力。

自左肘部弯曲左臂,向上抬起左肘,左手掌放在左肩上。然后,努力用左手指触到右手指,相互接触会感到困难,那么尽其所能,把两手伸到最大限度,并且停留在这个位置上。凡手指相互接触并不感到困难的人,那你应该努力弯曲两手手指相互反扣。两手指要略微弯曲相互相扣。然后,手指勾紧牵拉在一起。

两手扣合之后,努力使左肘向上抬起。脊柱要保持正直、稳固,目视前方,正常呼吸。保持这一双手扣合的姿势 10 秒。那些双手不能扣合者,应该尽量把手伸到最大限度,并保持这个姿势 5 秒。这种双腿跪坐、两手扣合的姿势,为牛嘴式。(如图)

保持上述姿势 10 秒后,放松紧扣的手指,慢慢松开双手扣合的状态。然后逐渐把两手放在大腿上,稍事休息。至此,牛嘴式练习完毕。做两次正常的呼吸,休息之后再按照上述方法,双手交替再练习几遍。(左手改放在背后,再抬起右手臂肘)

练习重点

尽量让每一个步骤的过程和呼吸的过程配合好,尽可能慢慢完成。

教练提示

每日练习 ,第一周每天练习 4 遍。从第二周起,每日可以练习 6 遍。每一遍都要交替双手进行练习。

教练支招

瑜伽生活化,持之以恒练习很重要。此姿势特别适合办公室工作人员练习。

女性常做此练习,有丰乳之功效。

四、坐立姿势

1. 鹭鸶式

功　效

有效伸长大小腿，修复形体。

姿势分解

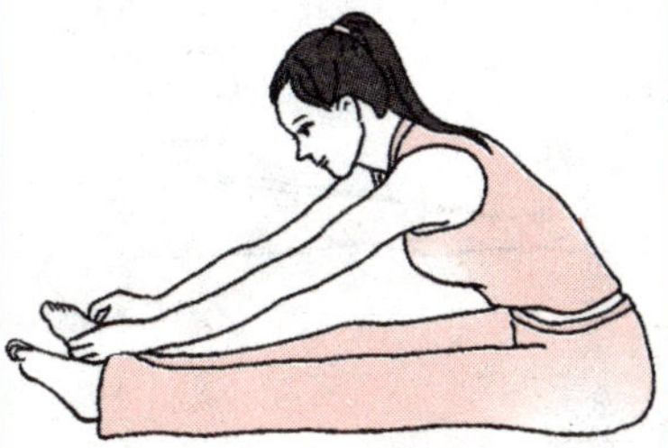

鹭鸶式（1）

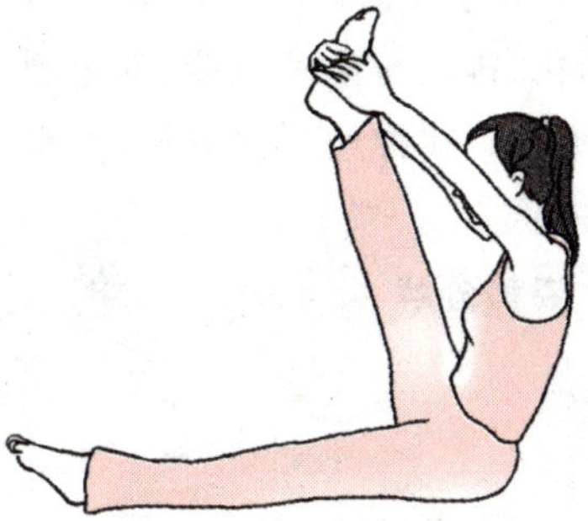

鹭鸶式（2）

坐在瑜伽垫上，双手往前抓着脚趾。

两手的手指抓住右脚的脚底，让右脚慢慢地抬高。柔软度不好的人，可以用手抓住脚踝或小腿处，让你做起来轻松许多，将下巴往天花板抬高，挺胸吸气。

一面慢慢地吐气，同时，用两手的力量把右腿拉近身体。右腿做完之后，不要忘记雕塑你的左腿。

练习重点

请尽量保持背部的平直，上半身不要前倾或后倒。眼睛注意看着脚趾尖的方向。

教练提示

请注意左右的平衡，两边的练习时间和次数要一样。

教练支招

瑜伽生活化，持之以恒练习很重要。

双脚要支撑全身的重量，因此会产生许多病痛及腿部肥胖、萝卜腿等烦恼。当你穿上时髦却不合人体力学的鞋子时，便增加了腿部巨大的负担，这时，所有有关脚部的毛病就随之而来了。腿部线条不美丽以及O形腿、大象腿，也是许多人的困扰。如果能去掉腿部循环不良所引起的淤血，再藉由运动输入良好的血液，对于腿脖子肥大以及萝卜腿、O形腿的人而言，淳淳老师提醒道，“鹭鸶的姿势具有很好的改善功效喔！”

2. 双腿背部伸展

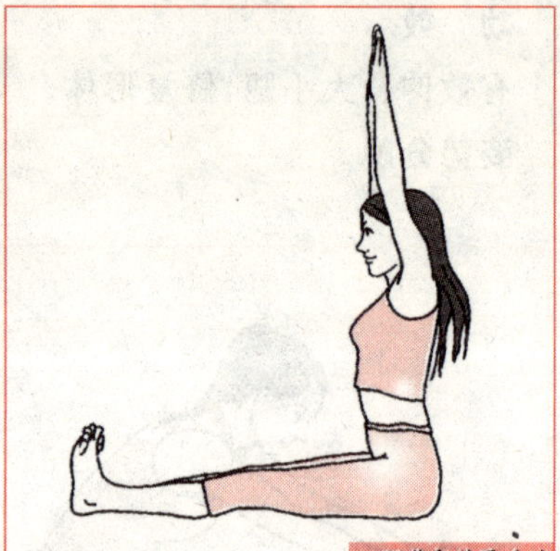
双腿背部伸展（1）

功　效

增加脊椎弹性；充分伸展肩膀、背部、臀部与双腿；按摩腹部内脏，可提升消化、排泄与生殖机能；促进血液循环；平衡自律神经及内分泌，有助心绪平静稳定。

姿势分解

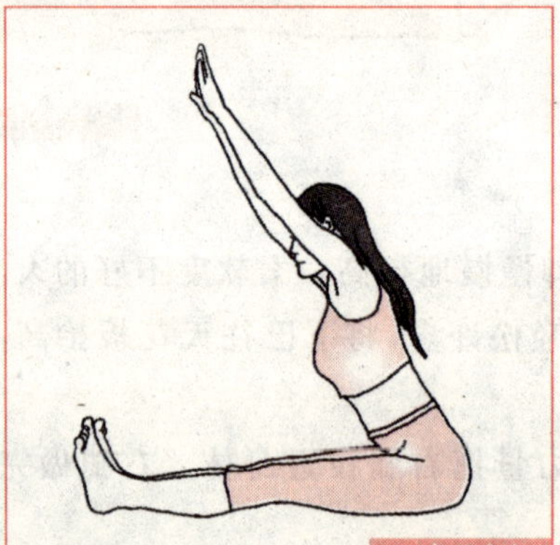
双腿部伸展（2）

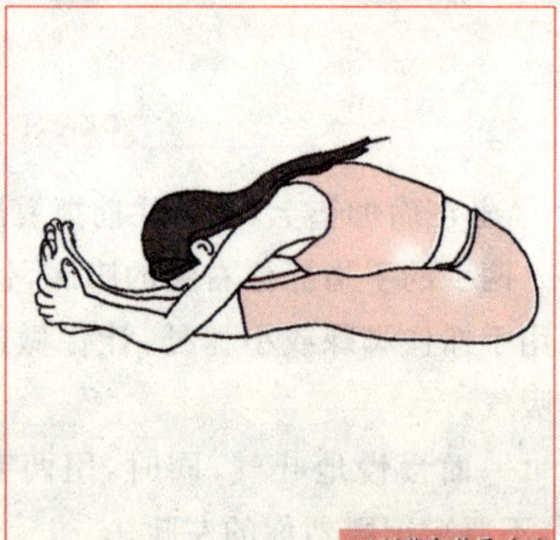
双腿背部伸展（3）

挺直上身，两腿并拢向前伸直坐好，背部挺直但应放松，双手放松地放在大腿上。

吸气慢慢将双手举高过头，手臂内侧夹在耳旁，充分拉长脊椎。

慢慢吐气，将上半身往脚趾方向依腹、胸、下颚、额头循序前倾，此时膝盖尽量伸直，待上半身贴住大腿后，双手可抓住脚掌外侧，柔软度好的人可绕过脚掌交互握手，如图停留5～8个深呼吸，之后，慢慢吸气回原姿势。

练习重点

练习过程中，背部要平直，尽量不要拱。

教练提示

若受限于柔软度，双手无法抓住脚掌，手可放在小腿上，此时，背部仍应轻松打直。

避免反弹动作，更不要请他人协助推背；配合呼吸慢慢练习，自然有进步。

教练支招

瑜伽生活化，持之以恒练习很重要。

想背部变得完美起来，经常这样拉伸，还可以很好地刺激腹内脏，有助消化呢。

3. 吉祥式

功　效

常做吉祥式，可改善新陈代谢、刺激腺体、调整及强化耻骨尾骨肌肉的骨盆基部，进而增强性功能，提升性的敏感度；另外，还能消除腰部内侧赘肉，治疗低血压及便秘。

姿势分解

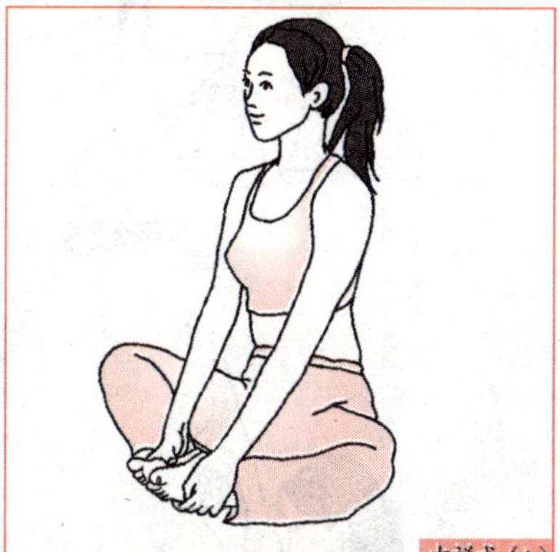

吉祥式(1)

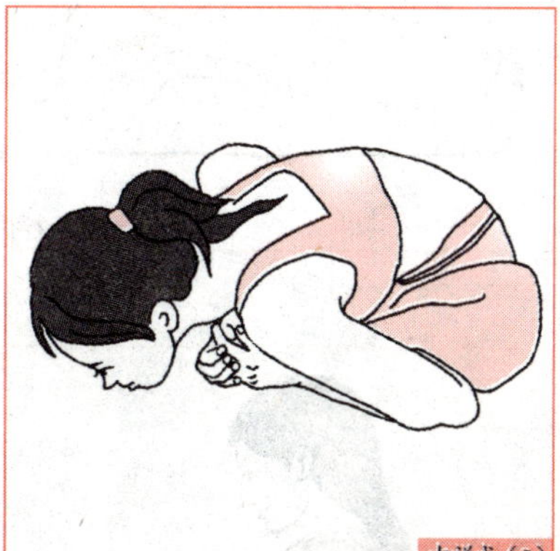

吉祥式(2)

坐正，做深呼吸，两脚弯曲，脚板碰脚板。

吸气，身体慢慢向前弯下，使其尽量接近地面，下颚贴地，停留数秒，做深呼吸，还原调息。

练习重点

尽量保持好呼吸，动作缓慢身体向前弯时，要保持背部的平直。

教练提示

经期时可不练此姿势。

教练支招

瑜伽生活化,持之以恒练习很重要。

性爱的建立与我们的大脑、内分泌自主神经有着密不可分的关系,常作此姿势保性福。

4. 屈膝展背式

功 效

伸展腿部前、后侧韧带;灵活膝关节、踝关节。

扩展背部肌群、胸大肌。

姿势分解

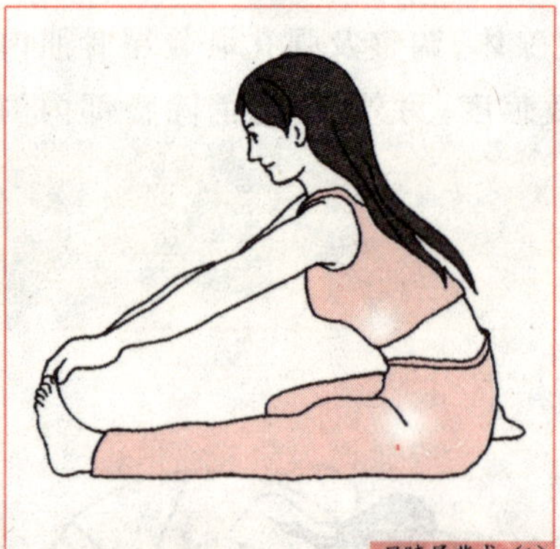
屈膝展背式(1)

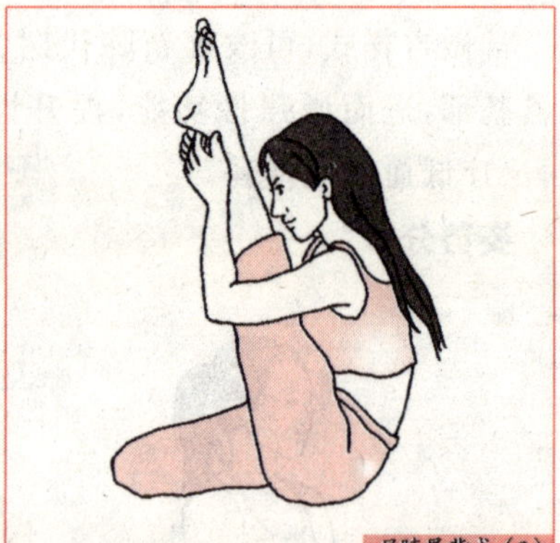
屈膝展背式(2)

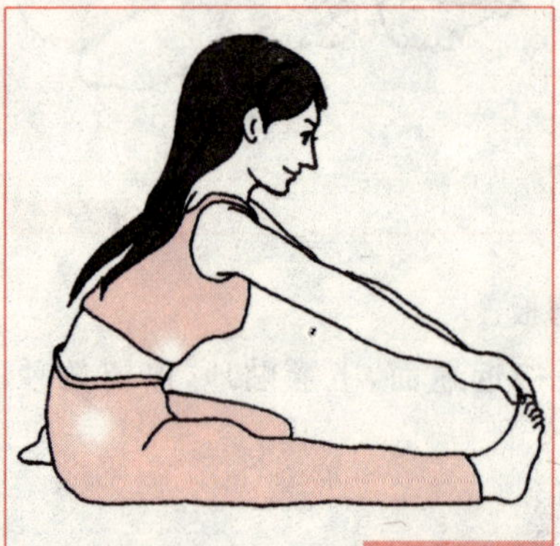
屈膝展背式(3)

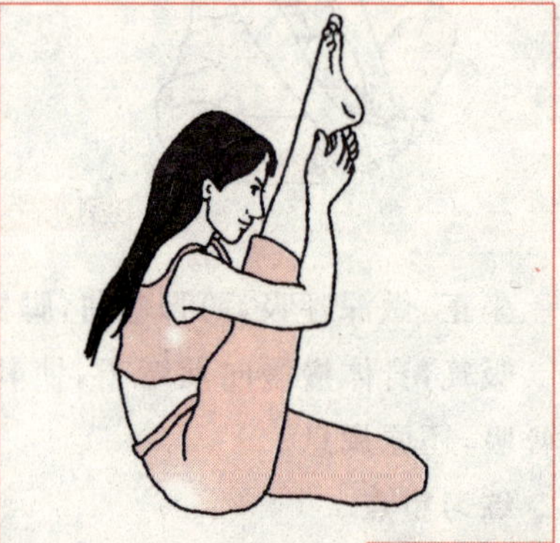
屈膝展背式(4)

按基本坐姿坐好。

屈右膝，使右小腿后侧紧贴右大腿外侧。

两手抓住左脚尖，吸气、钩脚，挺伸上体。

呼气，左腿抬起，尽量贴近上体，绷直脚背。

换左腿重做此姿势。

练习重点

尽量保持的时间越来越长，两侧练习时间要相同。

教练提示

尽量保持好呼吸，动作缓慢，初期练习时，有可能腿不能伸直，也不能尽可能地靠近前胸，只要尽可能保持背部平直，腿伸长，就会有效果。

教练支招

瑜伽生活化，持之以恒练习很重要。

5. 脊柱扭动式

功　效

充分伸展手臂及大腿肌肉，增强肩关节、脊柱及髋关节的活动性，有效预防肌肉拉伤。

姿势分解

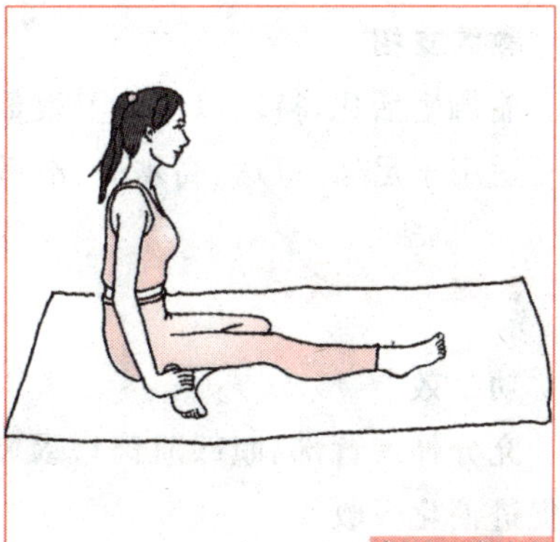
脊柱扭动式（1）

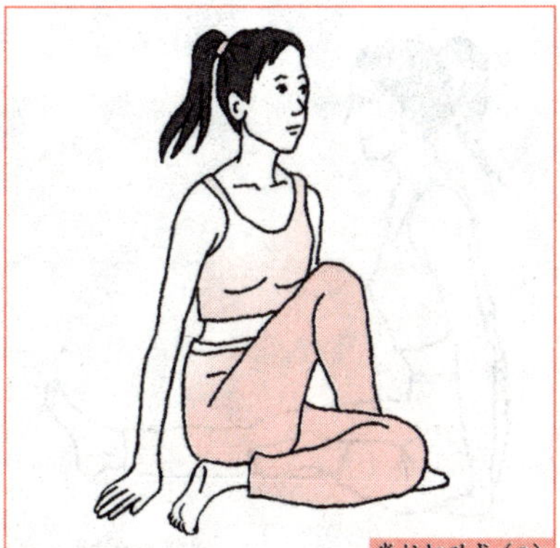
脊柱扭动式（2）

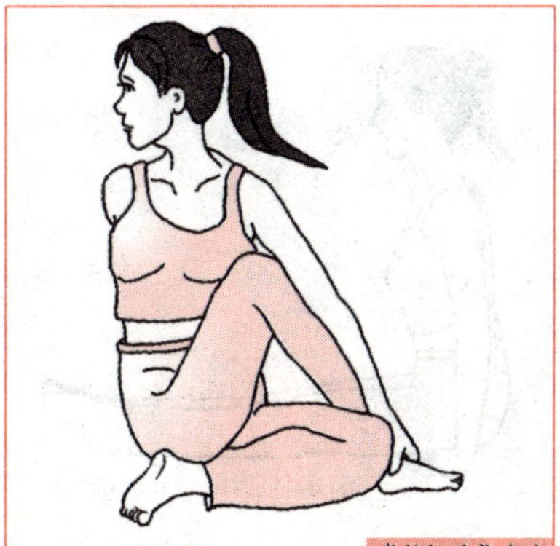
脊柱扭动式（3）

正坐于垫上，左脚内收屈膝，左脚跟靠近右大腿外侧。

将右腿屈膝，跨过左腿，放于左膝外侧，深呼吸。

向右转体，左肘放于右膝外侧，左手抓住右脚，右手放于左侧腰部，呼气，上体慢慢用力向右转动，吸气，放松，转动时双臂用力，以增加转动幅度。同样方法，重复另一侧。

练习重点

灵活脊柱，增加其弹性。

教练提示

尽量保持的时间越来越长，上半身转动时，注意眼睛尽量沿着转动的方向看出去。如手不能抓住脚的内侧时，可以屈肘，肘部用力推膝关节。

教练支招

瑜伽生活化，持之以恒练习很重要。

适用于足球、壁球、高尔夫、滑雪、体操等运动的放松练习。

6. 单腿屈伸展式

功　效

充分伸展背部、髋部肌肉以及双腿后部肌群，有助于消除腰腹部脂肪，亦促进消化吸收。

姿势分解

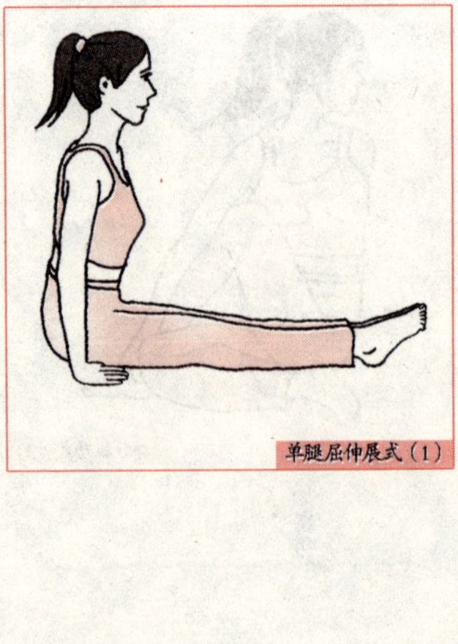
单腿屈伸展式（1）

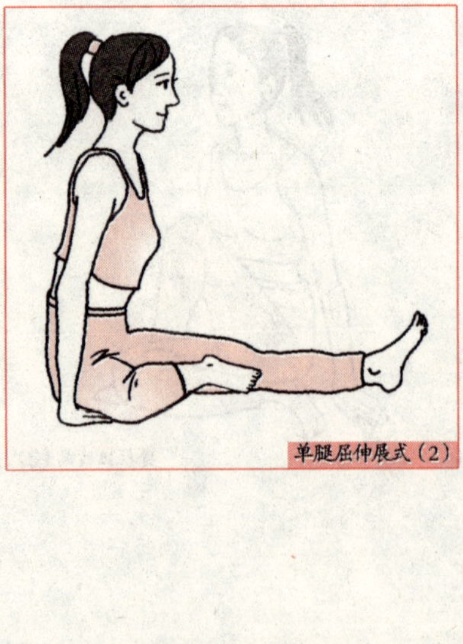
单腿屈伸展式（2）

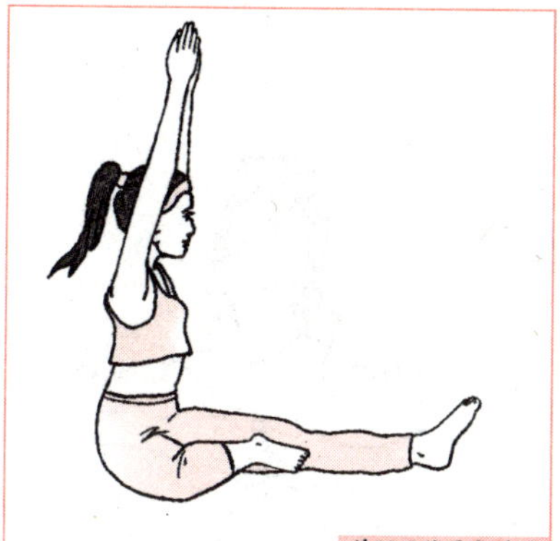

单腿屈伸展式（3）

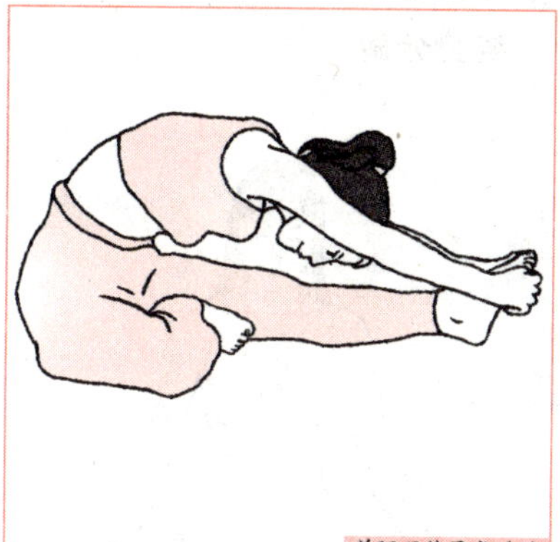

单腿屈伸展式（4）

坐姿，双腿伸直，双手放于体侧。

先收右腿，借助双手的力量，将右脚收于腹股沟的部位，脚心紧靠左大腿内侧。

吸气，两臂自体侧向上伸直，手心向前。

呼气，上体由下背部开始，逐渐向前弯，直至双手抓住左脚，头部应尽量触及膝部。达到极限后，深呼吸，坚持10秒钟，回位。同样方法重复另一侧。两侧之间可休息15～20秒。

练习重点

向上伸直手臂时，意识力放在整个脊柱的伸拉上，上半身向前向下时，意识力放在背部肌肉和大腿内侧的伸拉上。

教练提示

缓慢进行，配合好呼吸。做此动作时，如双手不能触脚，触及小腿或膝盖亦可，只要到身体的极限就是有效果的。

教练支招

瑜伽生活化，持之以恒练习很重要。

长期练习即可达到头、胸、腹触及腿部，双手也可抓住脚跟或于脚心处相握。想美化背部和大腿的朋友们可多作此练习。

7. 莲花平衡功

功　效

柔韧两腿，柔韧两手臂。

按摩腹部内脏器官，减除腹部多余脂肪，促进消化功能。

增强身体的平衡感。

姿势分解

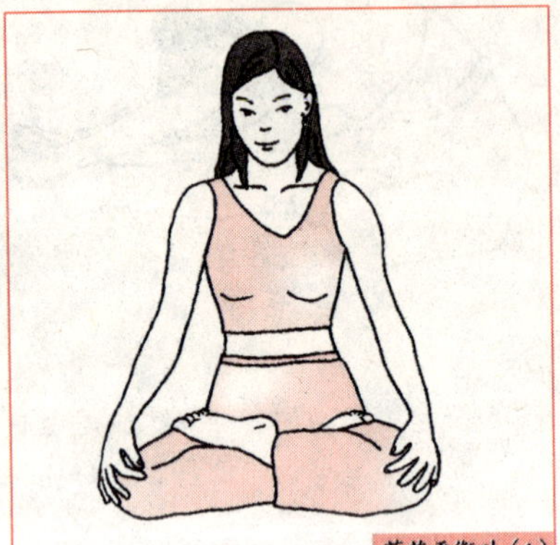

莲花平衡功（1）

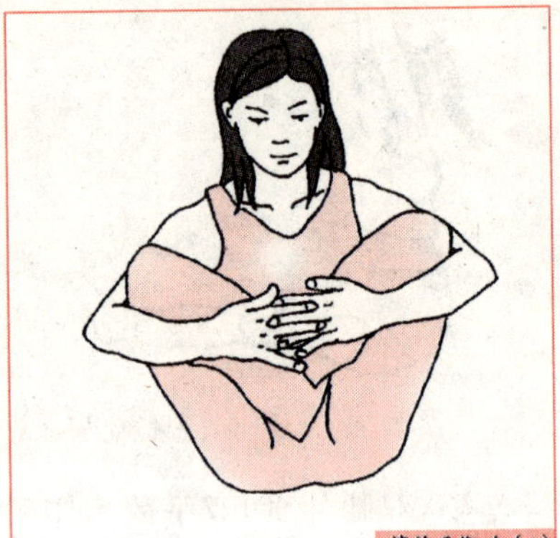

莲花平衡功（2）

按莲花坐姿坐好。

吸气，将屈着的两腿抬起。

呼气，两手在屈着的两腿前相交，保持身体的平衡，自然呼吸。

呼气，放松两手及两腿。

练习重点

平衡。

教练提示

保持重心，背部尽可能平直。

教练支招

瑜伽生活化，持之以恒练习很重要。

8. 坐角式

功　效

能最大限度地锻炼髋部，所以妇女怀孕前常坚持做此练习，可使以后分娩更顺利进行，减少妇女的经期腹痛，减轻腰骶椎疼痛。

扩张胸部，缓解肩痛，柔韧两手臂。

消除脸部皱纹，延缓衰老。

扩张整个背部，加强背部肌肉力量。

姿势分解

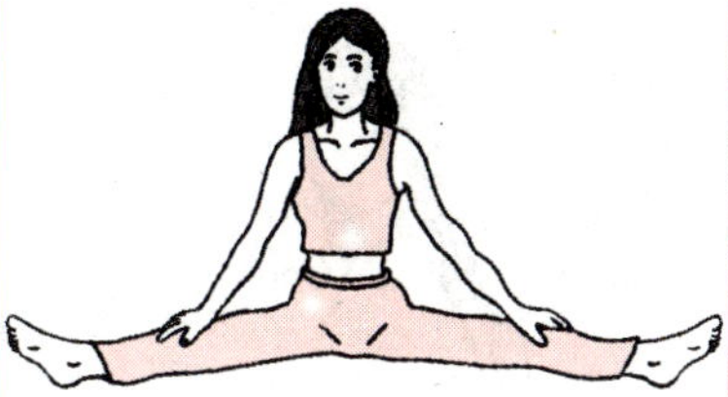
坐角式（1）

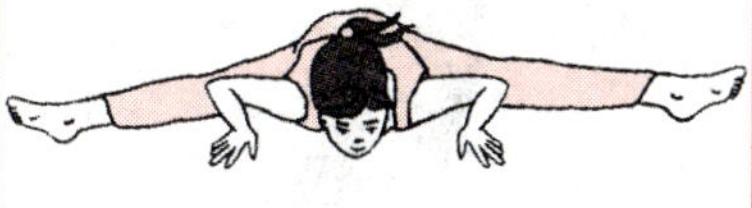
坐角式（2）

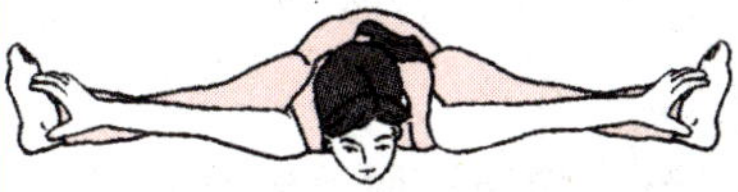
坐角式（3）

按基本坐姿坐好，分开两腿。

两手放于体前地面，屈肘，将上身躯体尽量贴近地面。

两手分开，慢慢抓住脚尖。

再继续向后延伸两手臂，手心相合，举至上方。

呼气，两手收回，放于脚尖。

慢慢抬起上体及头部，两腿向前并屈膝，将头埋于膝间，闭眼放松全身。

练习重点

强度伸拉。

教练提示

屈肘，将上身躯体尽量贴近地面，不要拱背。初学者可适当减小两腿之间的距离。贴不到地面也没有关系。感觉身体有伸拉的感觉就好了。

教练支招

瑜伽生活化，持之以恒练习很重要。

9. 屈膝扭动式

功　效

随着身体的扭转，腹部器官得到按摩与放松。

胃肠得以清洁，并使废物易于排泄，预防腹痛及便秘。

脊柱的弹性也增强。

姿势分解

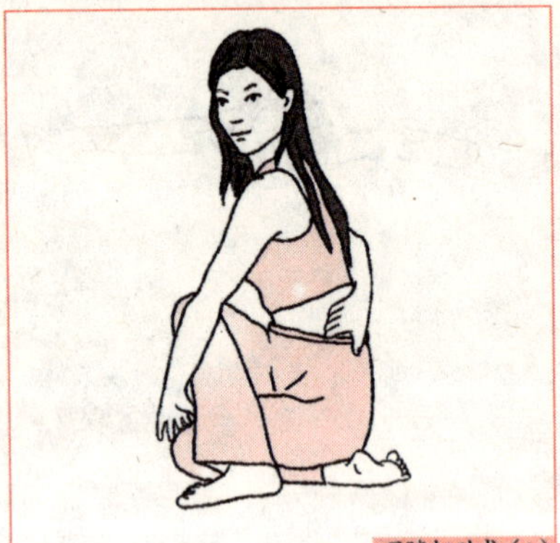

屈膝扭动式（1）

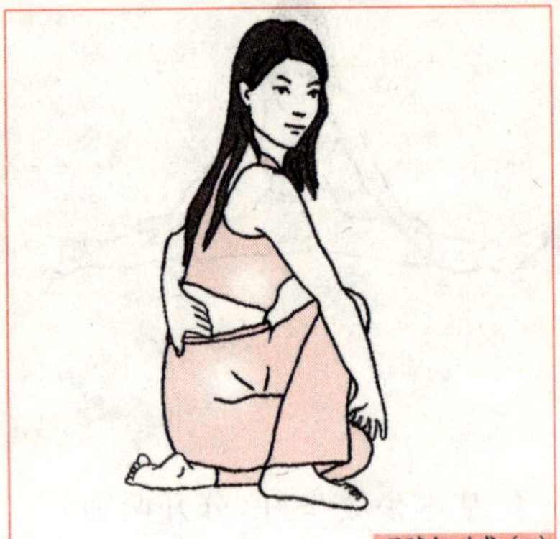

屈膝扭动式（2）

按基本坐姿坐好，屈右膝，右脚放于右臀下。

左脚心放于右小腿旁。

右手心放于右膝上，左手心放于右腰处。上体右转，眼望右后方，自然呼吸30～60秒。

吸气，慢慢转回上体及头部。

呼气，两脚放松。

换左侧做同样练习。

每侧重复3次。

练习重点

灵活腰部。

教练提示

转动时，请尽可能转到最大的极限。

教练支招

瑜伽生活化，持之以恒练习很重要。

10. 坐立姿势

功　效

按摩腹部内脏器官。

灵活脊椎。

姿势分解

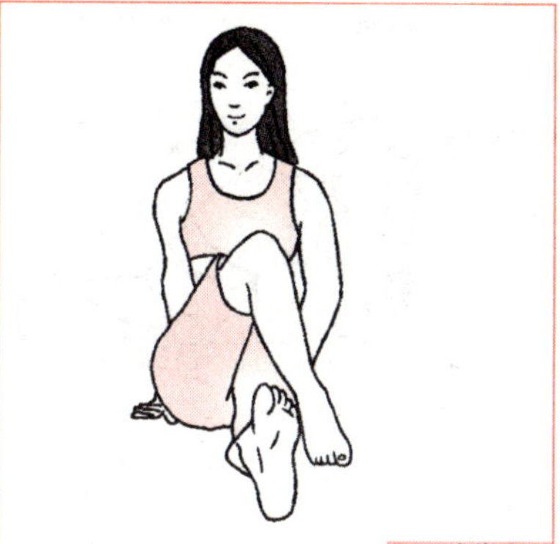

坐立姿势（1）

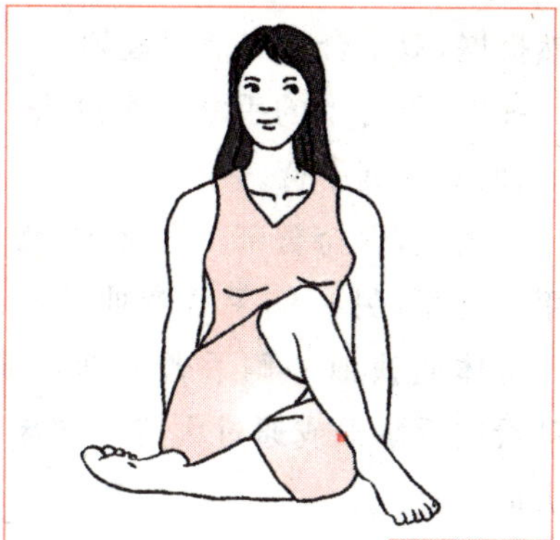

坐立姿势（2）

背部挺直坐在地面上，左腿伸直，右腿弯曲，右脚放在左腿外侧，小腿靠紧左腿或左膝，尽可能将右脚跟靠拢左臀。

然后收回左腿，左脚跟靠拢右臀，左大腿外侧贴地。

吸气，脊椎和头部向上伸直，右手放在靠紧尾椎的地面上。左手臂放在右腿外侧，手臂要伸直，掌心朝前。姿势做好后，呼气，转动头部，眼朝右肩望去，两肩保持水平。反向运动回复起始姿势，身体另一侧重复练习。

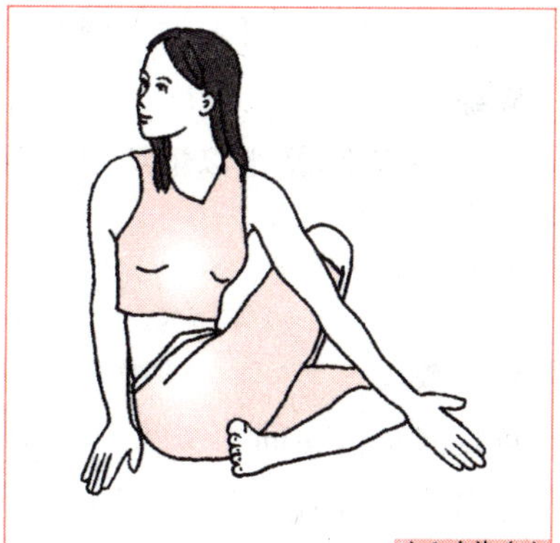

坐立姿势（3）

教练提示

练习中有一条腿可以保持伸直，不必弯曲（上一姿势中按要求应先伸直左腿）。

教练支招

瑜伽生活化，持之以恒练习很重要。

11. 侧腰伸展

功　效

灵活腰部，挤压腹内脏，伸拉腰围线肌肉，有效减去多余脂肪。

姿势分解

莲花坐或简易莲花坐，脊柱保持自然挺展，双手合十胸前成起始式。

吸气，将合十的手掌高举过头，呼气，向两侧平展手臂。

再吸气，保持臀部不要离地，将一侧手臂高举，另一侧手臂弯曲轻扶地面。身体向扶地一侧手臂方向弯曲。眼睛看向手掌根或通过大臂看向天花板方向。

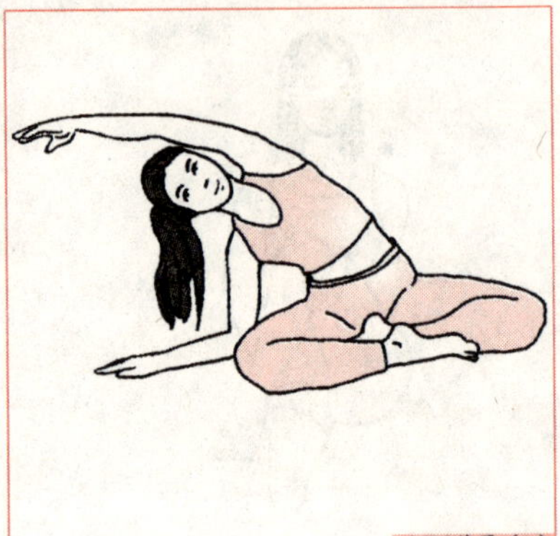
侧腰伸展（1）

教练提示

伸弯时，尽可能保持身体不要前倾。每次呼气时，尽可能加大侧弯的幅度。

教练支招

瑜伽生活化，持之以恒练习很重要。

12. 英雄式

功　效

英雄式可以在同一个练习之中，以一种十分有效的方式活动所有的大小关节，这一外部活动促进了关节部位的血液循环，恢复了这些关节的正常机能。

这套姿势对肺部、胸部也有良好的调节作用。它使得腿、臀和手臂的肌肉富于弹性，并消除这些部位的过剩脂肪。在古代，人们相信练习这个姿势，可以增强自我的勇气、胆识和不畏艰难的精神。

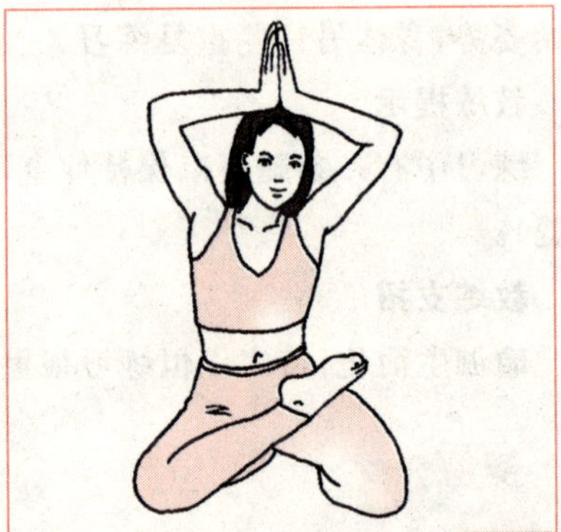
英雄式

姿势分解

预备姿势：

用比较简单的方法坐在地上，身体向上伸直。眼睛平视前方，正常呼吸。

练习姿势：

自膝盖处弯曲一条腿，将脚跟移至臀部后侧，脚趾贴地，脚跟朝上，触及臀部。身体的重量应该支撑在地面上，而不是由弯曲的腿承受。

将另一条腿自膝盖处弯曲，把脚放在刚才已经弯曲腿的大腿上部，膝盖触地。

双手在两侧伸直，然后把手腕放在头上，双手合十，十指并拢，手腕须置于头顶，手指向上伸直。尽力将臂肘向两侧伸展，但要感到舒适为主。

脊椎、颈部、头部伸直，目视前方。手掌和手指并在一起，臂肘仍然要保持绷紧伸直。正常呼吸。此为英雄式。保持这个姿势 10 秒钟(如图)。

10 秒钟后，手掌分开，双手自头顶收回，然后用手将放在腿上的脚挪回到地面，再把另一条弯曲的腿还原，放到一个比较舒适的位置上。休息 5 秒。

至此，英雄式练习完毕。然后两腿交替练习，即：进行第二遍练习时，原来放在上面的一条腿，应该改为弯曲到臀部后侧，再将另一条腿的脚放在大腿上部。

练习重点

尽量让每一个步骤的过程和呼吸的过程配合好，尽可能慢慢完成。

教练提示

每天练习 4 遍，最大限度只能增加到 6 遍。每日练习不得超过限度。

教练支招

瑜伽生活化，持之以恒练习很重要。此姿势特别适合办公室工作人员练习。

女性常做此练习，有丰乳之功效。

13. 单莲花坐

功　效

莲花坐是瑜伽中的基本坐姿，你可以在看电视的同时做做这个动作，可以帮助活动人体多处韧带，保持经络通畅。

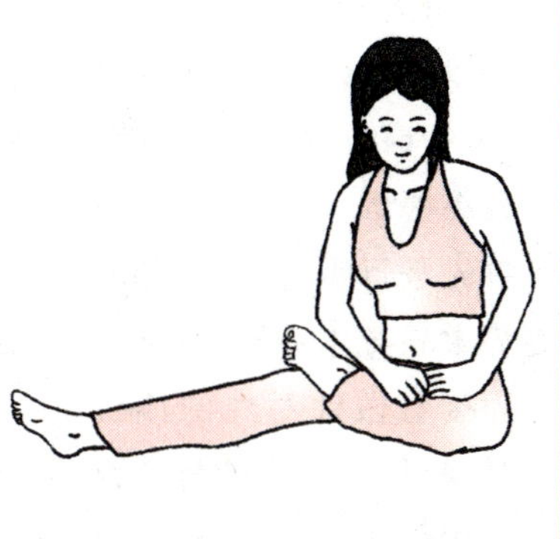

单莲花坐(1)

姿势分解

维持正常坐姿，两腿自然伸直。屈左腿，将左脚的脚背放在右大腿的腹股沟处，双手放在左膝盖上，轻柔地将左膝盖做上下弹性运动数次，使之最终接触地面。

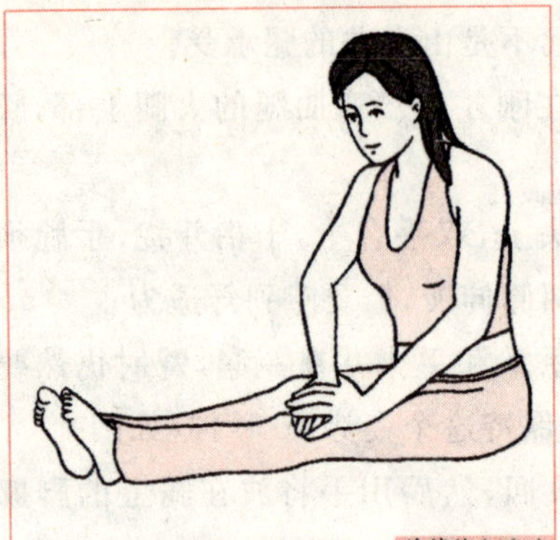

单莲花坐（2）

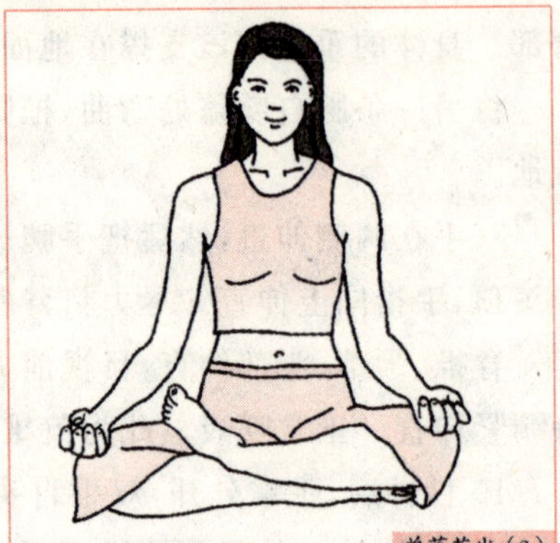

单莲花坐（3）

慢慢将左腿还原后，双手按摩膝盖和脚踝。换右腿，按照左腿动作轻压右腿。以上动作重复3～5次；每次注意压腿力度不宜过于剧烈。

教练支招

瑜伽生活化，持之以恒练习很重要。

14. 金刚展胸

功　效

增强胸部紧实感，创造美丽胸腺，预防乳房下垂。

姿势分解

金刚坐，保持脊柱正直，下颌微收，双手指尖向后撑住地面，吸气挺胸慢慢抬头，双肩后展，肩胛骨向后打开，努力抬高下颌，自然呼吸。

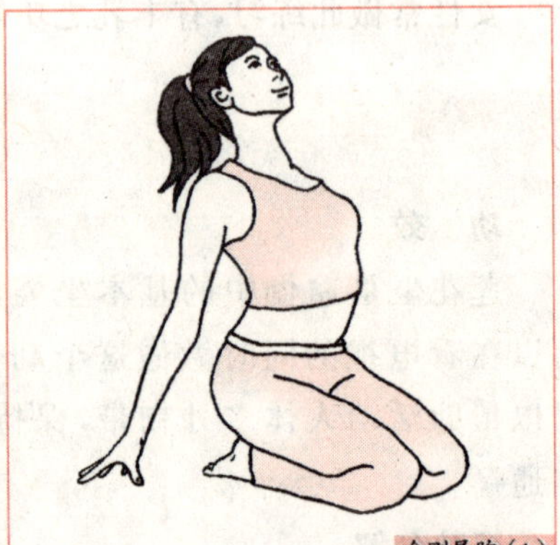

金刚展胸（1）

教练提示

首先进行暖身练习，通过10分钟的姿势柔软身体，舒展四肢，减少运动伤害。接着做针对性的体位练习，通过针对臀、腿等部位的外在练习，与内在调息相结合，美化身体曲线，强健肌肉能力，释放压力，消除烦恼。

教练支招

瑜伽生活化，持之以恒练习很重要。

15. 坐英雄扣手式

功　效

防治肩周炎、肩、颈、背酸痛，扩展胸部。

姿势分解

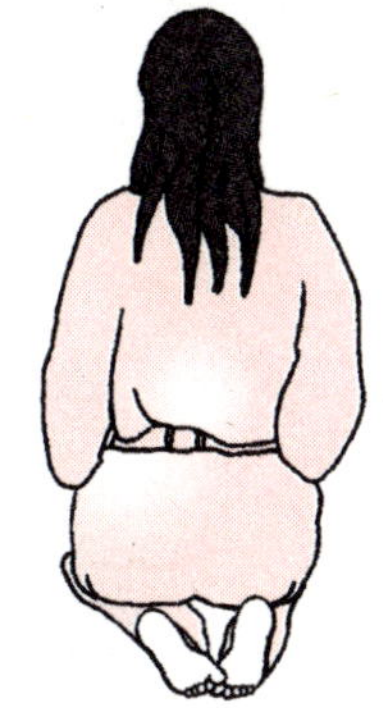

坐英雄扣手式（1）

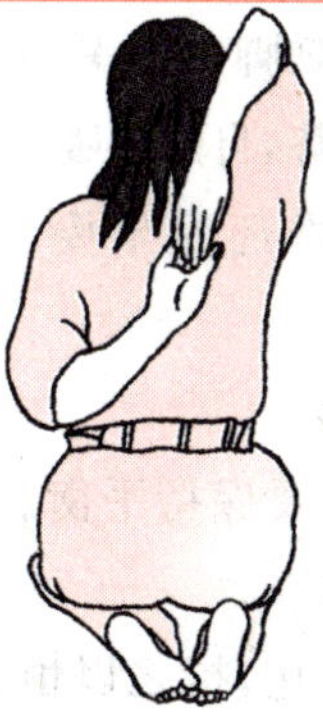

坐英雄扣手式（2）

跪坐在椅上或垫子上，双腿并拢，背部挺直，双目平视。

右臂高举过头，屈肘，右手与左手在背后相扣，头、颈挺直，匀速呼吸，保持 2 分钟。

松开双手。换另一侧练习。

教练提示

首先进行暖身练习，通过 10 分钟的姿势柔软身体，舒展四肢，减少运动伤害。接着做针对性的体位练习，通过针对臀、腿等部位的外在练习，与内在调息相结合，美化身体曲线，强健肌肉能力，释放压力，消除烦恼。

教练支招

瑜伽生活化，持之以恒练习很重要。

16. 加强 V 字式

功　效

增强腹肌力量，消除腹部赘肉，能使大腿修长及腰变细。防止内脏下垂，改善胃肠功能，消除便秘及强化背部。具有放松身体和关节的效果，对胆小、容易冲动或神经质的人有帮助。

姿势分解

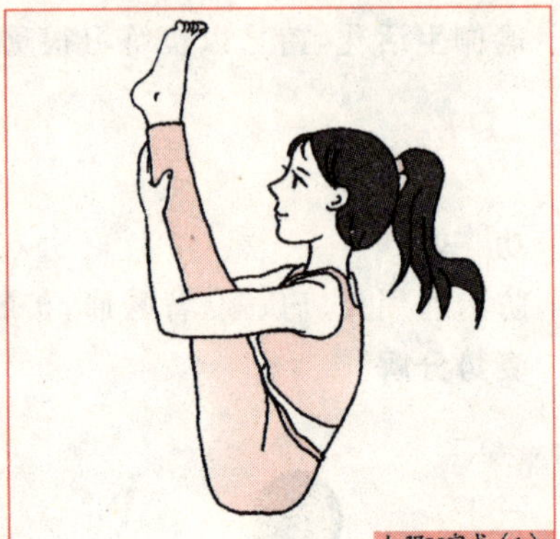
加强V字式（1）

取坐姿，弯曲双膝，双手抓住两脚脚趾，调匀呼吸。

吸气，双脚慢慢举高，上身同时稍向后倾，以脊柱骨做支点，保持身体平衡，然后双脚慢慢向两侧打开，同时将头部后仰，双脚与双臂要伸直；吐气，双脚慢慢并拢，双手抓住小腿肚，将膝盖拉近胸部，用力伸直双脚与收紧背部，注视前方。保持此姿势，自然呼吸5次。

放松，慢慢还原坐姿。重复练习3遍。

教练提示

身体一定要保持平衡。

教练支招

瑜伽生活化，持之以恒练习很重要。

17. 脊柱扇式

功　效

使脊柱从正面扭转的姿势上升到向上翻转的姿势。增强了脊柱扭转的难度和深度，活跃整个脊柱。

姿势分解

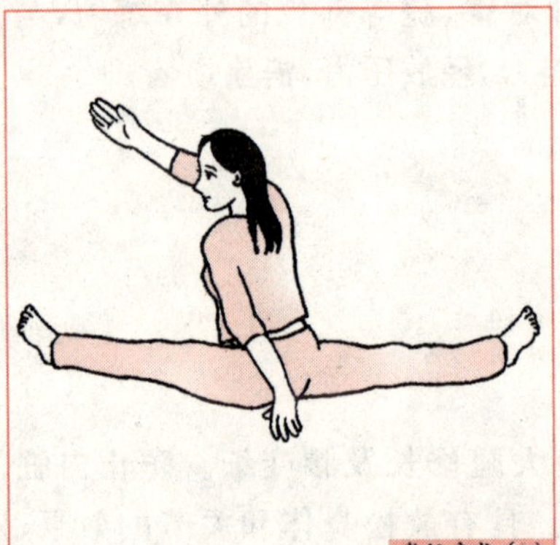
脊柱扇式（1）

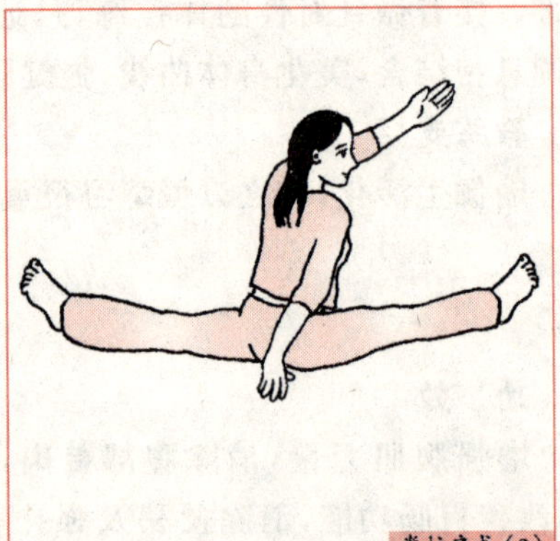
脊柱扇式（2）

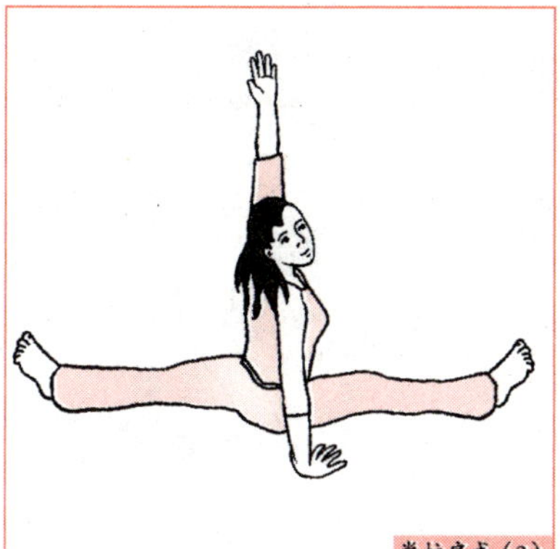
脊柱扇式（3）

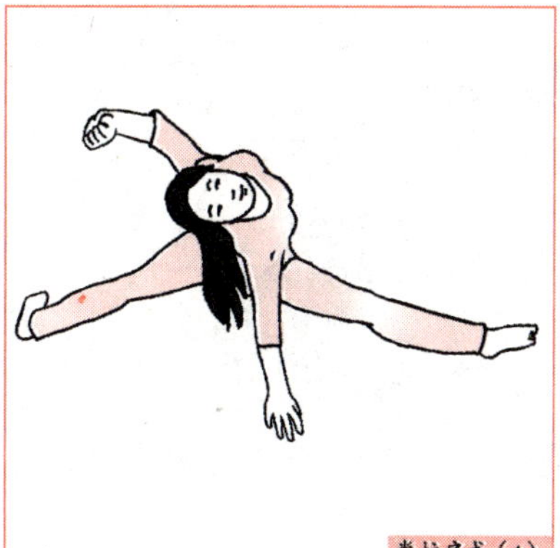
脊柱扇式（4）

坐于地面呈全莲花式打开双腿，左手支撑于地，挺胸收腹，吐气时右臂带动身体向左侧扭转，吸气时保持 6～10 秒。

动作相同方向相反。

呼吸时再一次缓慢扭转又要侧至最大幅度，重心向右下倾斜，吸气时举起左臂充分向上提升，保持 6～10 秒。

右臂带动两支撑脚尖内侧全力支撑起整个身体，全力打开颈部、肩部、胸部、双臂。大腿的后群肌肉和臀部用力收缩，呈打开的扇形，保持 10～20 秒。

教练提示

练习此式时不可用爆发力，要尽量使身体处于舒适状态。

教练支招

瑜伽生活化，持之以恒练习很重要。

18. 卧蝶式

功　效

加大整个腹腔的血流量，驱除整个脏腑的寒气，由于展开骨盆，身体最大幅度地向前弯曲，可以挤压和刺激整个骨盆血液循环的状态，温暖和滋养卵巢。

姿势分解

坐于地面，脚心相对坐于地面，吸气，身体向上延长伸展，呼气时，身体下弯直至额头触及脚趾，保持 10～30 秒。

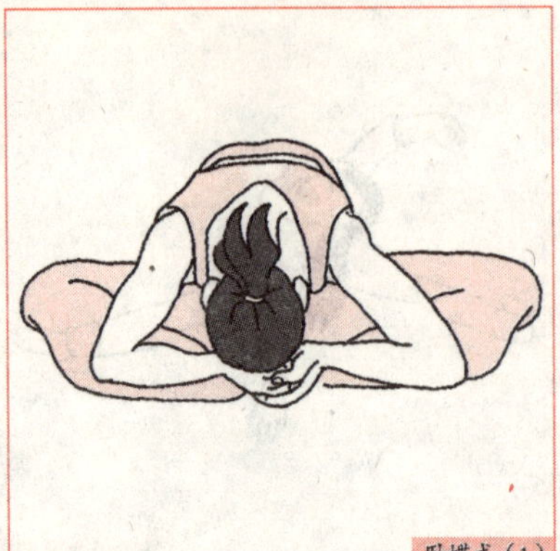
卧蝶式（1）

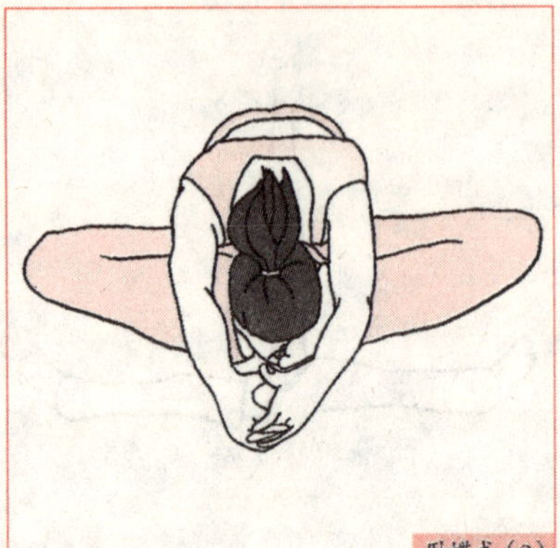
卧蝶式（2）

再次吸气，继续把双臂向前向远充分伸展，加大整个身体与地面的接触，呼气，上半身继续向下，保持好正常的呼吸，坚持20～30秒。

教练提示

注意向下俯身时，上半身尽可能保持平直，背不要拱起来。尽力练习就好。

教练支招

瑜伽生活化，持之以恒练习很重要。

19. 脊柱扭转功

功　效

通过180度或更大角度的扭转脊柱，刺激脊柱周围肌肉肌穴位，提高脊柱的柔软性和韧性，滋养整个脊柱，加强整个脊柱的功能。

姿势分解

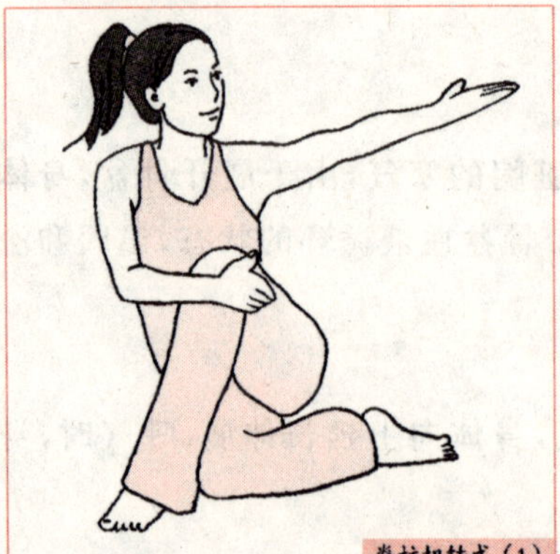
脊柱扭转式（1）

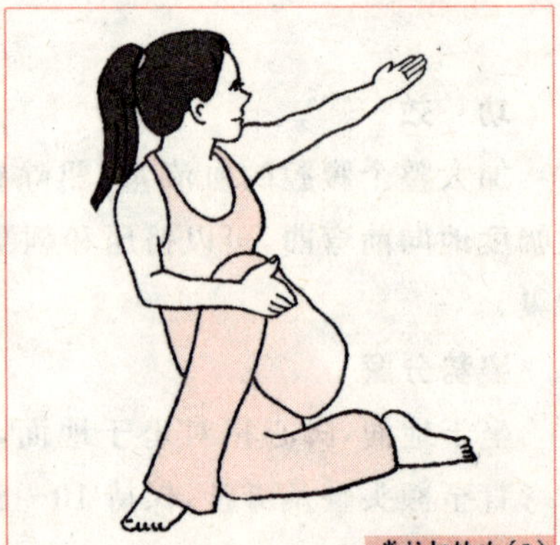
脊柱扭转功（2）

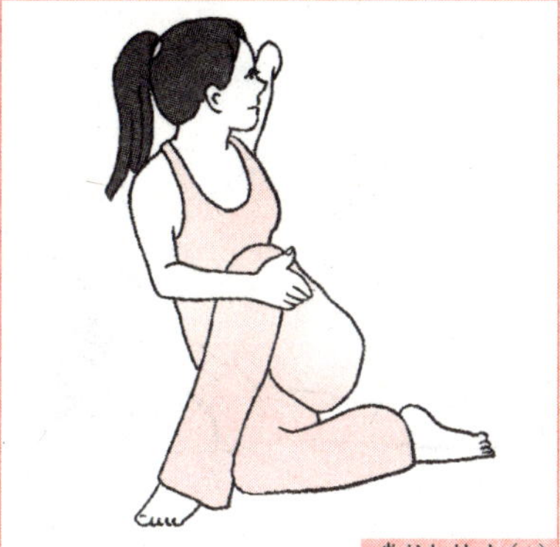
脊柱扭转功（3）

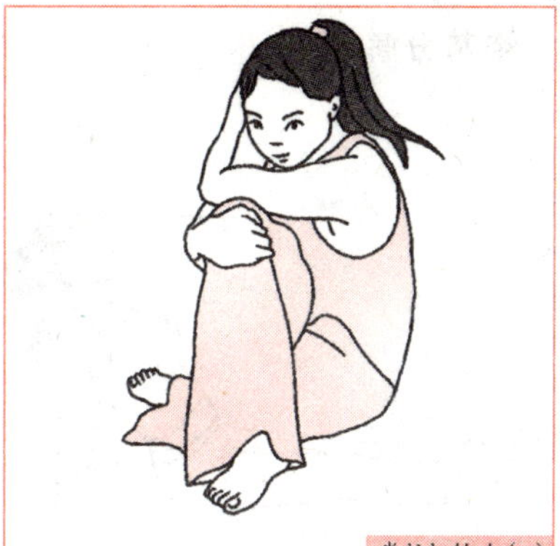
脊柱扭转功（4）

两腿交错稳坐于垫上，抬头挺胸后，背完全挺直(做脊柱扭转功最大的禁忌就是弯腰驼背，一定要保持后背完全立起绷直，在做任何脊柱扭转的时候都要保持整个后背挺直)。左臂尽量前伸，眼睛平视，保持6～10秒。

呼气时，整个脊柱向左扭转到身体所能承受的最大角度。在整个练习过程中手臂一定要伸展，整个手掌完全绷直，体会手臂带动身体在扭转过程中手心好像有微微冒热气的感觉，你的全身会有温暖的感觉，这种体会随着你扭转幅度的增加逐渐增加。

当脊柱扭转的动作做到最大范围后保持 30 秒至 1 分钟，保持正常的呼吸，吸气时，再以缓慢的速度慢慢回收，回收至胸前后，左手慢慢的抱住右肩，含胸低头，再慢慢把头转向右侧，保持 10～20 秒。这是一组很好的脊柱放松练习，当我们的脊柱充分放松后，可以向另一侧方向作脊柱扭转。

练习重点

注意练习过程中要控制和配合好呼吸练习。

教练提示

在扭转的过程中一定要缓慢，意识集中在你的背部，要迅速察觉身体所能作出的任何反应，如果在扭转过程中有很强烈的背部疼痛应该立即停止。

教练支招

瑜伽生活化，持之以恒练习很重要。

20. 十字脊柱转体

功　效

这是一个强壮脊柱功能的高难度练习，如果经常运动的人能做这些姿势，说明他脊柱很有韧性和弹性。初学者可以上下肢分开练习，手不要抓住

脚趾，腿部弯曲会使得动作容易做许多。

姿势分解

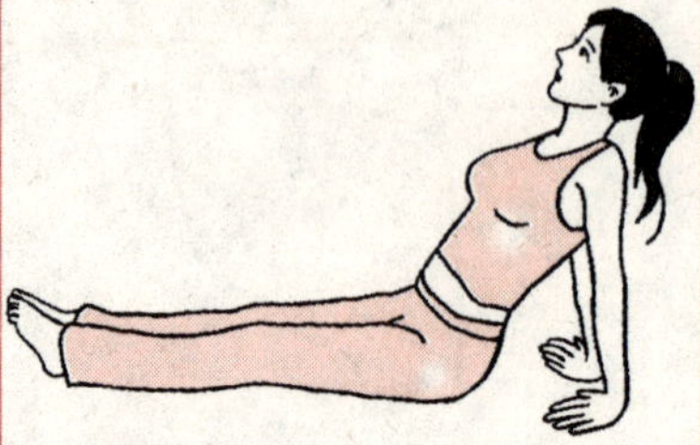

十字脊柱转体（1）

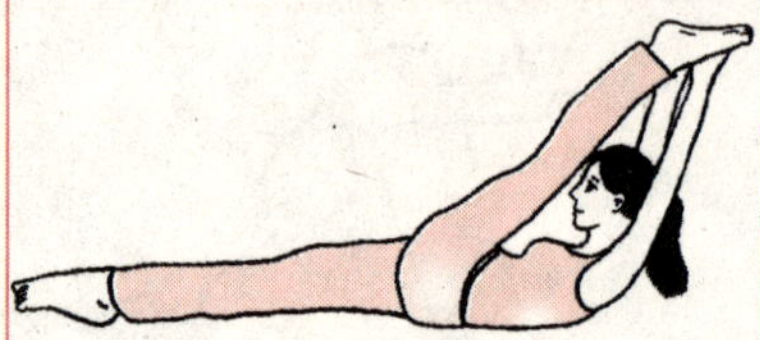

十字脊柱转体（2）

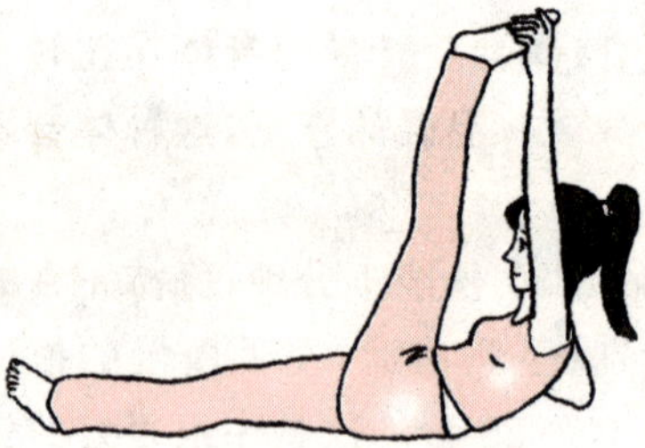

十字脊柱转体（3）

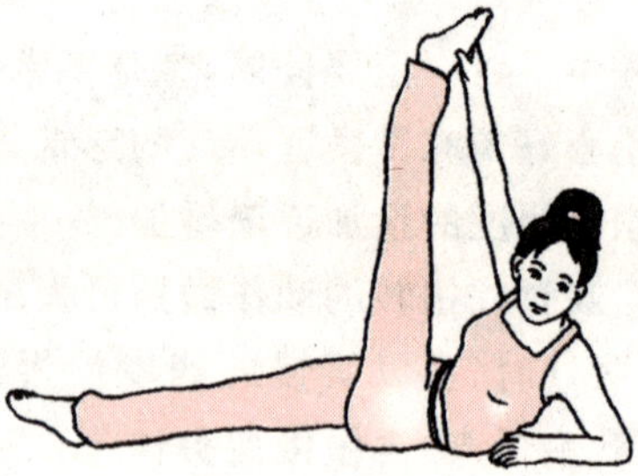

十字脊柱转体（4）

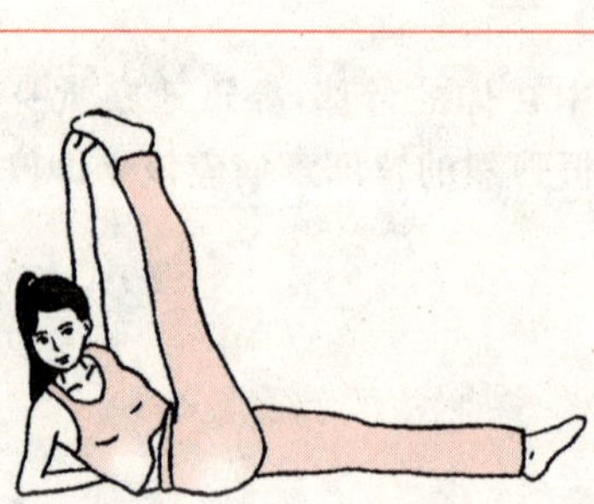

十字脊柱转体（5）

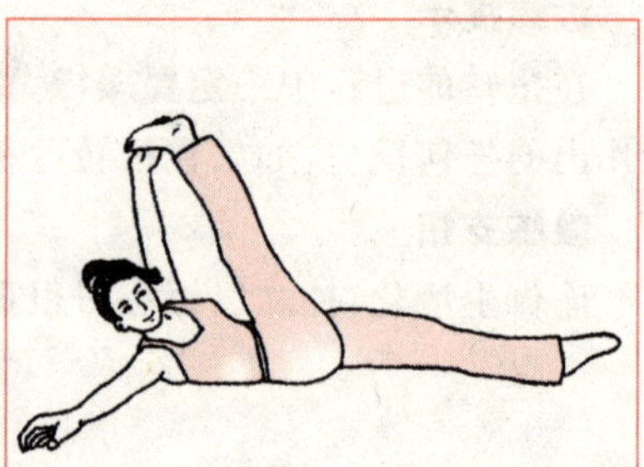

十字脊柱转体（6）

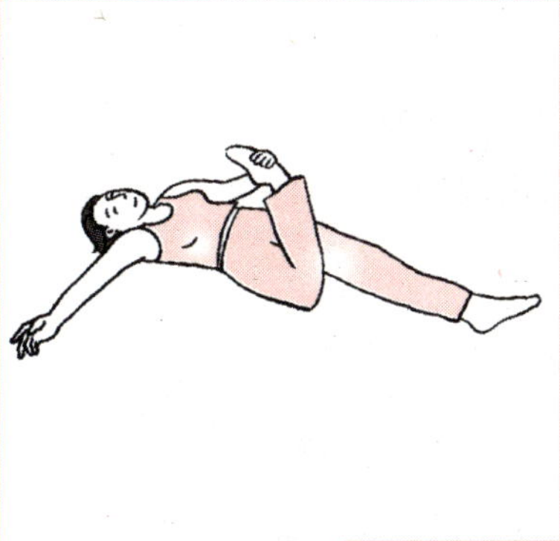

十字脊柱转体（7）

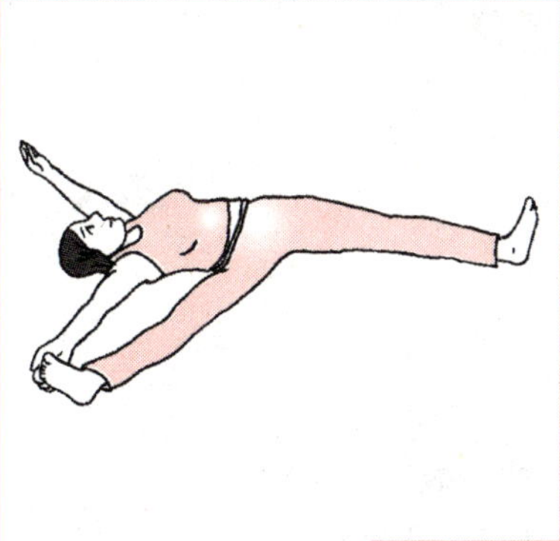

十字脊柱转（8）

反肘支撑于地面，两腿并拢，抬头挺胸。

吸气时双臂抓住左腿往额头处靠近，注意左腿伸直。最大限度地拉伸两腿的角度和幅度，并保持10～20秒。

呼吸时将拉伸腿的角度收回形成直角90度。

动作相同，方向相反。

吸气时上身缓慢下躺，拉伸。腿与手臂动作不变，尽量保持两腿绷直，右手臂向体侧平伸，保持6～10秒。

右手抓住右脚脚趾从左侧向右侧转成90度，两臂平伸，头保持正位，眼睛望天花板，保持10～30秒。

练习重点

注意练习过程中要控制和配合好呼吸练习。

教练提示

在扭转的过程中一定要缓慢，意识集中在你的背部，要迅速察觉身体所能作出的任何反应，如果在扭转过程中有很强烈的背部疼痛应该立即停止。

教练支招

瑜伽生活化，持之以恒练习很重要。

五、仰卧姿势

1. 锄　式

功　效

伸展，并强壮脊椎，放松肩关节，刺激血液循环，纠正驼背。

姿势分解

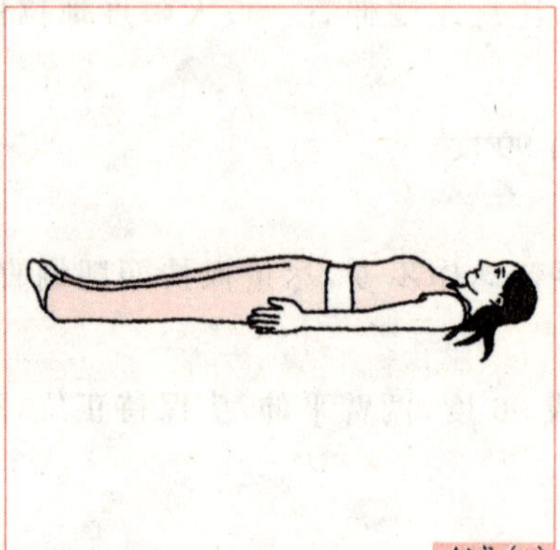
锄式（1）

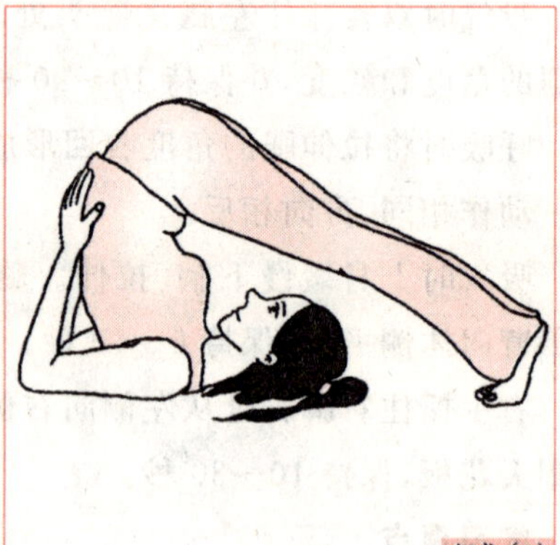
锄式（2）

平躺，做深呼吸。

吸气，双脚向上缓慢举高，吐气，双脚向头上方伸，让脚尖着地，双手扶着背部，停留时间依个人状况而定，然后调息。

练习重点

注意颈部有毛病的朋友们小心练习。

教练提示

初学者刚开始练习，如果无法将脚尖于头上方着地，不要勉强，只要一天比一天进步，慢慢完成动作即可。

教练支招

瑜伽生活化，持之以恒练习很重要。

此姿势还可以有效缓解背部肌肉，防止酸痛。

2. 下半身摇动式

功 效

充分扭转脊柱，运动腰、背及髋部肌肉，防止运动中发生损伤。

姿势分解

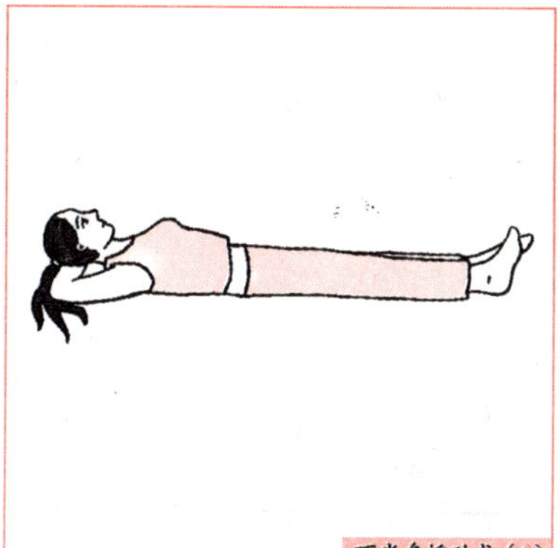
下半身摇动式（1）

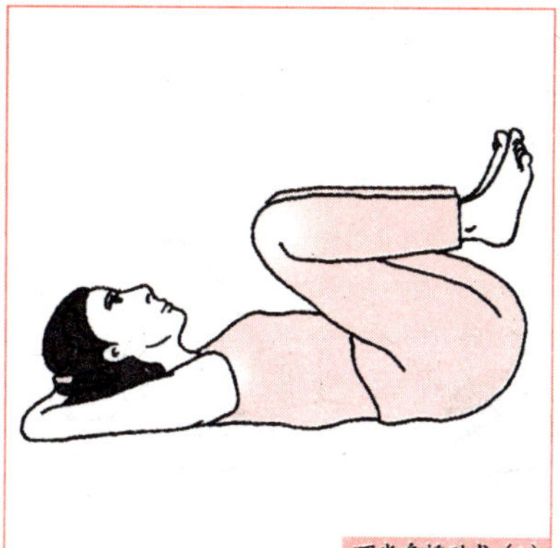
下半身摇动式（2）

平躺于垫子上，深呼吸。

吸气，双手放于头下，屈膝收腹。

呼气，双腿慢慢向左倒，此时保持双肩在垫子上，吸气，回复正中位。

呼气，双腿慢慢向右放下，双肩触垫，吸气回复正中位。

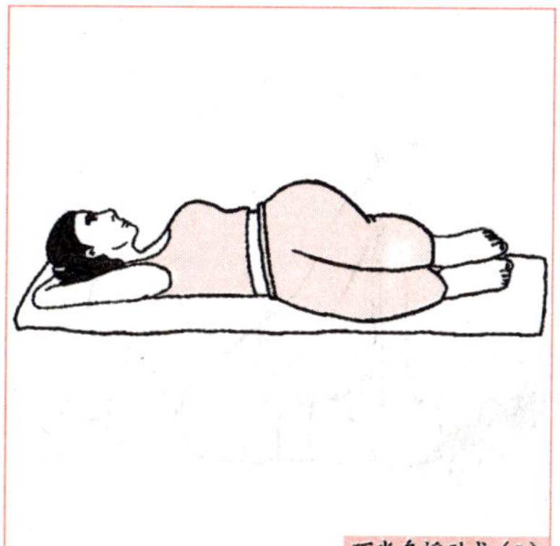
下半身摇动式（3）

练习重点

意识力放在脊柱及整个背部。

教练提示

动作要缓慢，下腰部应随腿旋转，重复两边各做5～10次。

教练支招

瑜伽生活化，持之以恒练习很重要。

适于篮球、网球、壁球、足球运动员放松和身体灵活性练习。

3. 仰卧位腿伸展式

功　效

有效伸展大小腿后侧肌群以及臀大肌，有助于消除腿部多余脂肪，美化腿部线条。

姿势分解

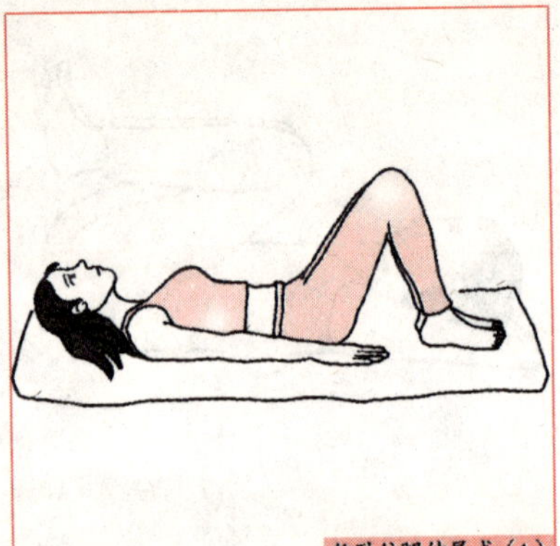

仰卧位腿伸展式（1）

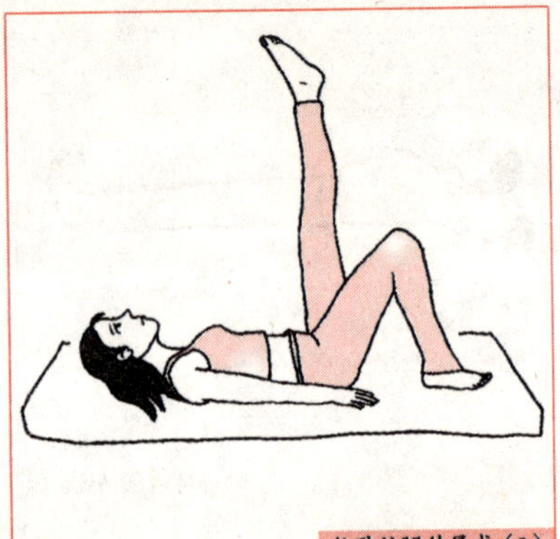

仰卧位腿伸展式（2）

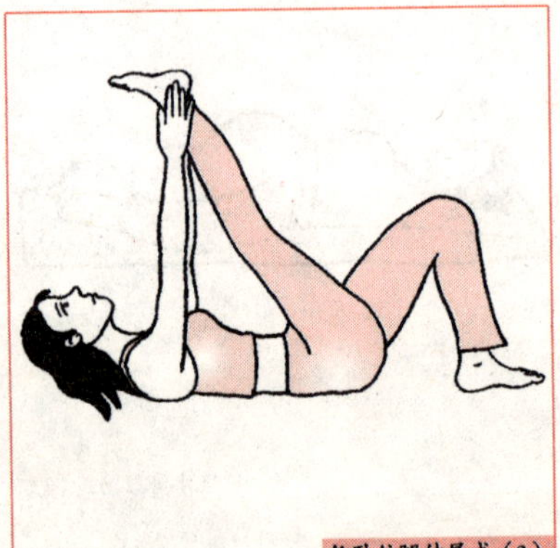

仰卧位腿伸展式（3）

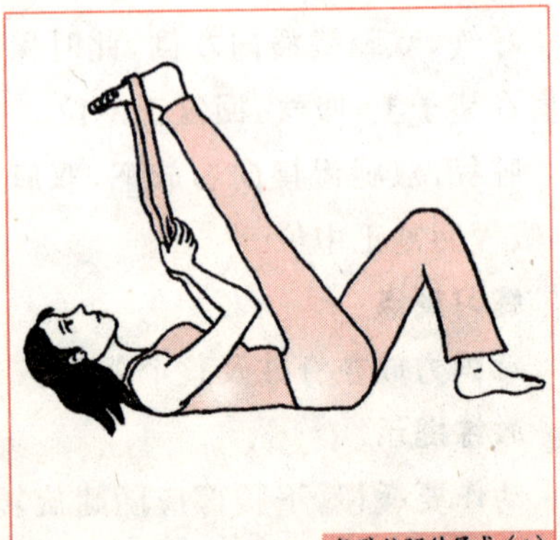

仰卧位腿伸展式（4）

仰卧位，双臂平行于体侧放于地面，手掌向下，双腿屈膝，全脚掌着地。

吸气，抬右腿。

抬双手抓住右脚，呼气，用力向头部下拉，深呼吸，坚持10秒钟。吸气，回位。重复另一侧。

如手不能抓住脚，可借助一条带子绕在脚上，双手抓住带子下拉。

练习重点

意识力放在大腿的拉伸上，保持好呼吸，左右练习时间要相同。

教练提示

动作要缓慢，让脚趾尖指向头顶的方向，眼睛看着脚趾尖的方向。新学者或能力不够的可以借助拉力带帮助完成。

教练支招

瑜伽生活化，持之以恒练习很重要。

适用于跑步、竞走、滑雪、滑冰、足球等运动员放松和身体灵活性练习。

4. 排气式

功　效

这个姿势中脊椎与地板是完全接触的，能对下背部起到很好的按摩作用，消除这个部位的紧张感。它可以轻柔地按摩腹部器官，有助于排出体内废气。

姿势分解

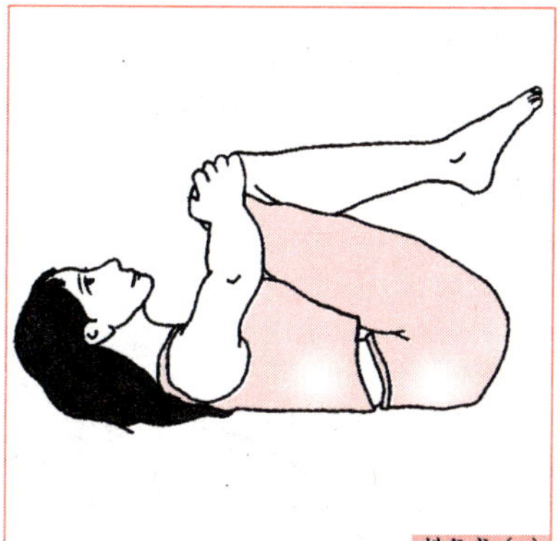
排气式（1）

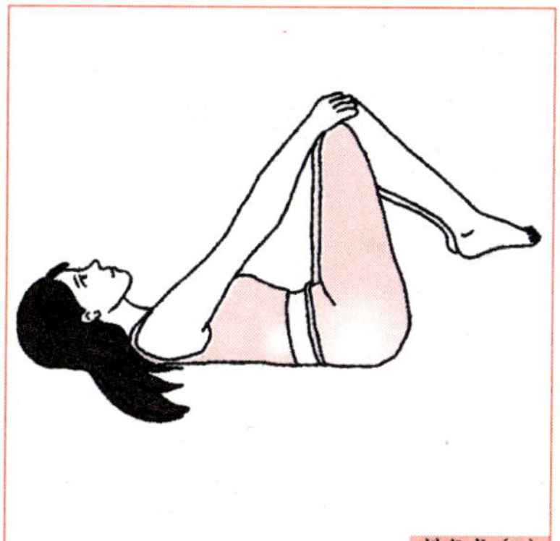
排气式（2）

静态姿势：图（1）

仰卧，身体平直，下额微收，颈后部伸直。下脊椎至尾骨的部位与地面接触。弯屈双腿，两手抱膝，肘向外张。

动态姿势：图（2）

双手抱膝于胸前。吸气，双膝抬起，双手置于双膝上，双膝运动到手臂可以完全伸直的位置。呼气，收膝到腹部上方，重复做 3～8 次，体会这个动作对下背部的按摩感。

变化姿势：图(3)

腿的位置可以改为以下：双膝分开，脚趾互相接触，这个姿势可以增加髋关节的灵活性与柔韧性。如果你是一位孕妇，可以选择这一姿势。

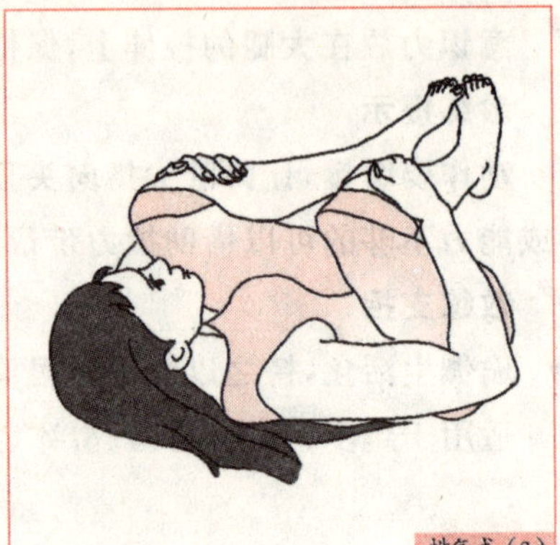

排气式(3)

练习重点

意识力放在整个腹部受挤压上、背部的放松上。

教练提示

排气式可以作为背屈姿势和脊椎扭转的反姿势，起到放松镇静的作用。它也可以成为一个独立的姿势，既可动态也可静态练习。

教练支招

瑜伽生活化，持之以恒练习很重要。

5. 倒箭式

功　效

血液充盈大脑，滋养双眼、头皮、颜面，有效减轻失眠、头痛症状，让人更加精力充沛。

姿势分解

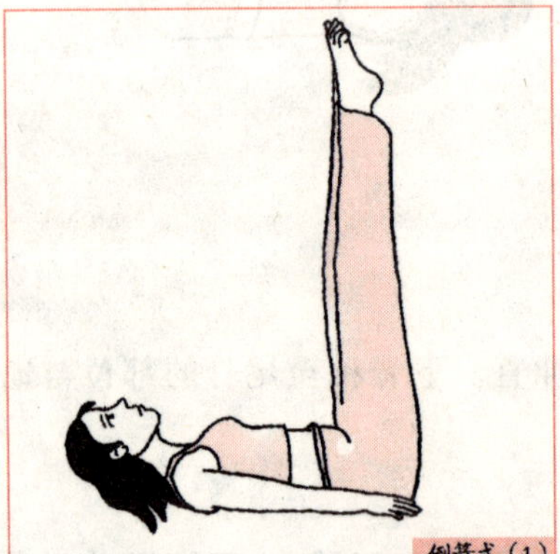

倒箭式(1)

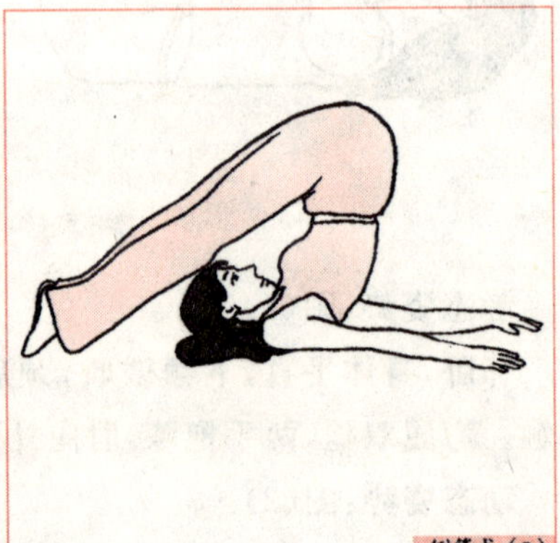

倒箭式(2)

仰卧，双臂向下按，抬起双腿，与地面垂直。

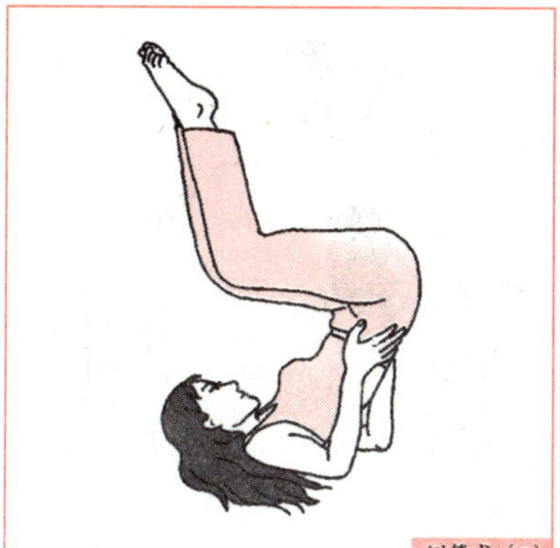
倒箭式(3)

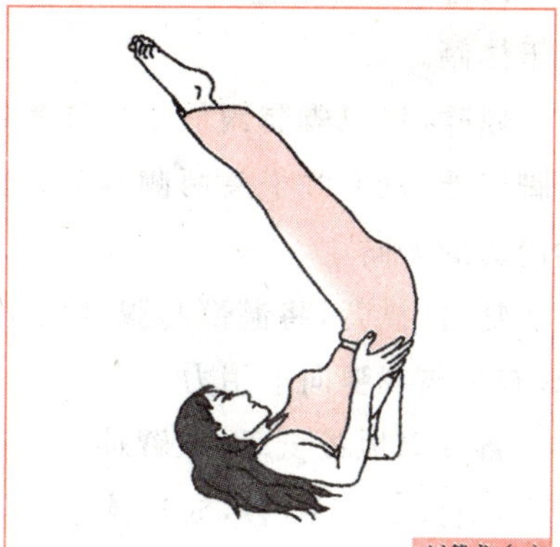
倒箭式(4)

抬起髋部,双腿伸过头上方。

屈肘,双手托住腰部,慢慢打开躯干,伸直。

收下巴,顶住胸部,躯干保持正直,正常呼吸,坚持1～3分钟。

教练提示

患有高血压的病人慎做此式。

教练支招

瑜伽生活化,持之以恒练习很重要。

6. 下轮式

功　效

促进全身血液循环,滋养全身的肌肤,让人头脑清爽,容光焕发。

姿势分解

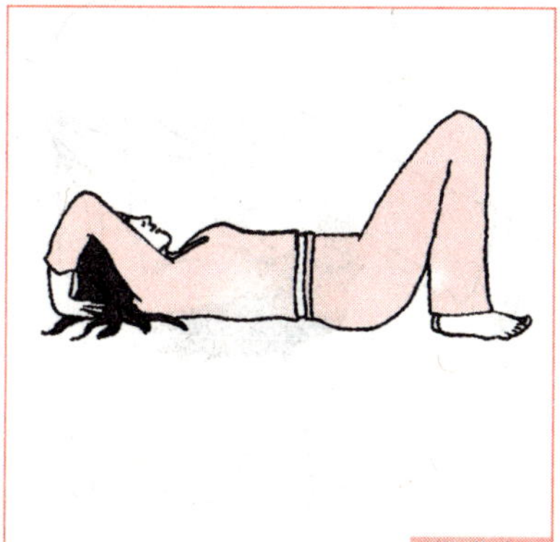
下轮式(1)

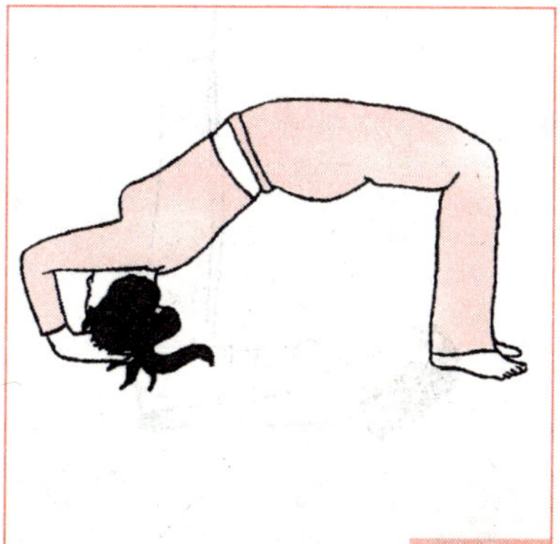
下轮式(2)

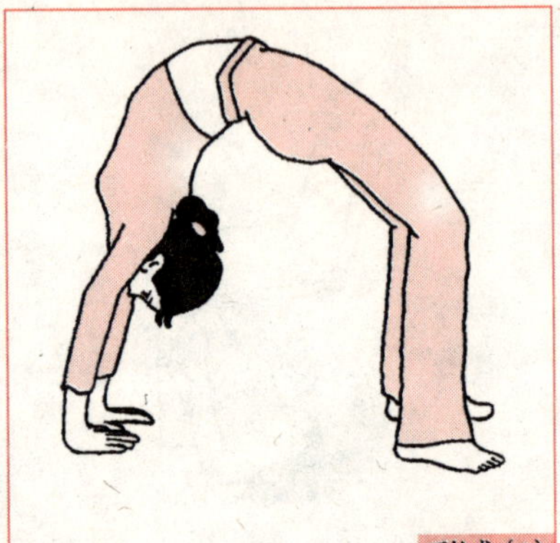
下轮式（3）

仰卧，双腿伸直，双手掌心向下，放于体侧。

屈膝，将双脚脚跟放于大腿根部，全脚着地，双手放于头两侧耳旁，指尖朝向脚的方向。

呼气，拱背，将髋部与腹部向上抬起，双手与双腿向下用力。

将头向地板低垂，双臂伸直，正常呼吸，坚持10～15秒，放松休息。

教练提示

有高血压及眩晕症的人禁做此式，如双臂无力，亦可将头着地辅助平衡，但不可将重心全放于头部。

教练支招

瑜伽生活化，持之以恒练习很重要。

7. 犁　式

功　效

促进血液循环，除滋养脊柱神经外，也可养颜护肤。此外还可消除背痛、腰痛，减除腰部、髋部、腿部的脂肪。同时对于内脏各器官也十分有益。

姿势分解

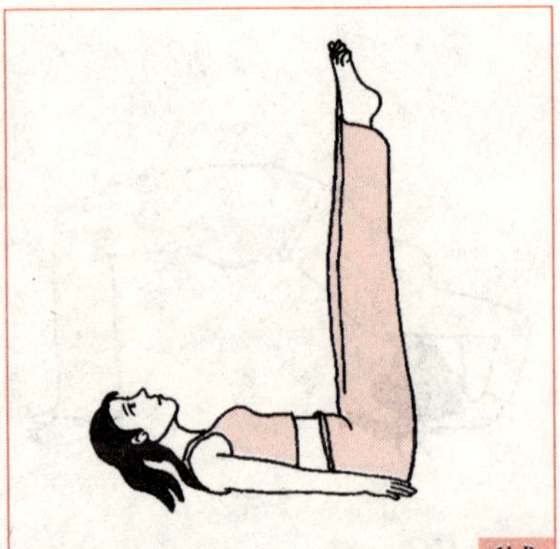
犁式

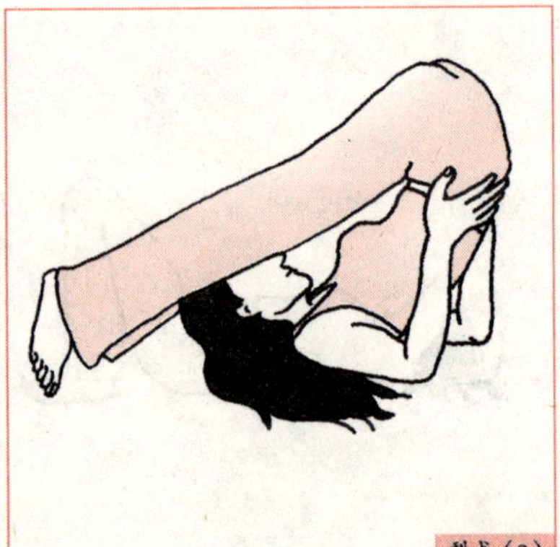
犁式（2）

平躺，全身放松，两腿伸直。

吸气，两手向下用力，收缩腹肌，抬高两腿直至与地面呈 90 度。

到达 90 度角后呼气，双手托腰，继续将腿伸过头后，此时下背部与臀部已自然离开地面。

当脚趾触及地面时，双手在头顶十指交叉，保持深呼吸，坚持 10～15 秒，还原放松。

教练提示

回位过程中，应尽量缓慢，让脊柱一节节触地，整个过程中，头部始终不离开地面。女性在月经期避免做这个姿势，患有坐骨神经痛的人禁做此式，有高血压的人应在教练员指导下练习。

教练支招

瑜伽生活化，持之以恒练习很重要。

8. 桥　式

功　效

强壮两腿，强壮腰骶椎和背部。

使腹部变得平滑、有力。

锻炼性器官，特别利于产后妇女性器官的收紧。

使臀部变窄并上翘。

身体前侧全部得以伸展。

姿势分解

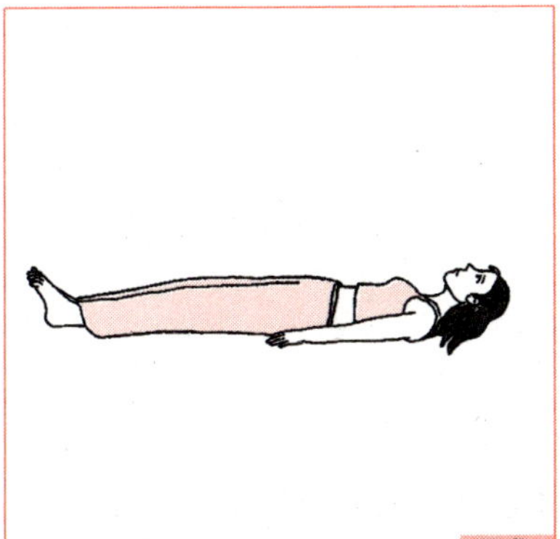

桥式

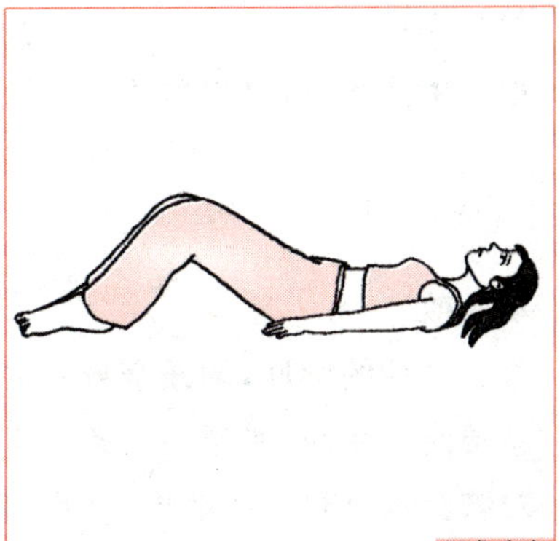

桥式（2）

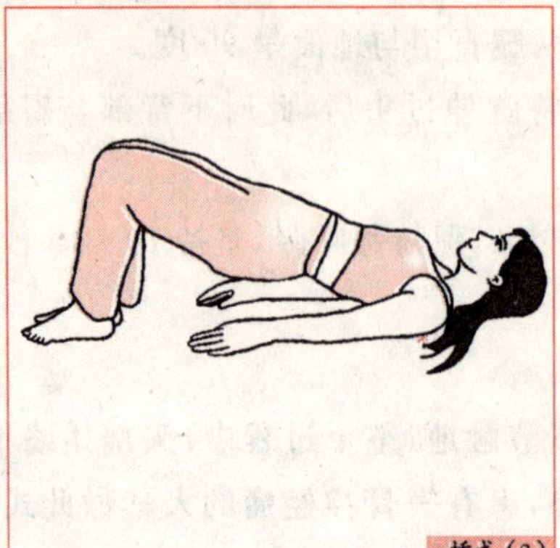

桥式（3）

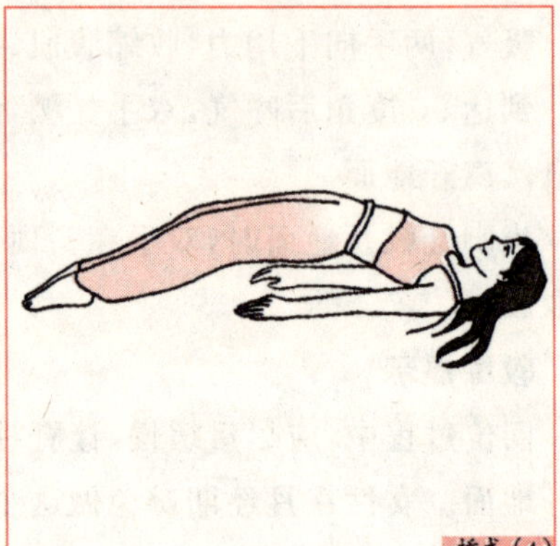

桥式（4）

仰卧，两手放于体侧，手心朝下。

向上稍屈膝。

吸气，慢慢抬起臀部，伸直双膝，收紧性器官。保持此姿势数秒。

呼气，慢慢放下所有抬起部位，自然呼吸。

重复2～3次。

教练提示

做此姿势时，不要屈膝太多，若屈膝太多，身体抬离地面时，前侧得不到应有的伸展，许多身体部位不能得到应有的锻炼。

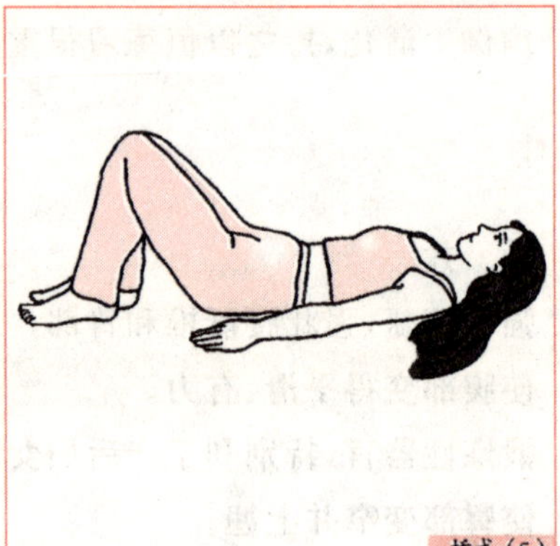

桥式（5）

教练支招

瑜伽生活化，持之以恒练习很重要。

9. 仰卧姿势

功　效

增强脊柱的弹性，增强全身的柔韧性。

减腰两侧脂肪，使腰侧线条更优美。

对腋窝也是很好的锻炼，使我们不至于因年老而腋窝处皮脂很松弛。

姿势分解

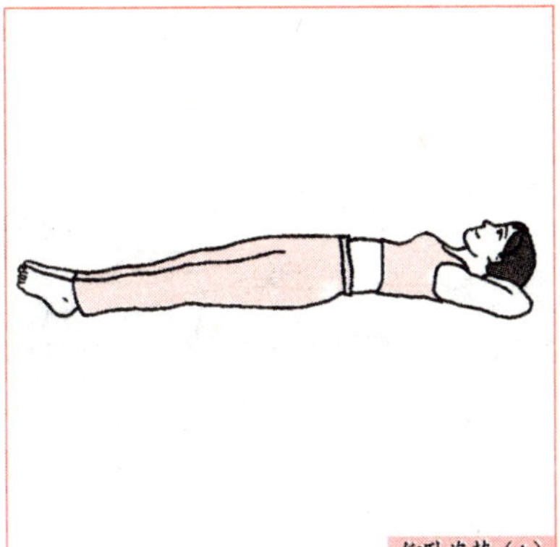
仰卧姿势（1）

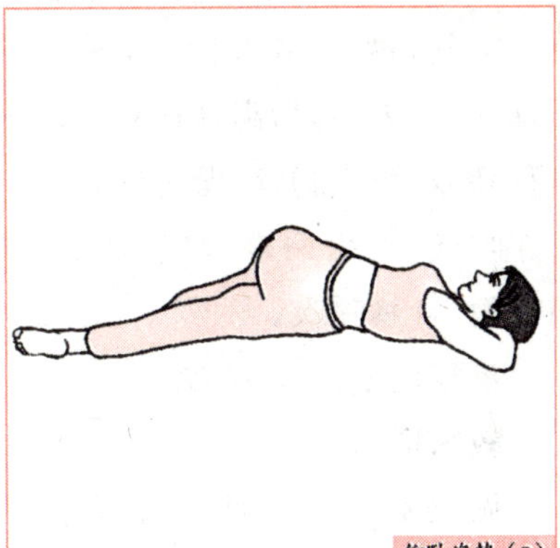
仰卧姿势（2）

仰卧，两手十指相交，放于后脑勺，肘关节尽量贴地。

呼气，保持头和手臂不动，身体转向右侧，屈左膝。

吸气，身体缓缓转回中间。

呼气，保持头和手臂不动，身体转向左侧，屈右膝。

吸气，身体缓缓转回中间。

每边重复 1～2 次。

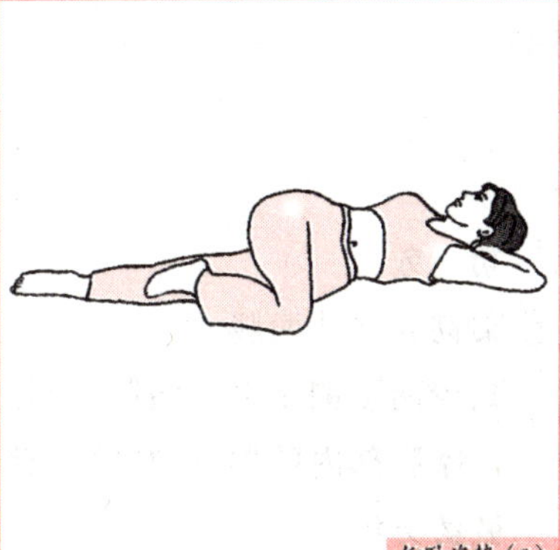
仰卧姿势（3）

教练支招

瑜伽生活化，持之以恒练习很重要。

10. 船　式

功　效

此姿势是减腹部脂肪的极好姿式之一，可常在睡前练习 3～5 次。

按摩腹部内脏器官。

强壮两腿，使两腿有力，并使腿形优美。

特别加强背部及颈椎的力量。

姿势分解

仰卧，两手放于体侧，手心朝上。

吸气，两手用力握拳，拳心转向下，同时将头、脚抬离地面约20厘米，伸直膝盖，绷直脚背，保持屏息。

呼气，放松两拳，轻轻将头、脚放回地面，自然呼吸。

重复此姿势3～5次。

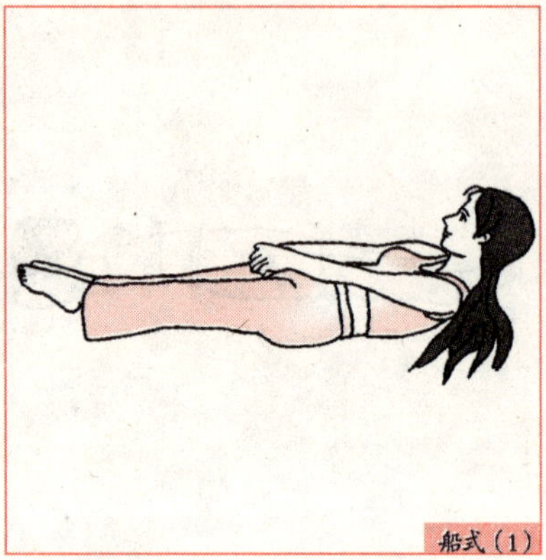
船式(1)

教练提示

做此姿势时，勿将下背部悬空。

教练支招

瑜伽生活化，持之以恒练习很重要。

11. 仰展展腿

功　效

柔韧并强壮两腿。

减少两腰侧壁多余脂肪，使腰部结实、有力。

按摩腹部内脏器官，减除腹壁多余脂肪，缓解消化不良。

姿势分解

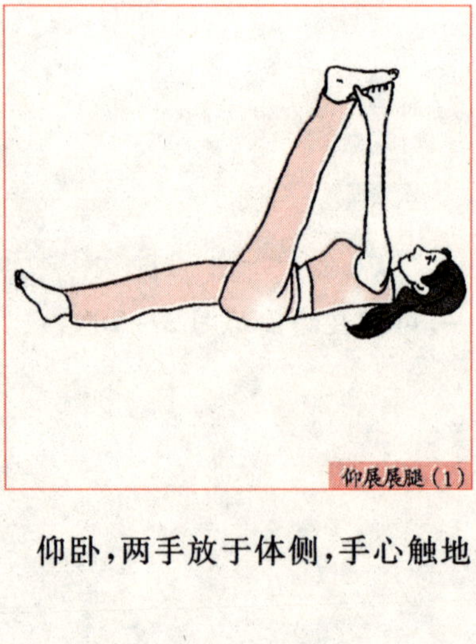
仰展展腿(1)

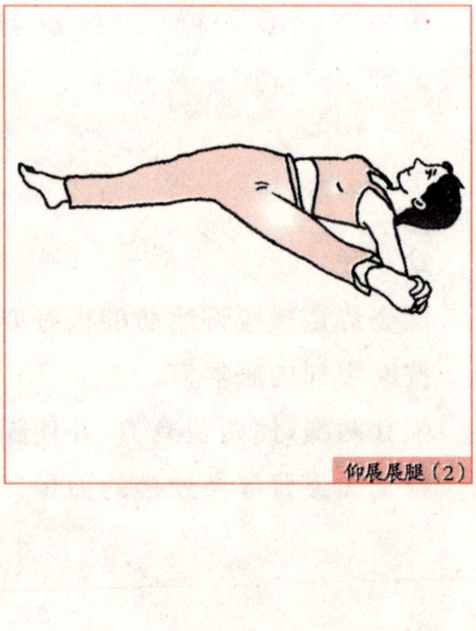
仰展展腿(2)

仰卧，两手放于体侧，手心触地。

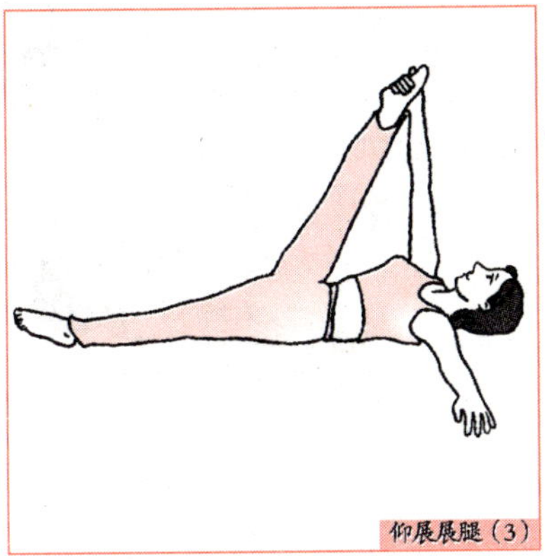

仰展展腿（3）

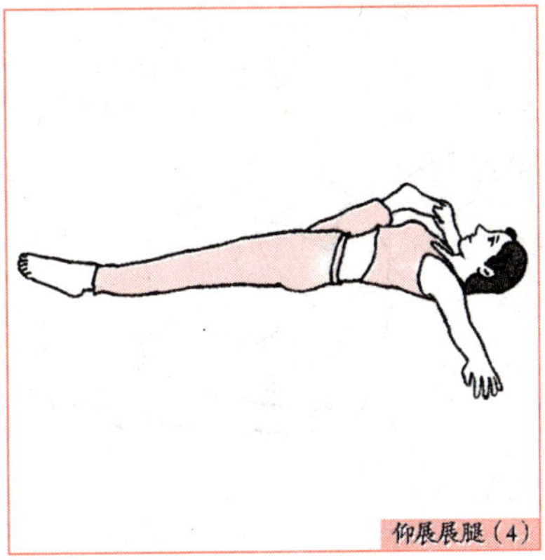

仰展展腿（4）

吸气，抬起左腿与地面垂直，手指抓脚尖。

呼气，左腿、左脚慢慢触地，自然呼吸。

吸气，左脚、左腿离地，抬至与地面垂直。

呼气，慢慢放于右腿旁。

换右腿做同样练习。

教练支招

瑜伽生活化，持之以恒练习很重要。

12. 蹬自行车式

功　效

按摩腹部内脏器官，怀孕妇女在整个孕期做此练习，可减少分娩时的痛苦，促进分娩顺利进行。

产后妇女可常做，及早去除子宫内淤血。

锻炼两腿，使两腿修长而匀称，腿部肌肉更加有力。

强壮背部、腰骶椎。

姿势分解

仰卧于地上，两手放于体侧，手心朝下。

屈膝抬高两腿，感觉自己要蹬自行车。

先顺方向蹬 10 次，再反方向蹬 10 次。

最后双腿按顺方向、反方向各蹬 10 次。

伸直双腿平放于地面，手心转向上，微闭双眼，放松。

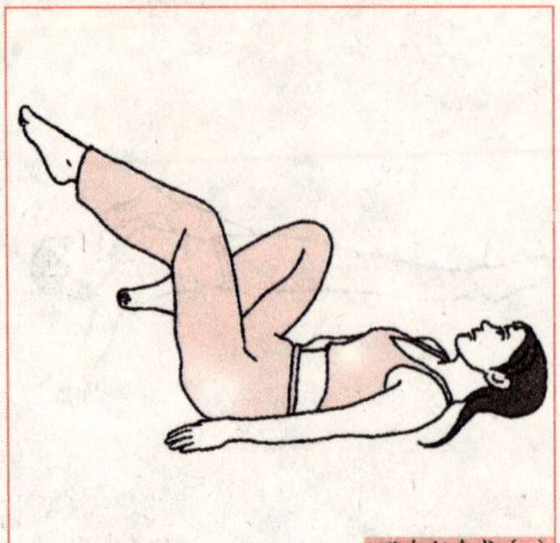

蹬自行车式（1）

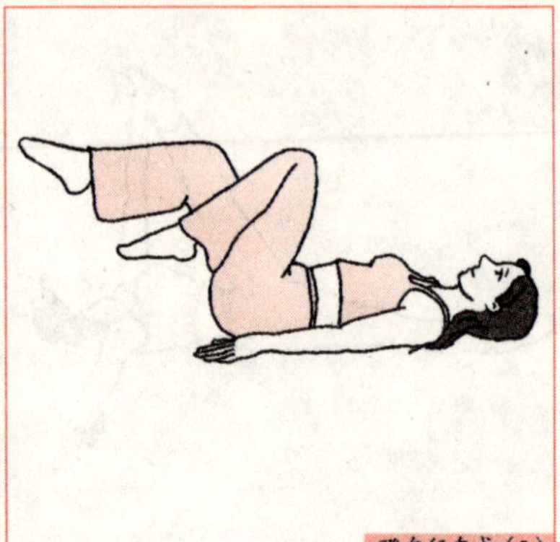

蹬自行车式（2）

教练支招

瑜伽生活化，持之以恒练习很重要。

13. 鱼　式

功　效

增加全身血液循环，平稳呼吸。

胸部扩张，腹部自然收紧，使腹部扁平而有力。

缓解腰骶椎及背部疼痛。

有益于甲状腺和甲状旁腺的功能。

可减缓肩部肌肉淤血和疼痛。

姿势分解

仰卧，两手放于臀部下面。

吸气，用头顶顶地面，将背部抬离地面，尽量抬高。自然呼吸。

呼气，缓缓将背部放下，用后脑勺贴地，放松全身。

教练提示

患有颈椎、腰椎病的人，做俯卧的姿势时，用力不宜太大，用到健康人的50％就行了。

鱼式（1）

教练支招

瑜伽生活化，持之以恒练习很重要。

14. 仰卧式

功 效

这种练习可以让腹部内外肌肉充分得到活动和锻炼，消除腹部多余脂肪，也可以治疗胰脏疾病以及便秘、胃炎、消化不良、肠功能紊乱等。

这个姿势对于背部以及腰部、臀部、髋关节部位疾病有较好的治疗。还可以强化脊髓，活跃内部细胞，刺激整个神经系统。

姿势分解

预备姿势：身体平躺在地面上，眼睛平视天花板。两臂垂直，放于身体两侧，手掌贴着地面，两条腿挺直，脚跟、脚趾并拢，正常呼吸。

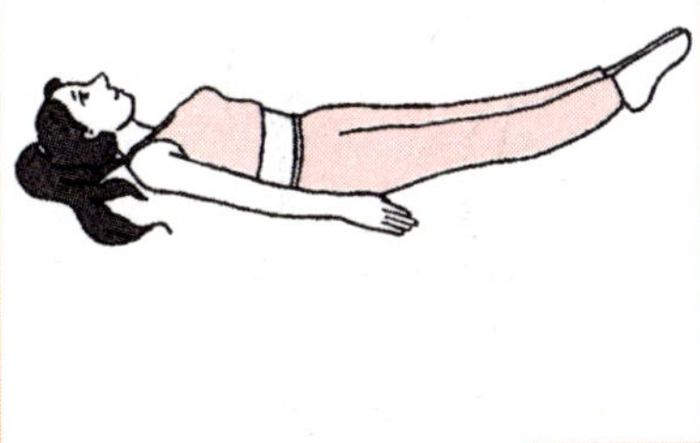
仰卧式（1）

用鼻孔缓慢深呼吸，然后屏息。

尽最大努力将两脚趾向前伸直。

慢慢向上抬起双腿，抬到离地面10～12厘米后，停留6～8秒钟。一直保持屏息。

开始呼吸，把腿慢慢放回地面。呼气和放腿同时进行，腿放下时，呼气随之完毕。

休息5～6秒，同时正常呼吸两次。

重复练习。

每日练习不得超过5次。

练习重点

尽量让每一个步骤的过程和呼吸的过程配合好，尽可能慢慢完成。

教练提示

背部有伤，不要强求练习双腿抬起，可以先练习单腿抬起的仰卧式。

教练支招

瑜伽生活化，持之以恒练习很重要。此姿势特别适合办公室工作人员练习。

女性常做此练习，有丰乳之功效。

15. 睡雷式

功　效

这套姿势对于糖尿病患者有特殊疗效。它活动了胰脏所有细胞，并增加了胰脏的供血。使得胰脏得到正常的回复。它还能通过内部的活动，滋补肠胃、肝脏、肾脾和腹部的其他器官，从而治疗这些部位的疾病。

睡雷式对于患有消化不良、胃炎、便秘、痔疮等疾病的患者，也有疗效。这个姿势可以治愈脊椎和关节部位的疾病，并增强性的能力。

姿势分解

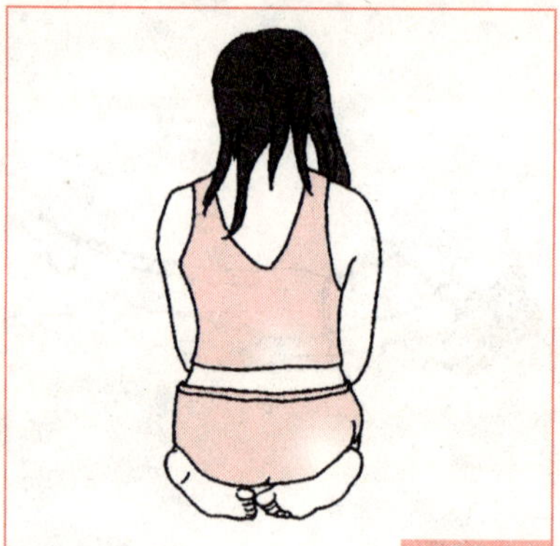
睡雷式(1)

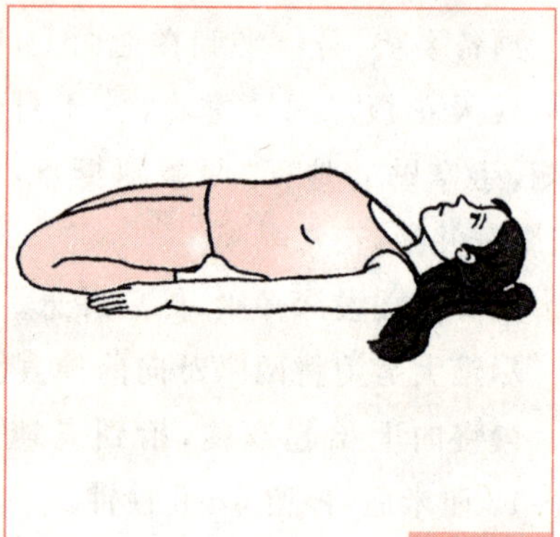
睡雷式(2)

预备姿势：

坐在地上，两腿弯曲放在身体下如图(1)。手掌放在身体两侧的地面上，伸直脊椎，目视前方。正常呼吸。

这套姿势的动作难度很大，建议身体柔韧性较差的练习者用循序渐进的态度(方法)进行练习，不要试图一次就能完成整套姿势。初练阶段，身体不要紧张。

膝盖接触地面，身体重量放在两个膝盖上。手掌撑住膝盖两侧的地面，以帮助支持身体的部分重量。两个膝盖之间，相距大约4英寸。两腿脚踝和脚趾按下述方法贴着地面，即，两脚脚尖并拢，脚跟分开；脚尖、脚底和腿跟呈“V”字形。

臀部小心而缓慢的向下移动，轻轻坐在弯曲双腿的脚底面上。臀部下放时，两手掌支撑地面，控制身体重量。如无不适的感觉，可把整个身体的重量放在弯曲腿的脚上，如图所示。如果做这个动作感到困难，那么下一节动作则不要勉强去做,直至身体适应为止。凡坐在脚趾和脚底上并且不感到困难者,可以继续做第三个动作。

抬起右手放在臀部后侧的地面上。再抬起左手同样放在臀部后侧的地面上,并少许屈身向后。

右臂肘向后弯曲接触地面,然后左臂肘也触地面,两臂肘逐渐向臀部方向移动。使头部触到地面。然后,再依次将肩部、背部接触地面。做这个动作时,不要操之过急。

把两肩、两手在身体两侧伸直。手掌平贴地面并靠近身体。如图(2)

用鼻孔深呼吸数次。保持这个姿势 6～10 秒钟,时间稍短也可以。你所做的这个动作即为睡雷式。

接下来按下述方法还原身体:双手抓住脚踝,肩肘靠着地面。肩肘撑起,身体重量置于肘上。抬头挺背,恢复到原来坐的姿势。

伸开弯曲的膝盖,呈预备姿势稍休息。

休息 6～8 秒,再以同样的要领重复这套姿势。

练习重点

尽量让每一个步骤的过程和呼吸的过程配合好,尽可能慢慢完成。

教练提示

每日练习。

每天练习 3～4 次,不得超过 5 次。

教练支招

瑜伽生活化,持之以恒练习很重要。此姿势特别适合办公室工作人员练习。

女性常做此练习,有丰乳之功效。

16. 躺卧式

功　效

这个手握脚趾伸展大腿的动作看似很普通,但千万不要小看它,因为它能充分伸展大腿的腘绳肌,提升它的柔韧度。腘绳肌太紧会影响双脚的伸展和胯部的健康,也会影响日常站姿和坐姿,导致腰痛或背痛。因此,我们应常常为它松一松,令身体柔软,保持健康。这姿势的要点是,当单脚向上蹬直时,向上蹬直的大腿要向地面的方向用力按下,以免臀部离地;小腿则向反向头部的方向拉展。

伸展小腿、大腿腘绳肌和胯部肌肉，改善柔韧度。

舒缓背痛、坐骨神经痛及经痛。

调节月经流量。

改善消化系统。

按摩男性的前列腺。

作为"后仰式"的反姿势（counter pose），以舒缓背部疲乏的肌肉。注："反姿势"是把身体转向先前的动作的反方向，用以保持身体的平衡，例如"背部伸展式"就是"后仰式"的反姿势。

姿势分解

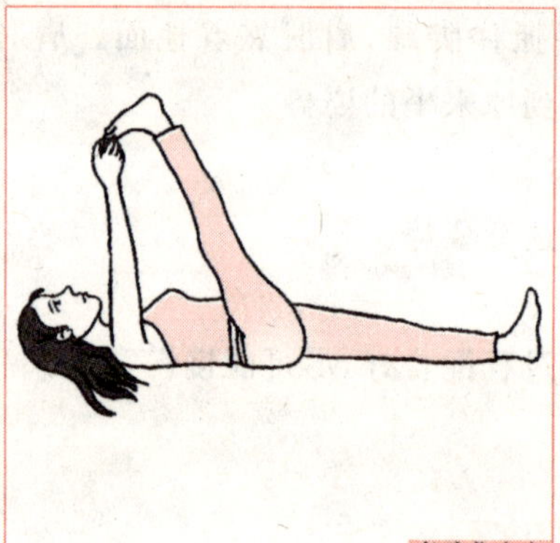
躺卧式（1）

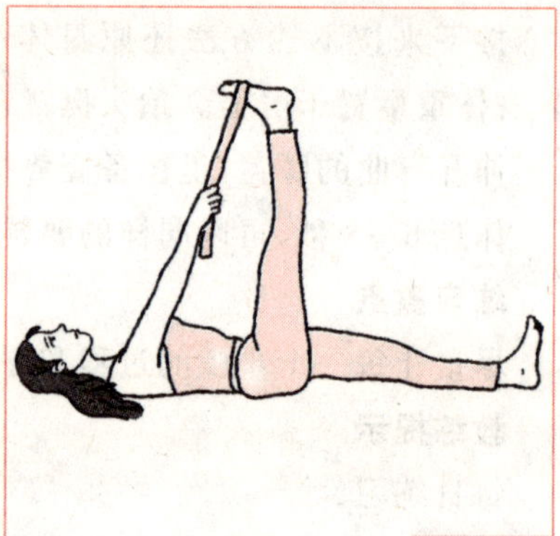
躺卧式（2）

平躺在地上，伸展脊椎，双臂放在身体两旁。双脚蹬直稍稍打开，脚跟向前，脚尖向上。右脚曲膝，右手握着右脚拇趾。

吸气，慢慢把右脚蹬直，尽量往上伸展，脚跟向上，脚趾朝向脸。左手按在左边大腿外侧的地上。左脚保持蹬直用力，左边盆骨紧贴地上。不要为了拉紧右脚而使背部拱起，也不要缩起或升高肩膊，两边臀部必须紧贴地面。保持自然呼吸。

保持这个姿势约20～30秒，然后换脚重复以上步骤。

教练提示

如你刚有腹痛、头痛，或有气喘、心脏病等，请不要做这姿势。

患高血压的人士请将头和颈部垫高。

常犯错误：

背部曲起。

颈部缩起。

身躯侧向一边。

肩膊缩起或升高。

双脚没有蹬直。

在地上的大腿及盆骨升起。

在地上的脚左右岔出。

教练支招

瑜伽生活化，持之以恒练习很重要。

难度调整：

如你无法抓紧脚趾，请将瑜伽绳套在脚掌上，然后改拉着绳头，重点是保持上下脚都蹬直。

17. 卧十字

功　效

刺激内脏使其活性化，促进消化功能，消除便秘，减少腰围脂肪。活跃中枢神经，保持情绪稳定，提高自信心，有纤腰、收紧臀部大腿肌肉的效果。

姿势分解

仰卧，双脚并拢伸直，双手向身体两侧伸展成一直线，掌心贴地。

吸气，慢慢将左脚抬高，膝盖与脚尖伸直，与地面成垂直状态；吐气，将左脚往右侧倾斜，直至脚部着地，然后脸部转向左方，双肩不能离地上浮，手掌心也保持贴地，意识集中在胃部。自然呼吸5～10次。

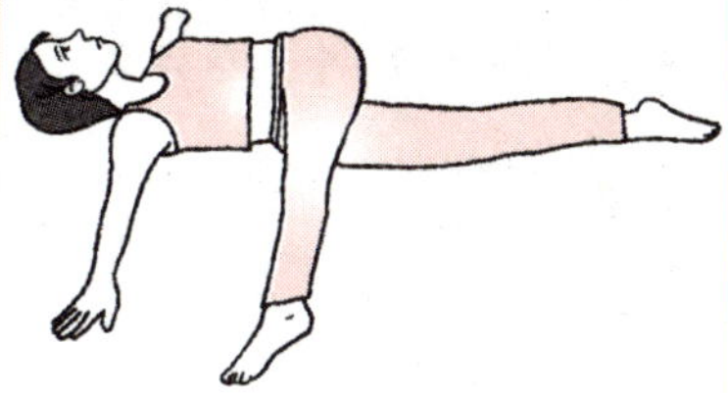

卧十字(1)

放松，还原到仰卧姿势，调匀呼吸，换相反方向，各做3遍。

教练提示

全身一定要放松。

教练支招

瑜伽生活化，持之以恒练习很重要。

18. 肩立式

功 效

调节甲状腺分泌，促进新陈代谢，使脸部、颈部肌肉柔软，是一个使人充满活力、永葆青春的练习姿式。

姿势分解

仰卧，双脚并拢伸直，双臂置于体侧，掌心向下，同时慢慢将双脚抬高到与地面垂直，自然呼吸，保持片刻。

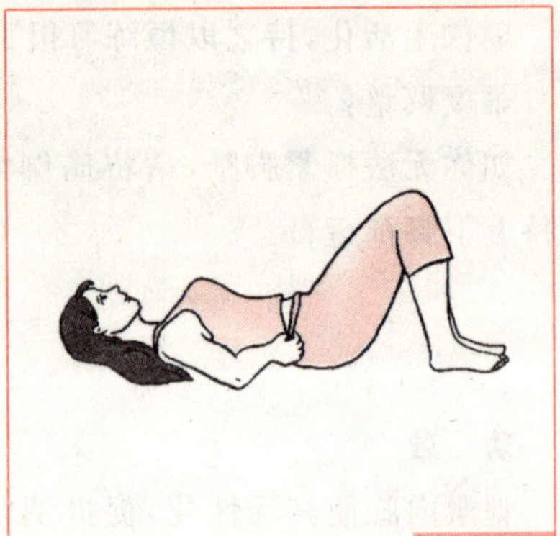

肩立式（1）

吸气，用手掌护着脊椎，升起髋部，双脚送向头后方，再向上举起来，直到双肩支撑身体为止；吐气，手握脚趾，慢慢将背部向地面放下，感觉把脊椎一节一节放松向下放，直至臀部着地，还原仰卧姿势。

放松约1分钟之后，再重复练习两遍。

教练提示

对无法练习头倒立姿势者，每天最好能做一次肩立式。血压异常者不适宜练习此式。

六、俯卧姿势

1. 半弓式

功 效

紧缩大腿肌肉，美化臀部线条，预防臀部下垂，强化大腿力量，并消除背部赘肉。

姿势分解

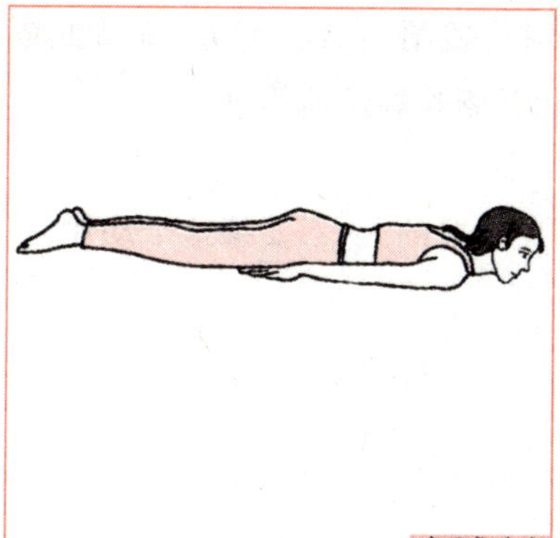
半弓式（1）

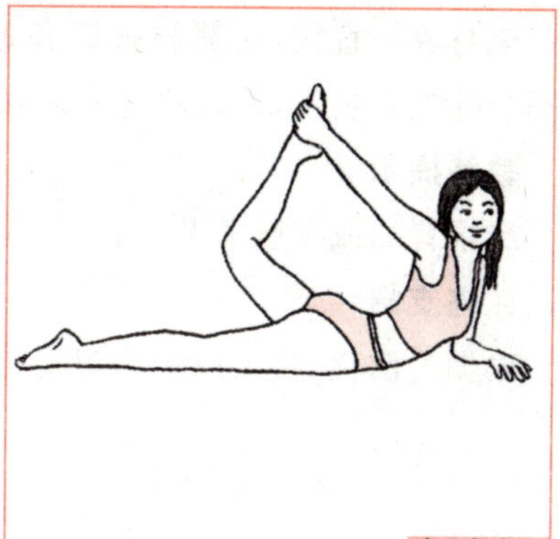
半弓式（2）

双腿平直伸长，趴在地上，手肘先伸直放在腿旁，然后调整做深呼吸。

吸气，左手拉住右脚，尽量往上抬成半弓形，吐气。停留数十秒，还原后换脚做。

练习重点

尽量保持姿势的稳定性，配合好呼吸。

教练提示

停留时，尽量保持好呼吸，有可能的话可慢慢加大上抬的程度。

教练支招

瑜伽生活化，持之以恒练习很重要。

2. 简易鳄鱼式

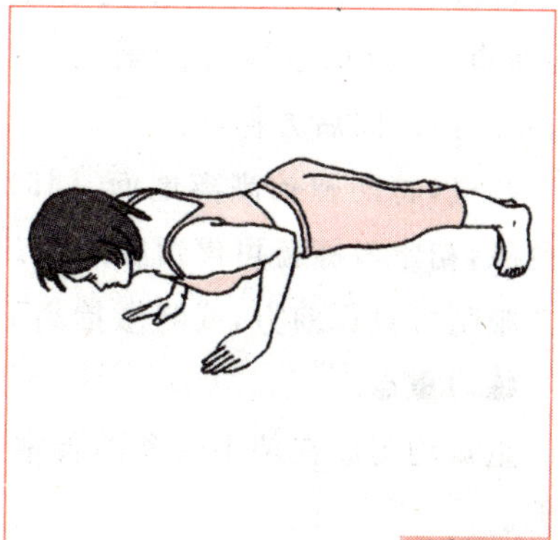
简易鳄鱼式

功　效

强化肩膀、腹部、手腕与手臂及腿部，美化腹部线条，预防关节炎；促进末梢循环；预防及改善手脚冰冷或麻痹现象；提高注意力集中能力。

姿势分解

俯卧，两腿伸直，双脚分离约与臀部同宽，脚尖着地，手掌平贴在胸部两侧地板，手肘朝天同时紧靠身体两侧，十指尽量张开，指尖朝前方。

吐气,收紧腹部,撑起身体离地至少约6厘米以上,使用双手及脚尖支撑身体成为鳄鱼状。

全身成一直线,头部与脚跟和地板平行,或抬头直视前方,维持此姿势5～8个呼吸。吸气,慢慢将全身放松回地面,侧脸颊贴地休息。

教练提示

严重背痛或手腕关节、肩关节有关节炎状况的人,不要练这个动作。

教练支招

瑜伽生活化,持之以恒练习很重要。

3. 上狗式

功　效

伸展和消除肩膀、背部、胸部和腿部的僵硬感;增加髋关节的灵活度;调节骨盆区域的血液循环;强化腹部肌肉;调整脊椎线条;预防及改善坐骨神经痛;与向下看的狗式搭配,功效更完整。

姿势分解

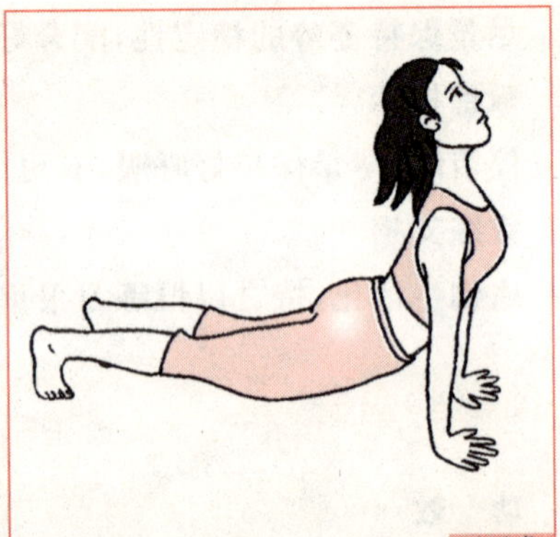
上狗式

腹部贴地俯卧,双腿向后伸直,脚趾顶地(或脚背放松贴地),双脚稍分开,约与臀部同宽。

两手掌平贴在胸部两侧地板,十指张开平贴地板,同时指尖朝正前方。

慢慢吸气,用背部力量将脊椎拉起,伸直双臂,用手臂力量辅助,尽量将背部打直,向后方伸展。

吐气,将两腿抬高离地面,同时伸直两膝,初学者膝盖可停留在地板。

眼睛可直视前方,或略微抬高下巴斜看天空,停留5～8个呼吸。

练习重点

重量均匀放在两手臂和两脚掌上,尽量保持好,呼气时头尽可能再次向后仰。

教练提示

颈椎有问题者,不要将头后仰。

教练支招

瑜伽生活化,持之以恒练习很重要。

工作了一天,可以通过这个姿势的练习,感觉我们就像放下了千斤重担一样。

4. 弓　式

功　效

矫正驼背不正的姿势,伸展腹部,有益肠胃蠕动,消除腹部多余脂肪,促进内分泌平衡,而且彻底地扩张胸部,还可解除忧闷,使心胸开阔。

姿势分解

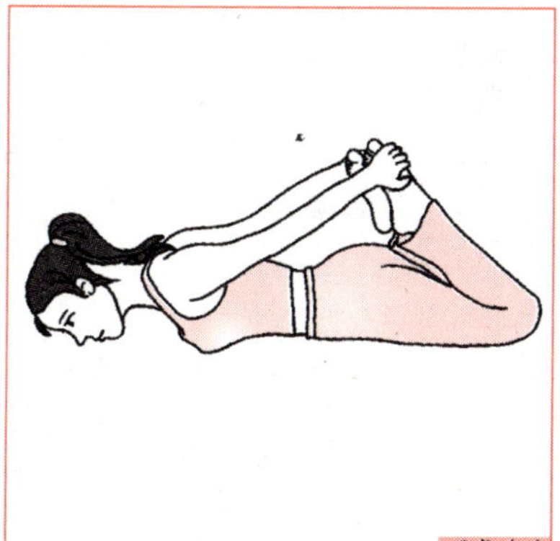

弓式(1)

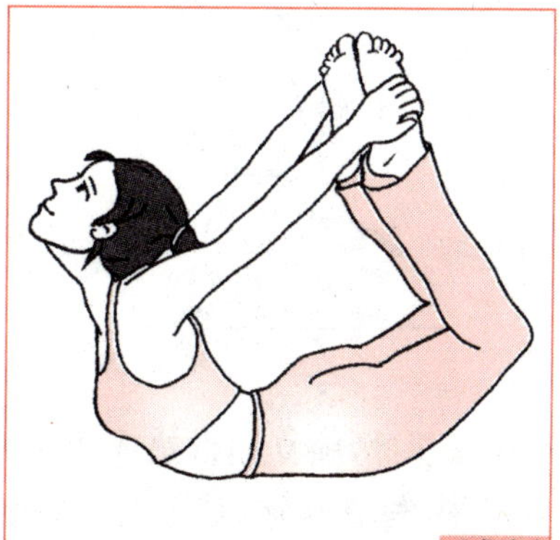

弓式(2)

两腿弯曲,两手分别在背后抓住两脚脚背,做深呼吸。

吸气,上身离地,双腿也拉高离开地板,头部上扬,吐气。停留做深呼吸,还原后再做一次。根据身体情况,练习 3～5 遍。

练习重点

尽量保持好呼吸,动作缓慢呼气时,两小腿尽可能向后向上伸。

教练提示

经期时可不练此姿势。

教练支招

瑜伽生活化,持之以恒练习很重要。

美不胜收,让胸部挺起来！多练此姿势。

5. 鸟　式

功　效

除了美化腿部、臀部线条外，因胸部、下巴及腰、膝均为刺激点，可预防腰酸背痛及关节退化、坐骨神经痛等。强化气管，对预防感冒、咳嗽有功效。

姿势分解

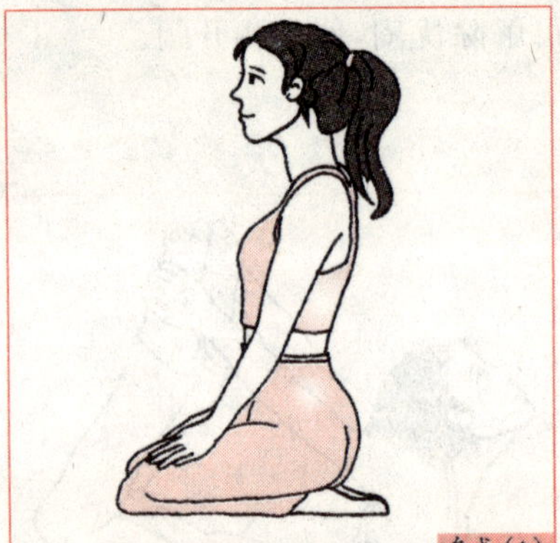
鸟式(1)

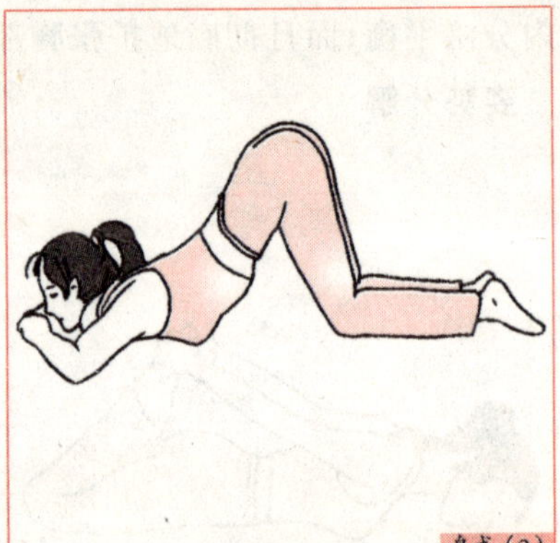
鸟式(2)

双膝并拢，跪立瑜伽垫或毯子上，双手打开，与肩同宽，撑着身体，做深缓的呼吸。

吸气，臀部翘高，手肘弯曲，鼻子吐气，让胸部贴地，双手放在胸部两旁。

吸气，右脚慢慢往上举，吐气，右脚慢慢伸直，停留数秒，再做深缓呼吸，将右脚慢慢还原，换脚再做一次如图(2)动作及如图(3)动作。最后做大休息式，放松调息。

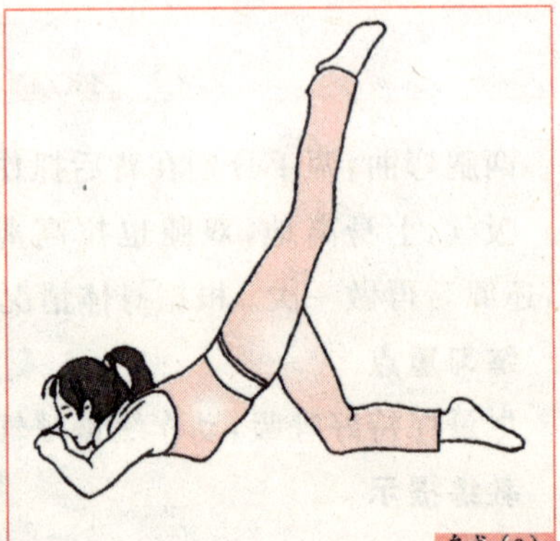
鸟式(3)

练习重点

着重锻炼我们的腰椎灵活性。

教练提示

尽量保持好呼吸，动作缓慢，初期练习时，有可能胸部不能着地，可适当调整双肘与双膝的距离。

教练支招

瑜伽生活化，持之以恒练习很重要。

扩展胸部，美化臀部！多练此姿势，有助女性朋友自信美。

6. 蛇击式

功　效

对背部神经及肌肉有益，增加脊柱的弹性。

治疗坐骨神经痛和普通背部疾病，有助于消除月经不调。

姿势分解

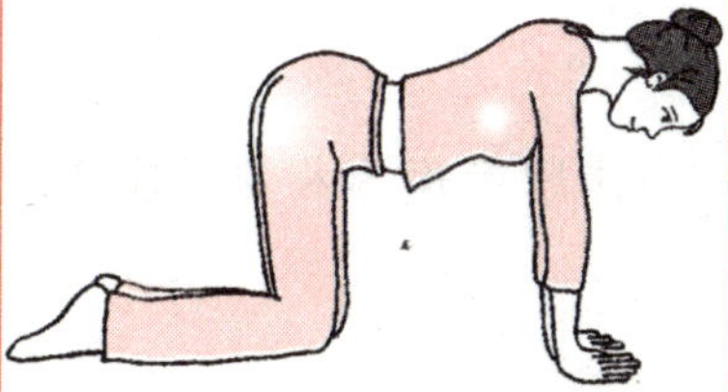

蛇击式（1）

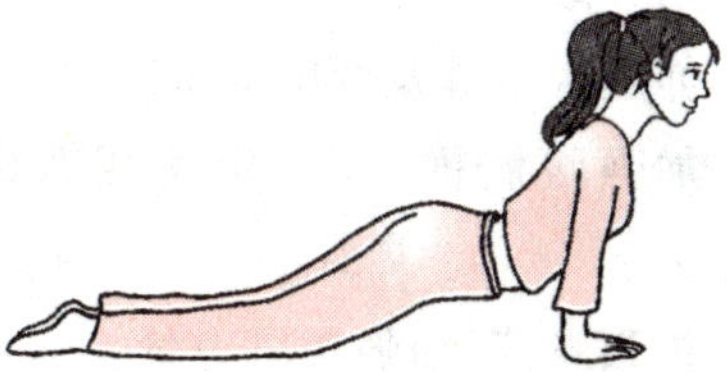

蛇击式（2）

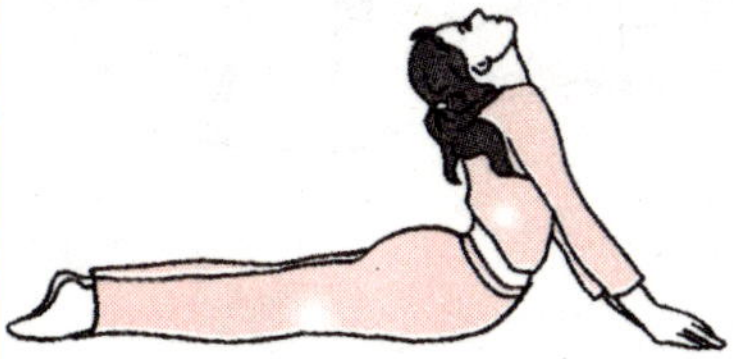

蛇击式（3）

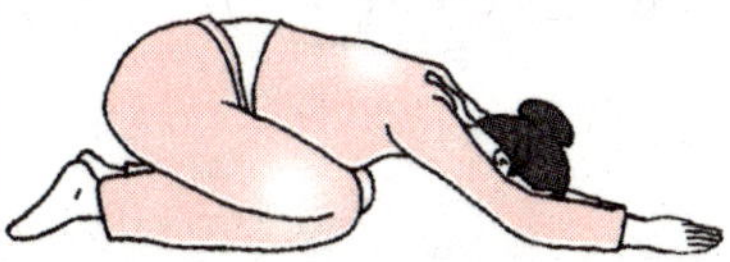

蛇击式（4）

两膝跪地，双臂撑地与两肩成垂直角度。

双腿伸直，小腿放于地面，上体向前移动。

两臂伸直，两大腿根触地，胸部上挺，头后仰，保持片刻。

臀部退到脚后跟，放松。

练习重点

灵活腰部。

教练提示

有腰部疾病者可将双手适当远离身体，以减缓对腰部的压力。

教练支招

瑜伽生活化，持之以恒练习很重要。

7. 游泳式

功　效

伸展两手臂及两腿韧带。

加强腰骶椎力量，缓解腰背部疼痛，对患腰椎疾病及颈椎疾病的人有益。

扩张胸部，加强腹肌力量。

姿势分解

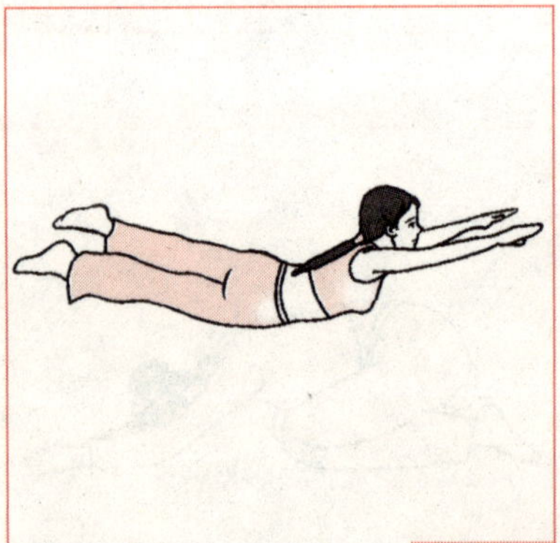

游泳式（1）

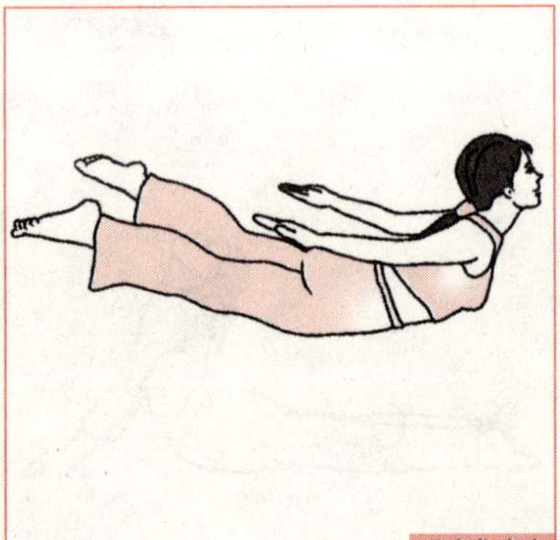

游泳式（2）

俯卧，两臂伸向头的前方，手心朝下。

吸气，抬起两手臂及两腿，同时，两手臂划向两侧，尽力抬起头部及胸部，自然呼吸。

呼气，轻轻放下所抬起的各身体部位。

两手臂伸向头的前方，重复 2 次。

教练支招

瑜伽生活化，持之以恒练习很重要。

8. 蛙　式

功　效

灵活膝关节、踝关节，预防和缓解膝关节炎。

预防踝关节的扭伤。

有效消除大腿区域脂肪，加强腰骶椎力量。

姿势分解

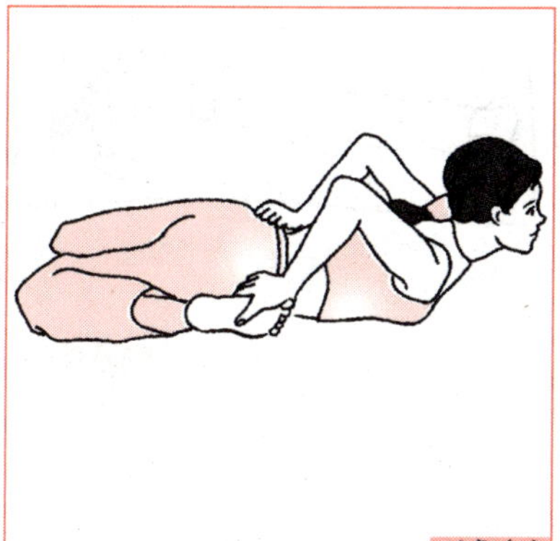

蛙式（1）

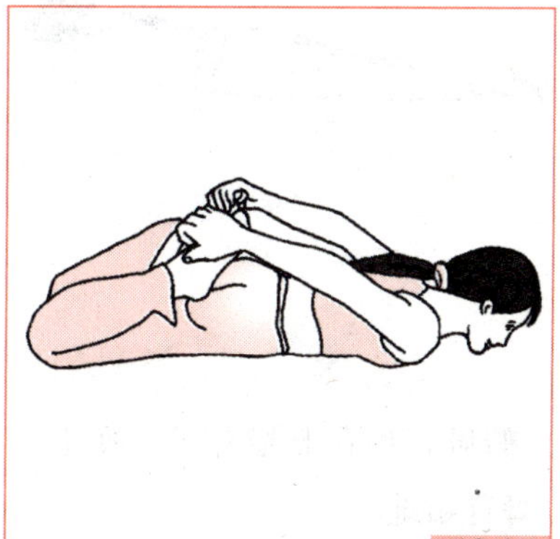

蛙式（2）

俯卧。

屈双膝，两手抓住两脚踝。

尽力向下压小腿，使两脚跟触地，自然呼吸。

呼气，小心地放下两脚，重复 2～3 次。

教练提示

患有颈椎、腰椎病的人，做俯卧的姿势时，用力不宜太大，用到健康人的50%就行了。

教练支招

瑜伽生活化，持之以恒练习很重要。

9. 头顶地式

功　效

按摩腹部，消除腹部多余脂肪，使腹部扁平、有力。

消除大腿多余脂肪。

缓解颈椎疼痛，消除胃肠胀气。

放松内脏器官，增加头部新鲜血流，使人面色红润。

姿势分解

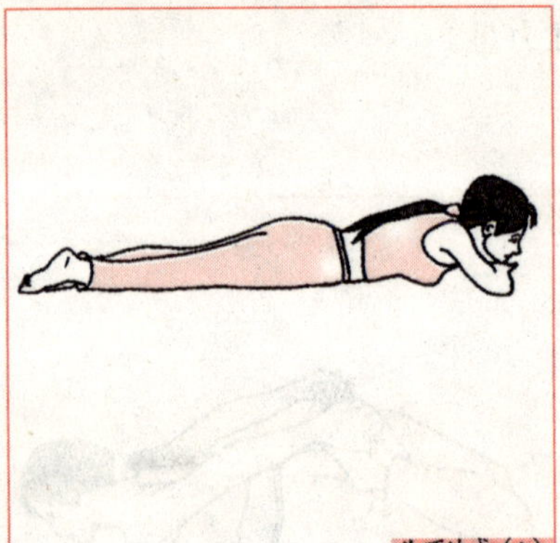

头顶地式（1）

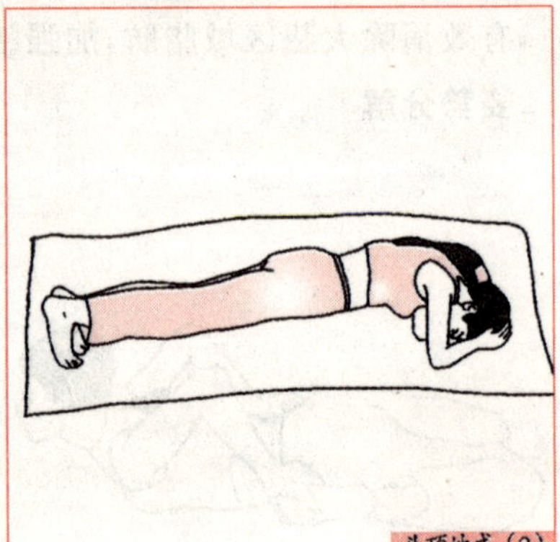

头顶地式（2）

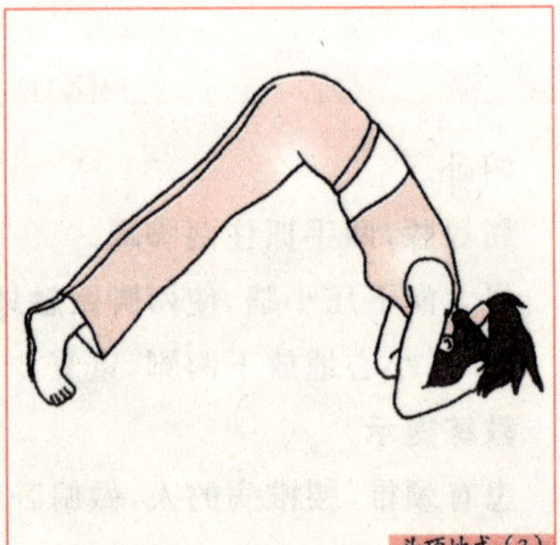

头顶地式（3）

俯卧，两手十指相交，放于下巴下，脚背贴地。

勾脚，使足尖立地，延伸颈椎，将头顶放于手心。

吸气，抬起臀部，将身体抬离地面，只有足尖和头顶落于地面。

保持膝盖伸直，身体形成一反拱形。

呼气，慢慢将身体放落于地面。

教练支招

瑜伽生活化，持之以恒练习很重要。

10. 蝗虫式

功 效

蝗虫式对于治疗各种腹部疾病有很好的疗效。它可以促使肾脏和整个腹部运动。同样可以治疗多种内脏和肠胃疾病。

这个姿势同时可以柔韧脊柱，对眼睛、面部、肺部、胸部、颈部、肩部和上肢都有强健和滋补的作用。特别向每一个练习者推荐。

姿势分解

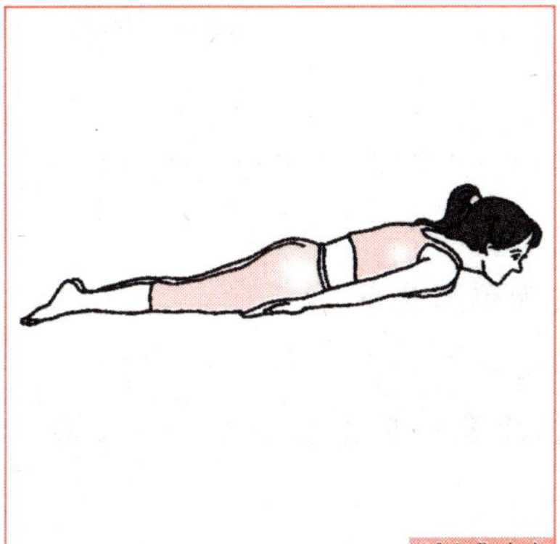
蝗虫式（1）

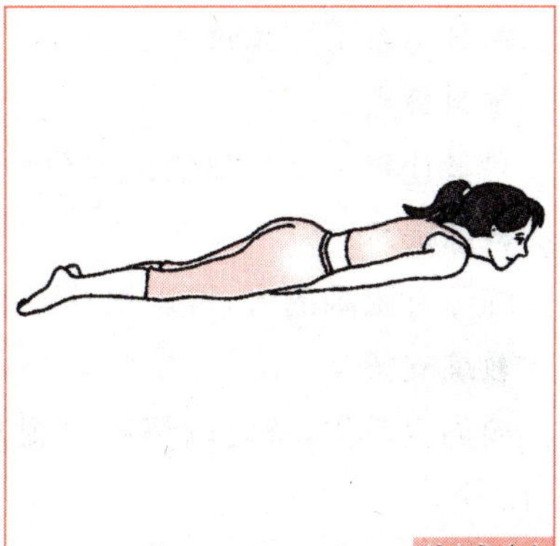
蝗虫式（2）

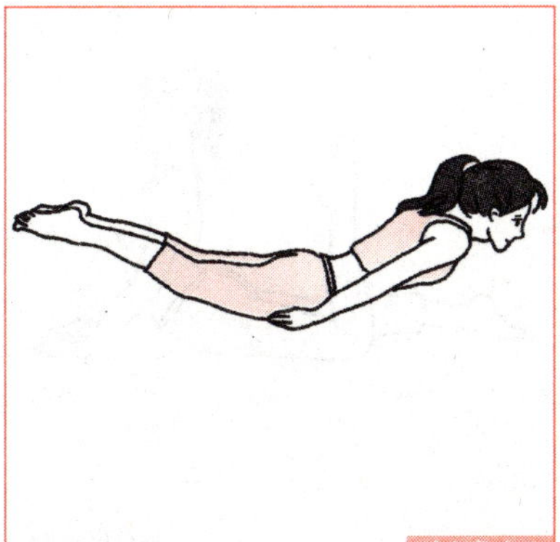
蝗虫式（3）

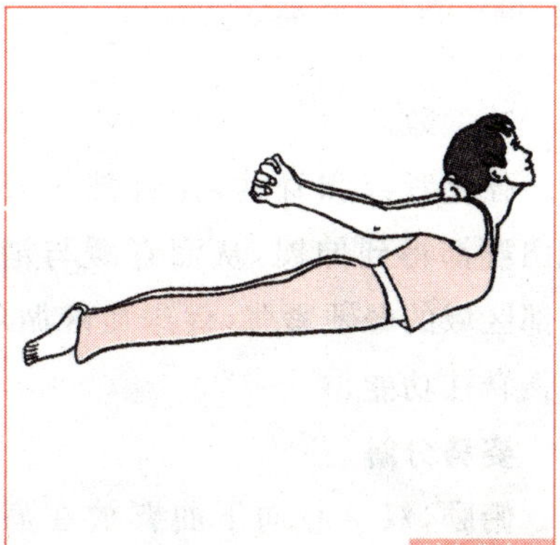
蝗虫式（4）

预备姿势：身体平趴地面，让一侧面颊贴地。两臂伸直放在身体两侧（靠近大腿），双手握拳，拇指与食指一侧贴地。两腿伸直，趾尖靠着地面，两脚跟脚趾并拢。让整个身体保持一条直线，正常呼吸。

鼻孔缓慢吸气，然后屏息。

慢慢抬头，下巴支撑地面（你可以在下巴处放一块软垫）。

握紧拳头，两臂两手绷紧。

两腿快速抬起，抬到最高处，注意两腿保持并拢与笔直状态。

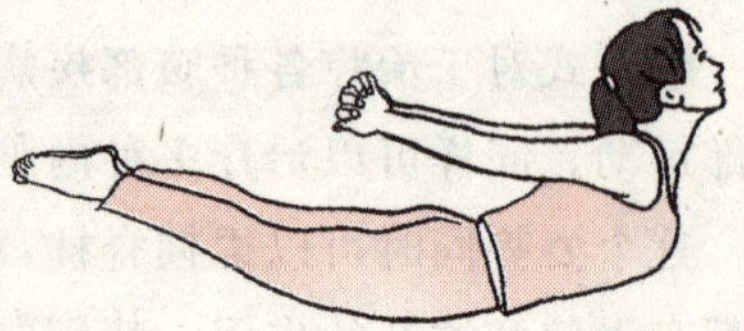

蝗虫式（5）

保持这个姿势5～6秒。

开始慢慢呼气，把腿和头部同时回复到预备姿势。

休息5～10秒，重复动作。

每日练习不要超过4次。

练习重点

尽量让每一个步骤的过程和呼吸的过程配合好，尽可能慢慢完成。

教练提示

练习有困难的人，可以把双腿抬起改为单腿抬起。

教练支招

瑜伽生活化，持之以恒练习很重要。此姿势特别适合办公室工作人员练习。

女性常做此练习，有丰乳之功效。

11. 眼镜蛇变形式

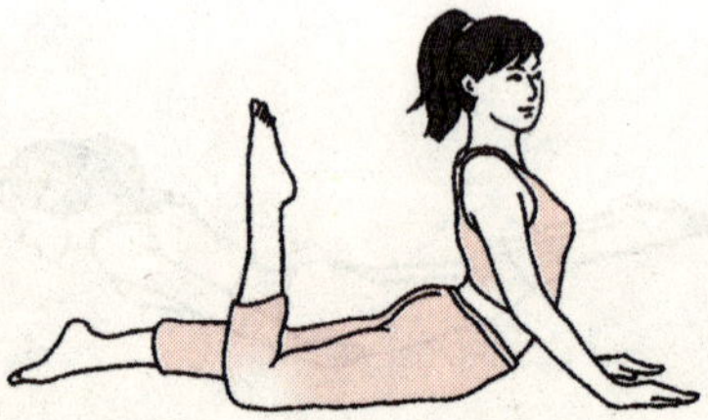

眼镜蛇变形式

功　效

强化背部和脊柱，使背部所有的肌肉群都得到伸展，从而舒缓与消除背部区域的僵硬紧张，促进血液循环，增强脊柱功能。

姿势分解

俯卧，双手心向下曲臂放在肩部下方，下颌触地，吸气，由头、颈、肩、胸、腹依次向上抬起身体，让脊柱一节节地舒展，充分锻炼背部肌肉，弯曲右小腿，使其尽量与地面成90度角或尽量弯曲，呼气，头部向右侧转动，保持呼吸6～8次。反方向重复。

教练提示

首先进行暖身练习，通过 10 分钟的姿势柔软身体，舒展四肢，减少运动伤害。接着做针对性的体位练习，通过针对臀、腿等部位的外在练习，与内在调息相结合，美化身体曲线，强健肌肉能力，释放压力，消除烦恼。

教练支招

瑜伽生活化，持之以恒练习很重要。

12. 美肩式

功　效

美化肩颈肌肉，匀称颈肩线条，预防肩膀酸痛，强化扁桃腺、甲状腺功能。

姿势分解

双腿盘坐，吸气，双臂体后十指交叉，呼气用右肩去贴右膝，保持自然呼吸 6～8 次，反方向重复。

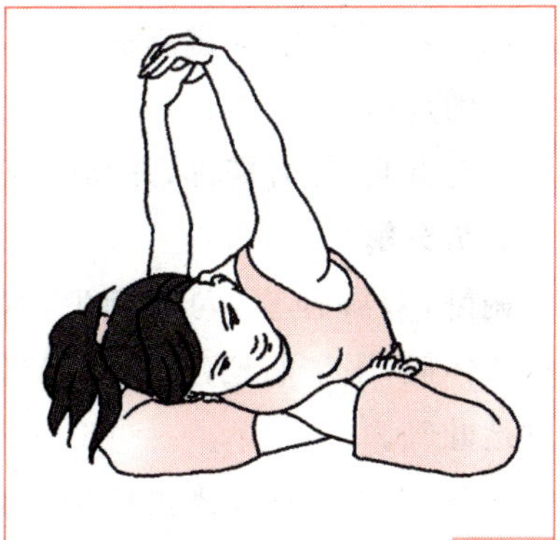
美肩式

每边练习 3～5 次。

教练提示

首先进行暖身练习，通过 10 分钟的姿势柔软身体，舒展四肢，减少运动伤害。接着做针对性的体位练习，通过针对臀、腿等部位的外在练习，与内在调息相结合，美化身体曲线，强健肌肉能力，释放压力，消除烦恼。

教练支招

瑜伽生活化，持之以恒练习很重要。

13. 蜘蛛式

功　效

促进卵巢荷尔蒙分泌，能健胸、收腹、美化背部和腰部线条。

姿势分解

取莲花坐姿，双手放在膝部，双掌撑地，臀部离地，膝盖着地，慢慢吐气，上半身向前倾。

吸气，双肘弯曲着地，指尖相对，胸部贴地，下颚着地于手掌前面，胸部、腹部与大腿完全贴在地面，双手在背部合掌，指尖尽量靠近后颈；吐气，上身用力向后仰，下颚突出，眼看上方。

教练提示

身体紧贴地板时，腰部不可浮起。如不能盘坐者，也可以伸直双脚，以俯卧姿势练习。

教练支招

瑜伽生活化，持之以恒练习很重要。

14. 毛毛虫式

功　效

调节自律神经，促进新陈代谢，舒缓肩部与颈部肌肉僵硬与紧张，消除该部位的疼痛。

具有健胸、提升臀部，并预防内脏下垂的功效。

姿势分解

俯卧，双脚伸直，勾起脚尖，双手平放于体侧，手掌贴地，下颚与喉部尽量贴地吐气。

吸气，脚尖蹬起，膝盖离地，用力挺起腰部；吐气，再充分挺起腰部，脚尖往前，向身体方向走到极限，此时下鄂与胸部仍然紧贴地板不动，颈部与背部紧贴，意识集中在颈项的紧张感上。轻呼吸 5 次。

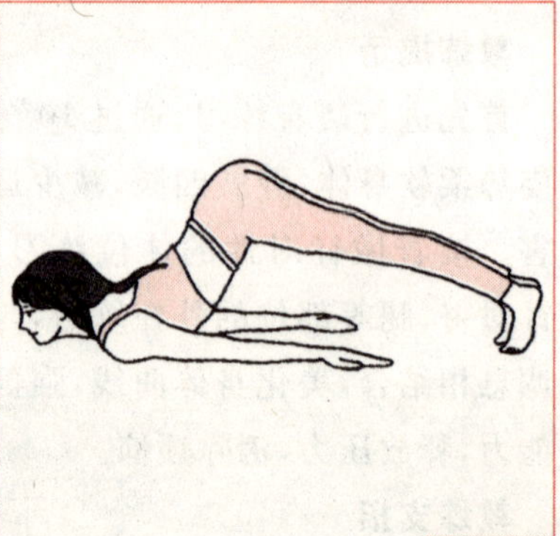

毛毛虫式

接着，脚尖慢慢向后滑，同时腰部放回地面，以俯卧姿势，放松全身，重复练习 3 遍。

教练提示

下巴、胸部做支点，不可移动。膝盖不能弯曲。

教练支招

瑜伽生活化，持之以恒练习很重要。

15. 卧姿炮弹式

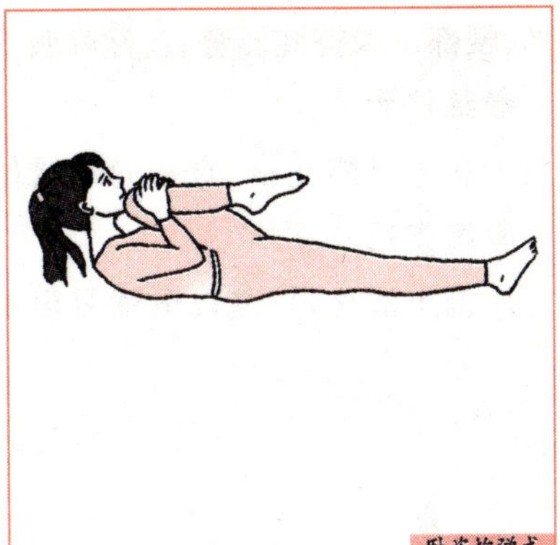
卧姿炮弹式

功　效

改善胃肠失调，恢复正常食欲。排出体内废气，净化血液，消除便秘，美化肌肤。伸展颈、肩肌肉，缓解该部位的僵硬与疼痛。收缩腹部，是产后女性恢复身段线条的练习姿式。

姿势分解

仰卧，右脚伸直，弯曲左膝，双手抱左膝，靠在胸部。

慢慢吸气，双手稍稍用力，抱左膝压迫腹部，右脚保持伸直；慢慢吐气，上身挺起，下腭与膝盖接触，屏息3～5秒钟。

身体还原回地面，放开手、脚，调匀呼吸，放松。换脚重复练习，各做3遍。

教练提示

做此式一定要慢。

教练支招

瑜伽生活化，持之以恒练习很重要。

16. 强化弓式

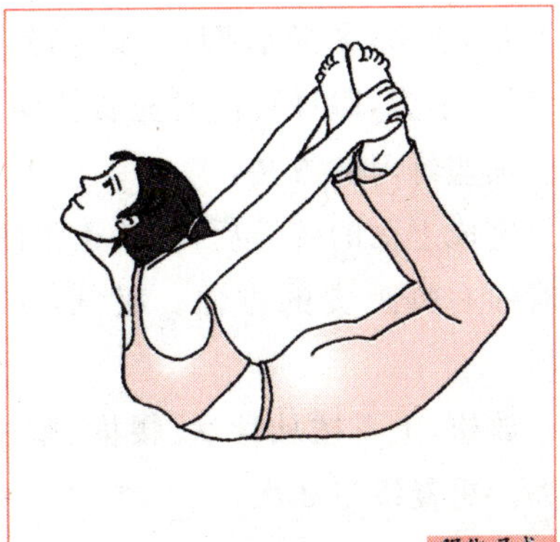
强化弓式

功　效

促进内分泌、甲状腺机能正常，对性淡、肠胃失调等症均有疗效。还能消除背部赘肉，矫正驼背，健胸瘦身，预防臀部下垂，塑造身体曲线，美容效果显著。

姿势分解

俯卧，双脚并拢，双手平放体侧。

吸气，弯曲双膝，双手向后抓住脚踝，额头触地，然后将双腿慢慢抬高至极限，双臂要伸直；吐气，上身挺起，头部后仰，突出喉部与下颚，全身呈弓形姿势，双腿尽量向上向后蹬伸，最大极限地抬高双腿，强化腰部的挤压，意识放在腹部、腰部。保持此姿势，自然呼吸5次，重复练习3遍。最后婴儿式放松。

教练提示

甲状腺机能亢奋、脊柱异常错位、胃溃疡等症患者不宜练习此式。

教练支招

瑜伽生活化，持之以恒练习很重要。

17. 眼镜蛇变式

功　效

促进甲状腺与肾上腺机能正常，消除疲劳，增加心脏和肺活量，舒缓身心。更可强化肩、颈、背部肌肉，具有健胸、收腹和美化背部的功效。

姿势分解

俯卧，双脚并拢，脚背着地，收下颚，额头触地，弯曲手肘，双手平放胸侧，调匀呼吸。

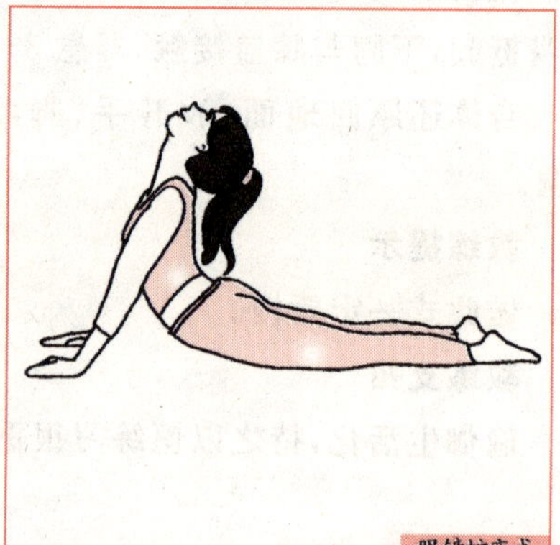
眼镜蛇变式

吸气，下颚慢慢抬高，头部向上后仰，上身同时慢慢离开地面(感觉是把脊柱一节一节向后弯曲，用腹肌力量而不是用臂力)，肚脐与腹部着地，眼望前方；吐气，双臂伸直，背部继续往后弯曲，头部尽量后仰，腹部仍然贴地，眼望上方，眼球可同时左右转动。

加盟练习的方法：

完成上面的练习后，保持正常的呼吸，呼气时，头向左后方向转，眼睛尽量看向右脚趾尖的方向。吸气，头慢慢收回正中，再次呼气时，作相反的练习。

放松，上身按从骨盆、腰椎、胸椎、颈椎、下腭到额头的顺序慢慢还原到卧姿。重复练习3次。

教练提示

练习此式时不可用爆发力，要尽量使身体处于舒适状态。

教练支招

瑜伽生活化，持之以恒练习很重要。

七、倒立姿势

1. 头倒立

功　效

有效放松整个身体，使人体摆脱地心的长期引力，而使心脏和大脑得到补养。

姿势分解

靠墙，金刚坐姿准备，然后向前俯身，双肘着地，双手指交叉并紧握，头顶地，然后慢慢抬起臀部，使膝盖尽量靠近身体，双脚打直（起身预备），瞬间以腹部凝聚内力，配合踮脚尖，完成倒立。

下身时，先弯曲膝盖，用单脚触地，再用另一脚下墙触地，最后平躺。

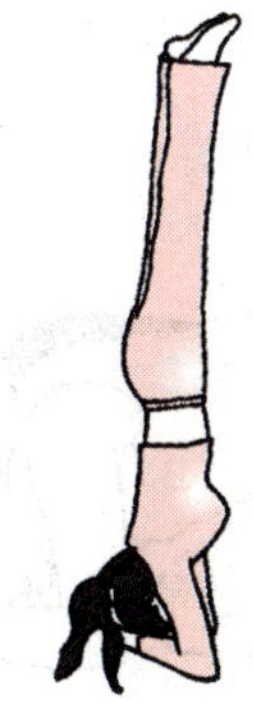
头倒立

练习重点

请在教练的指导下帮助完成，有高血压的朋友们不能练习。

教练提示

请注意动作要领，倒立时，保持好呼吸，坚持5个呼吸以上效果较为明显。

教练支招

瑜伽生活化，持之以恒练习很重要。

头倒立也称之为瑜伽之王，希望大家在朋友们的帮助下，也可以尝试完成这个姿势，享受倒立时对大脑和心脏的放松。

2. 头倒立式(皇帝式)

功　效

人体所有器官上下颠倒，内脏得到放松，全身肌肉放松。

头部增加新鲜血流液。

预防和缓解感冒、咳嗽、扁桃体炎及口中异味。

消除和缓解便秘、痔疮，减轻头痛和哮喘。

加强颈椎的力量，有益于甲状腺、甲状旁腺。

增强身体的平衡感，使人变得警觉而机敏，增加自信心。

减除脸部皱纹，消除眼袋下垂，延缓衰老。

姿势分解

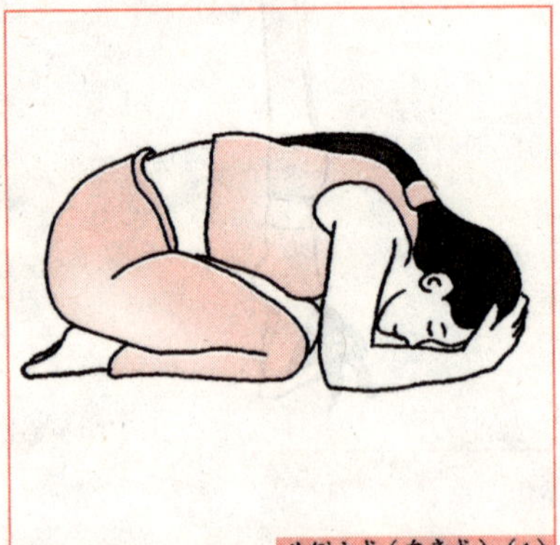
头倒立式（皇帝式）(1)

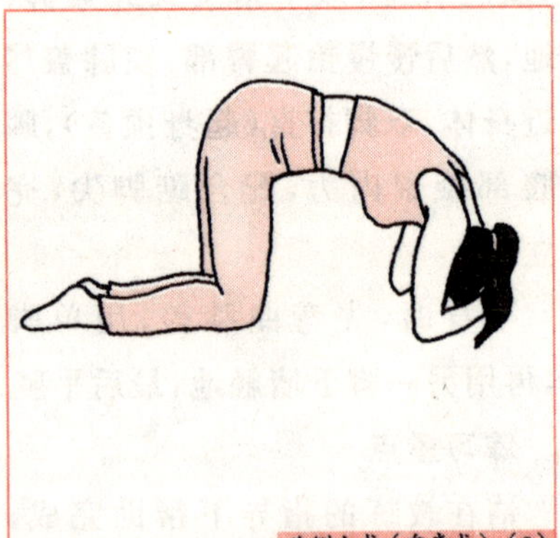
头倒立式（皇帝式）(2)

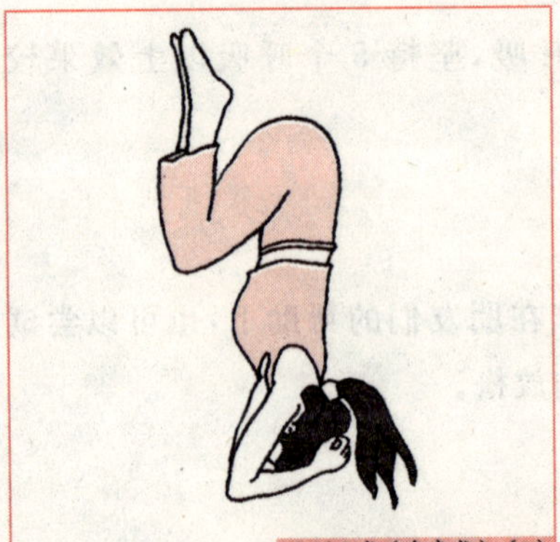
头倒立式（皇帝式）(3)

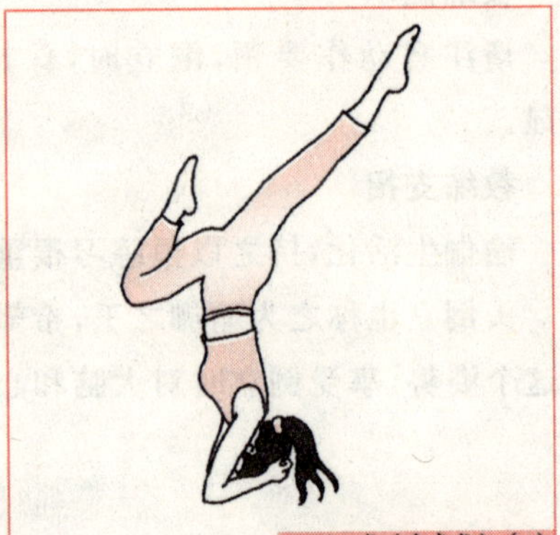
头倒立式（皇帝式）(4)

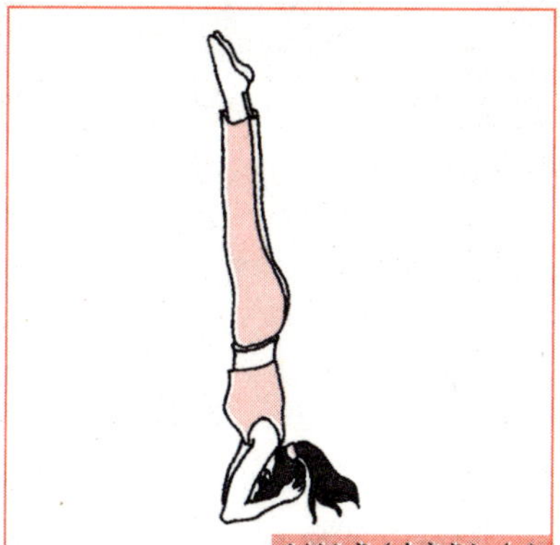
头倒立式（皇帝式）(5)

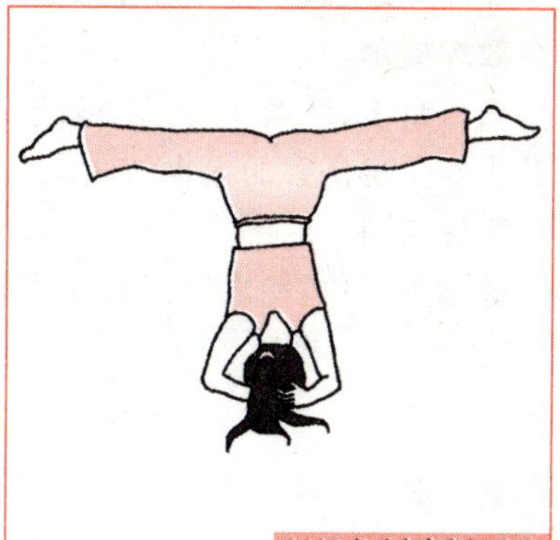
头倒立式（皇帝式）(6)

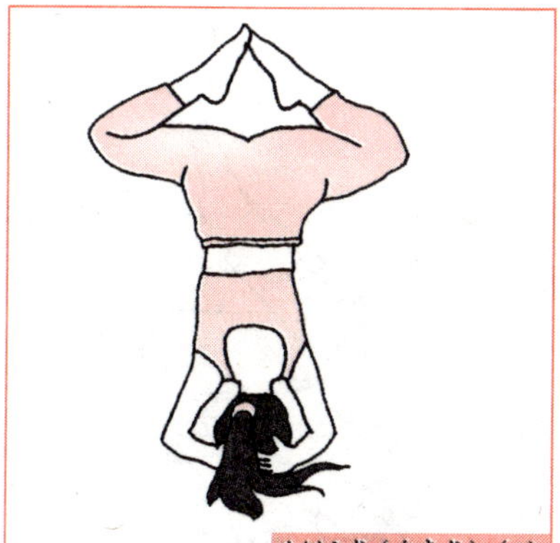
头倒立式（皇帝式）(7)

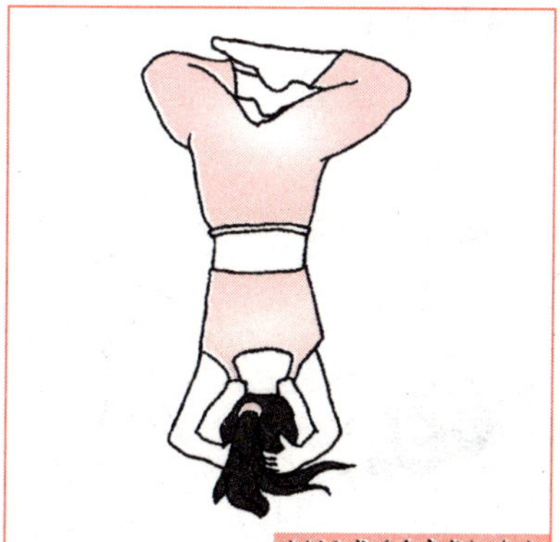
头倒立式（皇帝式）(8)

按基本跪姿跪好，臀部坐落于脚跟，两手放于两膝上。

两手十指相交，放于体前地面，低下头，将头顶置于手心。

慢慢抬起臀部，足跟离地，足尖立地。

伸直膝盖后，两足尖前移，屈膝。

慢慢将两足尖离地，做成屈膝倒立状。

待身体保持平衡后，慢慢将两腿向上伸直，身体与地面成垂直状，保持自然呼吸(随着平衡的增强，你可以保持更久时间)。

慢慢屈膝收回，轻轻将脚尖放落于地面。

慢慢将臀部坐落在脚跟上。

放松脚背，将前额放于手心，闭眼放松。

将两手收回到两膝上，伸直上体，恢复基本跪立式。

最后将屈着的双膝向前伸直，放松。

高级做法：

如果头倒立式已做得相当稳固，可将两腿分开，也可做成倒弓式或内屈膝式。

教练提示

患高血压、低血压、心脏病、晕眩病、高度近视的人勿做此练习，经期妇女及头部受过伤害的人也勿做此练习。刚开始时，可靠墙练习。

教练支招

瑜伽生活化，持之以恒练习很重要。

3. 肩立式

功　效

调节甲腺分泌，促进新陈代谢，使脸部、颈部肌肉柔软，是一个使人充满活力，永葆青春的练习姿式。

姿势分解

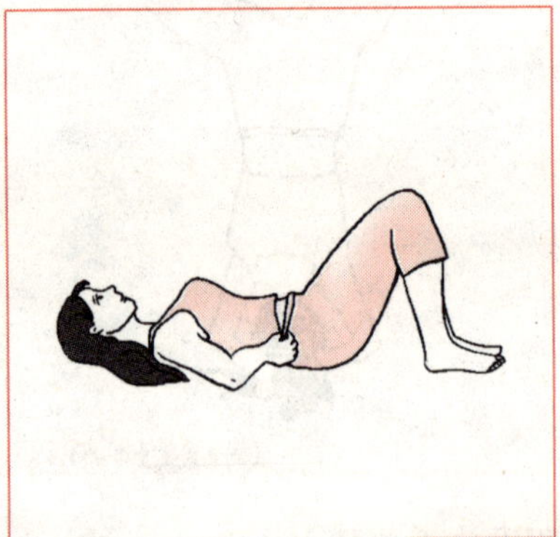
肩立式（1）

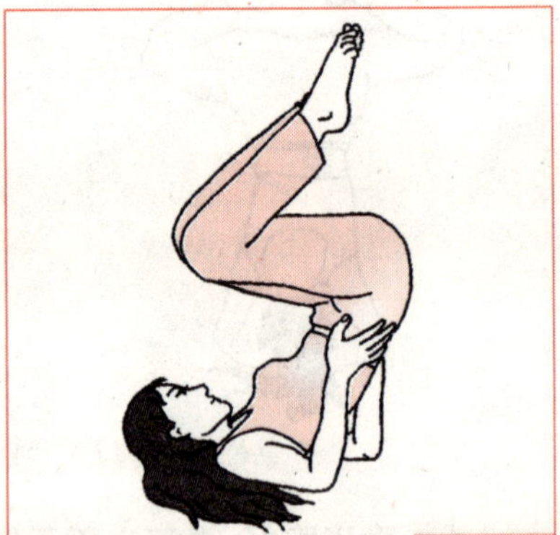
肩立式（2）

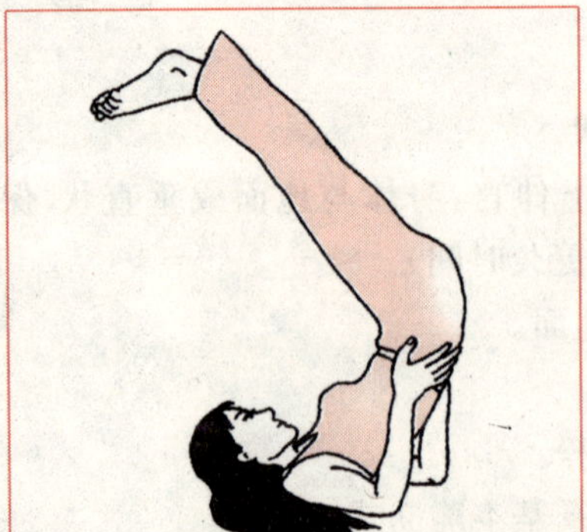
肩立式（3）

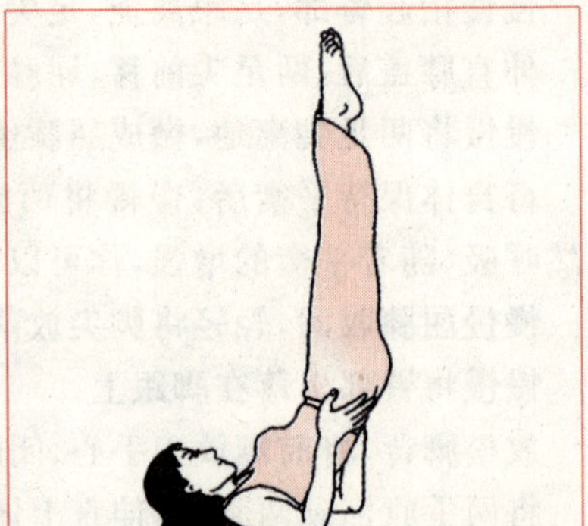
肩立式（4）

预备练习：

仰卧，臀部靠近墙面，脚贴在墙上，双膝弯曲。两腿靠拢或稍分开，两臂平放在身体两侧，掌心向下，墙上移动，臀部向前压，胸部上抬靠近下颚。

屈膝仰卧，脚板着地，双腿靠拢。两手叉腰，大拇指向上，掌心与手指在背后托着腰部。

呼气，双膝抬到腹部上方，双腿保持弯曲，挺起躯干。身体重量落在双肩与背部上。

两肘压紧地面，双手托住背部。两肘要尽可能往里靠。

双腿向斜上方伸直。保持这一动作，臀部放松。吸气，臀部举得更高，胸部更贴近下颚。双腿与躯干垂直于地面。两肘进一步收拢，肩胛骨挤紧，手托住上背部并尽量靠近双肩。保持这一姿势。可以把双臂伸直，平放于身体两侧，掌心向下。

教练提示

肩倒立时可以在肩上放一块折叠的毛毯，减轻对咽喉部位的挤压和对颈部的压力。

教练支招

瑜伽生活化，持之以恒练习很重要。

4. 鸵鸟式

功　效

从侧面来看，这个动作高高耸起的臀部正如鸵鸟的背，弯曲着脖子在四处探寻。这个体位可以很好地强化大腿内侧的韧性，伸长的脖颈有助于消除颈部的细纹，有美化和拉长颈部的功效。

姿势分解

双腿分开与肩同宽，吸气，尽可能挺伸上身，重心放在双脚掌上，呼气，上半身俯身向下，把手放在脚心下面，让手心与之相通，保持腿部伸直。感觉臀部正向上顶出，吸气，慢慢抬头，呼气，头尽量向后仰。保持正常的呼吸3～5个频率，深深地吐气，慢慢地吸气，身体慢慢恢复直立。

教练提示

鸵鸟式让手心与脚掌气理相通相融，在呼吸中对心脏健康很有帮助，同时能够改善颈椎疲劳。

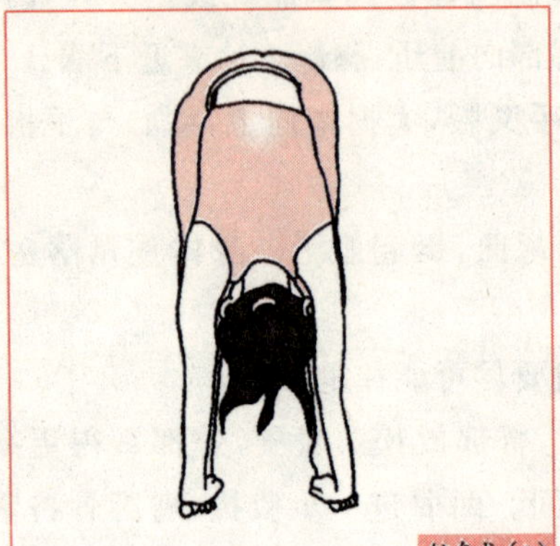
蛇鸟式（1）

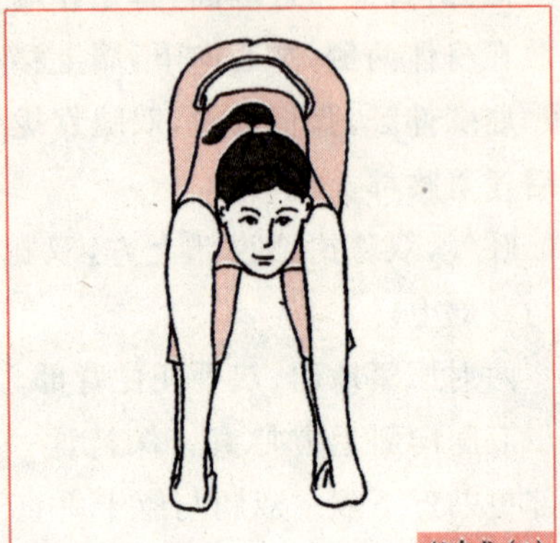
蛇鸟式（2）

教练支招

瑜伽生活化，持之以恒练习很重要。

八、力量姿势

1. 鹤　式

功　效

当你收缩臀部的时候，看起来腰围变小、腹部平坦了，但是臀部的臀大肌却往下垂，腿相对地也会依视觉比例让腿形变短，而且如果你的腹部有气淤现象的话，会让你的腹腔肌肉紧张而且变得硬绷绷的，后果就是让你产生便秘、皮肤长出痘痘或是得上恼人的痔疮！有时候连生殖器的正常功能都会受到影响。能让胸部自然坚挺、腹部变得平坦、臀线提高及改善便秘现象，这就是鹤的姿势所带来的功效。

姿势分解

身体站于瑜伽垫上，双手合十，放在胸前。

将手掌合并的双手往上延伸，手指尖朝天空，自然呼吸吐气。

左腿离开地面悬空往后伸直。

缓缓地保持自然的呼吸，将腿往身后抬高，并同时将双手往身体的前面，由头顶往胸前延伸移动。

做完左腿，请以相同的动作锻炼右腿，让右腿也能变得均匀。

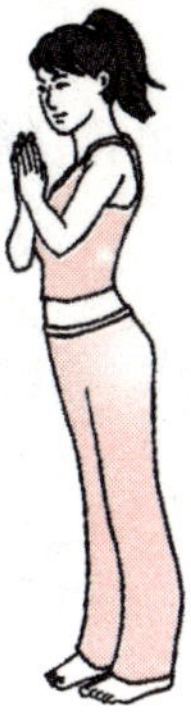

鹤式（1）

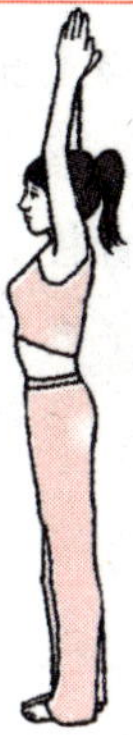

鹤式（2）

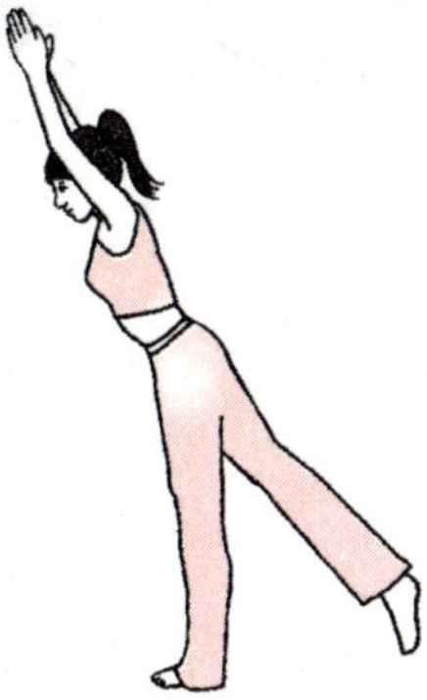

鹤式（3）

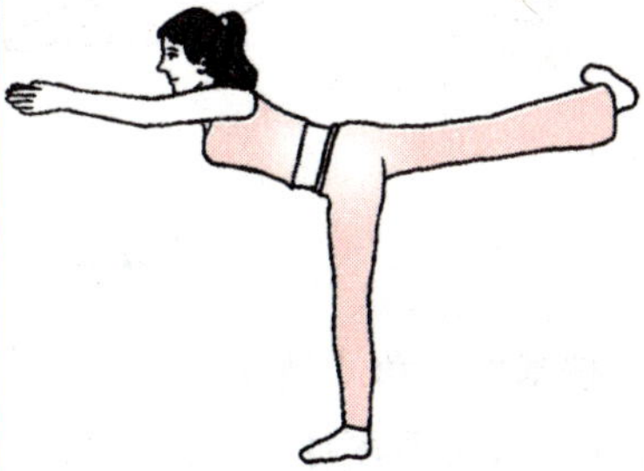

鹤式（4）

练习重点

如果初次练习作不到，没有关系，慢慢练习，一定会有收获的。

教练提示

请注意左右的平衡，两边的练习时间和次数要一样。

教练支招

瑜伽生活化，持之以恒练习很重要。

这是平衡及力量练习，爱美的女性不可忽视力量与舒展相结合的线条美哟！

2. 啄地式

功　效

伸拉大腿肌肉及腓肠肌。

按摩腹部内脏器官，消除腹部区域多余脂肪，促进消化功能。

伸展并柔韧脊柱。

增强身体的平衡感。

姿势分解

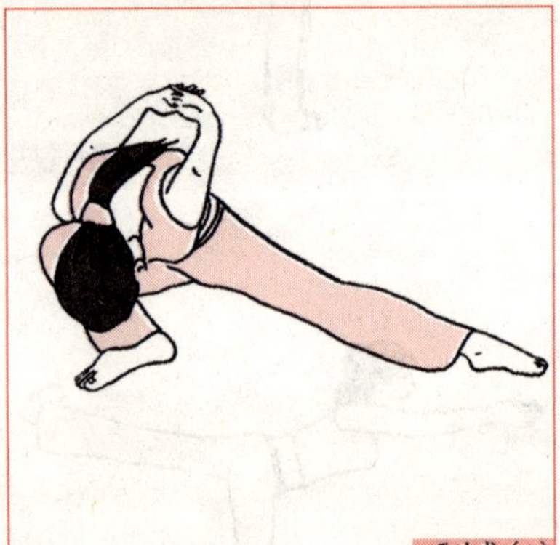

啄地式（1）

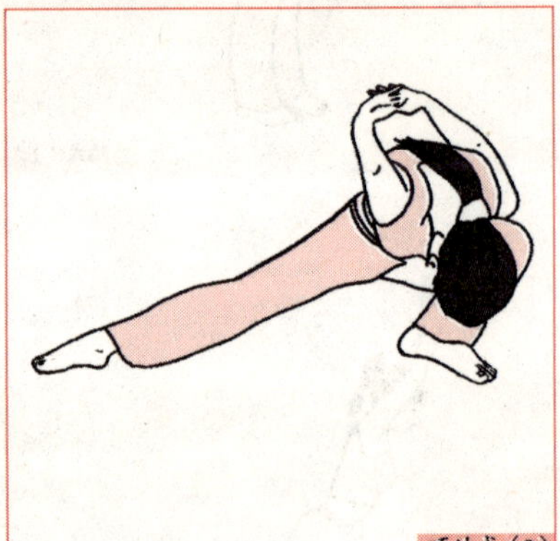

啄地式（2）

按基本三角式站立。

吸气，两手在身后十指相交。

呼气，尽力屈右膝，同时上体前移，最后尽量将头靠近右脚尖，保持自然呼吸 30～60 秒。

吸气，伸直右膝盖，慢慢将上体收回到中间位置。

呼气，在左侧做同样练习。

练习重点

注意两腿之间的距离，重心放在两腿之间。

教练提示

缓慢进行，配合好呼吸。做此动作时，头不能触地没关系，只要保持好呼吸，感觉大腿肌肉的紧张和伸拉就好了。

教练支招

瑜伽生活化，持之以恒练习很重要。

美化大腿，有助于减肥。

3. 侧身伸展式

功　效

加强两腿的力量。

消除腰、腹部多余脂肪。

柔韧脊柱，加强脊柱的弹性。

锻炼身体的平衡感。

姿势分解

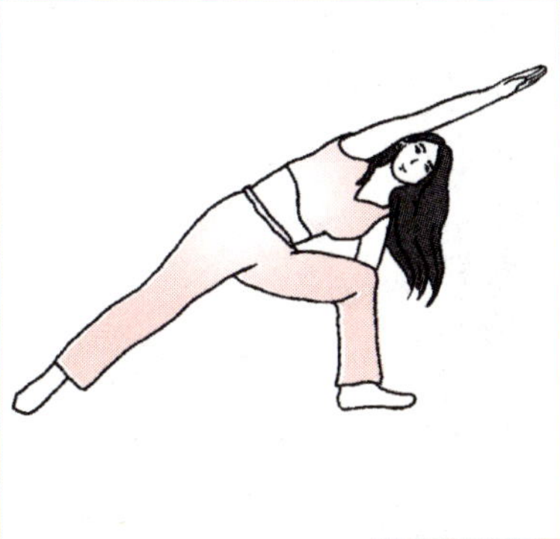

侧身伸展式（1）

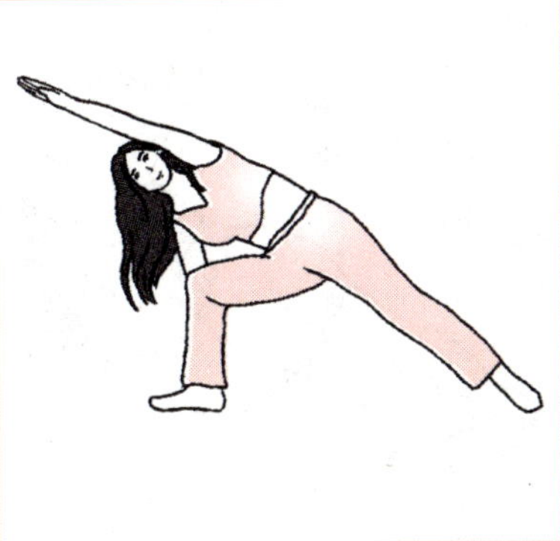

侧身伸展式（2）

按基本三角式站立。

屈右膝，两手侧平举，做成战士第二式。

呼气，以腰为轴，上体右转，右手尽量触及右脚外侧的地面，左手指向天空，再继续指向右前方，保持自然呼吸。体会从左脚外侧，沿左腰、腋窝、手臂到指尖伸展的感觉。

吸气，右手离开地面，上体缓缓回到中间。

呼气，以腰为轴，上体左转，在左侧做同样练习。

练习重点

平衡及力量类练习。

教练提示

注意保持深长的呼吸，重心放在两腿之间，伸臂尽可能向天空方向不断延伸。

教练支招

瑜伽生活化，持之以恒练习很重要。

4. 侧撑式(一)

功　效

增强身体的平衡感,提高思想集中注意的能力。

使脚及手腕、手臂更加有力。

有效减少腰两侧的多余脂肪,加强腰两侧的肌肉力量。

缓解颈部疼痛,使颈部肌肉更有力。

姿势分解

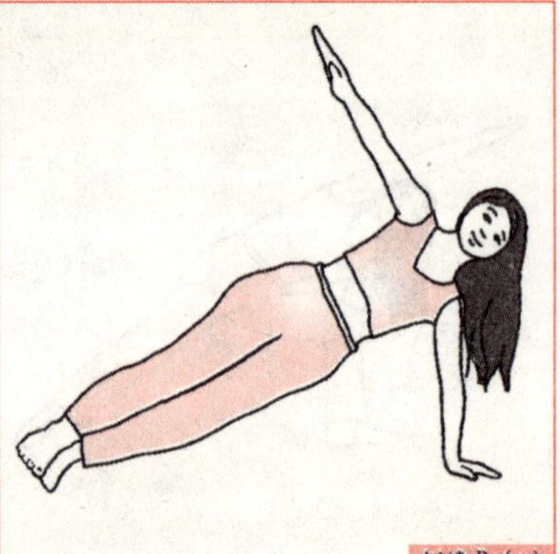

侧撑式(1)

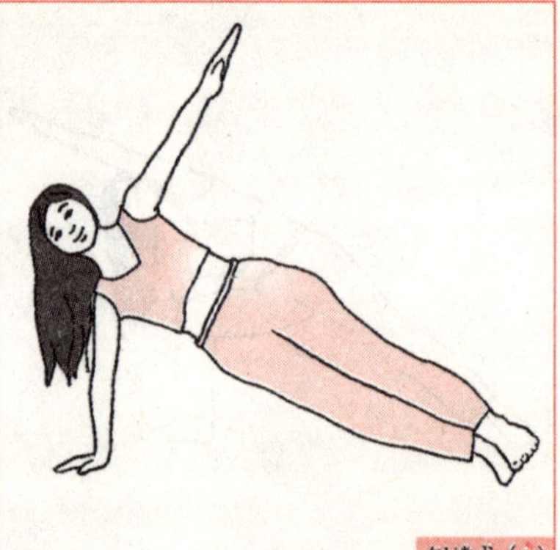

侧撑式(1)

身子朝左侧撑,形成一条斜线。

保持左手心贴地,右手心放于体侧。

吸气,慢慢将右手抬起,并上举,两手臂形成一直线,保持平衡,此时只有左手心及左脚外侧贴地,自然呼吸 30～60 秒,或保持更长时间。

呼气,轻轻放下所有被抬起的身体部位,活动一下手腕及脚踝,仰卧 30 秒,彻底放松全身。

换右侧做同样练习。

教练支招

瑜伽生活化,持之以恒练习很重要。

5. 侧撑式(二)

功　效

加强手臂及手腕的力量。

增强整个身体的平衡感。

减轻腰部疼痛及消除腰部僵硬,使腰部肌肉有力。

姿势分解

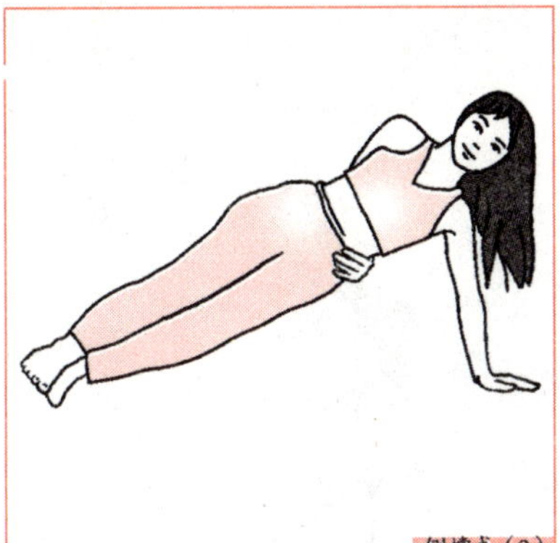
侧撑式（2）

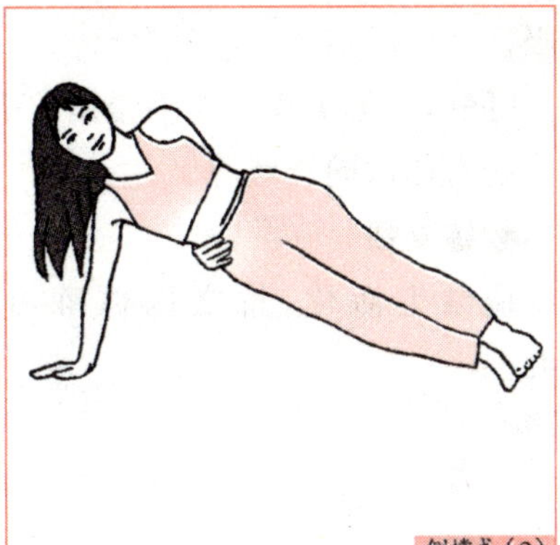
侧撑式（2）

侧撑。

呼气，左手从背后绕过，尽量放于右腰处，保持 30～60 秒。

呼气，慢慢将身体放低。

换另一侧做同样练习。

教练支招

瑜伽生活化，持之以恒练习很重要。

6. 侧撑式(三)

功　效

锻炼集中注意力的能力及全身的平衡感。

加强手腕、肘部及脚外侧的力量。

增强腰两侧肌群的弹性。

姿势分解

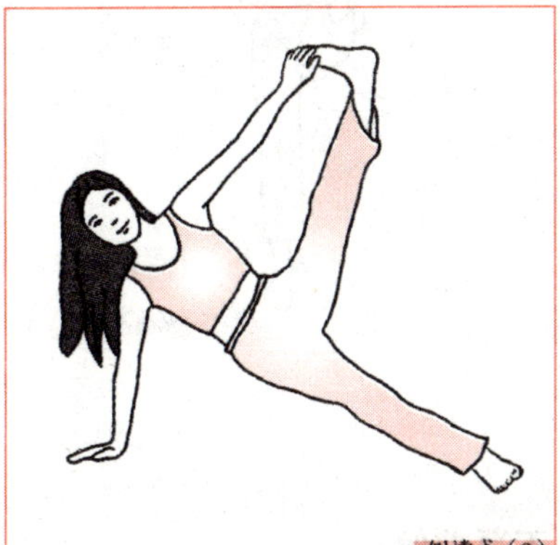
侧撑式（3）

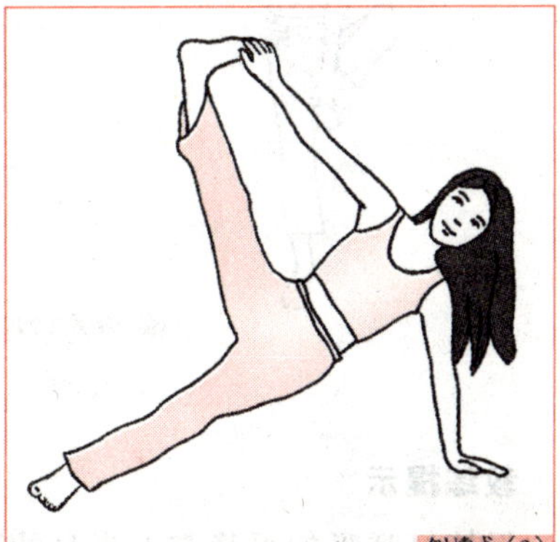
侧撑式（3）

侧撑。

呼气，慢慢向上伸起左腿，尽量用左手抓住左脚尖，保持 30～60 秒，自然呼吸。

呼气，左脚尖离开左手慢慢放下。

换右侧做同样练习。

教练支招

瑜伽生活化，持之以恒练习很重要。

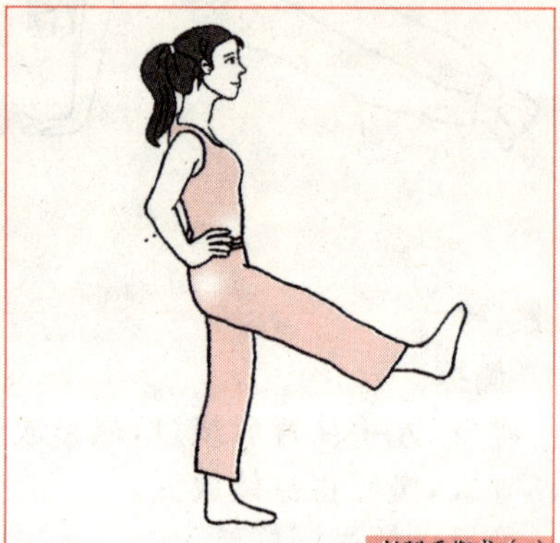
抬腿平衡式（1）

7. 抬腿平衡式

功　效

锻炼集中注意力的能力及全身的平衡感。

姿势分解

取山立式站姿，两手放在髋部两侧，身体重量落到左腿上。

吸气，右腿向正前方伸出，两髋保持水平。保持这个姿势的平衡。然后弯曲右腿，右手握住右脚拇趾或脚背。再将右腿向正前方伸出，左腿直立。换左腿重复动作，左右腿平衡的时间相同。

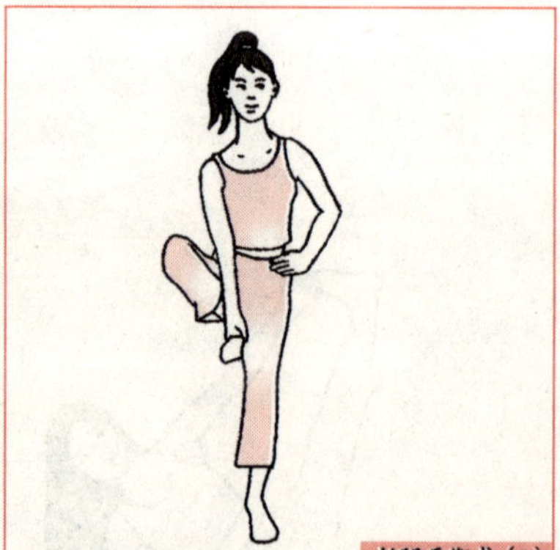
抬腿平衡式（2）

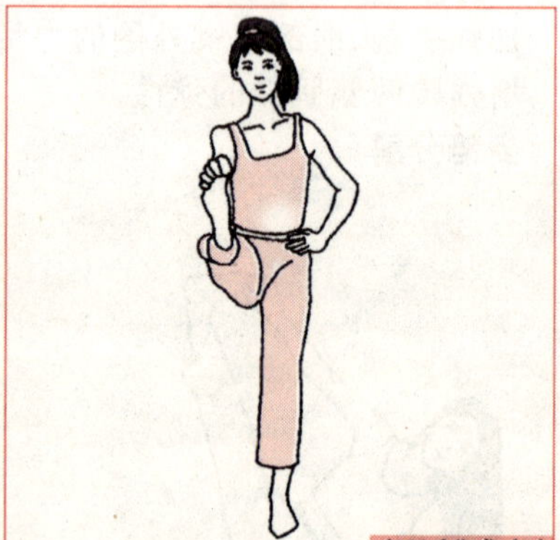
抬腿平衡式（3）

教练提示

保持好呼吸的平稳与上半身的直立，不要前倾。

教练支招

瑜伽生活化，持之以恒练习很重要。

8. 加强站姿

功　效

加强腿部、臀部、腹部、背部和颈部肌肉的锻炼。

增强腿部的柔韧性。

增强踝、膝以及髋关节的灵活性。

增强双肩的灵活性。

在站立中培养稳定舒适感和平衡感。

提高身体的协调性，使身体两侧的肌肉均衡发展，加强平衡。

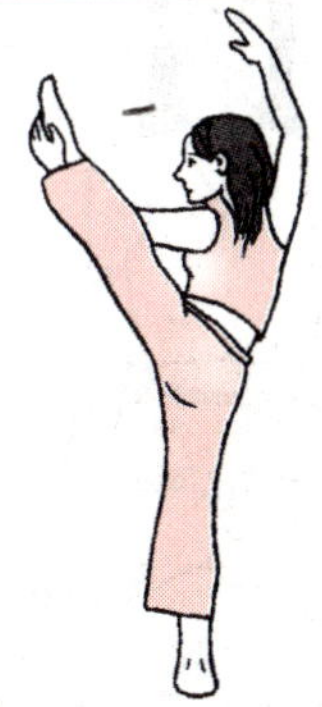
加强站姿

姿势分解

有些站姿拉伸强度较大，如有心脏病或高血压，或在保持某个姿势时感到紧张，应当要特别小心。可保持静态姿势一小段时间，也可重复练习2～3次动态姿势。练习中双手放在髋部两侧，双肘朝外，这样可以缓解紧张感，加强腿和臀部的锻炼。

身体情况欠佳时(有心脏病或高血压)，屈体动作可以只做到一半。还可以用手扶墙壁以保持身体的稳定。

站立中检查面部、咽喉部位和腹部是否有紧张现象，看看呼吸是否通顺正常。如确有不适，可以轻柔进入反姿势放松，回复正常呼吸。

注意分腿跨度不应超出身体所承受的限度。练习中脚跟要挨到地面，身体要感觉舒适。如果你在寻求平衡，可以用手扶墙练习，等到你自信可以站稳了，再按要求来做。练习对称站姿有助于培养稳定意识，这对以后练习非对称站姿很有益处。

教练支招

瑜伽生活化，持之以恒练习很重要。

9. 莲花离地式

功 效

锻炼身体的平衡感，增强全身的灵活性。

按摩腹部内脏器官。

消除肩部及臀部紧张。

特别加强手腕、肘部、两臂的力量。

姿势分解

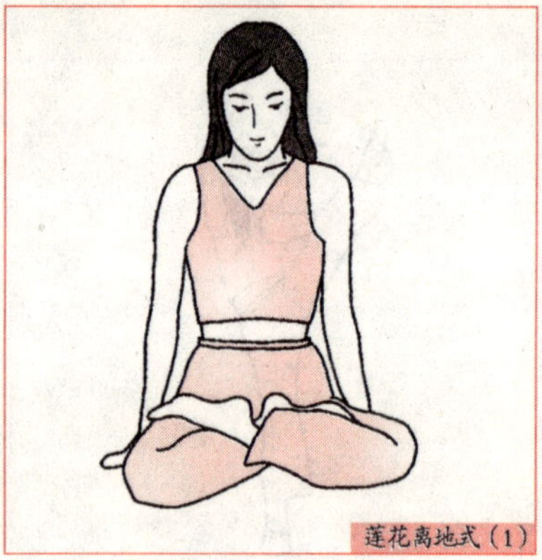

莲花离地式（1）

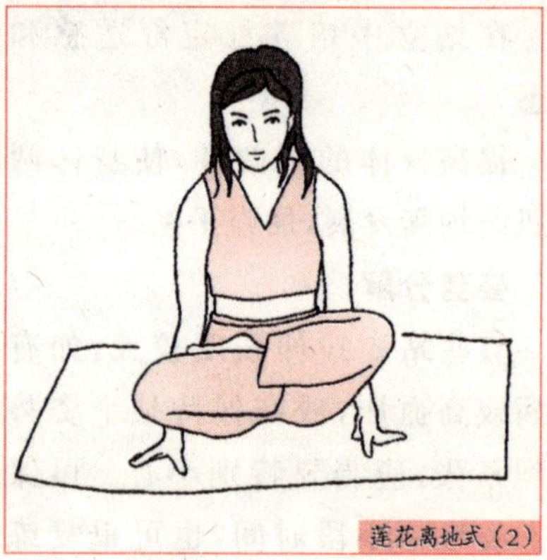

莲花离地式（2）

按莲花坐姿坐好。

两手放于体侧。

用手心撑地，吸气，将身体抬离地面，保持屏息。

呼气，放下臀部，松开两手，放松。

教练支招

瑜伽生活化，持之以恒练习很重要。

10. 美腰体位——曲线扭转式

功 效

塑造腰部线条，减少腰部多余脂肪，强化灵活脊柱。

姿势分解

站立，左小腿向后抬起弯曲，右手抓住左脚，双膝相合，右手臂伸直，左手放在右侧髋部，呼气时向右侧扭转，感受左侧腰部得到伸拉，保持呼吸6～

10次。反方向重复。

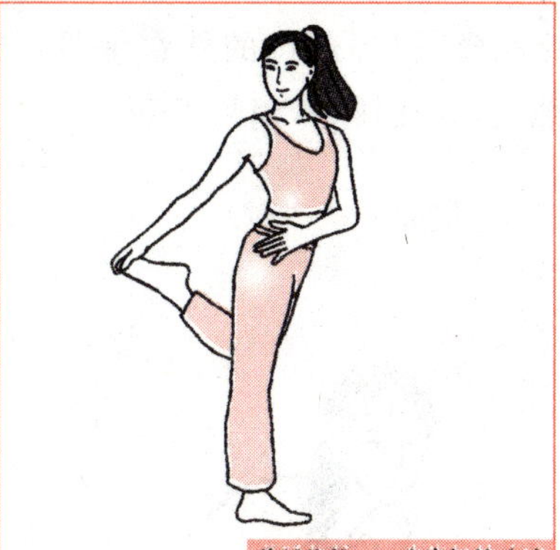
美腰体拉——曲线扭转(1)

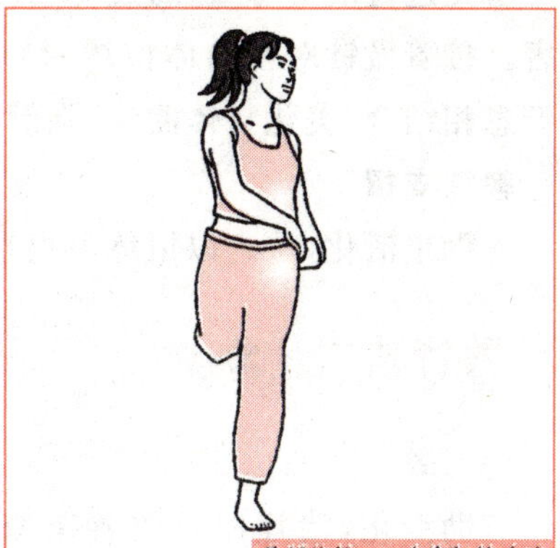
美腰体拉——曲线扭转(2)

教练提示

首先进行暖身练习,通过10分钟的姿势柔软身体,舒展四肢,减少运动伤害。接着做针对性的体位练习,通过针对臀、腿等部位的外在练习,与内在调息相结合,美化身体曲线,强健肌肉能力,释放压力,消除烦恼。

教练支招

瑜伽生活化,持之以恒练习很重要。

11. 美腿式

功 效

使腿部肌肉紧实、有力,腿型优美。

姿势分解

左腿屈,右腿向后延伸跪在垫子上,双手放在左脚的两侧,吸气弯曲右小腿,用左手抓住右脚,呼气,右手臂向前方延伸,保持身体稳定自然呼吸6次。放松手臂,右小腿回落在垫子上,重心后移,臀部后坐在右脚跟上,左腿向前伸直放松,呼气,用腹、胸、头依次向左腿靠拢,保持自然呼吸。反方向重复。

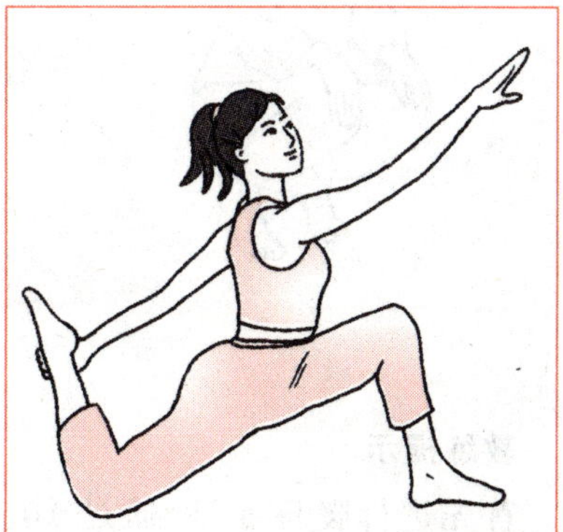
美腿式(1)

教练提示

首先进行暖身练习，通过 10 分钟的姿势柔软身体，舒展四肢，减少运动伤害。接着做针对性的体位练习，通过针对臀、腿等部位的外在练习，与内在调息相结合，美化身体曲线，强健肌肉能力，释放压力，消除烦恼。

教练支招

瑜伽生活化，持之以恒练习很重要。

12. 鸭行式

功　效

有助消化，治疗便秘改善下肢血液循环。强化练习还可以增强腿部肌肉的活动和力量。

姿势分解

蹲姿，双手扶腿步行。

走步时，指向地面的膝盖触碰地面，连续行走 3～5 分钟。根据自身情况，也可延长时间。

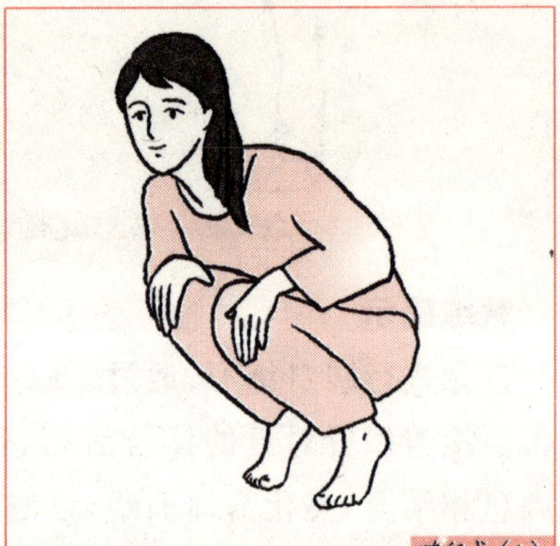

鸭行式（1）

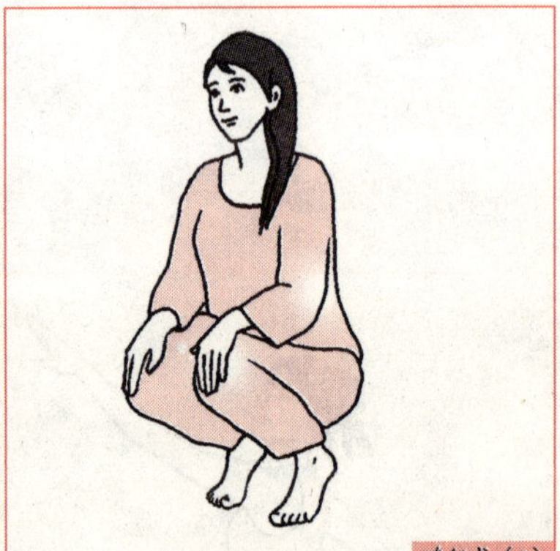

鸭行式（2）

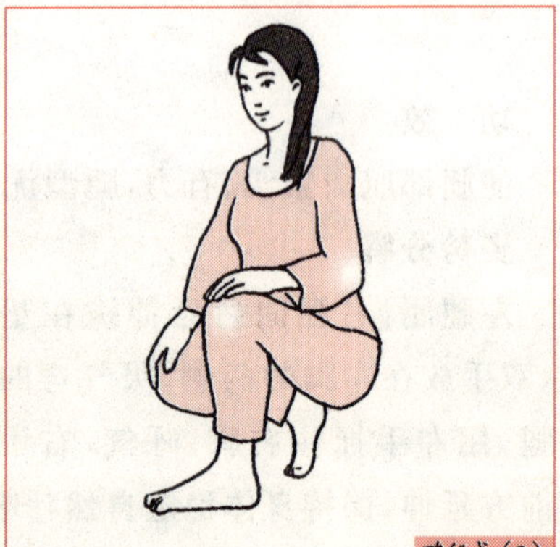

鸭行式（3）

教练提示

首先进行暖身练习，通过 10 分钟的姿势柔软身体，舒展四肢，减少运动伤害。接着做针对性的体位练习，通过针对臀、腿等部位的外在练习，与内在调息相结合，美化身体曲线，强健肌肉能力，释放压力，消除烦恼。

教练支招

瑜伽生活化，持之以恒练习很重要。

13. 狼伸展式

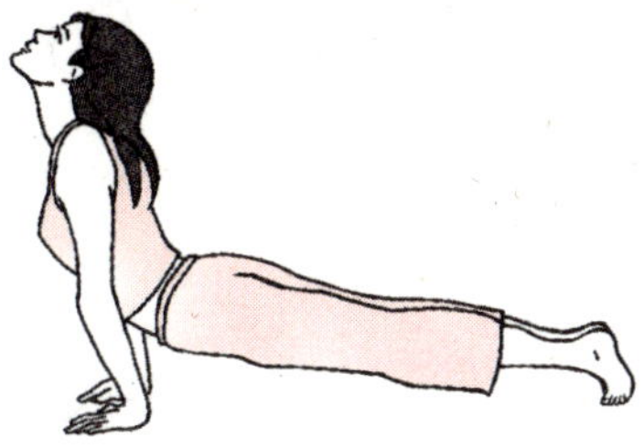

狼伸展式

功　效

很好地强化手臂的力量，并对胸腰等部位有很好的美化作用。

姿势分解

以双手及足尖为支点，将整个身体撑起来，保持手臂与地面垂直，吸气，腿部伸直；挺胸，呼气，头向后仰。

保持好这个姿势，让呼吸均匀起来，坚持 3～5 个呼吸频率，最后，呼气时，身体慢慢放回地面放松休息。

教练提示

狼伸展式能够对 26 节脊椎充分拉长延展，同时能够锻炼手臂和腿部的力量；能够刺激脑髓和脊髓的连通，对大脑的滋养很有好处。

教练支招

瑜伽生活化，持之以恒练习很重要。

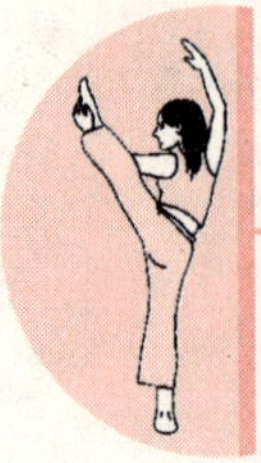

第五章 瘦身美体瑜伽

SHOUSHENMEITIYUJIA

一、美容瑜伽

1. 瑜伽面部美容操

面部五行(健脑美容操)。两膝跪地,成金刚坐。我们已经在我们的心灵播下了这爱的种子,健康、快乐、成功的种子。搓热双手,干洗脸,由内向外8圈。(心主血,其华在面,在数为8)搓热双手,按摩眼睛,想象我们的双手拥有世界上最好的珍珠明目液,往内6圈,向外6圈。食指按摩眼睛的上眶6次;下眶6次。

左手的中指按摩下巴的承浆穴,顺时针15次,逆时针15次。搓热人中,18次。

按摩鼻翼两侧的迎香穴,18次。

按摩两眉之间的印堂穴,顺时针18次,逆时针18次。

按摩太阳穴,向前18次,向后18次。

搓热双手,干梳头,从前额梳到后脑勺,梳到头皮发热,想象血液由前额流到后脑,头发变得乌黑亮泽,头痛头晕的病症解除了,失眠的现象也消失了,记忆力也越来越好。轻轻拍打头部、面部。

搓热双手,捂住耳朵,向前面按摩36次。按摩耳朵等于按摩全身。鸣天鼓,由上至下24次。拉耳珠12次,顺着听宫穴与耳背轻柔地往下拉。将食指插入耳洞,向前按摩6次,向后按摩6次,食指堵住耳孔,停一停,眼睛向上看向印堂穴,用力地拔出食指。

按摩脖子的后面,搓热大椎穴18次;用左手按摩脖子的后面18次。按摩脖子的前面,由上至下9次,九龙化水。有预防和治疗咽喉炎的作用。

用右手拍打左胸，9 次，由上至下一条直线有节奏有韵律地拍打。拍打中间。用左手拍打右胸 9 次。

拍打腰部 36 次。臀部坐地，两腿往前伸直，放松双腿，轻轻拍打一会儿。

2. 一套美容脸蛋的瑜伽操

除了身体，脸蛋也能够做瑜伽哦，这次，我们将介绍给大家一套将健美身材和美容脸蛋二合一的瑜伽操，促进血液循环，帮助新陈代谢，放松身心，发泄情绪，改善睡眠，让你在最短的时间里达到最高效的锻炼。

①身体前倾，双膝、双手撑地，小腿抬起，低头含胸，缩腹，拱背。

②抬头下腰，用力张嘴，将舌头尽量向下方伸出，眼睛看向前方，保持 20 秒。

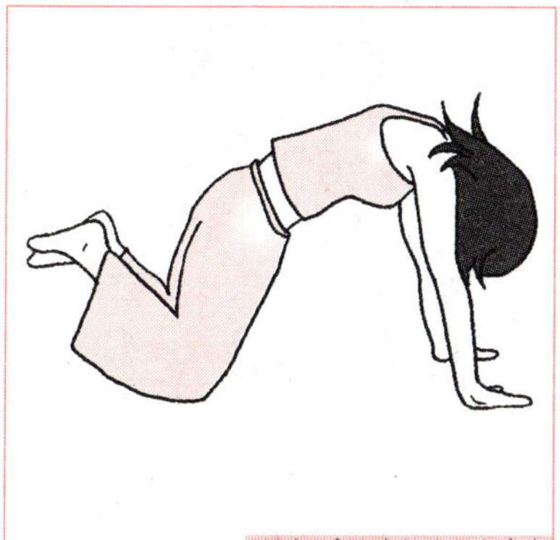
预防面部肌肉松弛下垂（1）

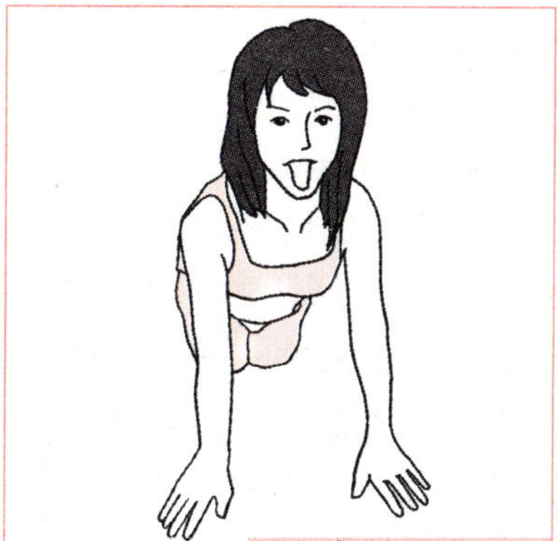
预防面部肌肉松弛下垂（2）

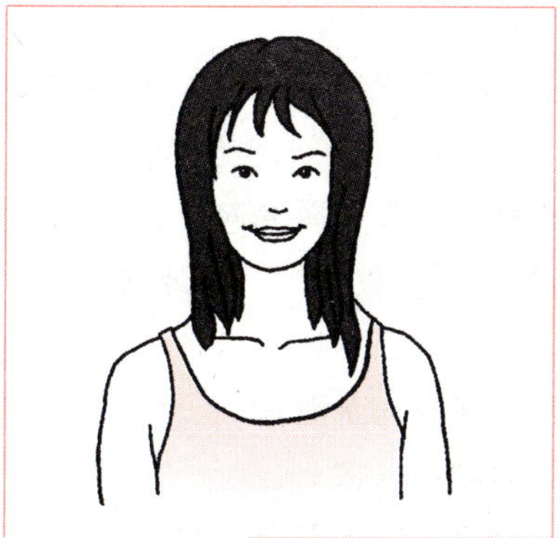
预防面部肌肉松弛下垂（3）

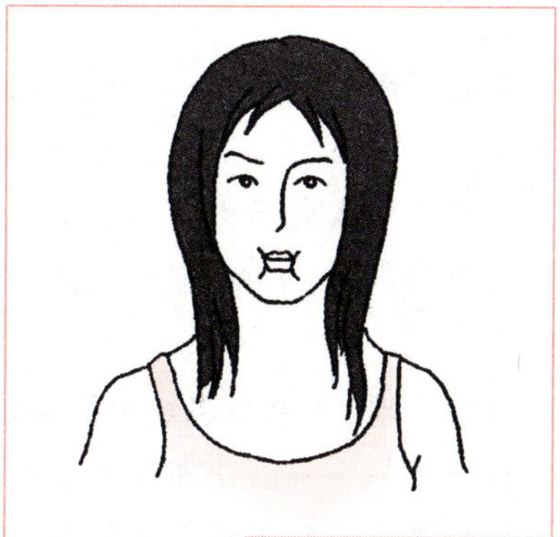
预防面部肌肉松弛下垂（4）

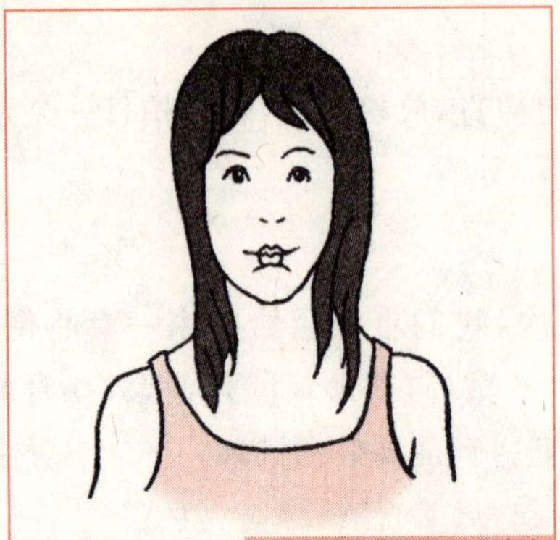

预防面部肌肉松驰下垂（5）

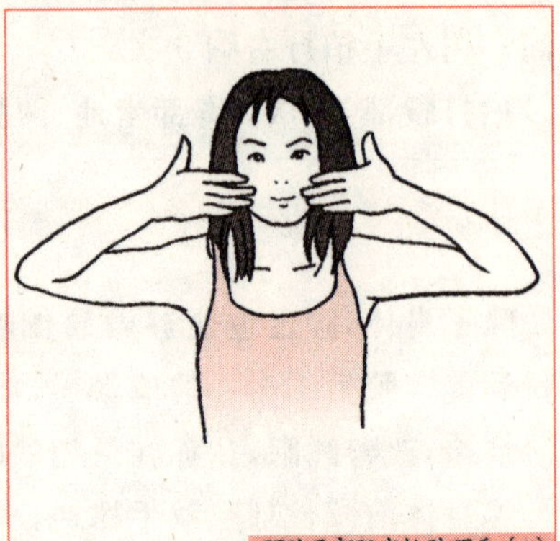

预防面部肌肉松弛下垂（6）

将嘴角用力向两边拉伸，嘴唇形成一条自然的直线，感觉到嘴角两边肌肉缩紧，保持数秒后，放松，反复。

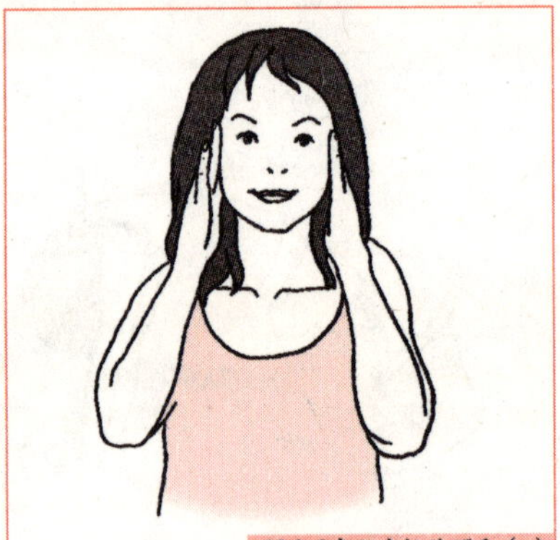

预防面部肌肉松弛下垂（7）

①做吹气球动作，嘴中含气，鼓起腮部，嘴唇闭紧噘起。

②用力收紧腮部，感觉两腮肌肉内凹，贴近上下磨牙间，嘴唇保持自然缩紧状。反复两个步骤，始终保持呼吸自然。使面部血液循环良好，让皮肤更好吸收，改善眼角细纹。

③双手掌搓擦，产生热感后，将除拇指外四指在嘴角旁相向对齐，然后轻柔地沿脸颊由下向上轻轻摩擦，让肌肉向上收紧。

④双手用食指、中指、无名指按压眼尾部，呼气时强压，放开时吸气，反复6次。

①两手食指放在鼻孔两翼，呼气，两手食指沿鼻子两侧向上移动。

②吸气，手指下降，到开始位置时，手指强压5秒，呼气，迅速放开。反复6次。

盘腿坐地，用单只温热的手盖住眼睛，把光线完全遮住。

睁开的另一只眼快速的上下左右转圈运动各6次。

之后换另一只眼重复进行，双眼交替完成后，闭上双眼放松。

把嘟嘟脸变巴掌脸

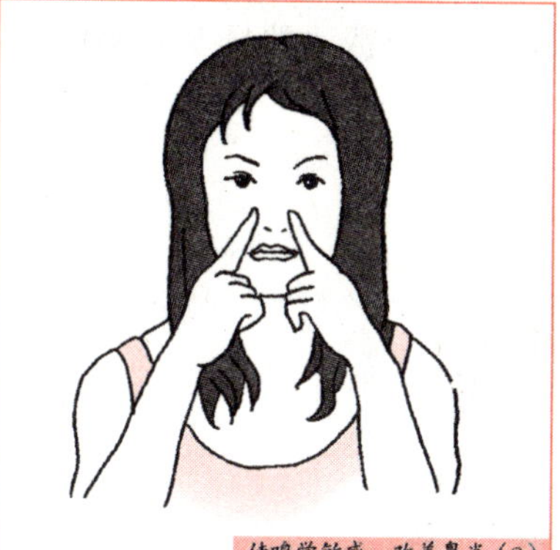
使嗅觉敏感，改善鼻炎（8）

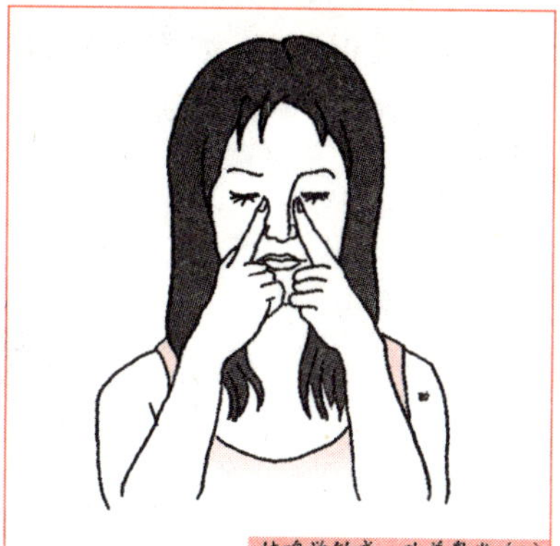
使嗅觉敏感，改善鼻炎（9）

东方人的轮廓缺乏立体感，脸上只要多一嘟嘟肉，脸蛋就粉嘟嘟的，特别慈祥，双颊甚或下巴的小肉肉都悄悄浮出脸面。面对镜头，大脸妹更是吃尽了亏！更可恨的是，现在是巴掌脸号令天下的时候！巴掌脸代言人——安室奈美惠、张柏芝，都是e世代少女模仿的范本，成为美丽的标准模板！所以赶快来纤塑小脸，不再拥有“肉饼脸”！

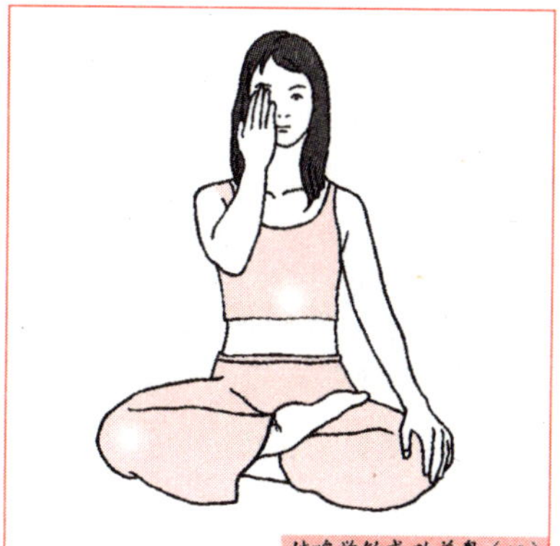
使嗅觉敏感,改善鼻（10）

3. 芳疗瑜伽换来巴掌脸

(1)巴掌脸标准模板

①发际到眼角的距离=眼角到嘴角的距离。

②发际到眉梢的距离=眉梢到鼻翼的距离。

③鼻翼的宽度=双眼的宽度。

④嘴宽稍大于眼间距。

⑤眼间距=眼睛的宽度。

⑥眉梢在眼梢与鼻翼的连接线上。

(2)**精油配方**

葡萄柚,天竹葵,薰衣草,迷迭香,洋甘菊,杜松莓,甜橙,调配基底油或乳液自制塑脸保养品,浓度不能超过5%。葡萄柚精油的排水效果超优,但柑橘类对光敏感,所以白天使用要注意防晒哦。

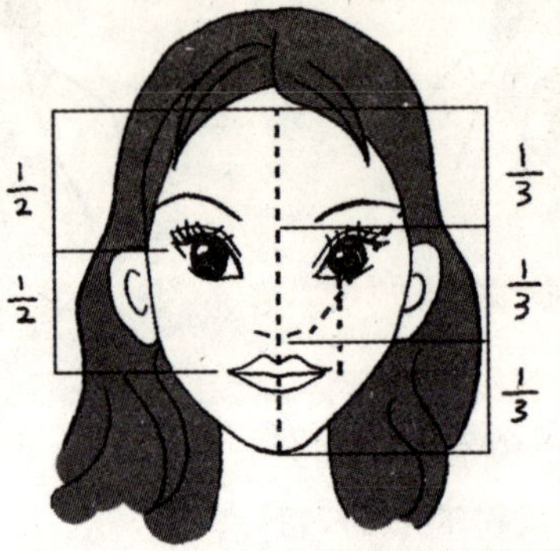

芳疗瑜伽换来巴掌脸(1)

(3)**按摩最佳时间**

傍晚时间或晚间九点左右。

(4)**按摩针对脸型**

MC前后、大哭过后、水喝太多或睡太久等,导致水分过度滞留而形成的水肿肉饼脸。

(5)**按摩效果**

脸部肌肉经由锻炼,促进血液流通,刺激纤维母细胞活动,排除毒素,增强肤质弹性,赘肉不见,俏脸自然纤巧抢眼,连嘟嘟颊、脖子松垮、双下巴都有效喔!而且锻炼还能顺便修正表情呆滞哦,以免面对镜头突然脸部僵僵的,笑容分外尴尬!

(6)**按摩手法**

①大拇指的指腹贴近颧骨下方,用力稍重,垂直下压2厘米左右,感觉酸麻即说明按压正确,重复下压、放松各6次。

②大拇指、中指、无名指,三指并拢,按颧骨下沿,平行下压至2厘米处,再上顶,感觉酸麻即说明按压正确,重复下压、放松各6次。

③四指并拢,在脸颊处轻拍8下。

④四指并拢，轻触脸颊，顺时针由内往外画圆。

4. 医师雕出巴掌脸

想要彻底改造脸型，找医师雕塑才是根本之道，除了抽脂、削骨感觉恐怖之外，其他都很轻松，而鲜为人知的是脉冲染料雷射以及脉冲光也有塑脸的保养效果，原因是促进脸部肌肤胶原蛋白增生，所以整张脸会看起来比较紧实，而且有雕塑变小脸的感觉。

(1)肉毒杆菌

针对脸型：咬肌肥厚的国字脸。

手术说明：咬肌就是牙齿用力突起的双颊下方的两块小肉，施打肉毒杆菌令咬肌萎缩。风险剖析：手术带有风险性，脸会变得不对称甚至歪斜，但药效(3～5个月)一旦消失，状况自然改善。

(2)脸部抽脂

针对脸型：双下巴脸型。

手术说明：抽取脸部多余脂肪。

风险剖析：脸部神经多，有可能造成神经损伤导致眼歪嘴斜；手术后要带3个月的弹性衣面具。

(3)打脉冲光＋打脉冲染料雷射

针对脸型：肉饼脸。

手术说明：施打光热能在脸上破坏皮肤内血管、胶原蛋白、黑色素，启动身体修复，从而美白淡斑，而肌肤生成的胶原蛋白，会让脸明显变紧致，达到塑脸的效果。脉冲光和雷射的应用原理相同，不同在于运用的光波长不同。

风险剖析：理论上没有肌肤伤口，关键在于医师技术与患者术后配合。

5. 瑜伽面部按摩使脸部皮肤更光滑

(1)面部按摩

边深呼吸边做按摩，不仅能刺激神经系统和皮下组织，同时还具有防止眉间和额头出现皱纹的作用。

①(左)从鼻子横梁两侧开始，经过鼻翼，以画圆弧方式向上拉到鬓角的部位，再从鬓角开始向额头中心运动。做法为伸展轻压。

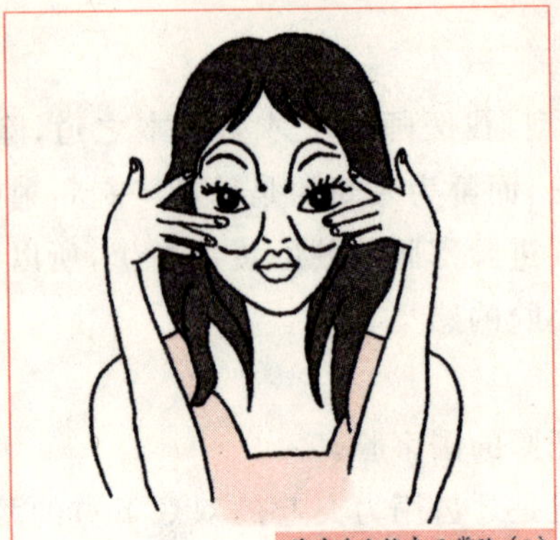

芳疗瑜珈换来巴掌脸（2）

②（右）从内眼角开始，经过额头慢慢移向鬓角，再经颊骨的上方向鼻子两侧做伸展按压的运动。

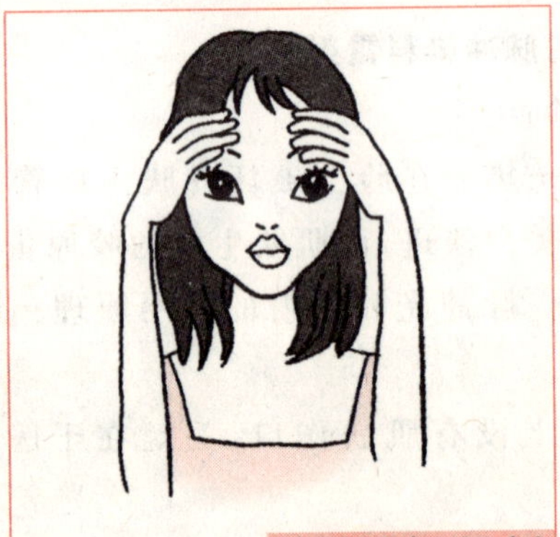

芳疗瑜珈换来巴撑脸（3）

③（左上）从嘴唇下方开始，向耳朵下方，再到下巴后重复按摩。

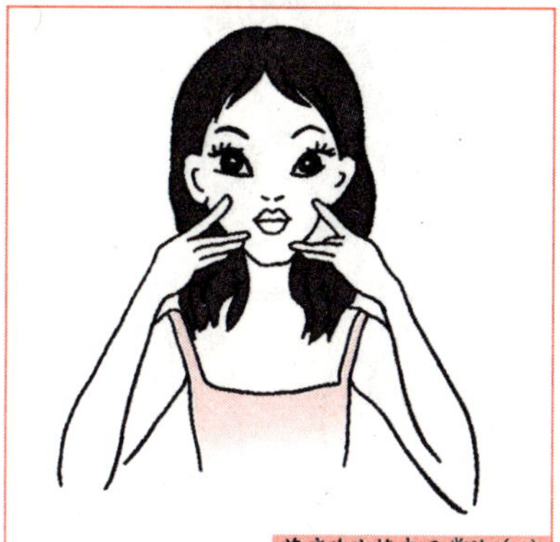

芳疗瑜珈换来巴掌脸（4）

④从鼻翼旁开始，通过鼻子的横梁后向额头运动，再经过鬓角向下巴处伸展。

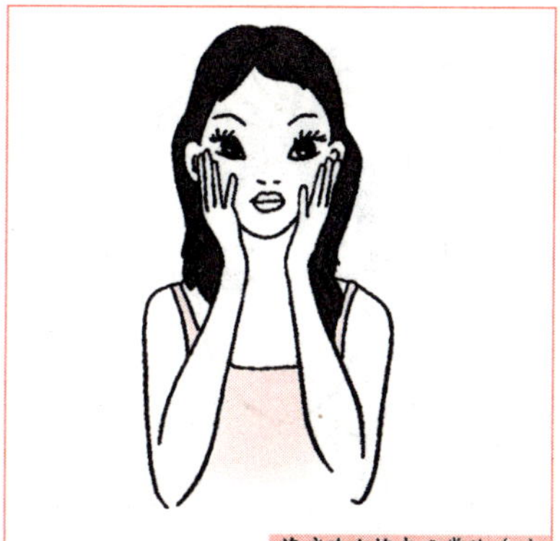

芳疗瑜珈换来巴掌脸（5）

⑤从下巴开始，经过耳根和鬓角，向额头方向，再经过鼻子两侧直到嘴边，以抚摸按压的方式进行。

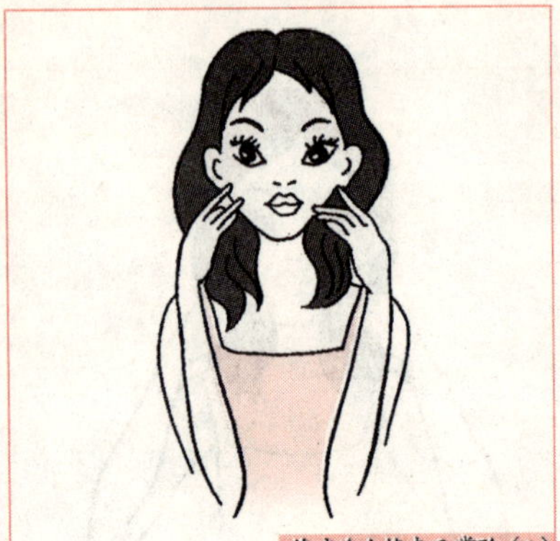

芳疗瑜珈换来巴掌验（6）

（2）**按摩头顶**

利用双手指尖敲击头顶。这样可以提神醒脑，并促进血液循环。消除压力的同时使面部的皮肤更加好看。

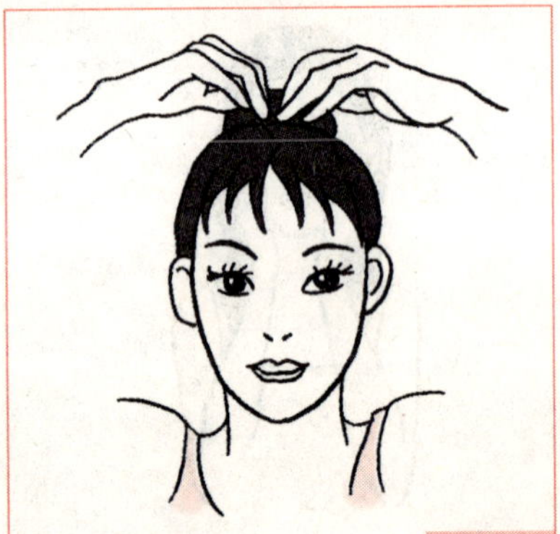

按摩头顶

（3）**回转法**

大幅度地转动舌头，并用舌头摩擦上腭和口腔中的每个部位。如果有唾液产生就分 3 次将其咽下。过度疲劳的时候，转动舌头会感到吃力，并且脸部和颈部周围会感到僵硬。这时，要经常反复地做，直到这种感觉消失为止。这也作为健康长寿的秘诀之一记载于《东医宝鉴》中。据说，唾液可以防止人体老化，帮助消化，并且可以使皮肤变得更加好看。唾液作为唯一一种可以通过人们的意志随意产生的分泌物，有着帮助消化、维持人体生命活力的重大功效。

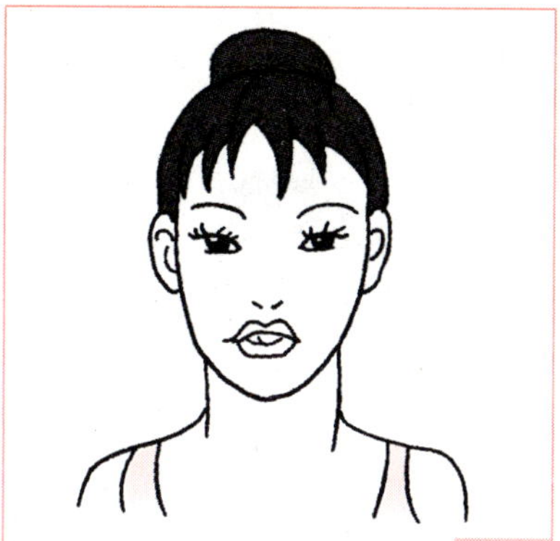

回转法

(4)**按摩太阳穴**

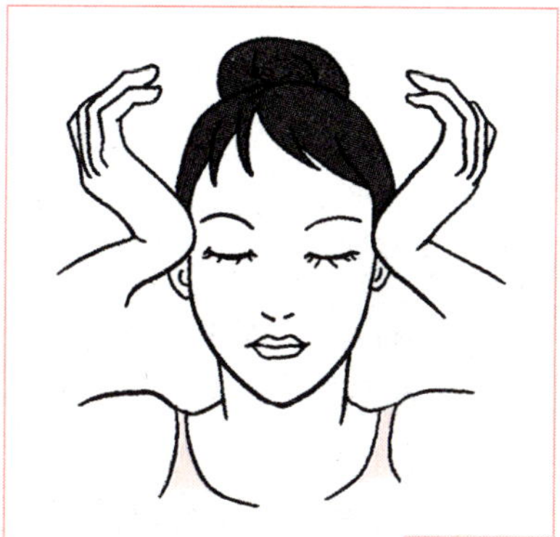

按摩太阳穴

利用双手掌心的下面比较厚的部位按住太阳穴，时间约为 3～5 秒钟。用同样的方法按压上腭骨和下腭骨之间的肌肉。这时嘴巴要稍微张开，使得肌肉可以受到更加强烈的刺激。利用双手指尖按压耳根到下巴之间的部位。这样可以收缩面部肌肉，使得脸部轮廓缩小，同时促进血液循环，让皮肤变得更加好看。

(5)**摩擦耳朵**

将两只耳朵夹在食指和中指之间并上下强烈的摩擦，直至耳朵感到灼热感为止。耳朵相当于小型肾脏，并连接着五脏六腑。摩擦耳朵可以增强肾功能，同时可以缓解疲劳，而且可以起到间接刺激全身的效果。又因为耳朵与面部肌肉相连，所以刺激耳朵还有助于塑造美丽的脸部轮廓。

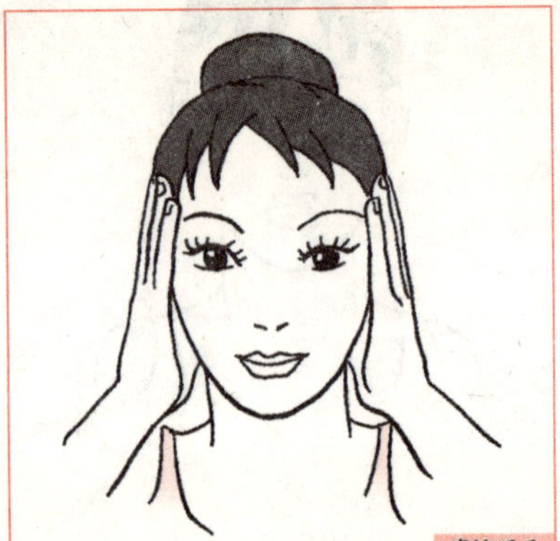

摩擦耳朵

6. 脸部瑜伽操5分钟瘦脸

严寒冬日，如果你有定期给身体做运动的习惯，那为什么不尝试运动一下你的脸呢？只需依靠自己的双手，就能做一堂脸部瑜伽课，加强脸部血液循环，提升脸部轮廓，赶快行动吧！

瑜伽除了专门的脸部按摩霜，质地厚而润滑的面霜、晚霜用来配合脸部瑜伽运动也很好，既运动了脸部肌肉，又促进了营养成分被脸部皮肤吸收。另外，脸部瑜伽课最好在清洁了脸部、手部之后再进行，并且要先将乳霜、按摩霜在手上搓热。特别提醒留指甲的女性，最好将指甲修剪到适宜的长度，以免阻碍了脸部运动或刮伤皮肤。

(1)1**分钟舒展眉间纹**

眉间纹是由额肌、降眉肌和眼轮匝肌内侧缘肌肉引起。这些眉间的纵向皱纹让人看起来总像在思考。学会这套消除眉间皱纹操，就可以轻松将眉间纹赶走。

①按摩、舒缓眉部穴位：攒竹穴、鱼腰穴、丝竹空穴是聚集在眉部的三大穴位。攒竹穴位于眉头之间稍浅的凹陷处，鱼腰穴在眉中心凹陷处，眉尾部分稍稍凹陷的部位就是丝竹空穴。按摩这些穴位，能够通过促进血液循环来达到缓解眉间纹的效果。按摩方法是用中指和无名指的指腹按住眉两边的相应穴位，再一起向内侧推揉，一边按，一边揉，做小圆圈运动，默数到 10，放松，再按摩，重复 5 次。

②牵拉、平展眉间肌：用两只手根部压紧每一边的太阳穴，将手指并拢放在前额上面，平稳地压住，此时可试着先将前额向上面的发际牵拉，然后再向两眼部位牵拉。每一部位可保持 10 秒钟，反复进行 5 次。接着再用一只手按压住一边的太阳穴，另一只手绕过头部，用中指同样放在该太阳穴的位置，两手用力将眉间的肌肉向两边太阳穴伸展，力图把眉间纹压平展，反复进行 5 次即可。

注意事项：这两个动作主要针对眼眶周围的肌肉，运动时要目不斜视，否则容易诱发鱼尾纹。

(2)1 **分钟收紧脸颊**

冬日暖阳里，妆容精致的你美美地拿起镜子，正面很美。可是如果从侧面 45 度、90 度看过去呢？想要稳做 360 度美人，还得全方位精致脸部轮廓。

①弹动脸颊：吸气，鼓起双颊，四指分开，以弹动的方式轻轻按压双颊，5 秒后呼气放松，重复数次，换另一侧进行。

②横向提升：只用一边脸微笑，开始时右脸侧的嘴角上扬，用左手从右嘴角自上拉升到脸侧后停住，右手将脸部多余的肌肉轻轻地横着拉向右侧的太阳穴，注意要集中精力向着太阳穴的部位拉伸，保持 30 秒后，换另一侧进行。

注意事项：要避免侧脸下垂、脸部轮廓渐趋模糊，平时也要养成良好的习惯：不要用手撑面；不要趴着或侧着睡觉；保持心境开朗；睡前勿饮水。

(3)1 **分钟挺拔鼻梁**

有数据表明，由于软骨是由肌肉支撑，所以由软骨组成的鼻子容易因为重力的影响而衰老变长，有些人也可能变歪。为了保持挺直的鼻梁，防止鼻子歪曲，锻炼鼻子的肌肉非常重要。

①向上提升：将两手置于额头上方，两个食指做 V 字形，再用中指置于鼻部，提起鼻翼，保持 10 秒后，恢复自然。

②滑动按摩：两手用中指和无名指指腹由鼻尖至前额交替地轻轻向上

滑动按摩，按摩过程中注意用力拉起鼻尖肌肉，到前额后保持10秒，恢复自然，重复数次。

注意事项：这两个动作是在锻炼上唇鼻翼提肌，运动时不要借助鼻翼的力量，要全靠手部的肌肉使力。

(4)1分钟提升下巴

随着年龄的增加，在下巴位置容易积聚脂肪，形成难看的双下巴或下坠肌肉。学会运用面部提升动作，增加面部肌肉的能力及皮肤组织的弹力，不仅可以预防双下巴的产生，还能延缓容貌衰老的进程。

①拇指提升：将四指置于下颌下方，紧贴下巴和颈部肌肉。用双手的拇指将下巴的肌肉用力向两边尽可能远地推升，感受下巴的肌肉被拉紧。放松，手指轻轻回归到原位，然后再次做提升。

②循环提升：不移动肩膀，用左手的中指和无名指按压住位于下巴中心的地仓穴，用右手的中指和无名指沿顺时针方向滑动到嘴唇上方的人中穴，坚持6秒钟，然后慢慢将右手的中指和无名指沿逆时针方向滑动到初始位置。重复5次后，换另一侧进行。

注意事项：在每个动作交替的瞬间，建议做一个深呼吸，在一收一放、一紧一松之间，促进下颌肌肉的紧实，并达到增强淋巴循环功能的作用。

(5)1分钟推升脖子

很多爱美女性都把大量的时间放在脸部保养上，却往往忽视对颈部的护理，这显然是错误的。颈部的皮肤很薄，皮肤组织也很脆弱，另外颈部皮肤没有支撑，容易下垂，再加上经常受到衣服的摩擦，如果忽视保养的话，松弛的脖子会让年龄无所遁形，那就赶快来学会按摩吧。

①四周扭动：用右手的拇指托住下颌，带动颈部进行上下左右的扭动，让颈部的肌肉得到充分的舒展和活动，每天8～10次即可。

②四指推升：将两手的四指伸直并拢，先用左手自耳根由上而下轻抚至脖根后回到耳根，然后右手同样方法按摩右侧。如此反复10～20次，过程中注意用力不要过猛。最后用双手的全部手指拍脖子的皮层，注意不要用力过猛，反复拍半分钟。

注意事项：除了养成好的颈部按摩习惯，生活中还要特别注意睡眠的姿势，尽量不要枕过高的枕头睡觉，高枕会使颈部弯曲从而产生皱纹，要尽可能枕平一些的枕头。

二、减肥瑜伽

1. 快乐减肥瑜伽形体来变身

在正规的瑜伽馆，这个项目的教练会教你借助木砖、绳索、椅子、长凳、墙壁等物，让你在做一些体位动作时，更正确地用力，避免无指导地练习瑜伽导致的身体伤害，也避免了练习之后达不到效果，帮你彻底舒展身体，解决身体不够柔软、不够有力的问题。

在家里，你一样可以借助墙壁、书本、椅子、枕头等家庭用品来练习辅助瑜伽，而且据教练经验，这种锻炼不需要太长时间，15～20 分钟就能达到效果。像吴艳老师已经 52 岁了，她从 44 岁起就开始学习瑜伽，那时候她是为了解决自己的更年期问题，例如肩周炎、颈椎增生这些毛病，都在锻炼中得到了缓解，同时她也觉得这种舒缓运动带给自己的远不止这些，工作带来的焦虑、心慌和紧张感也在锻炼中慢慢减弱了。现在看到的她，笑容可掬，步履轻盈，似乎身心都是没有压力的。她也向诸位工作压力大的读者们强烈推荐这种安全又有效的锻炼方式，而且不需大动干戈去健身馆，只需在家里，轻松利用一些器具，一边偷懒一边来个大舒展。

(1)**背部伸展**

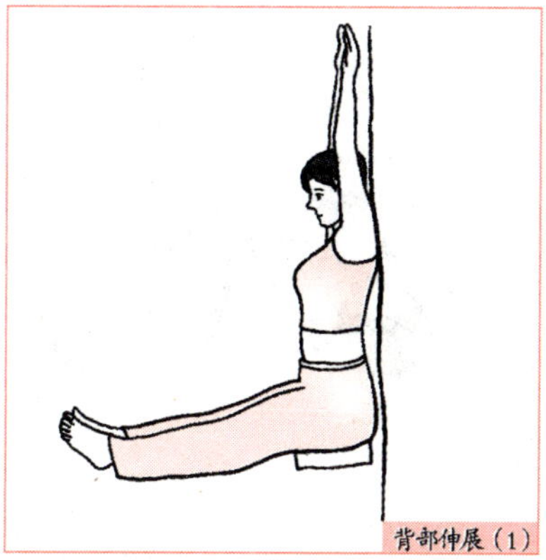

背部伸展(1)

借助对象：墙壁

靠墙坐立，腿部伸展，让后脑勺、肩胛骨、臀部紧贴墙壁，你能体会到胸部自然向前挺，后背的竖脊肌有酸痛感，手臂自然放松在身体两侧。

(2)**腿部伸展**

借助对象：毛巾或者绳子

单腿站立的功夫需要练习，可以一只手扶着墙，另一只手拉着毛巾或者绳子的两端，帮助你保持平衡。腿部尽量伸直，初学者腿部尽量抬高就好，避免韧带拉伤。

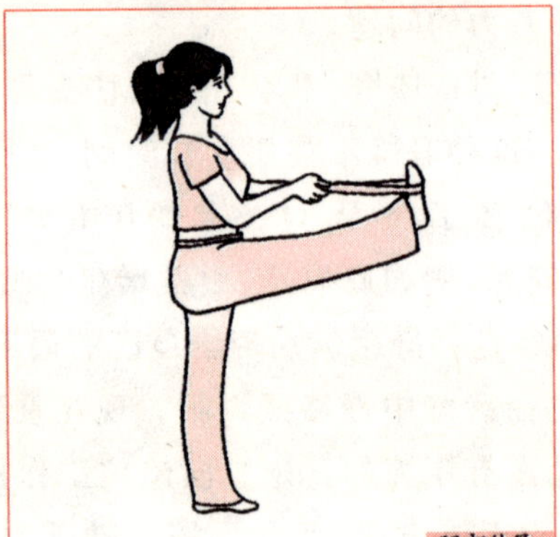
腿部伸展

(3)**腰部舒展**

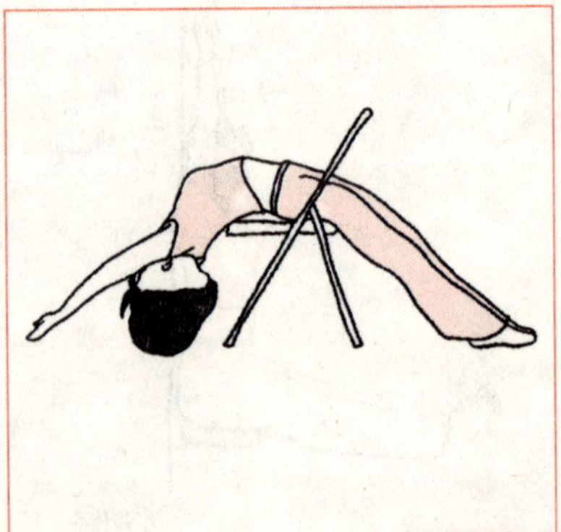
腰部舒展

借助对象：椅子、枕头

身体穿过椅子的空隙，臀部枕着椅子，头部下面垫上枕头，如果觉得身体拉力太大，可以把枕头垫高一些。

(4)手臂伸展(如图)

借助对象：毛巾或者绳子

双手伸展，在身体后侧拉紧毛巾，胸部向前挺，下颌略收，身体保持直立。

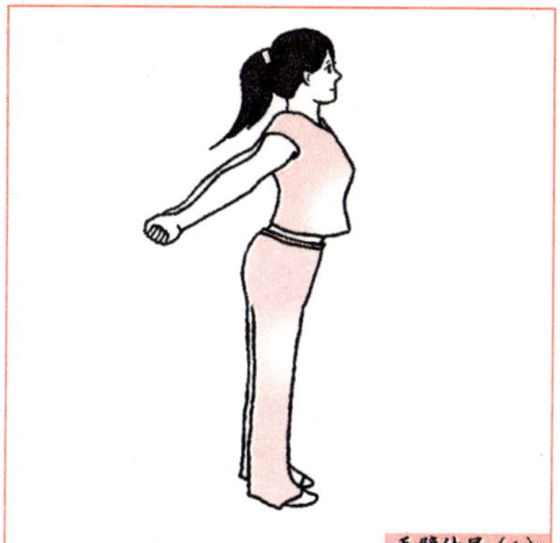

手臂伸展(1)

2. 家里超实用、易练的6组减肥瑜伽

(1)单莲花练习

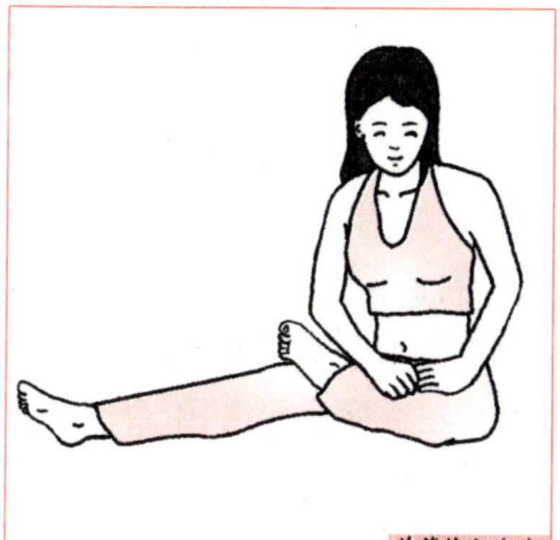

单莲花坐(1)

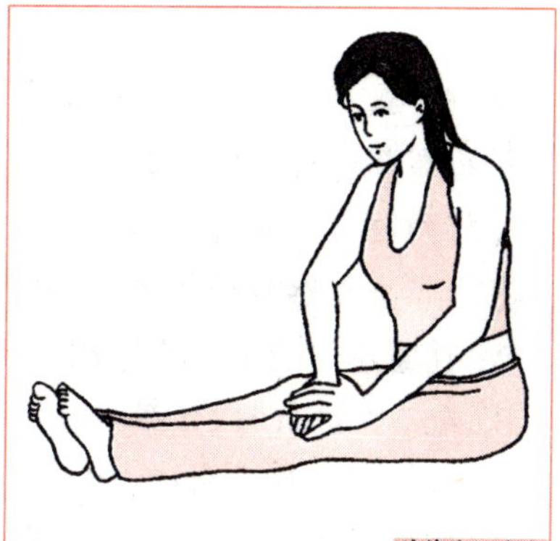

单莲花坐(2)

莲花坐是瑜伽中的基本坐姿，你可以在看电视的同时做做这个动作，可以帮助活动人体的多处韧带，保持经络通畅。

步骤：①维持正常坐姿，两腿自然伸直。屈左腿，将左脚的脚背放在右大腿的腹股沟处，双手放在左膝盖上，轻柔地将左膝盖做上下弹性运动数次，使之最终接触地面。

②慢慢将左腿还原后，双手按摩膝盖和脚踝。

③换右腿，按照左腿动作轻压右腿。

④以上动作重复3～5次；每次注意压腿力度不宜过于剧烈。

(2)倚墙半犁式

“犁式”在瑜伽中可称为青春永驻的姿势，我们可以利用家里的墙、衣柜，每天适当将身体的一部位倒置，能够使腿形更加优美。

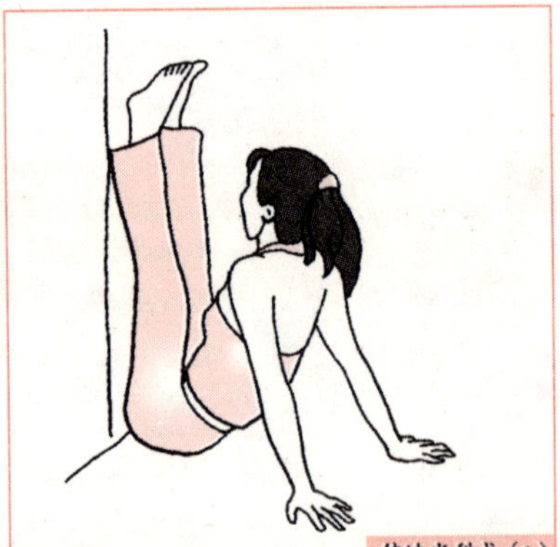

倚墙半犁式(1)

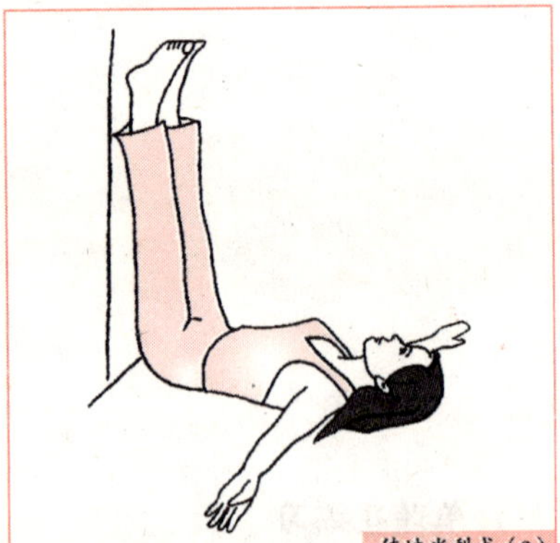

倚墙半犁式(2)

瑜伽步骤：

①将臀部靠近一堵墙的墙面。

②将两腿向上靠着墙面。

③上半身自然放松地躺在地面上，保持一段时间。

A. 注意练习前后一小时内不要进食；同时练习前后半小时避免沐浴。

B. 在动作进行时，注意所有伸展都要保持在适度范围内，不要突破身体的极限范围，以免伤害自己。

C. 呼吸保持均匀，并且全部都要用鼻子呼吸，维持平稳缓慢。

(3) 棍子式

这个姿势能让沉睡的身体迅速醒来,全身充满了充足而新鲜的氧气。长期坚持,能够保持腹部的平坦。

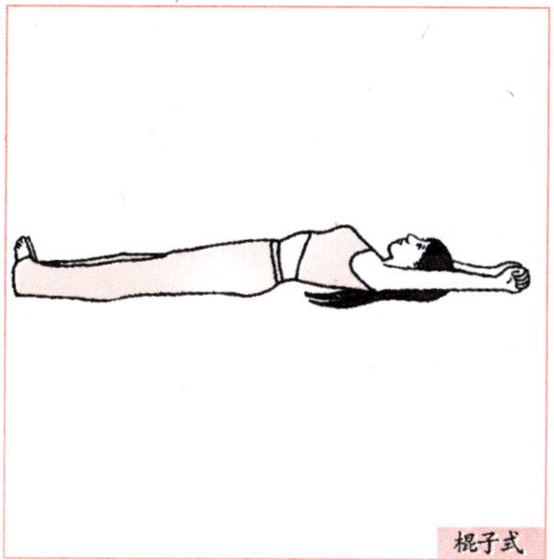
棍子式

步骤:①将两臂放于头的两侧,手指交叉,手心向内。

②深吸气,将身体向两个方向尽量伸展,全身肌肉紧绷,停留一两秒钟。

③呼气,放松身体。重复两、三次。

(4) 蜥蜴式

这个姿势能唤醒脊柱,促进脊柱及神经的血液循环,使身体的每一部分迅速启动。

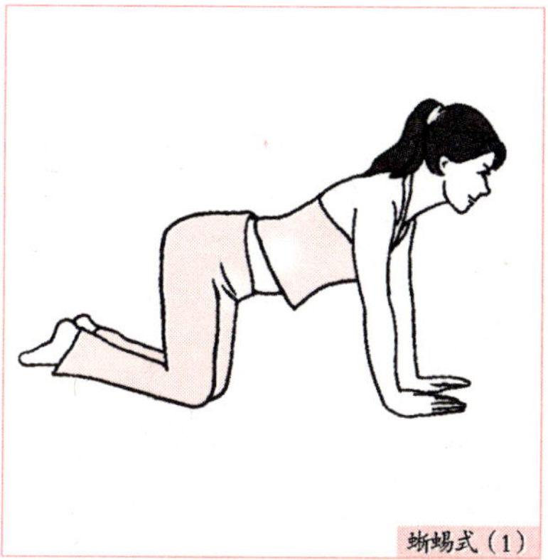
蜥蜴式(1)

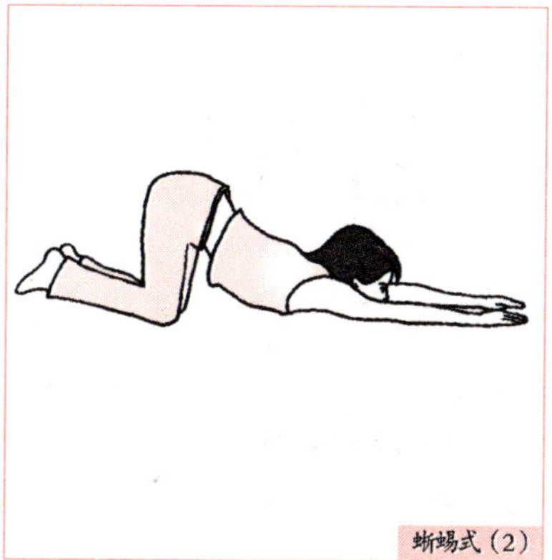
蜥蜴式(2)

步骤:做完棍子式后,将身体俯卧。

①手臂支撑着床垫,使臀部向上,大小腿保持在 90 度左右。

②胸部和下巴触地，手臂向前伸直。保持几次自然的呼吸。

③然后将臀部放回至脚后跟，休息片刻。

有时候长期伏案会让我们的脊柱逐渐失去弹性，形成驼背的体型。所以，当一个小时的伏案工作后，我们就可以利用高背椅来放松一下。

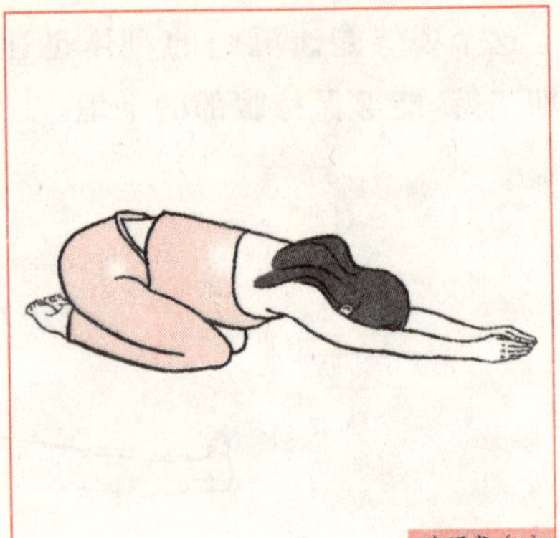
蜥蜴式（3）

(5) **背部练习**

能增加脊柱弹性，使身体更加灵活，是脊柱的最佳锻炼方式。

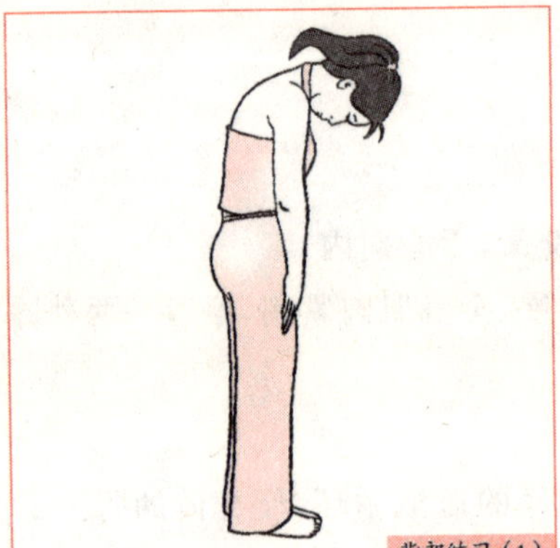
背部练习（1）

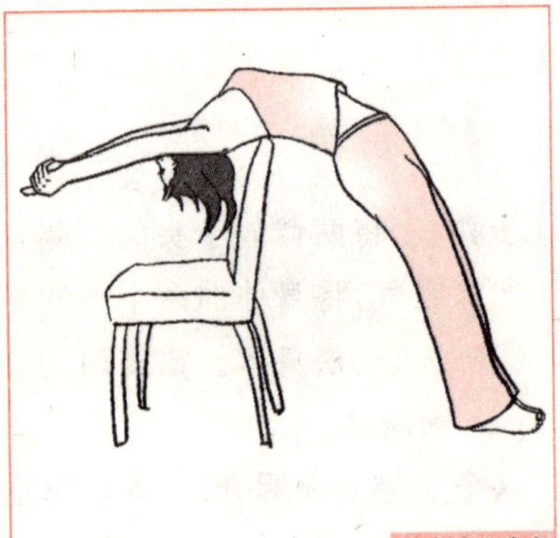
背部练习（2）

步骤：①将一个小靠垫放在椅背上。背对着椅子，把胸椎放到靠垫上。腿伸直，两臂向头的后方伸展；自然呼吸。

②还原后，要含胸拱背放松一会儿。

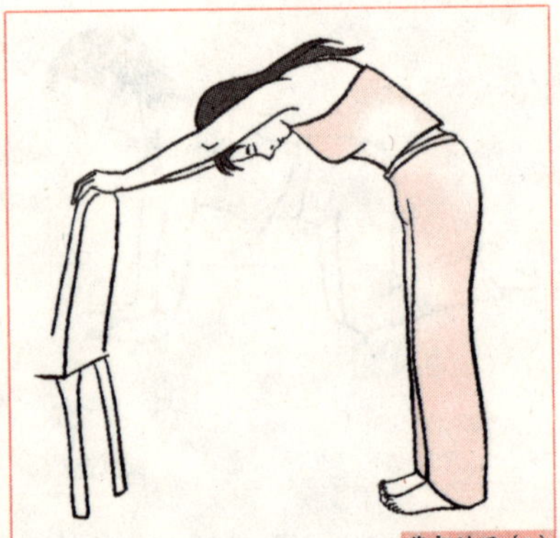
背部练习（3）

(6) **椅后猫伸展式**

能增加脊柱强性，补养神经系统，改善血液循环，同时增进消化，并有助于消除腹部多余脂肪。

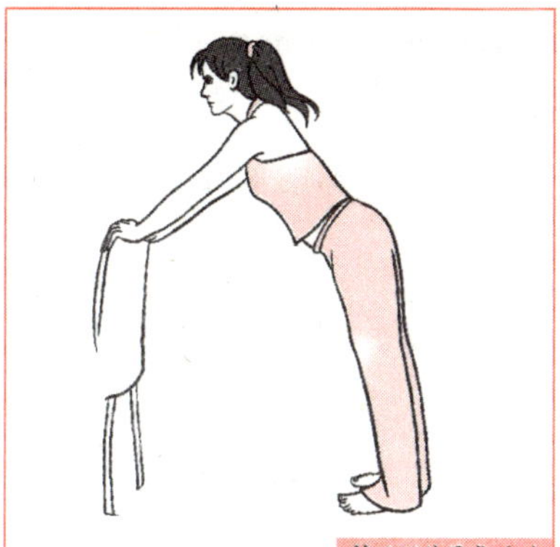
椅后猫伸展式（1）

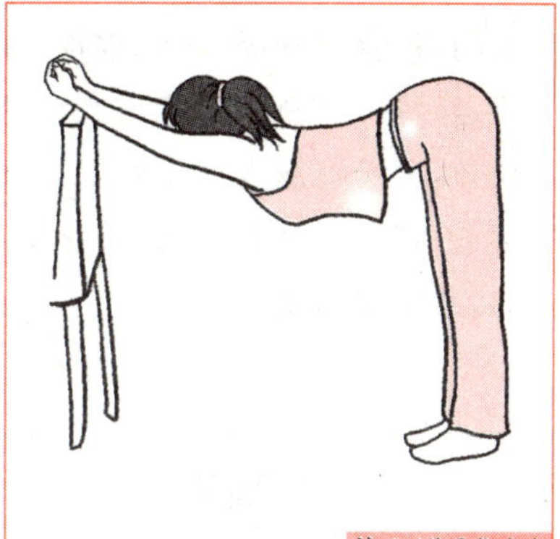
椅后猫伸展式（2）

步骤：①双手扶着椅背，两腿并拢，伸直。

②吸气，抬头，收缩背部肌肉，使背部尽量向下塌陷。自然呼吸，保持几秒钟。

③呼气，垂头，将背部向上拱起，腹部肌肉收紧。自然呼吸，保持几秒钟。

④重复五六次。

3. 瑜伽减肥9大经典体位

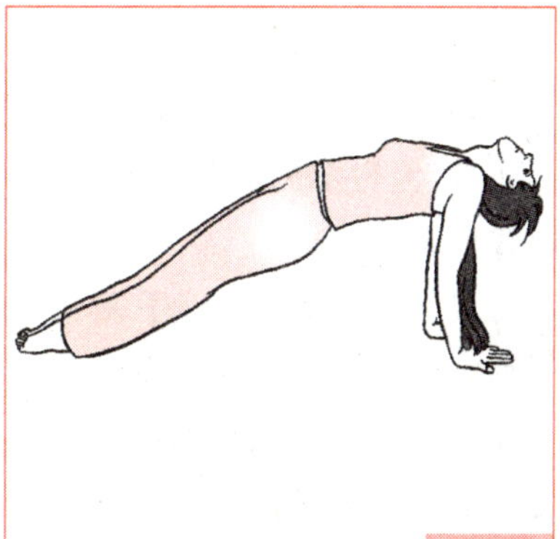
一字胸式

如果健美操是火，瑜伽便是水。健美操靠强迫自己用力来收紧肌肉，而瑜伽则是在柔和的动作中自然而然地产生效果，修身养性间，自己的身体竟然就能慢慢弯曲起来了。体验一下这拥有5000年历史的神秘之美，健于身，美于心。

(1)**一字展胸式**

瑜伽体位说明：

①仰卧，调整呼吸，放松。

②脚尖伸直，中心在脚跟上。

③吸气，臀部向上抬起，让身体成一字，腰、胸用力向上。

④呼气，头向后沉。

⑤闭眼，自然呼吸，感觉放松，保持这个姿势 30 秒到 1 分钟。

要点：练习时意识力应放在腹部和整个胸部上。

功效：可治疗肠胃病、便秘、哮喘、支气管炎和肩部的僵硬状态，矫正耸肩的现象，帮助增加肺活量，美化胸部线条。

(2)**立式展胸式**

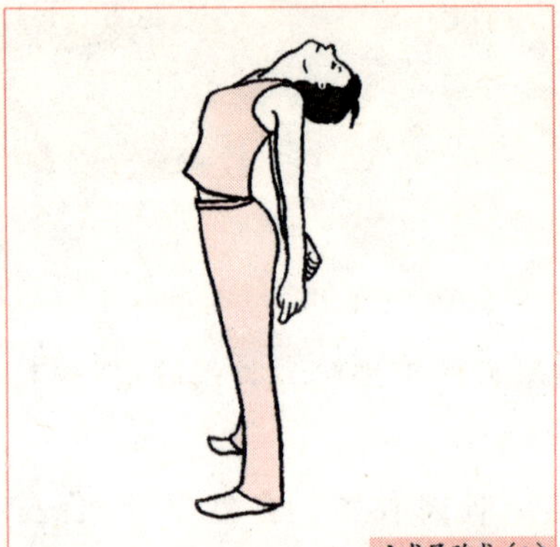

立式展胸式(1)

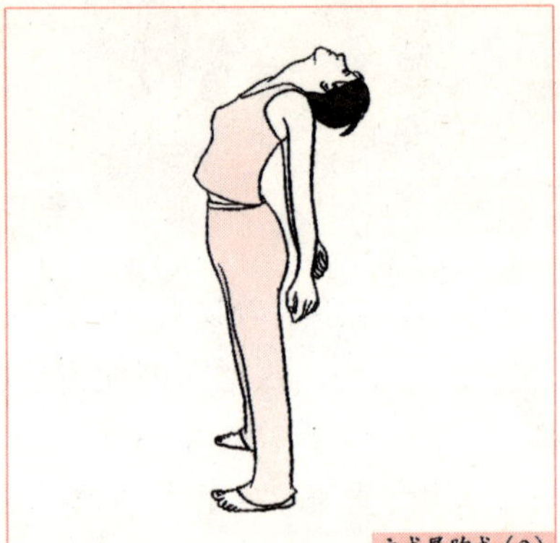

立式展胸式(2)

瑜伽体位说明：

①站立，调节呼吸。

②呼气，头向后沉，自然呼吸，感觉喉咙放松，头部放松。

③吸气，臀部向上抬，想象用头顶去够臀部。

④双手向后伸展开，手腕完全放松下垂。

要点：练习时调整背部和脊柱，意识力应该放在胸腰上。

效果：治疗便秘、哮喘、支气管炎、手部痉挛，帮助增加肺活量。

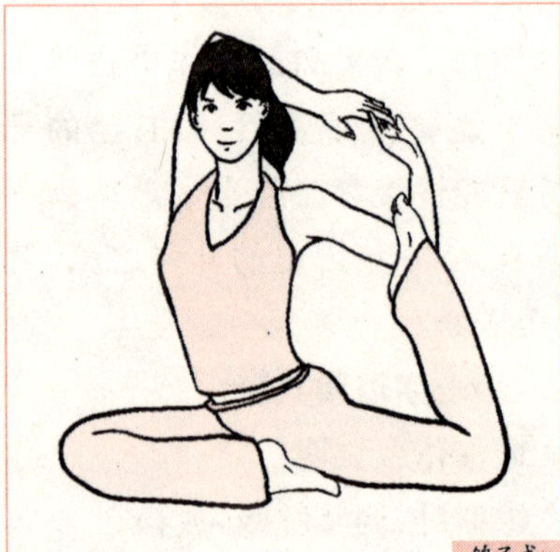

鸽子式

(3)**鸽子式**

瑜伽体位说明：

①双腿伸直，坐在地面上，后背立直。

②左腿弯曲，左脚跟抵住右腿胯跟，右腿向右边打开，小腿弯曲，尽量让大腿向后伸直。

③右手抓住右脚脚尖让右小腿向上抬起，右手肘关节夹住右脚脚面。

④左臂从头后绕过，双手在头后扣住。

⑤保持这个姿势 1～2 分钟，双腿交换。

要点：练习时调整两膝左右成一直线，把意识力放在腰背上。

功效：强化大腿及小腿肌肉，美化手臂线条，增强腰部和肩关节的柔韧性。使腰部纤细柔软，美化全身线条，促进全身血液循环，改善生理机能。

(4)**骆驼式**

瑜伽体位说明：

①跪立，调整呼吸，放松。

②双手扶住臀部，向上看。

③呼气，继续让身体后仰，双手抓住脚踝或脚掌，头部有控制地后仰。

④保持这个姿势 30 秒，做深呼吸。

⑤让双手回到臀部，身体慢慢还原。

⑥重复此姿势 2～3 次。

⑦臀部坐脚后跟上，额头贴地，双手向前伸直，放松腰部。

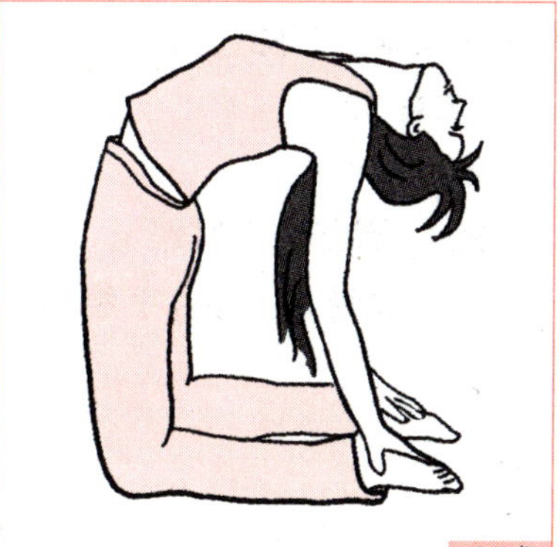
骆驼式

要点：练习时意识应放在髋部、腹部、胸部和喉部的伸展和保持不后侧的挤压感上，放松头部。

功效：治疗哮喘、支气管炎、便秘、腹部绞痛、月经失调、驼背。适合长期伏案工作的人，帮助矫正身体的不良体态，加强肺活量和血液循环，调整背部和脊柱，消除肩膀、背部和脚踝的紧张。

(5)**扭体侧三角伸展式**

瑜伽体位说明：

①跪立，右腿向右伸直，双臂置于体侧，自然呼吸，放松。

②吸气，双手向两侧平举，感觉双手向两侧延伸，自然呼吸。

③呼气，身体慢慢地向左下沉，右手握住自己的右脚脚踝。

④左臂慢慢地向右前方延伸，眼睛看左手指尖，自然呼吸。

⑤吸气，整个左臂、上身向左上方翻转，眼睛看天空。

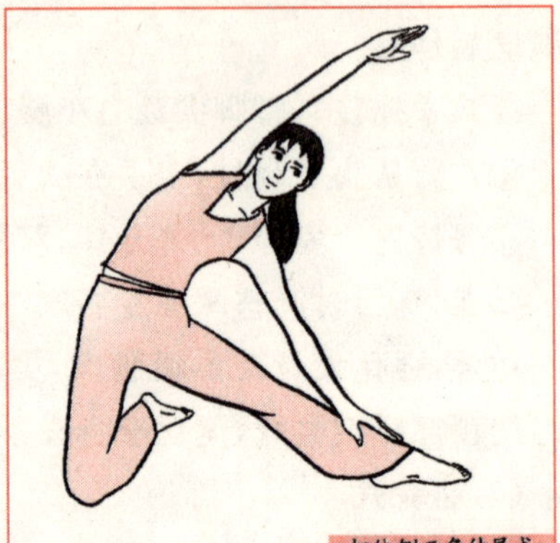
扭体侧三角伸展式

⑥保持住这个动作 30 秒到 1 分钟，自然呼吸，交换方向做。

要点：练习时意识力放在髋部和整根脊柱的扭转感上，以及胸部、肩膀的扩张上。

功效：治疗便秘、胃酸过多、肥胖症、肩周炎、神经性腰背痛。主要增强脊柱的扭转，更加促进内脏的血液循环和消化系统的新陈代谢。

(6)**吉祥式**

瑜伽体位说明：

①跪立，臀部坐在脚跟上，双手放在大腿上，调整呼吸。

②双手在背后合掌，手腕向内翻转，指尖指向脊柱，保持这个姿势 1 分钟。

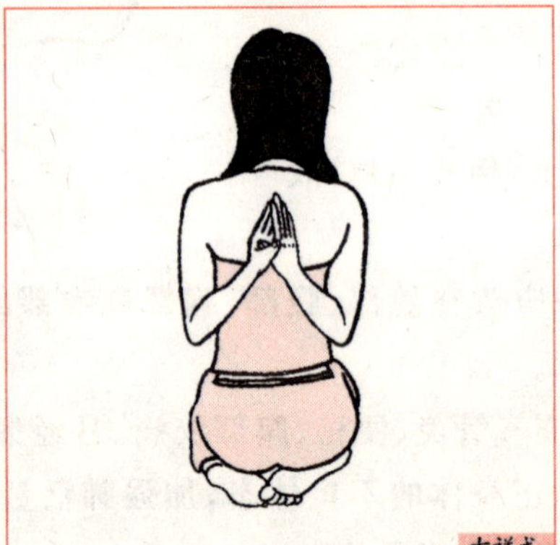
吉祥式

要点：练习时意识力放在身体的放松感和呼吸上。

功效：对神经紧张、腰肌劳损、偏头疼、肩周炎有疗效，可培养谦逊、平和的感觉，也是稳定情绪的很好选择，有助于缓解肩背的压力和紧张感。

(7)**肩倒立式**

瑜伽体位说明：

①做犁式，双手撑住腰。

②吸气，双腿弯曲，慢慢向上延伸。

③尽量让双腿与胸部、颈椎保持在同一直线上，让下巴靠近胸骨。

④左腿弯曲 15 度，右腿弯曲 45 度，保持这个姿势 1 分钟，再交换双腿。

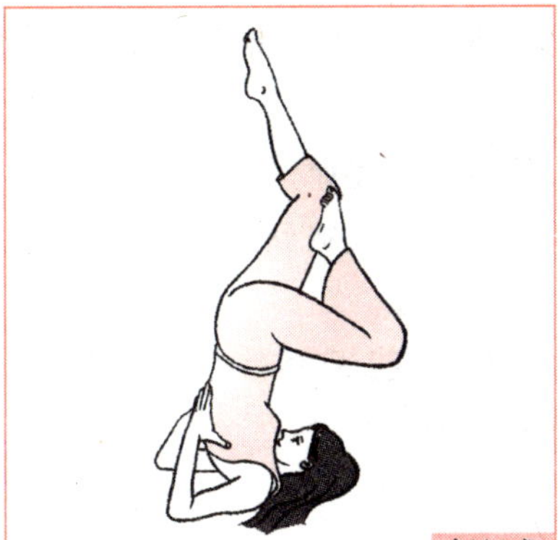

肩倒立式

要点：练习时意识应放在颈部的挤压感和从胸部到脚趾的向上伸展感上，放松脸部。

功效：治疗感冒、低血压、贫血、哮喘、喉咙疾病、肠炎、疝气、坐骨神经痛、鼻炎，改善全身血液循环，缓解紧张情绪，让颈椎、甲状腺得到充分的滋养。对于肥胖者来说这也是一个清理腹部脂肪的好姿势。

(8)**桥式**

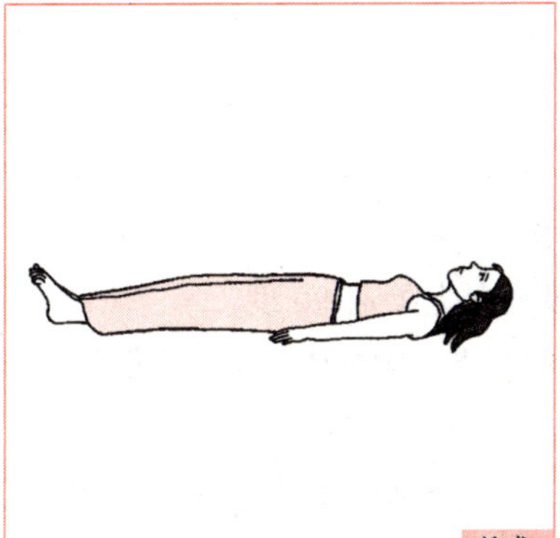

桥式

瑜伽体位说明：

①仰卧，双臂置于体侧，调整呼吸。

②吸气，屈双膝，将身体抬起来，双手托腰，大臂支撑于地。

③呼气，将脚跟抬起，膝盖并拢，大腿内侧肌肉夹紧。

④先吸气，然后呼气，同时左腿向上伸直，保持5～10秒，自然地呼吸。

⑤吸气，基腿落下，支撑，呼气，将右腿向上伸直，保持数秒，自然地呼吸。

⑥左右腿做3次，然后放松还原。

要点：练习时意识力应放在大腿到腰部的伸展感上，胸部的上方和肩膀呈放松状态。

功效：对驼背、肩周炎、腰腿无力有疗效，消除颈椎、肩膀紧张，美化臀部，强化腿部肌肉力量和脚踝的力量。

(9)**犁式**

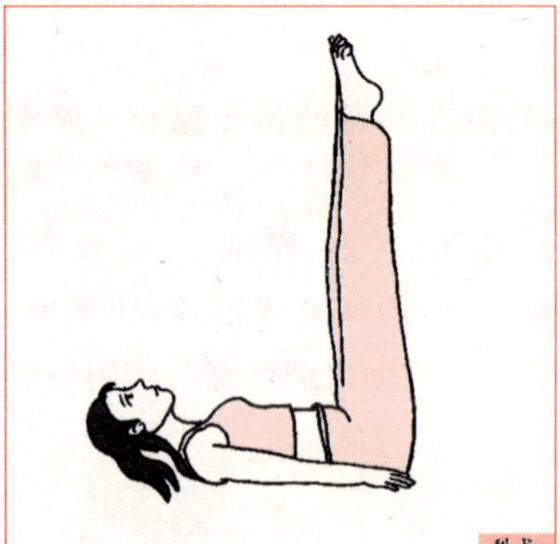

犁式

瑜伽体位说明：

①仰卧，呼吸，放松。

②吸气，双腿慢慢地向上抬起90度。

③双手撑住自己的后腰，继续吸气，双腿继续向头后送落到地面上，自然呼吸，放松。

④重心放在脚尖上，两膝保持平直。从1数到10。

⑤膝盖弯曲，膝盖贴在额头上，让身体蜷起来，然后慢慢地双手撑住腰部，慢慢地仰卧在地面上，尽量保证头部一直接触地面。

⑥仰卧在地面上，左耳贴在地面，保持 10 秒，然后右耳贴在地面上 10 秒，缓解颈椎。

⑦头回正，自然呼吸，休息 20 秒，再做两次。

要点：练习时意识力放在倒转状态中的身体后侧以及脊柱挤压感上。

功效：治疗便秘、胃胀气、头痛、月经失调、糖尿病、痔疮、关节炎、牙痛、粉刺、秃顶，增强自信心和精力，有聚集能量和平静心态的作用，帮助伸展和柔化脊柱，改善脊柱和脸部的血行，调理内分泌系统，使所有内脏得到按摩。

4. 瑜伽五招塑身

瑜伽不只在健身房可练，在家里你也一样可以练，下面的这组瑜伽运动是针对肥臀所设计的！

第一招 ：收紧臀部肌肉，美化臀部曲线，伸展身前侧。

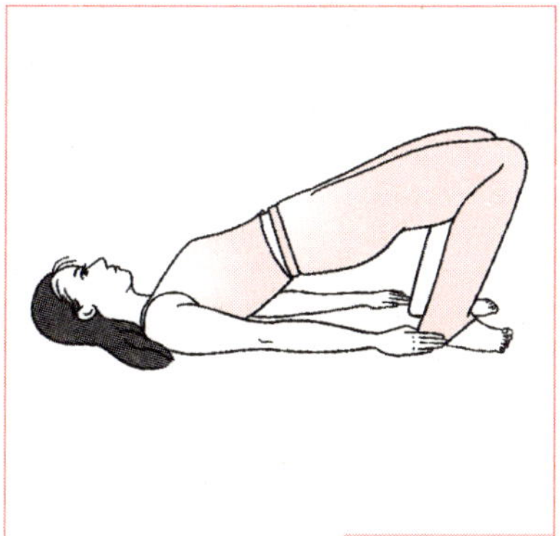
瑜伽五招塑身（1）

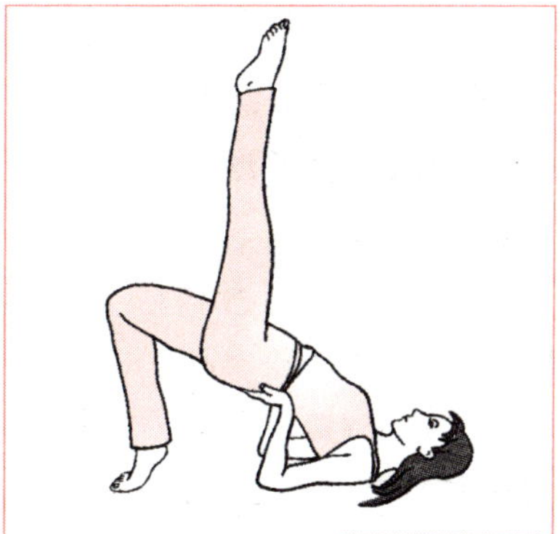
瑜伽五招塑身（2）

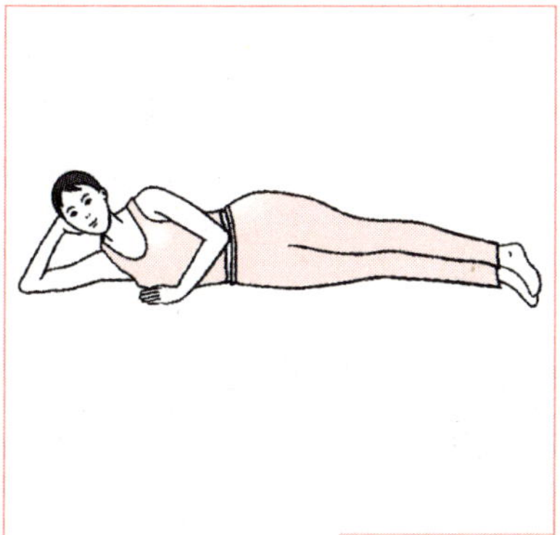
瑜伽五招塑身（3）

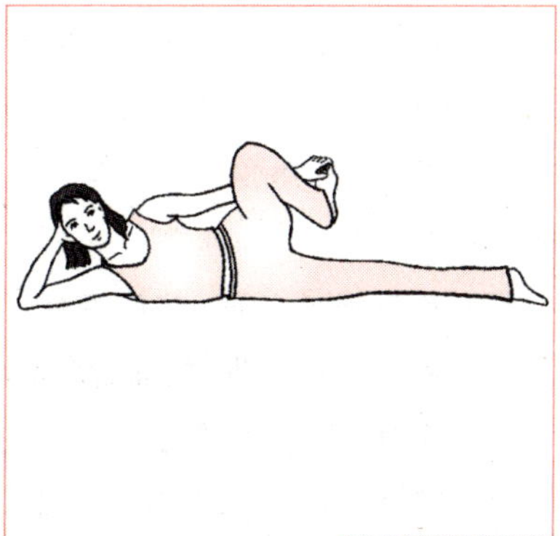
瑜伽五招塑身（4）

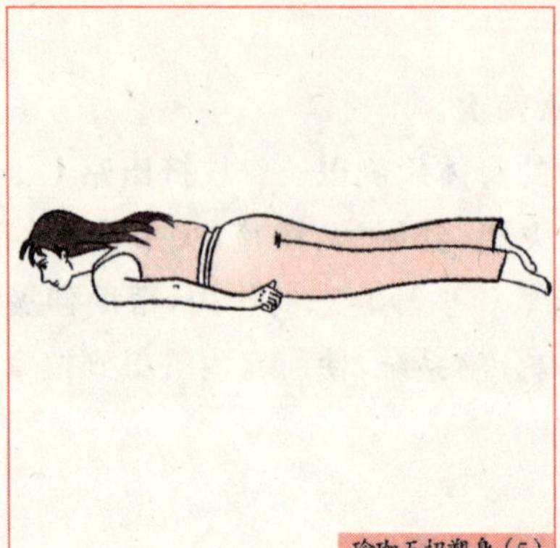
瑜珈五招塑身（5）

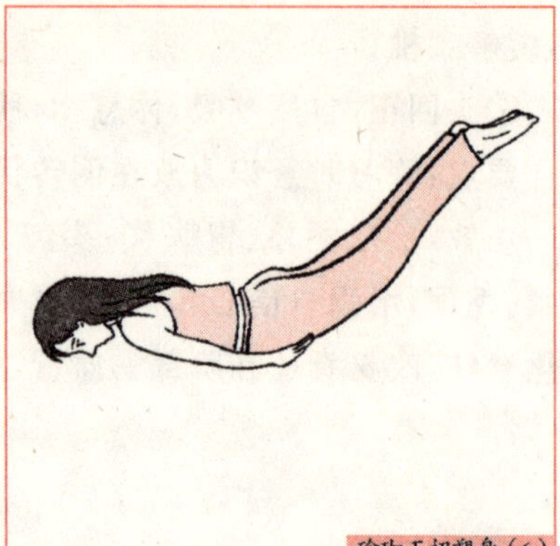
瑜珈五招塑身（6）

（1）仰卧，双臂置于体侧，调整呼吸。

（2）吸气，屈双膝，脚跟尽量接近臀部。

（3）呼气，双手抱脚踝，缓缓地把身体抬离地面，收紧臀部肌肉，保持 30 秒，自然地呼吸。

（4）慢慢呼气，身体落下还原到仰卧姿势，再重复做一遍。

替代做法：如果手够不到脚踝，可以让双手平放在地上。

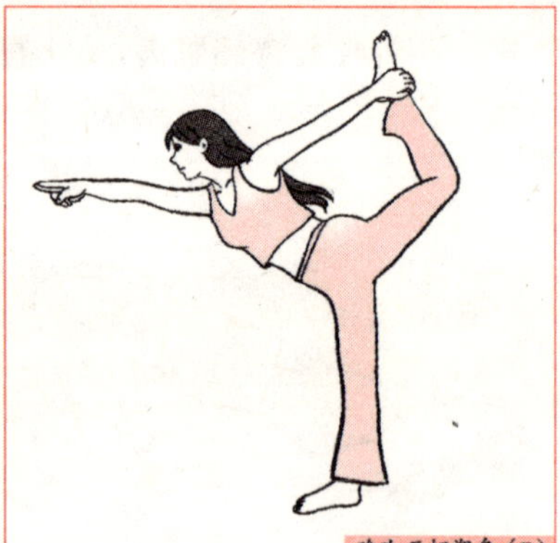
瑜珈五招塑身（7）

第二招：美化臀部，强化腿部肌肉力量和脚踝的力量。

（1）如第一式那样边吸气，边将身体抬起来，双手托腰，大臂支撑于地。

（2）呼气，将脚跟抬起，膝盖并拢，大腿内侧肌肉夹紧。

（3）先吸气，然后呼气，同时左腿向上伸直，保持 5～10 秒，自然地呼吸。

（4）吸气，左腿落下，支撑，呼气，将右腿向上伸直，保持数秒，自然地呼吸。

（5）左右腿做 3 次，然后放松还原。

第三招：减少肩部、髋部、侧腰的赘肉，拉伸腿后侧韧带。

（1）侧卧、右侧大臂着地，右手托脸侧面，调整呼吸。

（2）吸气，屈起左腿，左手抓住左脚。

（3）呼气，左手向上拉起左腿，左膝绷直，保持数秒，自然地呼吸。

(4) 还原落下，重复 3 次后，换另一侧再做。

第四招：提高臀位线，收紧臀肌，加强腰、背部肌肉。

(1) 仰卧、下巴着地，双手握拳置于体侧。

(2) 将掌心朝上，放于大腿根处。

(3) 吸气，收紧臀肌，用力向上抬高双腿，脑门贴地，双臂用力压地。保持 10～20 秒，自然地呼吸。

(4) 呼气，腿落下还原，下巴着地，深呼吸一次。反复做 3 次。

第五招：提高臀位线，收紧腰、腹、臀部肌肉，强化腿部力量和平衡能力。

(1) 站正，调整呼吸。

(2) 吸气，屈左腿向后抬，左手抓住左脚，右臂向上伸直。

(3) 呼气，左手拉起左腿向上伸展，右臂前伸维持平衡。保持 20 秒钟，自然地呼吸。

(4) 呼气，还原到(2)的姿势，再回到站姿，换腿再做。左右各做 3 次。

三、丰胸瑜伽

1. 蛇式瑜伽练出浑圆美胸

瑜伽，只要有两平方米的地方，有一块垫子，有一张自己喜欢的舒缓音乐碟片，你马上就可以开始瑜伽练习。

准备好了吗？要开始了，换好宽松的衣服，任何宽敞的空间都可以，请闭眼，深深的做 3 次呼吸，想象做完这 3 个经典的瑜伽姿势之后你的样子吧。

眼镜蛇式：

主攻：腰臀衔接处那性感的“一弯”曲线

俯卧开始，慢慢依次抬起头部、胸部和腰部的姿势，可以强化脊椎的机能，消除胸部脂肪，使人有优美、柔和的背部线条。

蛇式变化式：

主攻：让胸挺出来

这个姿势有美化脊椎的作用，使身体有良好、优美的线条，经常练习这个姿势也有消除脊椎僵硬和美化胸部和脖子的作用。

后仰式：

主攻：让胸与地心引力战斗

站立，用双手在腰部的位置，身体后仰的姿势有防止胸部下垂的作用，强化脊椎神经，使人看起来精力充沛。

2. 瑜伽八式丰满胸部曲线

大多数女人都有各种各样的胸部烦恼。刚生完宝宝的妈妈们面临胸部松弛下垂的问题，窈窕淑女们可能有平胸的烦恼……教你8招超有效的瑜伽练习，让你强健胸部，有效地保持住胸部的丰满和紧实。这些招数都以自然形态命名——树式、眼镜蛇式、骆驼式、猫式……就让"兽"类姿势来拯救你的胸部吧！

第1式：简易风吹树式

做法：站立，双脚并拢。吸气，右手抬高靠近耳朵。呼气，身体倒向左侧。保持3次呼吸。吸气，身体还原。另外一侧重复同样动作。

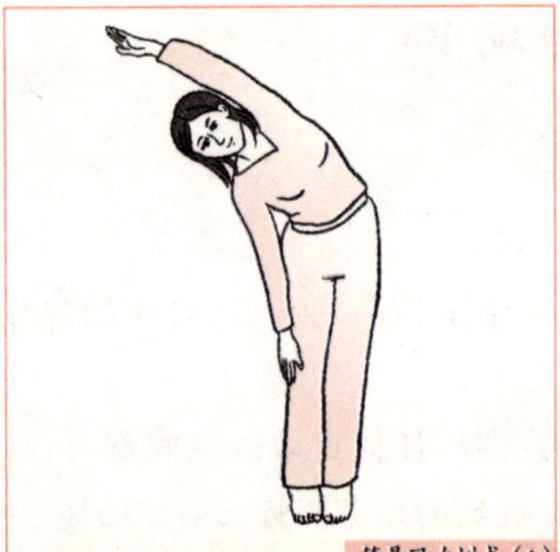

简易风吹树式（1）

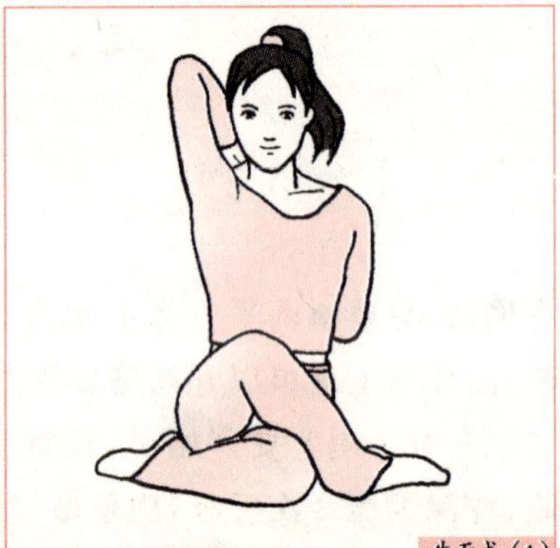

牛面式（1）

第2式：牛面式

做法：跪立，左腿向前抬起，将左小腿放在右小腿外侧，臀部坐在两小腿中间的地面上。吸气，左手向上，右手向下，双手背后相扣。挺直脊椎，保持4次呼吸。吸气，慢慢还原。另外一侧重复同样动作。

第3式：猫伸展式

做法：跪坐，双手撑在地面上，手臂、大腿与地面垂直。吸气，臀部上翘，腹部下压，仰头。整个脊椎弯曲。均匀呼吸保持动作。呼气，脊椎反向拱起。均匀呼吸保持动作。呼气，还原身体。

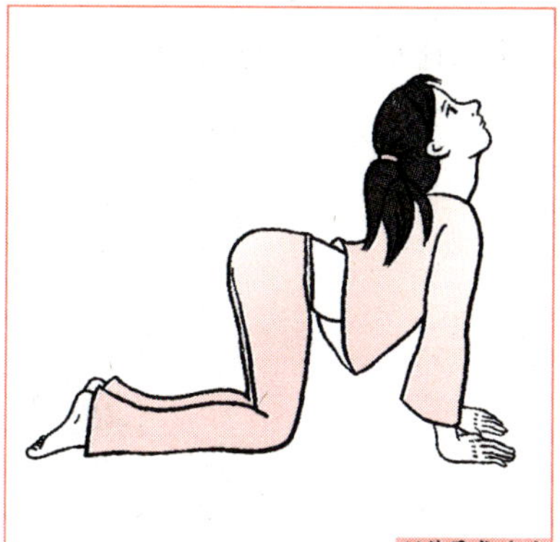

猫伸展式（1）

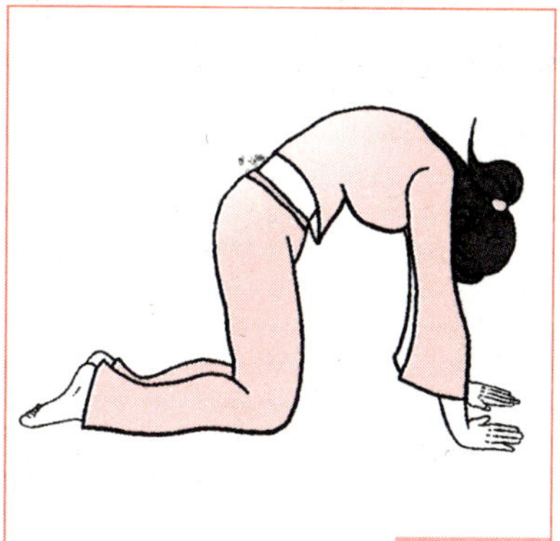

猫伸展式（2）

第 4 式：骆驼式

做法：跪位，双腿分开同肩宽，双手撑在髋部。吸气，脊椎挺拔。呼气，身体充分向后弯曲。保持 2～4 次呼吸。重复练习两组。

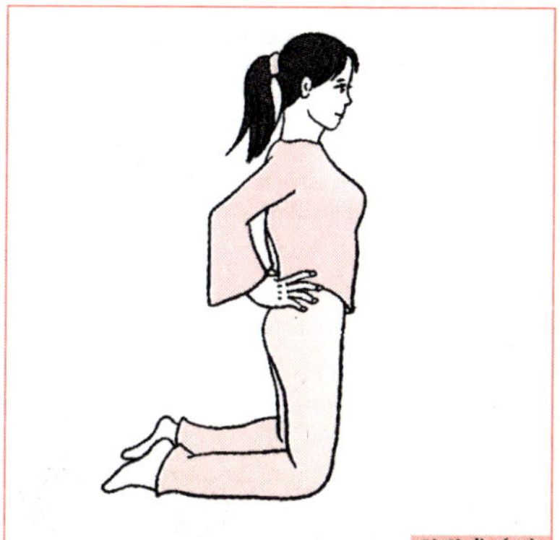

骆驼式（1）

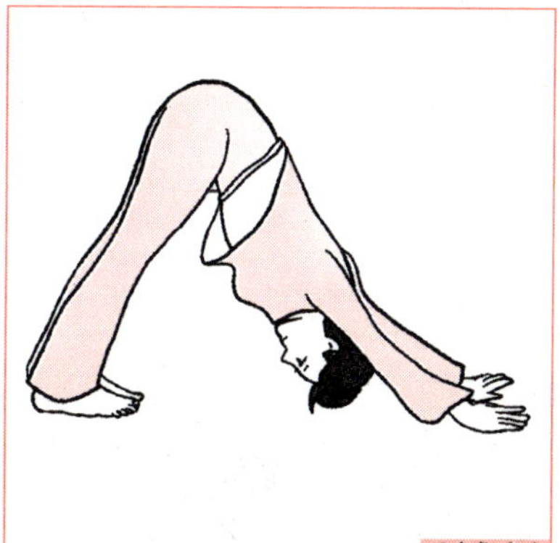

顶峰式（1）

第 5 式：顶峰式

做法：跪坐，双臂向前伸展到最远处。臀部抬离脚跟，脚趾踩地。吸气，臀部向上抬起，使身体形成三角形。脚跟向地面下压，保持 4 次呼吸。呼气，屈膝触地，还原身体。重复练习两组。

第 6 式：简易棍棒式

做法：俯卧，十指交叉，肘关节和小臂外侧触地。吸气，脚趾踩地，使身体抬离地面，成直线。保持 2～5 次呼吸。呼气还原，重复练习两组。

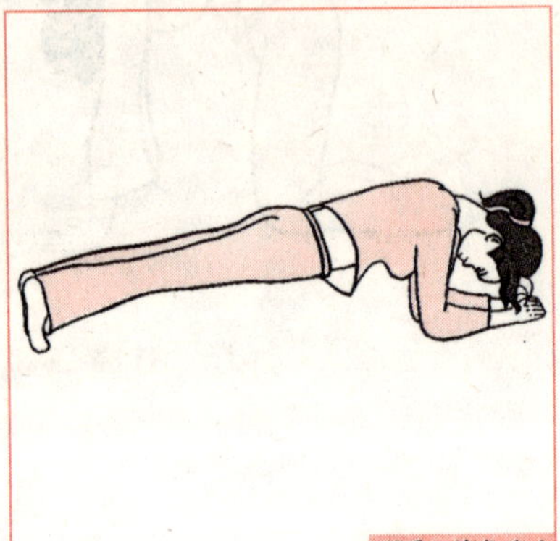

简易棍棒式（1）

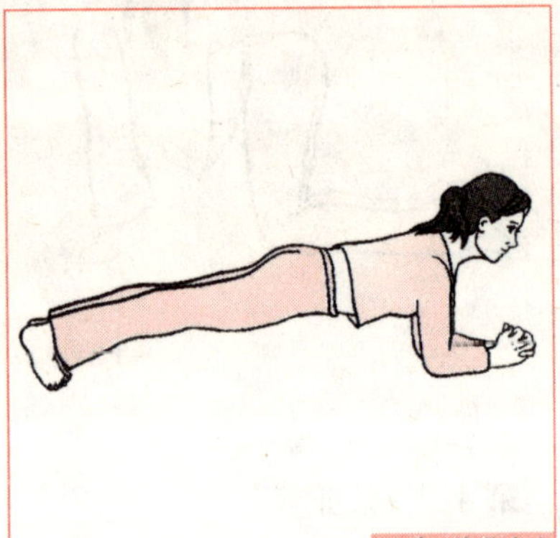

简易棍棒式（2）

第 7 式：眼镜蛇式

做法：俯卧，额头触地，双手触肩膀两侧地面。吸气，慢慢抬头，整条脊椎向上后方卷起。呼气，手臂完全伸直。均匀呼吸保持动作。呼气，屈肘使身体慢慢回到俯卧位。重复练习两组。

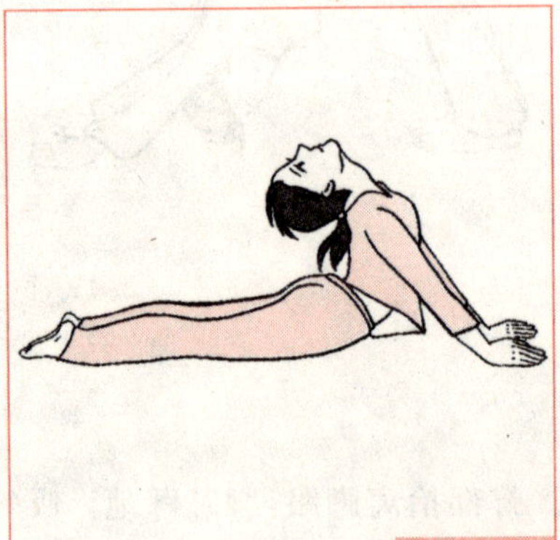

眼镜蛇式（1）

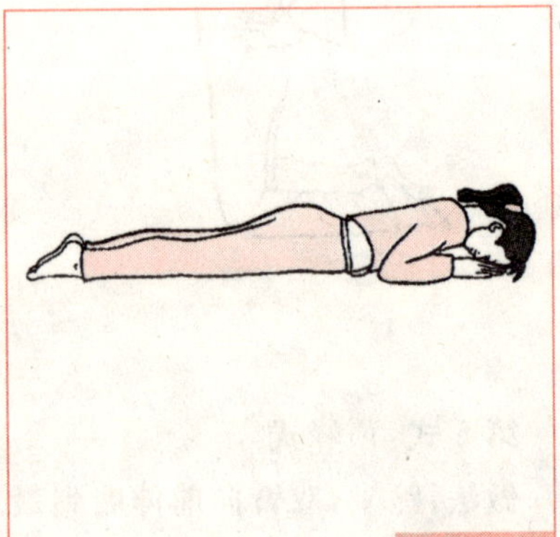

眼镜蛇式（2）

第 8 式:炮弹式

做法:仰卧,双腿弯曲,膝盖靠近胸部。吸气,双臂环抱小腿。呼气,手臂用力下压,头抬离地面。收缩腹肌,下颏靠近膝盖。保持 4 次呼吸。呼气还原。重复练习 3 组。

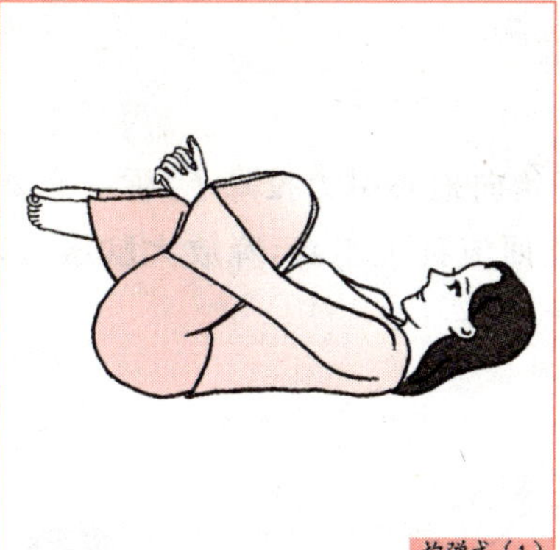

炮弹式(1)

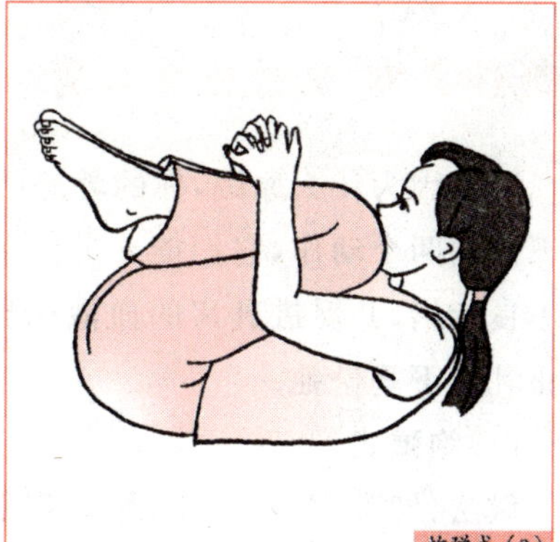

炮弹式(2)

3. 丰胸的瑜伽练习

(1)鱼　式

健身功效:挺起胸部可矫正驼背,预防乳房下垂,扩胸。而且挺胸深深地呼吸,可以改善呼吸机能,使心情豁然开朗。还可美化修长颈部和下巴线条。

动作要领:①仰卧,并拢两腿。手掌着地并放在臀部下面,呼气。

②吸气,挺胸拱背,用肘关节撑起上半身。向上抬起下腭,用头顶来支撑。但是主要是用肘部来支持重量的。

③保持此动作慢慢地挺胸,并保持 10～20 秒。

④一边呼气一边返回动作①。仰卧放松。

(2)金刚坐后仰式

健身功效:两肩胛骨向脊柱方向并拢,扩展胸部,强化胸部肌肉,美化胸部曲线,矫正驼背、佝肩等不良体态,修长颈部线条,并强化臀部肌肉,收紧腰部。会使两只胳膊与脊背放松,可达到心情舒畅的效果。

动作要领:

①正坐,膝盖之间张开 2 个拳头的距离。脚趾不重叠,两手放在身后,指尖朝前。

②一边吸气一边把胸向前挺起，头向后仰，抬起下巴。伸直喉咙，看天花板。这种动作保持5～10秒的自然呼吸。

③一边呼气一边慢慢地把头恢复到原位。接着放松手，正坐，喘气放松。

注意：在做完动作时，颈部要在所及的范围内向后伸。

4. 绷住身体，挺拔松弛乳房

不管因为什么原因，你的乳房已经开始向地心引力投降了，你一定要试试下面的两个动作，它们能充分地使血液回流到上半身，释放大脑压力，调整不良情绪，并促进乳房的血液循环，防止乳房下垂松弛。

(1)**炮弹式**

做法：仰卧，双膝弯曲，靠近胸部，双手环抱小腿。

呼气，下颏靠近膝盖，均匀呼吸。

(2)**棍棒式**

做法：俯卧，双手触胸两边地面，脚趾踩地。

吸气，手臂伸直，撑起身体，使身体成直棍状，均匀呼吸。

呼气，还原俯卧位。

吸气，还原身体。

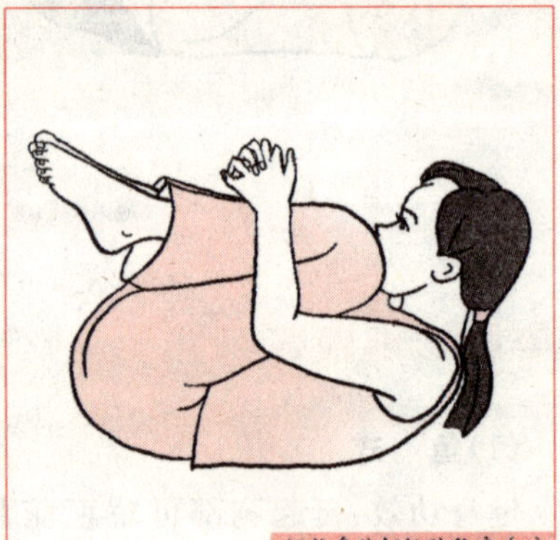
绷住身体挺拔松弛乳房(1)

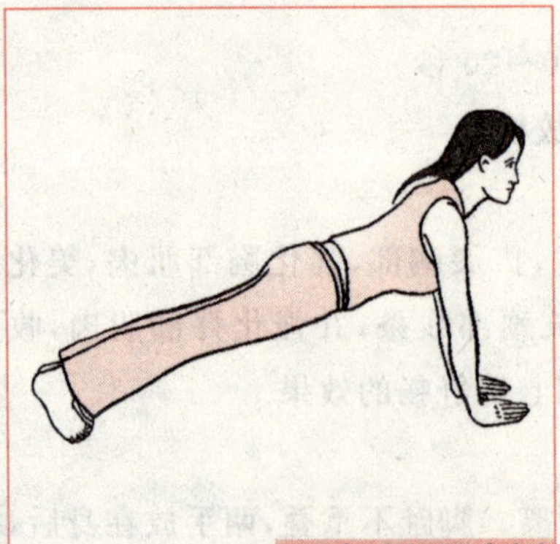
绷住身体挺拔松弛乳房(2)

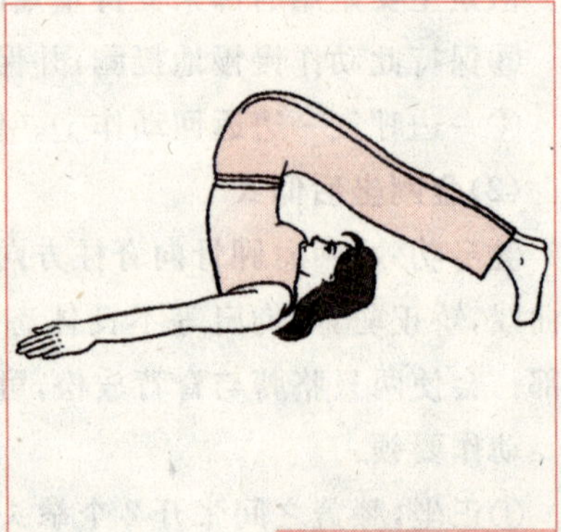
绷住身体挺拔松弛乳房(3)

(3)犁　式

做法:仰卧,随吸气将双腿抬起。

呼气,双脚触头顶上方的地面,保持呼吸。

吸气,还原身体。

提示:此动作,颈部有严重疾病及女性月经期不宜练习。

5. 冬季瑜珈4式让胸挺起来

冬季我们有最适合的室内塑身运动——瑜珈,只要有两平方米的地方,有一块垫子,有一张自己喜欢的舒缓音乐碟片,你马上就可以开始冬季美人的瑜珈练习。

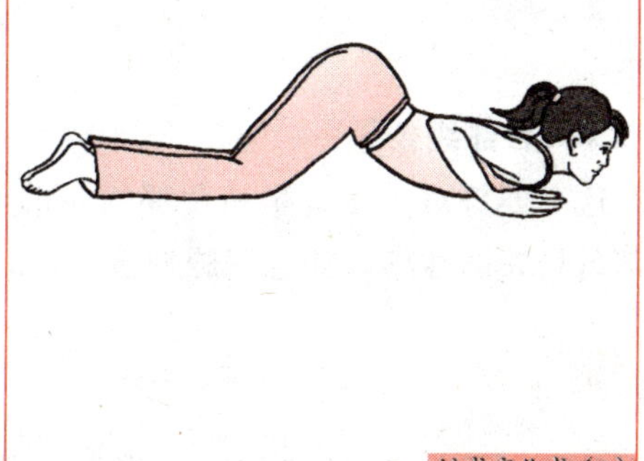

蛇式变化式(3)

(1)让胸挺出来

这个姿势有美化脊椎的作用,使身体有良好、优美的线条,经常练习这个姿势也有消除脊椎僵硬和美化胸部和脖子的作用。(蛇式变化式)

(2)腰臀衔接处那性感的"一弯"曲线

俯卧开始,慢慢依次抬起头部、胸部和腰部的姿势,可以强化脊椎的机能,消除胸部脂肪,使人有优美、柔和的背部线条(眼镜蛇式)。

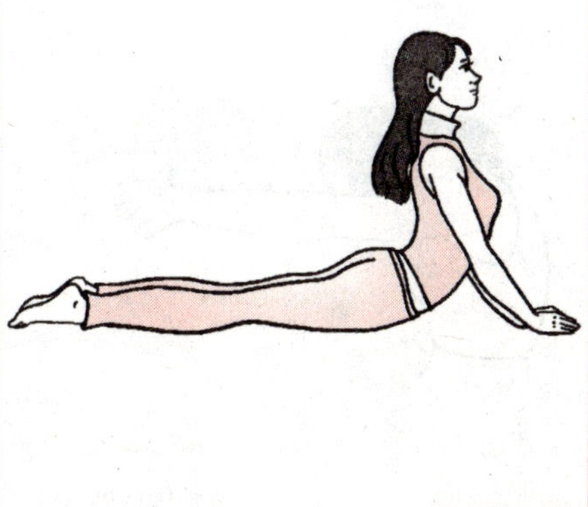

眼镜蛇式(5)

(3)迷人腰腹

仰卧,向上抬高的臀部和腰部可以锻炼身体躯干的机能,常练习让人拥有结实、美丽的腰腹部，而向上抬起的腿部可以加速身体的新陈代谢，加强心脏、肺部以及脸部、颈椎的血液循环（桥式）。

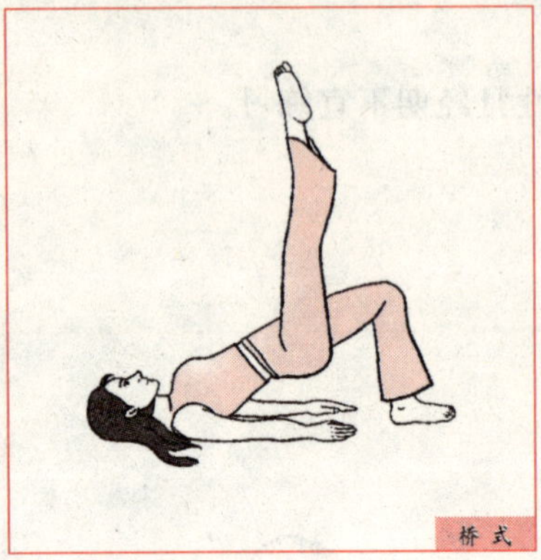

桥式

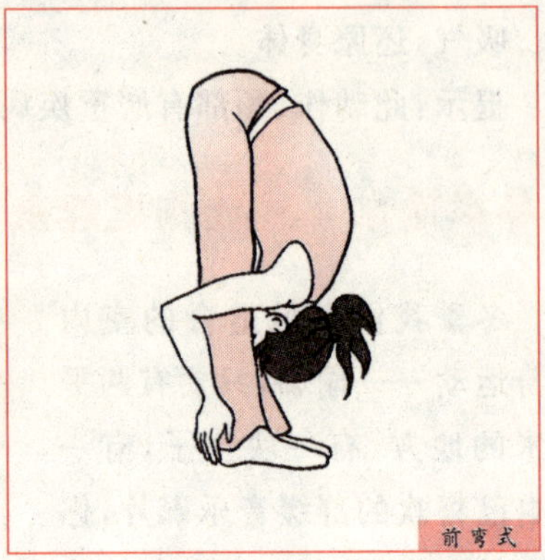

前弯式

（4）后部线条

这个姿势对大腿后侧和背部线条的塑造有奇特的效果，可以让女人的后部风景美丽性感。注意双腿伸直，头和身体尽量贴近腿部。

6. 健乳瑜伽——关爱女性乳房

推荐姿势一：山式跪坐。十指相交，双臂伸展平行地面。头放低，下巴靠在胸骨上。将掌心转向前方。双臂尽量向远处伸展。深长而平稳的呼吸。背部尽量向后弓起。保持姿势1分钟。

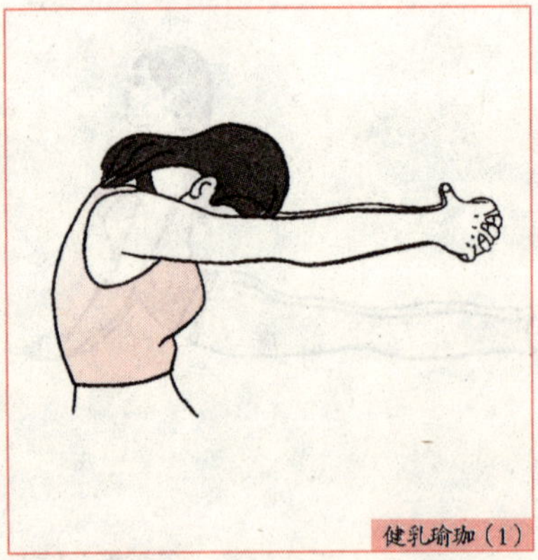

健乳瑜伽（1）

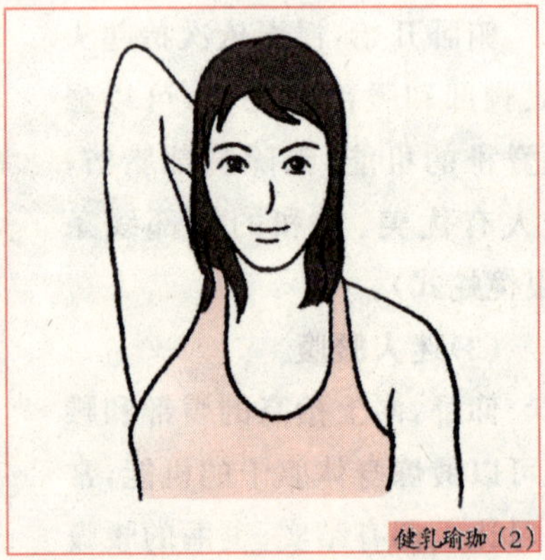

健乳瑜伽（2）

推荐姿势二：门闩式，单膝跪地，身体直立。一侧腿伸直，脚心落地。双手背后。吸气。呼气，让身体向伸直腿的一侧弯曲。注意这时要将你的胸腔挺出。控制姿势 1 分钟。换另一侧，重复。

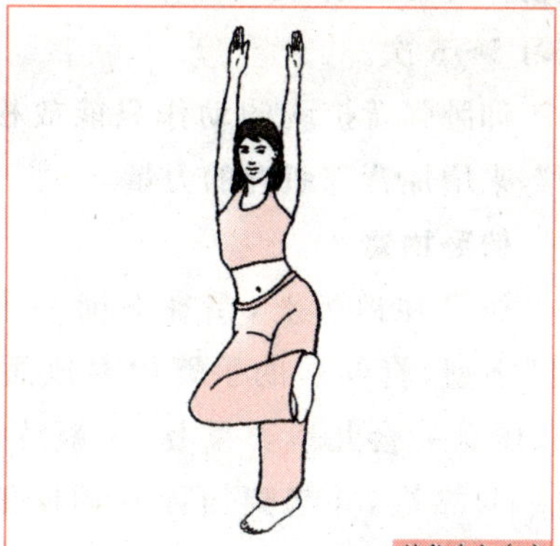
健乳瑜伽（3）

推荐姿势三：树式变形，双手合掌并拢，两手臂用力互朝相反方向推。将一侧腿提起踩住另一侧大腿内侧；或者单腿站立，膝盖弯曲，另一侧脚踝放于弯曲的膝盖上方。将合十的手臂高举过头。双臂向上伸展。保持姿势 1 分钟。

7. 床上两个动作激增胸部弹性

很多女孩由于长期伏案工作，不能保持良好体态，会有些含胸驼背。这多是胸部肌肉过于紧张而负责向后拉动肩部的肌肉力量太弱造成的。

通过两个动作能有效矫正体态：仰卧扩胸和俯卧抬臂。

仰卧扩胸：

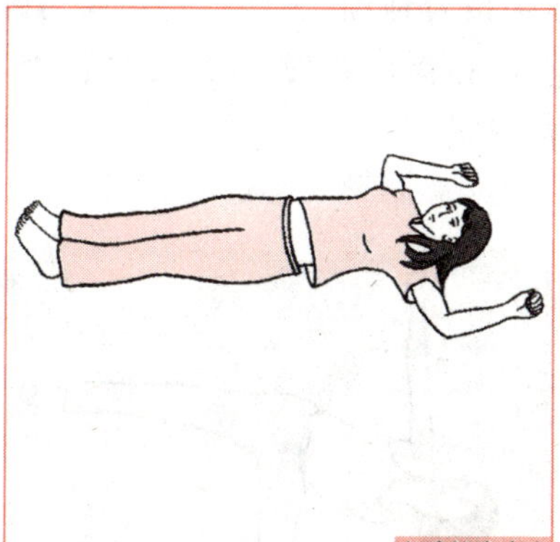
仰卧扩胸（1）

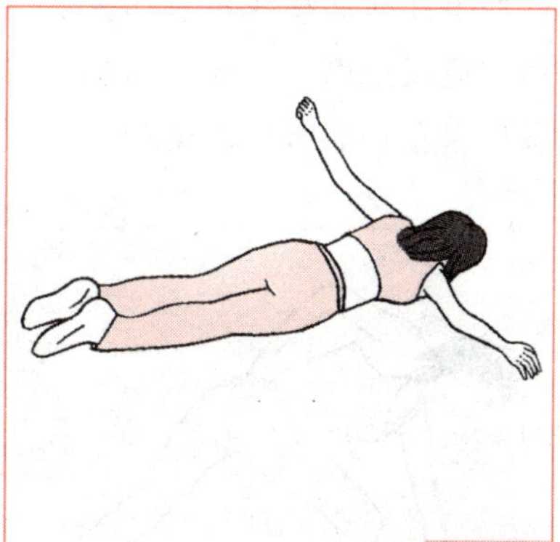
俯卧抬臂

平躺在地板上，可在身下铺瑜伽垫或小毛毯，双臂向两侧打开，身体呈“T”字型，然后大小臂弯曲成 90 度角，整个手臂贴在地板上，这时会感到胸部肌肉被拉紧。只需简单保持这个姿势就可以有效牵拉胸部和肩部肌肉，做动作时要放松，且呼吸缓慢。每次保持15～30秒，放松一会儿再重复，共练习5～6次。

仰卧张臂扩胸的动作只能放松胸肌的韧带，我们还需要练习“俯卧抬臂”，来增加背部肌肉的力量。

俯卧抬臂：

俯卧在地板上，在身下铺一个瑜伽垫或小毛毯，两臂向两侧张开成“T”字型，将伸展的手臂抬离地面5厘米左右，保持这个姿势15～30秒钟，休息一会儿后再重复，一般练习5～6次。这个动作将让两个肩胛骨向一起靠拢，并起到加强其周围肌肉力量的作用，从而使女性的胸部曲线更美观。

四、提臂瑜伽

1. 纤臂：精典瑜伽动作——半月式

右脚曲膝，与地面成90度角。

视线转向地上右脚脚尖前方约一英尺位置，收起左手，放在左边盆骨上。右手往前面视线焦点移去，然后用指尖按着地面，手的拇指与脚拇趾相距约一英尺距离。身体微微向前伸展，使重心移往右脚，左脚脚跟离地，作准备提起左脚姿势。停留约2～3秒，保持呼吸。

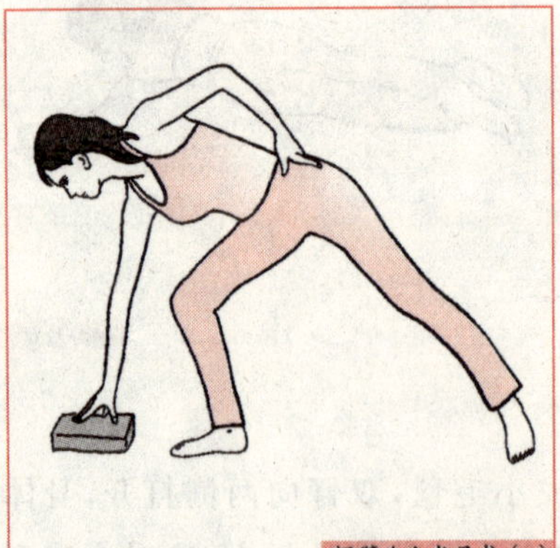

提臂瑜伽半月式（1）

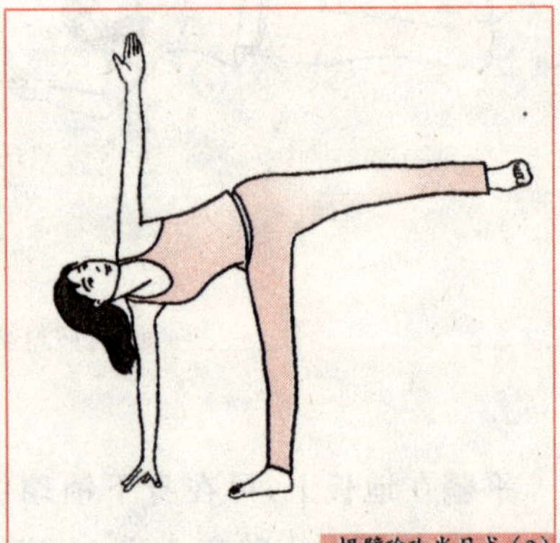

提臂瑜伽半月式（2）

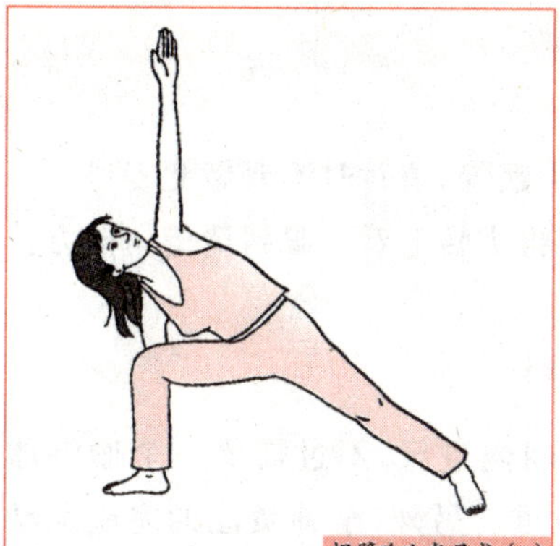

提臂瑜珈半月式(3)

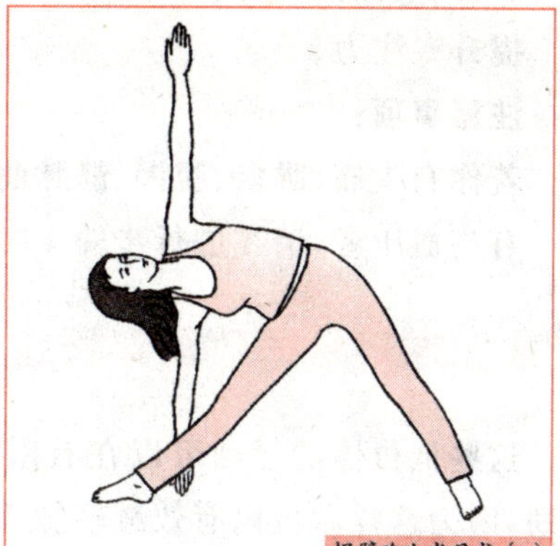

提臂瑜珈半月式(4)

吸气,打开胸膛,伸展脊椎骨。呼气,右脚慢慢蹬直,同时带动左脚抬离地面。以蹬直后的右脚作平衡点。左脚蹬直及提升至与地面平行,膝盖及脚趾向前,左边盆骨及左边肩膊往后移;相反右边盆骨及右边肩膊往前移,令胸部及腹部向前,整个身体成水平状态。

最后左手用力向上伸直,与肩膊及右手成一垂直线。如果平衡控制得宜,把头转向上方,眼望左手。深沉而平稳地呼吸。保持这个姿势约20～30秒,然后倒次序返回,换另一边脚重复以上步骤。

常犯错误:

曲膝,以致无法平衡身体。

肩膊没打开。

脊椎没伸展。

提起的脚没蹬直。

脸部、胸部及腹部朝向下。胯部向内缩。

难度调整:

如果你难以伸手按着地面,可借用一块瑜伽砖,然后按在砖上。

益 处

脊椎得到伸展,增加柔韧度。

消除腰侧、臀部外侧及大腿外侧过多的脂肪。

舒缓下背痛。

舒缓坐骨神经痛。

伸展肩膊,改善肩膊的不良姿势。

改善双脚的血液循环。

提升专注力。

注意事项：

若你有头痛、眼疾、腹泻、静脉曲张、失眠等，请暂时不要做此姿势。

有高血压者，请在进行步骤 4 时不要将头转上看。眼睛请望向前方。

2. 瑜伽球轻松击败臀部松弛

这些低位体的运动可以在有限的空间内进行，不过需要一个瑜伽球来辅助，因为这样做可以有效减轻膝盖的负重。另外，全神贯注的完成运动还可以使你的大腿变得修长和降低患上静脉曲张的风险。每次运动两到三组，每周进行三次。每个瑜伽球价格在 160 元左右，你可以在运动器材商店或是在线购买。

(1)**脚踏球**

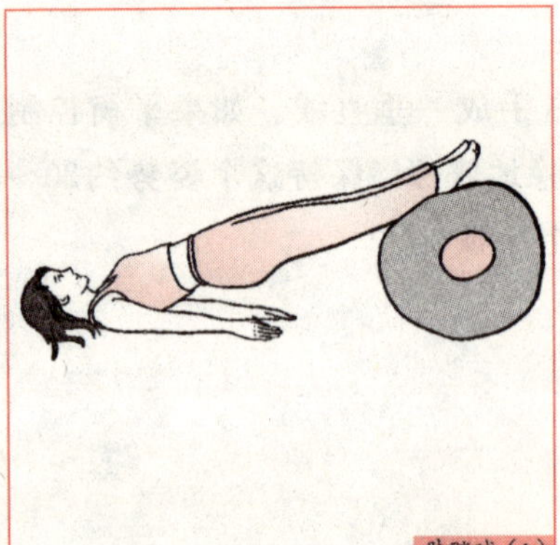
脚踏球（1）

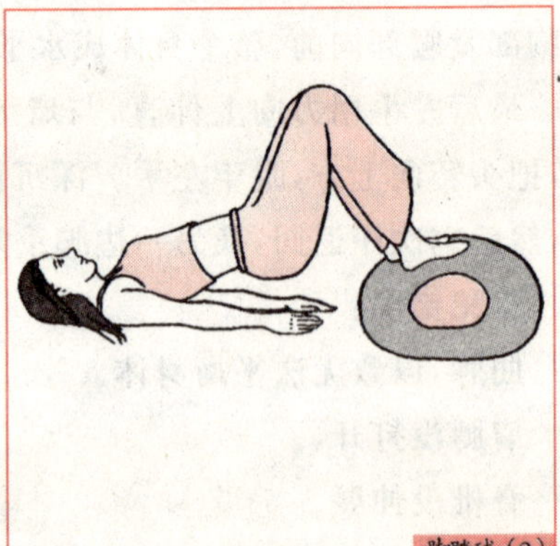
脚踏球（2）

①平躺，手放在身体两侧，脚后跟放在球上。臀部和背部要充分抬起，但肩部要紧贴地面。

②弯曲膝盖，脚踩着球向臀部移动，到达你能力的极限后保持两秒钟，然后重新舒展身体。重复上述动作。记住，你做的越多就证明你离完美臀形就越近。

(注意：此动作有颈部疾病者不宜)

(2)**转动球**

①平躺，腿伸直，用脚踝夹紧瑜伽球。然后抬起双腿，直至与地面垂直。

②慢慢降低右腿至与地面成45度，使瑜伽球静止于右脚脚面，保持3秒钟，还原。再降低左脚，如此重复以加强美体效果。

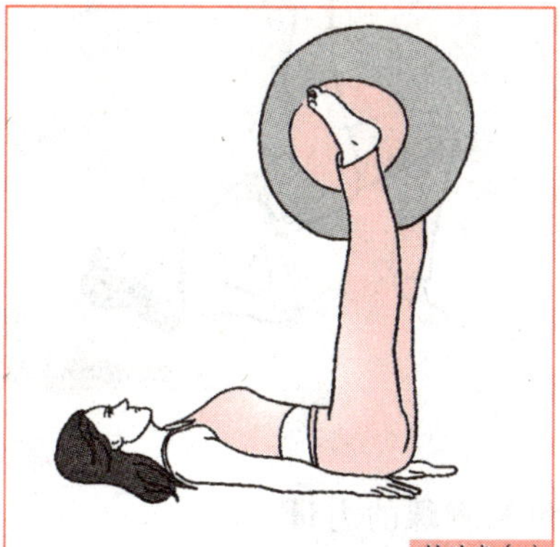
转动球(1)

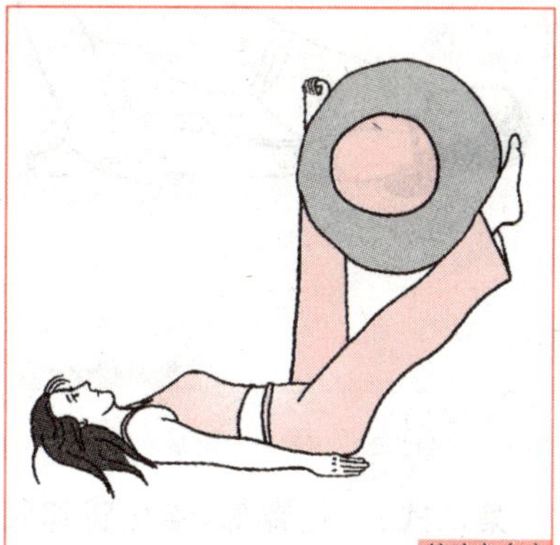
转动球(2)

(3)**伸展腿部运动**

平躺，双腿伸直，脚后跟置于球上。抬起右腿，脚面绷直，尽自己所能靠近脸部，到达极限后保持20秒。在此过程中，两膝盖都不要弯曲。左腿重复此动作。

特别提示：运动要持之以恒，才能锻练出完美臀形。

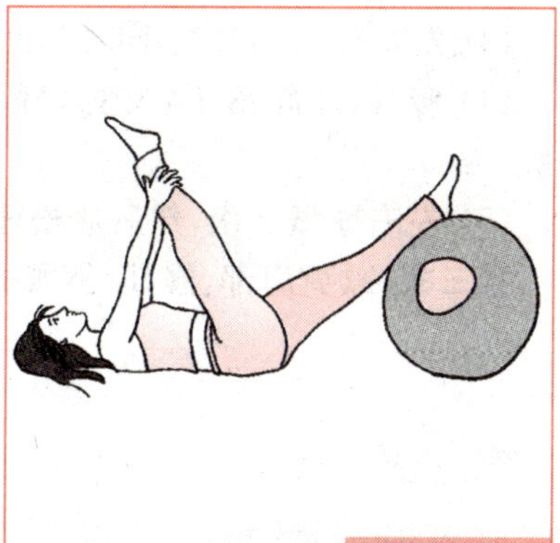
伸展腿部运动(3)

3. 塑臀瑜伽，使你拥有翘臀

先吸气，然后呼气，同时左腿向上伸直，保持5～10秒，自然地呼吸。

第一式：收紧臀部肌肉，美化臀部曲线，伸展身前侧。

(1) 仰卧，双臂置于体侧，调整呼吸。

(2) 吸气，曲双膝，脚跟尽量接近臀部。

(3) 呼气，双手抱脚踝，缓缓地把身体抬离地面，收紧臀部肌肉，保持30秒，自然地呼吸。

(4) 慢慢呼气，身体落下还原到仰卧姿势，再重复做一遍。

替代做法：如果手够不到脚踝，可以让双手平放在地上。

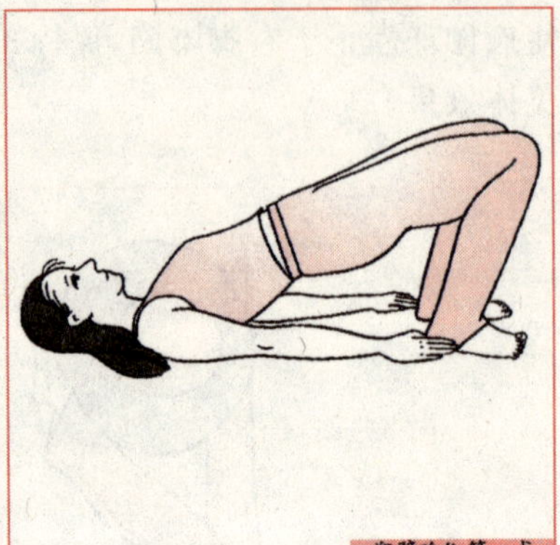
塑臂瑜伽第一式

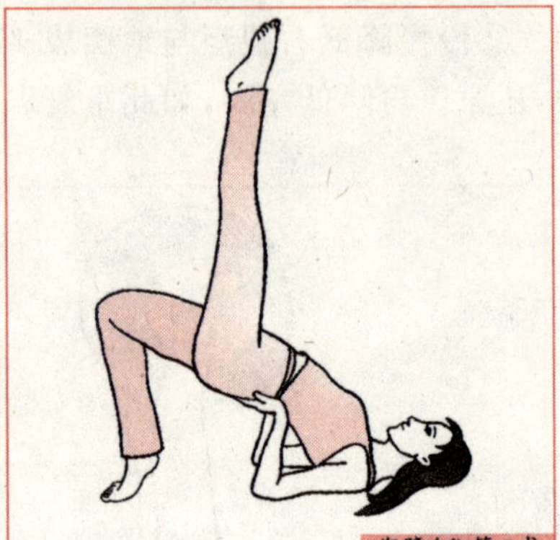
塑臂瑜伽第二式

第二式:美化臀部,强化腿部肌肉力量和脚踝的力量。

(1) 如第一式那样边吸气,边将身体抬起来,双手托腰,大臂支撑于地。

(2) 呼气,将脚跟抬起,膝盖并拢,大腿内侧肌肉夹紧。

(3) 先吸气,然后呼气,同时左腿向上伸直,保持 5~10 秒,自然地呼吸。

(4) 吸气,左腿落下,支撑,呼气,将右腿向上伸直,保持数秒,自然地呼吸。

(5) 左右腿做 3 次,然后放松还原。

第三式:减少肩部、髋部、侧腰的赘肉,拉伸腿后侧韧带。

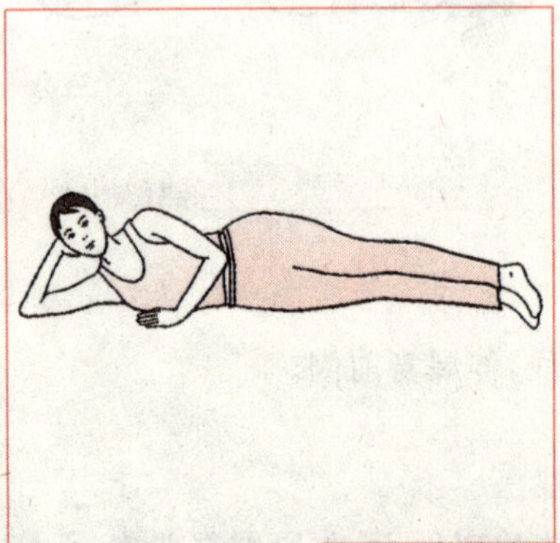
塑臂瑜伽第三式(1)

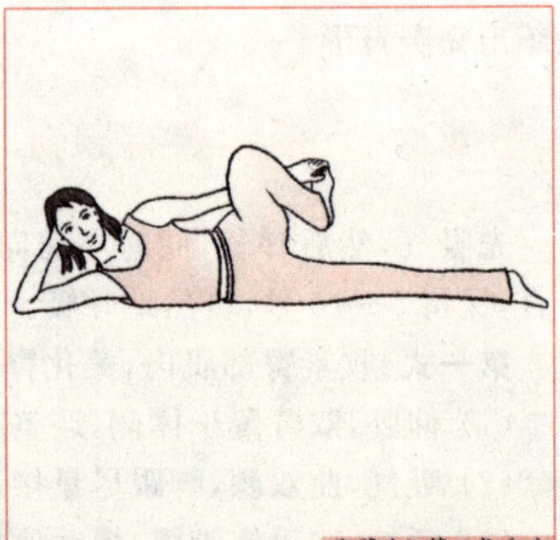
塑臂瑜伽第三式(2)

(1) 侧卧、右侧大臂着地,右手托脸侧面,调整呼吸。

(2) 吸气,屈起左腿,左手抓住左脚。

(3) 呼气，左手向上拉起左腿，左膝绷直，保持数秒，自然地呼吸。

(4) 还原落下，重复3次后，换另一侧再做。

第四式：提高臀位线，收紧臀肌，加强腰、背部肌肉。

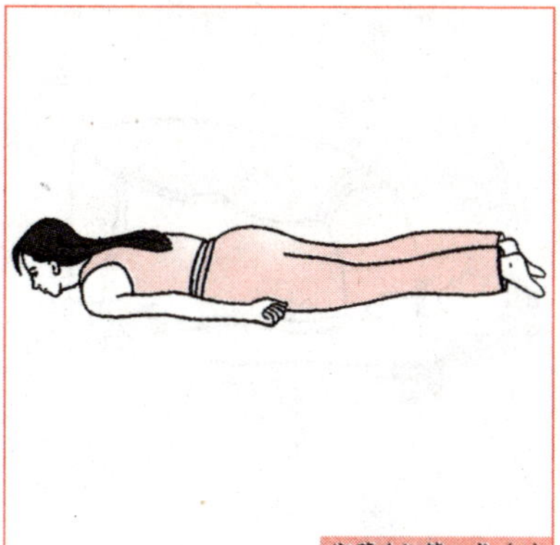

塑臂瑜伽第四式（1）

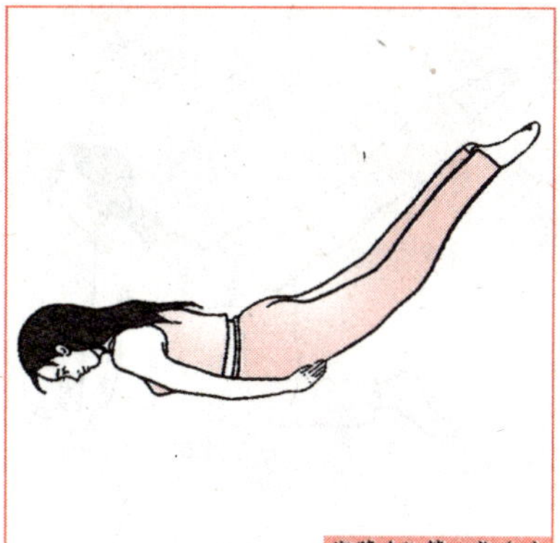

塑臂瑜伽第四式（2）

(1) 仰卧、下巴着地，双手握拳置于体侧。

(2) 将掌心朝上，放于大腿根处。

(3) 吸气，收紧臀肌，用力向上抬高双腿，脑门贴地，双臂用力压地。保持10～20秒，自然地呼吸。

(4) 呼气，腿落下还原，下巴着地，深呼吸一次。反复做3次。

第五式：提高臀位线，收紧腰、腹、臀部肌肉，强化腿部力量和平衡能力。

(1) 站正，调整呼吸。

(2) 吸气，屈左腿向后抬，左手抓住左脚，右臂向上伸直。

(3) 呼气，左手拉起左腿向上伸展，右臂前伸维持平衡。保持20秒钟，自然地呼吸。

(4) 呼气，还原到(2)的姿势，再回到站姿，换腿再做。左右各做3次。

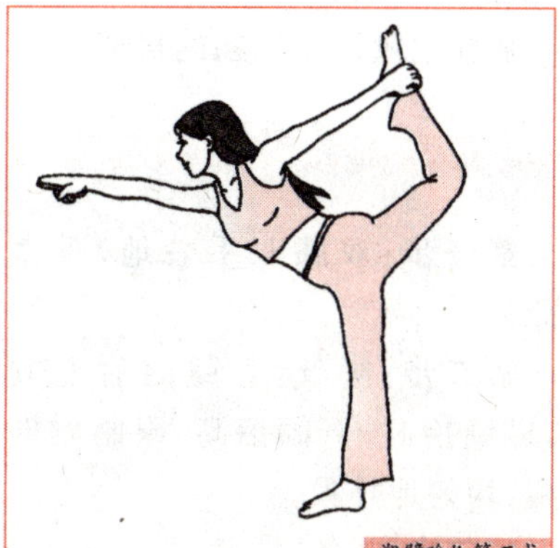

塑臂瑜伽第五式

4. 女子提臀瑜伽两式

第一式：虎式

四肢着地跪伏。

吸气，同时右腿伸直慢慢向后抬升，挺胸、抬头、深长呼吸，停留15秒钟，还原放松。

反复做 4 次,另一侧同。

注意要点:体验臀部紧收的感觉。

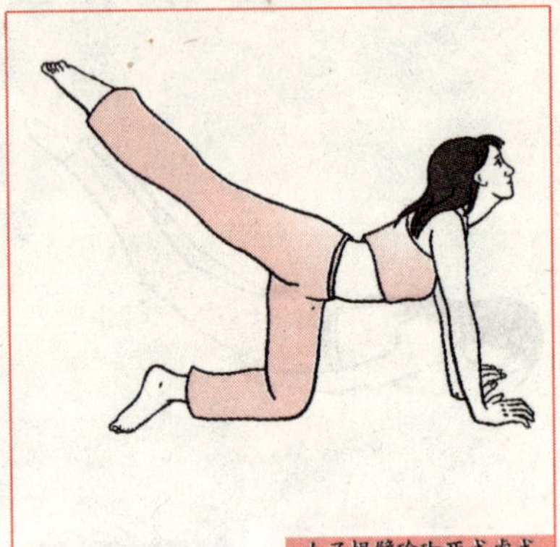

女子提臀瑜伽两式虎式

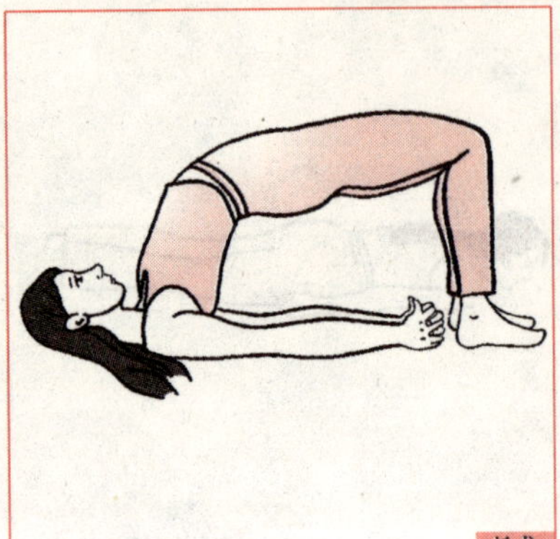

桥式

第二式:桥式

仰卧。两膝弯曲,两脚踩地,两手握住脚踝。

吸气,同时臀部、腰、背抬离地面,尽量抬高。

自然呼吸,停留 15~30 秒钟,还原仰卧。

效果预测:

增加臀部弹力,收紧臀肌,使其抽耸而形美。

畅通下半身血行,加强肾、肺的活动,抵抗力增强。

强壮生殖系统和肠的机能。

5. 虎式瑜伽让臀部翘起来

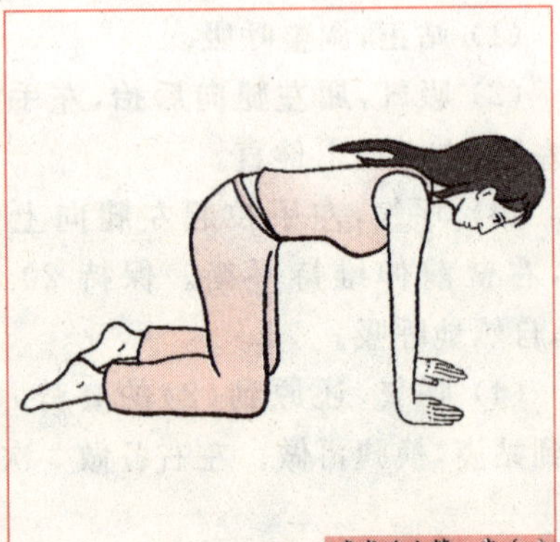

虎式瑜伽第一步(1)

第一步:双膝双手着地,垂直于地面。

第二步:吸气,右腿向后上方伸展,尽量抬高;下颌抬高,眼睛看向天花板,均匀地呼吸。

第三步:吸气,曲膝,贴向前腹,下颌靠近膝盖,尽量保持久一些。

第四步:吸气还原,呼气,臀部坐回足跟,上额着地放松。做对侧的练习。

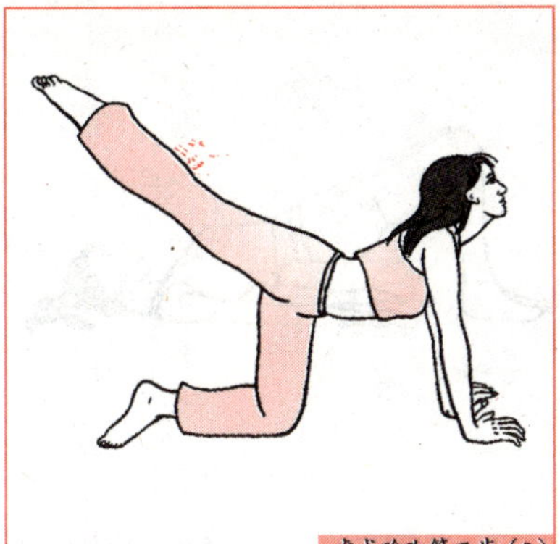

虎式瑜珈第二步（2）

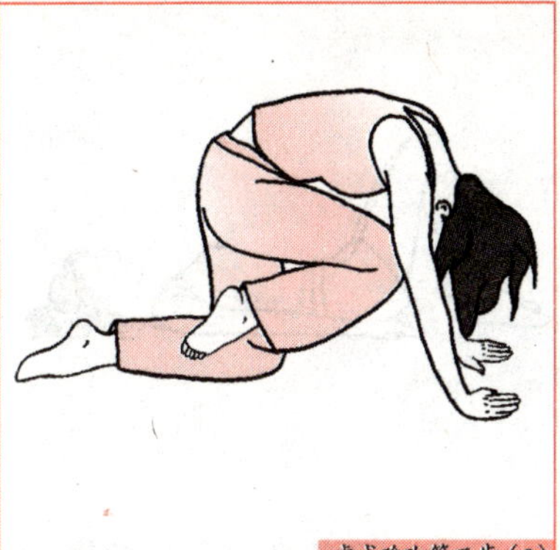

虎式瑜珈第三步（3）

6. 防止下垂，4 步造浑圆翘臀

臀部下垂一直是困扰我们的问题，长时间的坐姿很容易堆积脂肪，导致臀部下垂，这样的体形当然不能穿出漂亮的衣服，使形象大打折扣，那么就赶快来看看我们为你提供的一分钟翘臀操吧！

提升臀部

第一步：身体采跪立姿势，双手打开与肩同宽放置地面。

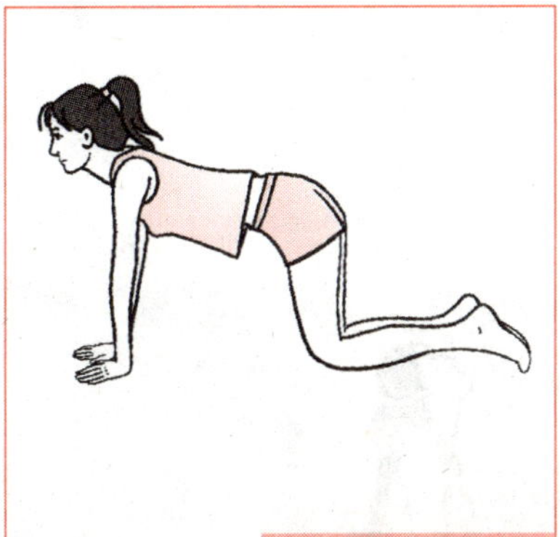

防止下垂4步造浑圆翘（1）

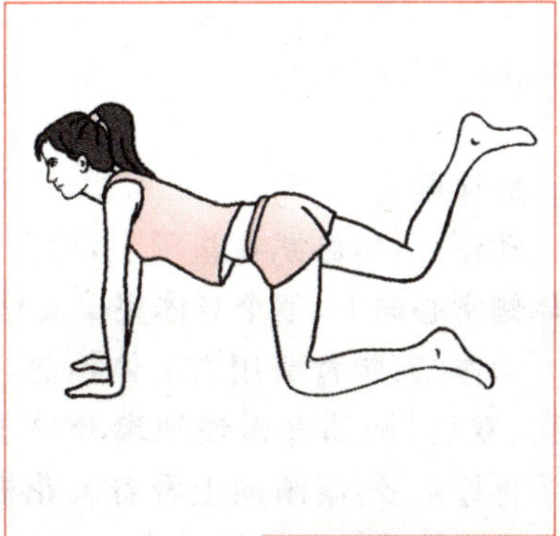

防止下垂4步造浑圆翘（2）

第二步：右边膝盖尽量移往胸部方向停 5 秒，再慢慢往上举起（大小腿呈 90 度），停 5 秒后放下。

紧实臀部

第一步：仰躺、双脚屈膝，双手自然贴地与肩同宽。

第二步：腹部收缩、臀部夹紧往上抬，吸气，停 5 秒后放下吐气。

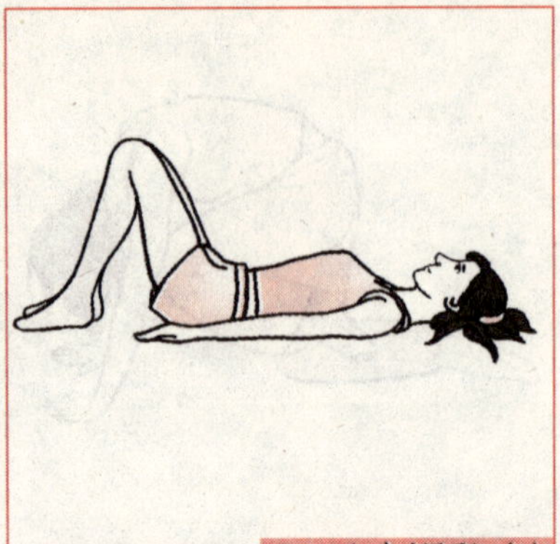
防止下垂4步造浑圆翘（3）

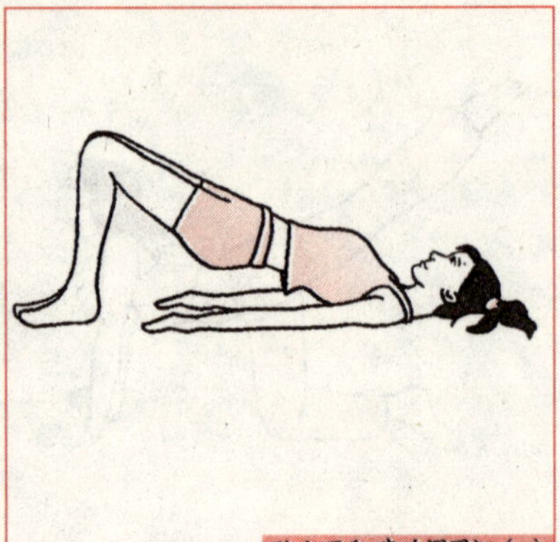
防止下垂4步造浑圆翘（4）

温馨贴士：

(1)在做整套动作时，要缩紧腹部，注意呼吸的调整。

(2)做第一个动作的时候，注意双臂撑开伸直，使腿部感到抻拉感。

(3)做第二个动作抬臀的同时，不要挺肚子，收紧腹部。

五、收腹瑜伽

1. 消除小腹赘肉

蛇伸展式

动作一：俯卧趴在垫子上，双臂放到体侧掌心向上，整个身体完全放松。

动作二：腰背肌用力上体抬起，使下腭、双肩、胸部都慢慢地离开垫子。双手再撑垫子，眼睛向上看着天花板，使整个脊柱成优美的反弓形。

动作三：保持这个姿势 10～20 秒钟，尽可能的用鼻腔和腹腔来完成呼吸。每一次吸气都能感觉到腭部、颈部、喉部、胸部、腹部甚至是双腿都得到伸展。

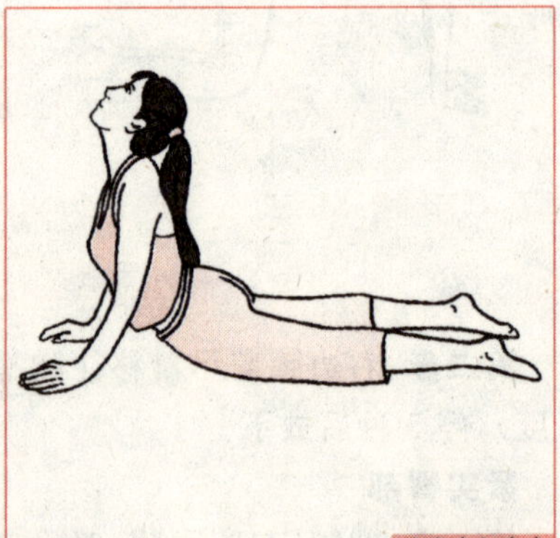
收腹瑜伽（1）

门闩式

动作一：从跪姿开始，右腿伸向右方，让右脚和左膝处在同一条线上。右脚指向右侧，右膝不要弯曲。双臂充分地向两侧伸展，使之与地面平行。

动作二：呼气，将躯干和右臂屈向右腿，右手沿着右膝伸向右脚趾的方向。左臂充分的向上伸展，眼睛看着左手指尖的方向，保持着均匀的腹式呼吸。

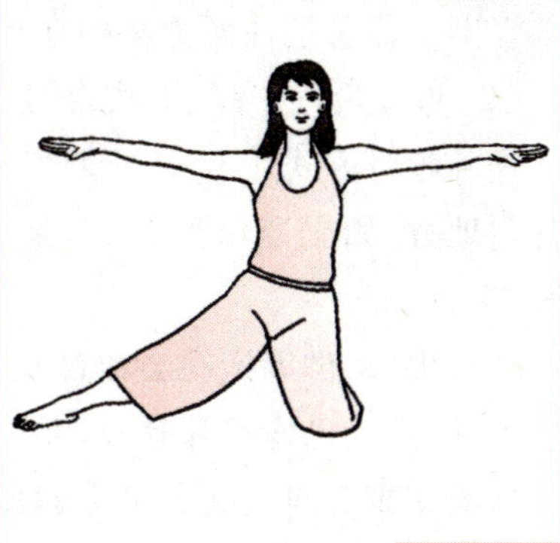
收腹瑜伽（2）

门闩式可以帮助消除腰围线上的脂肪，补养和增强腹部的肌肉和器官。保持这个姿势45秒钟，躯体和双臂恢复原位，交换双腿的位置。左右两边保持姿势的时间要相等。

2. 减轻压力最快的腹式呼吸法

生命中有很多重要的事情，呼吸无疑是最重要的一种。很平常的一天，人在休息时每分钟呼吸12次左右，全天呼吸次数高达17 000次。通常情况下，我们不会注意到呼吸，因为呼吸是一种反射行为。大多数时候，呼吸都很浅，深呼吸带来的种种好处不能体现出来。呼吸时，我们还没有用到一半肺活量，这对长期健康没有好处。正确的呼吸不仅使人觉得更健康，还可减少压力，加强免疫系统功能，使输送到细胞的氧气质量提高且数量增加。呼吸还可使大脑保持积极状态，大脑所需的氧气是其他器官所需氧气的3倍多，所以，供氧充足时思维会更敏捷。长期坚持跑步的人，年老时很少患上衰老导致的疾病，久坐的人则相反，这是因为跑步者的呼吸方式更好些。

那要怎样呼吸呢？关键是用腹式呼吸，而不是用胸式呼吸。举个比较极端的例子，过度的胸式呼吸会导致恐慌发作，其过程是这样的，胸式呼吸使体内氧气含量下降，氧气含量下降使身体出现反应，肾上腺素猛然上升。而肾上腺素会诱发心悸、痉挛、焦虑，然后又使呼吸变得更浅，氧气含量进一步下降。学会正确呼吸的最佳方法如下：

（1）舒舒服服地躺着或坐着，用鼻子呼吸。开始时，腹部凸出，接下来胸部跟着扩张，然后肩膀也跟着轻轻舒展。慢慢地数到5，不要想做快，越慢越好。

(2) 屏住呼吸一会儿，然后再通过口腔把空气慢慢呼出，这个过程要数到5以上。尽量把注意力集中在呼吸上，感受由此带来的身体变化。

(3) 重复吸气、呼气5次，休息2分钟后再重复。

这种呼吸方式不仅对长期健康有益，还是减轻压力的最迅速的方式。在任何地方，如交通堵塞时、参加重要面试时、在考试过程中，都可以做深呼吸。

普拉提、瑜伽等运动会很普及，原因之一就是它们都强调集中呼吸的重要性。还好，我已懂得深呼吸，无须再铺开运动垫锻炼。

呼吸意识有时会达到极端的地步。19世纪一个著名的外科医生在临近死亡时，记录下呼吸逐渐衰弱的过程。助手听到他的声音越来越弱，最后听见他说："脉搏，非常微弱。"停顿了半天后又说："呼吸，停止。"之后他再也没能说话。

腹式呼吸是让横膈膜上下移动。由于吸气时横膈膜会下降，把脏器挤到下方，因此肚子会膨胀，而非胸部膨胀。为此，吐气时横膈膜将会比平常上升，因而可以进行深度呼吸，吐出较多易停滞在肺底部的二氧化碳。

3. 瑜伽瘦腰收腹

第一招：桥式，首先平躺在地上，两膝弯曲，脚底紧贴臀部，两手分别抓住脚踝。胸部、上背部及臀部有延伸感，平躺，两脚稍微分开。接着头、肩膀及脚着地，将臀部及胸部尽量抬高，缓慢地深呼吸，维持此动作至少十秒然后放下，可以视自己的情况来缩短或延长时间。

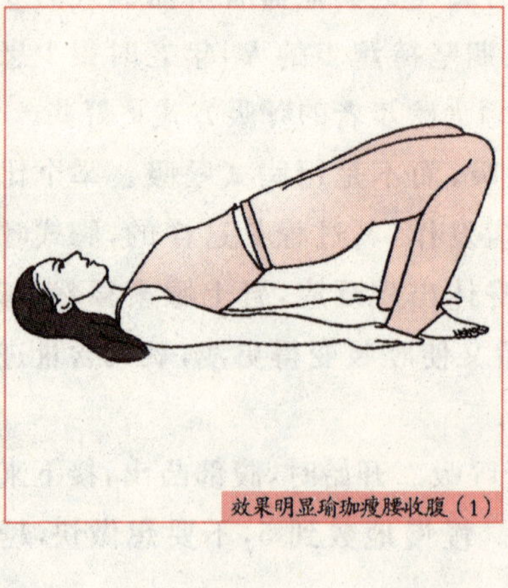

效果明显瑜伽瘦腰收腹（1）

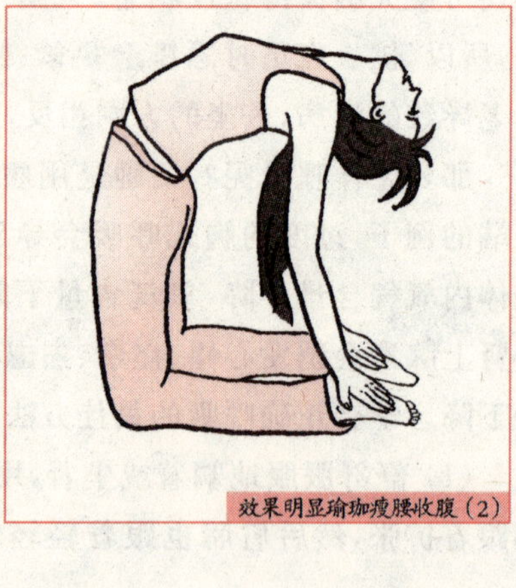

效果明显瑜伽瘦腰收腹（2）

第二招：驼式，金刚坐跪下。臀部坐在脚后跟上，两腿并拢。背挺直，手放在大腿上，脚步可以并拢或平行。吸气，膝盖及脚不动，臀部及上半身直立起来，右手向后抓住右脚后跟，如果有困难，可以将手放到脚后面的地板上，手掌贴地。先将一只手往后伸，膝盖不能动。头后仰，换左手向后抓住脚跟，呼吸放慢，维持此姿势至少十秒，再增加到一分钟，最后回复金刚坐，放松。

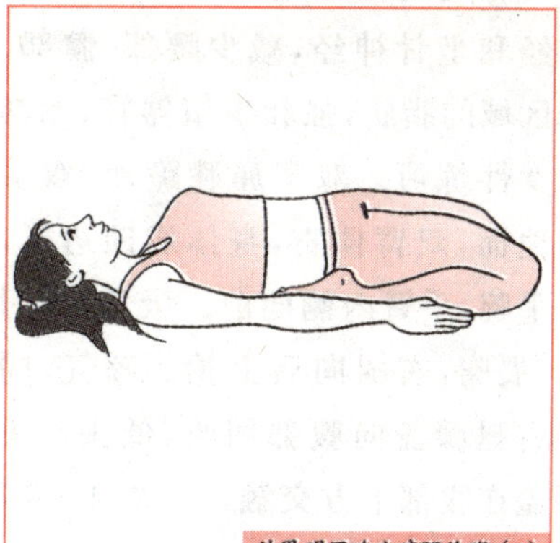
效果明显瑜珈瘦腰收腹（3）

第三招：下曲英雄式：金刚坐跪下，两腿分开同肩宽，慢慢将身体往后放下，平躺，注意，此时两腿是弯曲着的，两手往后最大限度伸直。深呼吸。时间根据自己的承受能力来控制。

4. 三式瑜伽让你瘦腹

眼镜蛇扭转式：收腰腹作用：增强消化功能，缓解便秘，促进新陈代谢，减少腰、背、腹部多余脂肪。俯卧：双手放在体侧，下巴着地。吸气，双臂支撑身体，按头、颈、肩、胸的顺序，慢慢抬高脊柱向后仰。呼气，同时向右后侧扭转肩、头，保持姿势，自然呼吸5次。吸气，将肩、头转回中间位置，呼气反方向扭转，保持姿势，自然呼吸5次。吸气转回中间位置，呼气慢慢回到起始俯卧的姿势，可以侧着头放松背部。

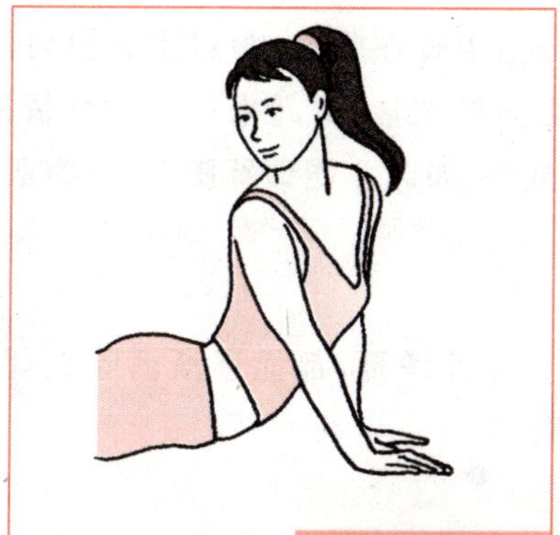
三式瑜珈让你瘦腹（1）

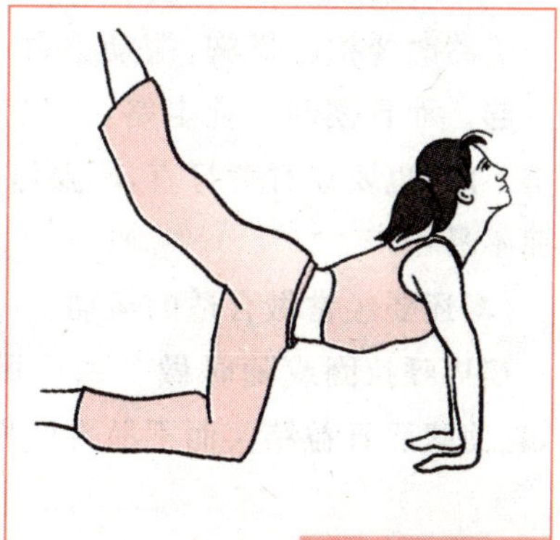
三式瑜珈让你瘦腹（2）

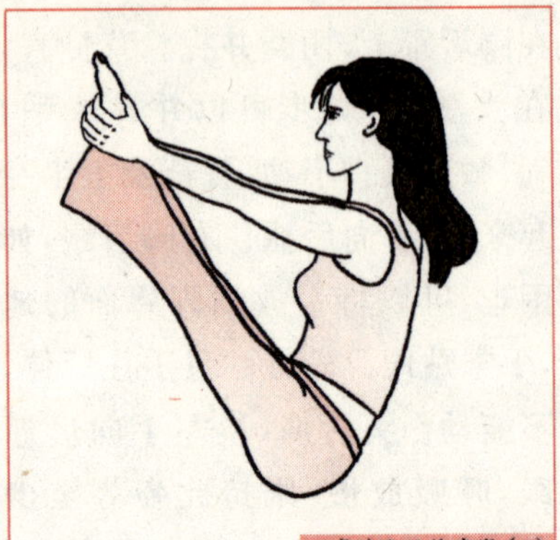
三式瑜珈让你瘦腹(3)

虎式:收腰腹作用:伸展强壮脊椎神经和坐骨神经,减少腰部、髋部、大腿区域的脂肪,强壮生殖器官,尤其适合女性练习。双腿屈膝跪地,双手支撑地面,双臂伸直,身体成四边形,翻转手腕,手臂内侧向前。吸气,同时抬头、展胸,右腿向后上抬。呼气,同时将右腿膝盖向腹部回收,低头。头与膝盖在腹部下方交触。反复4～6次。换左腿练习。

V型姿势:收腰腹作用:收紧腹肌,使凸出的胃部紧缩上提,改善内脏器官下垂,同时修正腿部线条,矫正脊椎。双脚前伸坐正,屈双膝,两手握住脚底,将膝盖拉向胸前。吸气,同时伸直背部,挺胸,调整呼吸,双手将双脚拉高,膝盖伸直,以尾椎骨为支点,保持身体平衡,自然呼吸5次。呼气,同时缓缓恢复到起始坐姿。

5. 减腹部脂肪好方法

怎样减去腹部的赘肉是很多朋友想知道的问题。给大家一点建议:

(1)改变不良的饮食习惯

吃完饭后不要立即坐下或趴睡,最好能保持站立的形式,可以选择散散步或整理一些东西。如此除了减少脂肪堆积外,还能帮助消化。因为饭后30分钟内,如果保持不动的状态,最容易形成腹部脂肪。

(2)纠正你不正确的站姿和坐姿

走路时要抬头挺胸、摆动手臂。常环抱手臂在胸前,腹肌没有出力,容易突起。而且摆动手臂走路,不仅消耗更多的能量,看起来也格外有精神。而坐下时,也要让脊背打直,不要弯腰或挺腹,如此才能训练腹肌,使腹肌有力而不易松垮。

(3)还要经常做合适的运动

摇摇呼拉圈或随时做一做仰卧起坐、伸伸懒腰,都能逐渐消除腹部脂肪,且使腹肌日益结实而不易再堆积脂肪。

六、美腿瑜伽

1. 瑜伽美人的瘦腿4式

坐直身体，双腿并拢，上半身向下压。

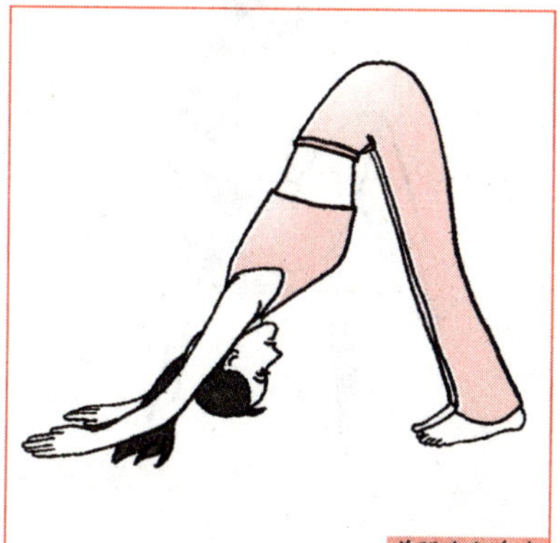
美腿瑜伽（1）

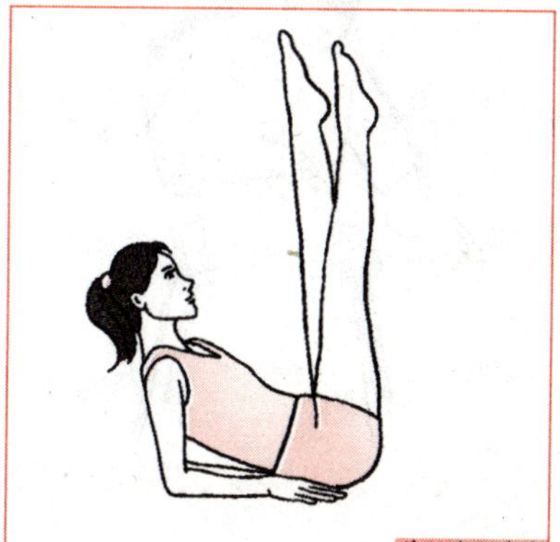
美腿瑜伽（2）

收起上半身，调匀呼吸，保持动作，静养5分钟。

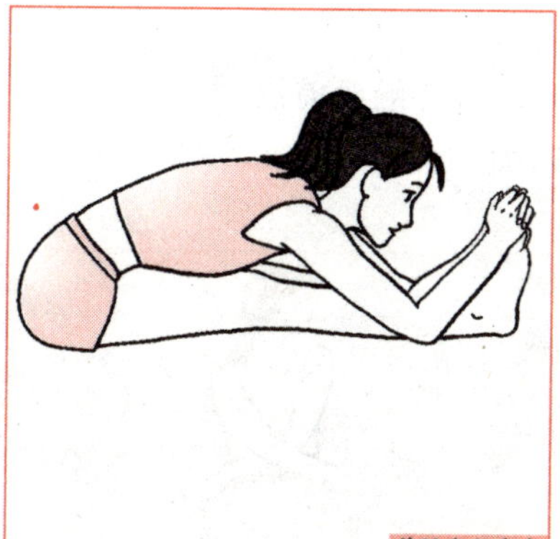
美腿瑜伽（3）

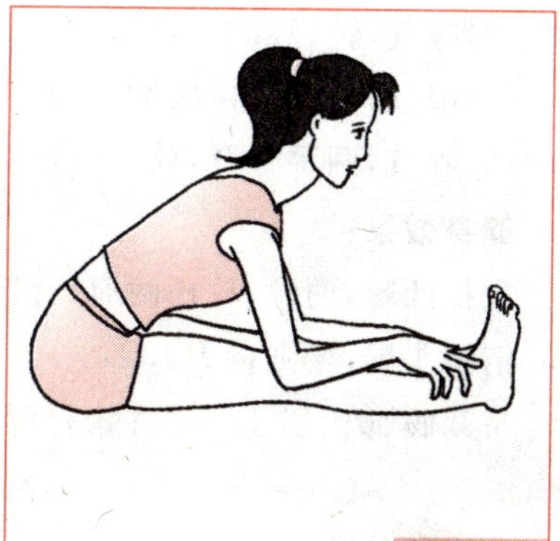
美腿瑜伽（4）

注意事项：

（1）重量要循序渐进增加，不可急于求成，也不可不加负荷，否则达不到锻炼的目的。

（2）这几个动作都可做休闲练习，速度可以根据当时的体力进行，但一定要根据教练规定的时间和次数。

（3）做瑜伽练习时，每个动作到位后应该尽量保持几分钟。

2. 锻炼腰腿的瑜伽姿势

坐姿吸腿式

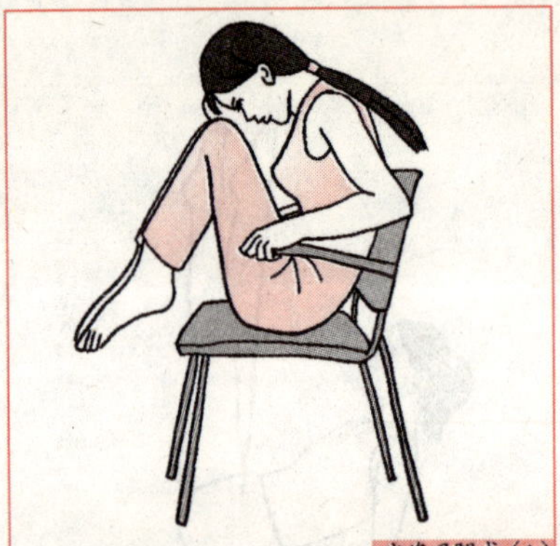
坐姿吸腿式（1）

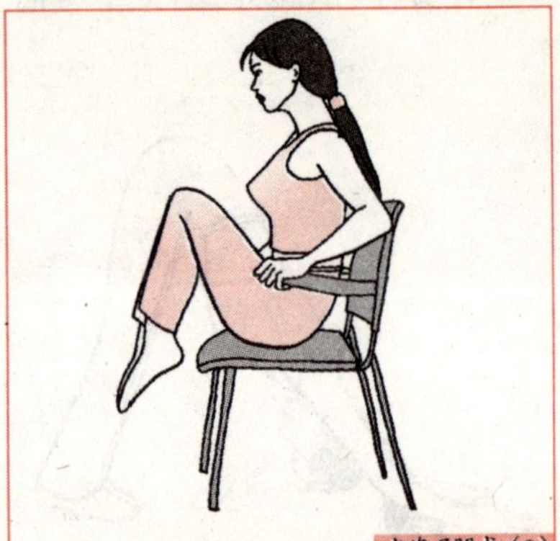
坐姿吸腿式（2）

动作要领：

（1）端坐于椅子上，两手放于扶手处。

（2）吸气，举高两膝，使其尽量靠近胸部，脚背崩直，屏息。

（3）呼气，轻轻放下两脚。

（4）吸气，将两膝再次举高，低头，尽量让双膝触碰前额。

（5）呼气，两手分开，放于扶手，放下两脚，放松。

健身效果：

放松两腿，两膝，放松两肩、背部。

清醒头脑，增强精力。

按摩腹部内脏器官，消除胃肠中积气。

坐姿转体功

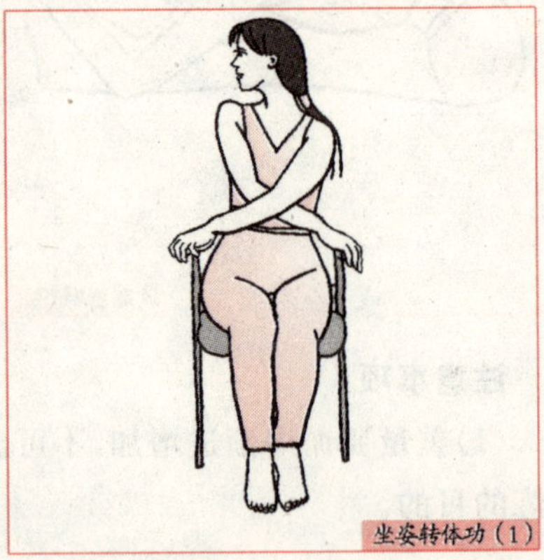
坐姿转体功（1）

动作要领：

（1）端坐于椅子上，两手交叉放于扶手处。

（2）身体左转，再右转，头转向后，

眼看右后方。

(3)身体右转,再左转,头转向后,眼看左后方。

(4)此姿势来回做 8～12 次。

健身效果:

减少腰、腹部过多脂肪。

按摩腹部内脏器官,促进消化功能。

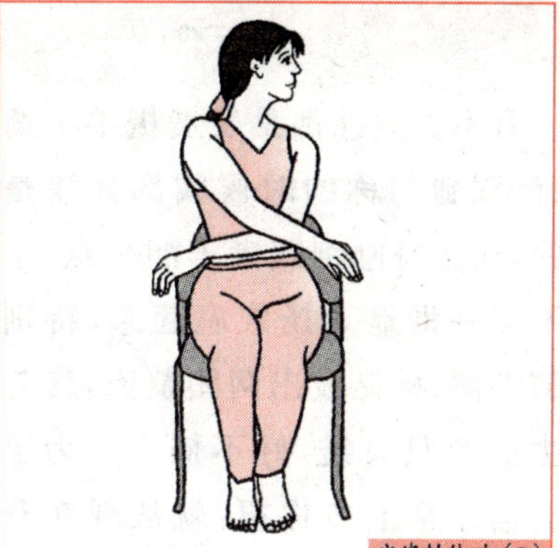

坐姿转体功(2)

3. 瑜伽直立抱腿式训练

这个动作的目标是头部完全贴紧膝盖,随着身体柔韧度的增加,我们能更容易的完成。

两腿打开间距约一米站立,双臂向身体两侧打开平伸。

两臂保持伸展,上半身慢慢向前向下。吸气。

两手抱住打开的两腿,头部下垂。呼气。

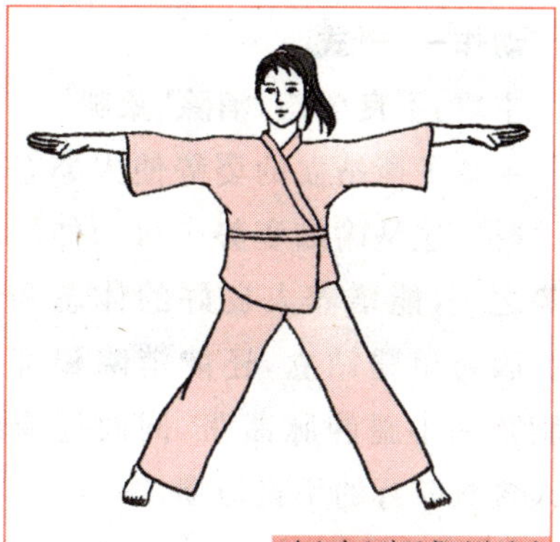

瑜伽直立抱腿式训练(1)

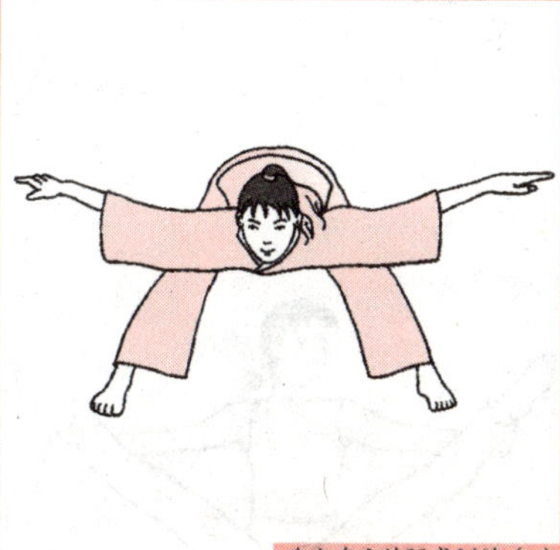

瑜伽直立抱腿式训练(2)

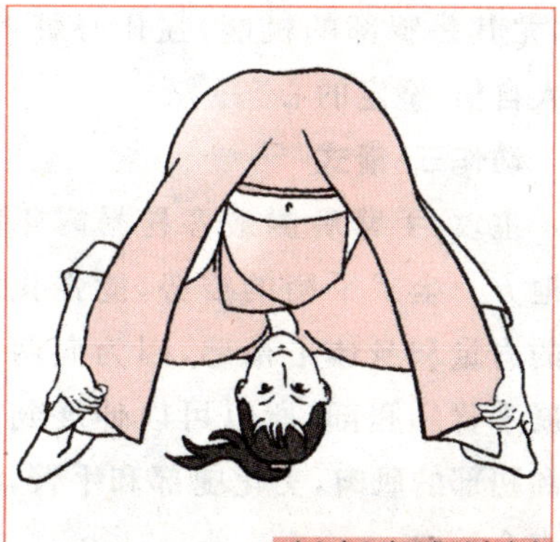

瑜伽直立抱腿式训练(3)

4. 改变大象腿的三个瑜伽动作

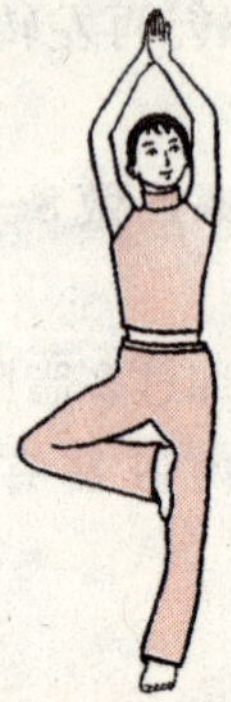
树式（1）

有不少女性都是发展极不平衡的身材：双腿匀称的时候胸部往往是瘪小的，而上身刚刚圆满丰润一点，下肢就不可一世地飞扬跋扈起来，特别是大腿外侧，极易鼓出两团赘肉，像是挂上去的两只口袋，好不恼人。为了能够自信地穿上迷你裙，就从现在开始进行腿部减肥吧！下面推荐三式瑜伽，既能矫正你的身姿，令你的站姿看上去更加高贵优雅，当然，最重要的是，能助你修缮腿型，让你拥有一双迷人靓腿！

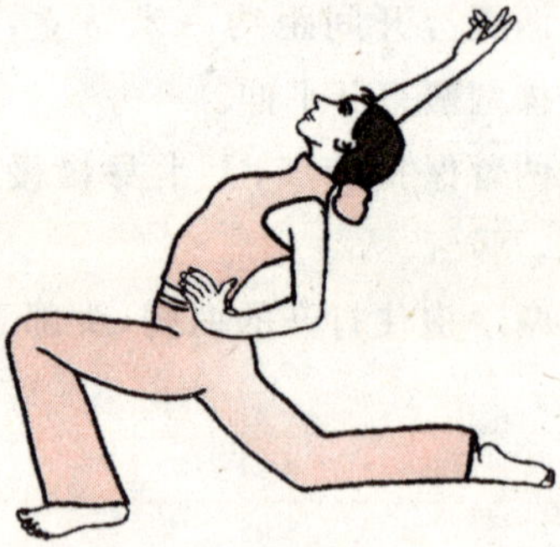
太阳式（2）

动作一：树式

主攻：不良姿态，消除“象腿”

单腿平衡站立的姿势使人姿态优雅、挺拔，这是瑜伽姿势中最为伸展的姿势之一，能培养人良好的体态和气质。因为单腿站立，还能消除腿部多余脂肪和小腿静脉曲张，同时还有纠正人含胸驼背的不良习惯。

动作二：太阳式

主攻：这个姿势能锻炼全身的肌肉，尤其是腿部的机能，强化心脏，培养人自信、坚定的心态。

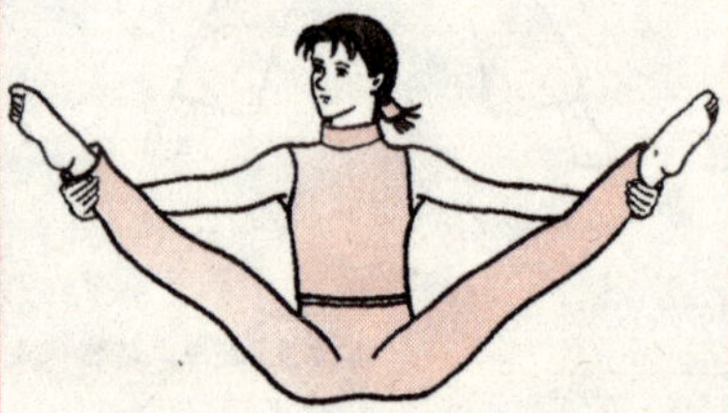
箭式（3）

动作三：箭式

主攻：手臂后侧最容易暴露年龄的地方。坐式平衡的姿势，能强化腰部的力量和身体平衡感，因为向两边伸展手臂和腿部，所以可以伸展到手臂和腿部的肌肉，美化腿部和手臂，消除多余赘肉。

5. 懒人操拉长小腿 3 厘米

抻拉小腿动作踏板操有节奏、有韵律，比瑜伽更简单，让脂肪的燃烧更加直接，比蹬单车劲爆，踏板操又极具协调性。但是你可不要以为简

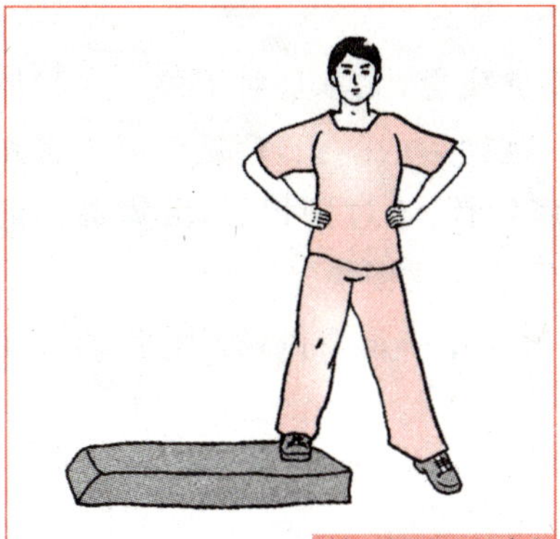
懒人操拉长小腿（1）

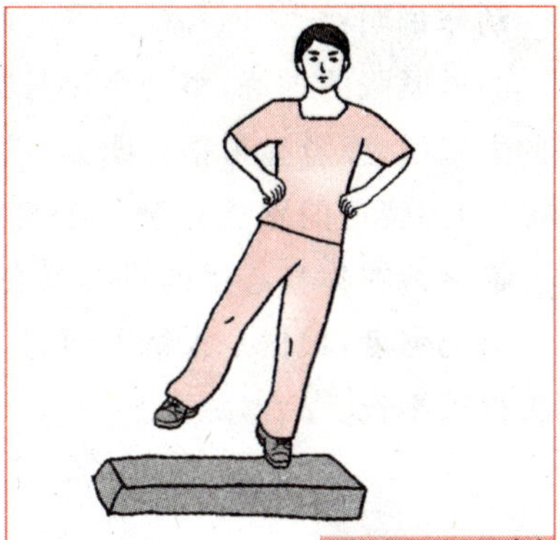
懒人操拉长小腿（2）

单就是强度小，如果你的意志力够坚强，一个小时的课上下来，你会看到燃烧成水分的脂肪从你身体里渗透出来，那会是何等痛快。看着天天渐瘦渐长的双腿，千万不要忘记在健身后，自己的皮肤也需要滋润一下，两条纤长、滋润的美腿才是完美的。现在就赶快来教你能拉长小腿 3 厘米的动作！

小腿：每天细一点

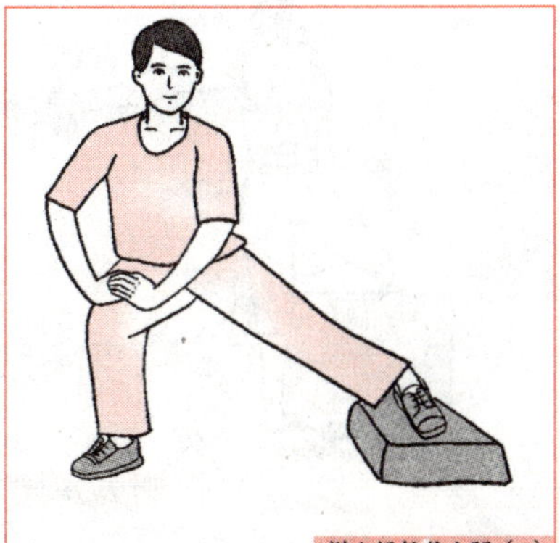
懒人操拉长小腿（3）

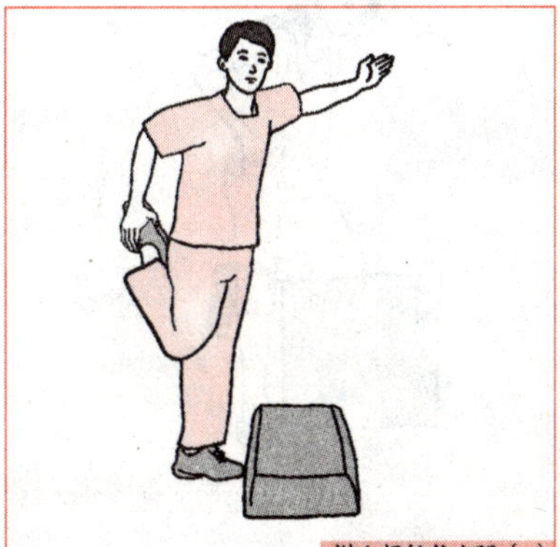
懒人操拉长小腿（4）

动作说明：

小腿的练习相对简单一些，将踏板摆在中间，双手叉腰，由左至右走上

踏板，上板之后，抬起脚尖，身体尽可能向上挺拔，然后下板，如此反复。每次锻炼之后小腿和脚踝都会有酸痛感，不过没关系，那是由于小腿长时间得不到锻炼，乍一运动不太适应造成的。

运动强度：每组反复不超过 8 次，3～4 组。

全身：轻松多一点

动作说明：

经过紧张的训练，整个下半身都会感觉疲惫，尤其是对于第一次参加训练的人来说，疲惫显得格外明显，没关系，运动后的一天，疲惫会消失得无影无踪，因为疲惫的感觉完全被全身的酸痛代替，不过别担心，酸痛也会消失的。最后留在你身心里的只有甩去脂肪后的无比畅快。

运动强度：根据个人情况而定，但放松动作一定要做，否则，你的酸痛会消失得很漫长。

七、纤臂瑜伽

1. 超实用的减脂细臂运动

(1)将右膝屈曲放在柜上，右手作支持，上半身向前倾。

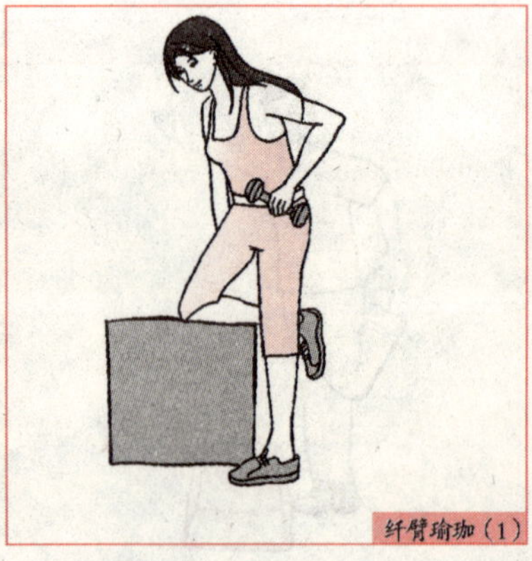
纤臂瑜珈(1)

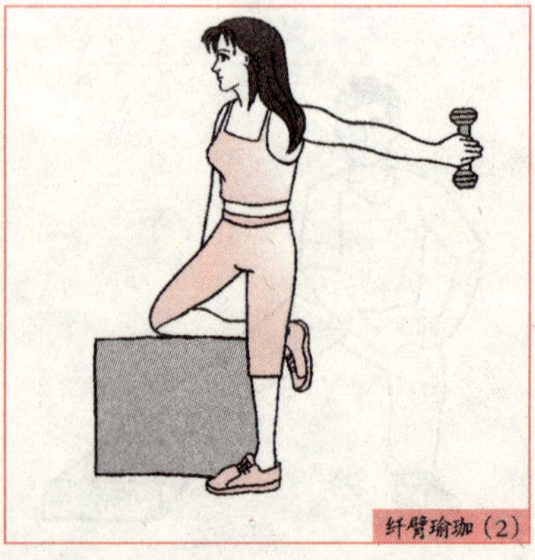
纤臂瑜珈(2)

(2)左手握着哑铃，成 90 度角。慢慢将哑铃向后推至伸直全手，上身微微向后倾，保持挺直。

(3)双手交叠，手心向上，伸直绕过头，用力伸展，保持 10 秒。

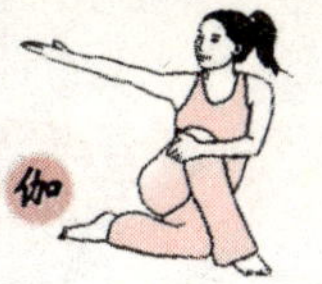

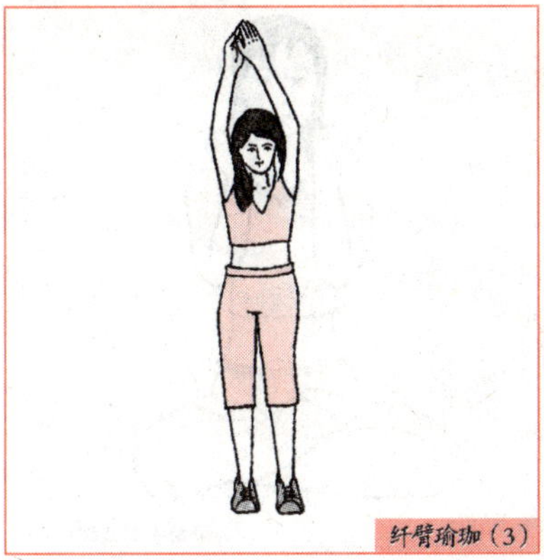

纤臂瑜珈（3）

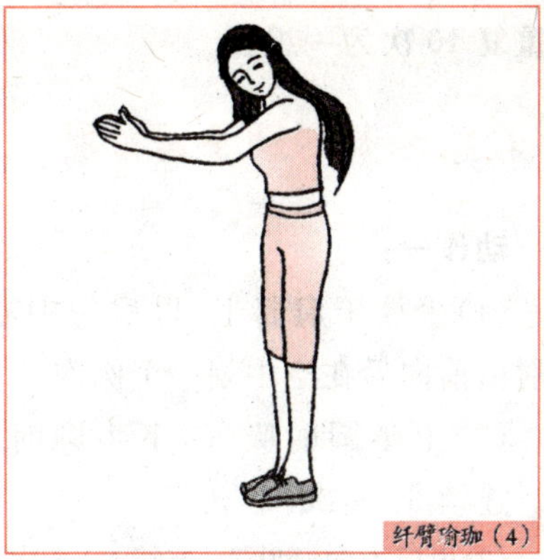

纤臂瑜珈（4）

(4)双手保持交叠，用力向前伸，保持10秒。每天做5次。

(5)双膝弯曲，手臂伸直放在身后，手指向前。

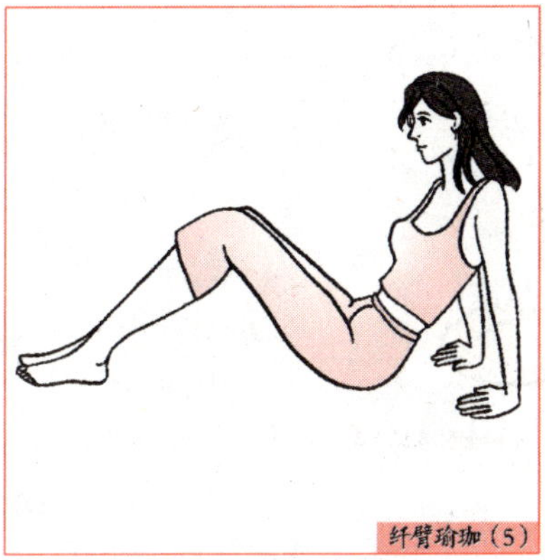

纤臂瑜珈（5）

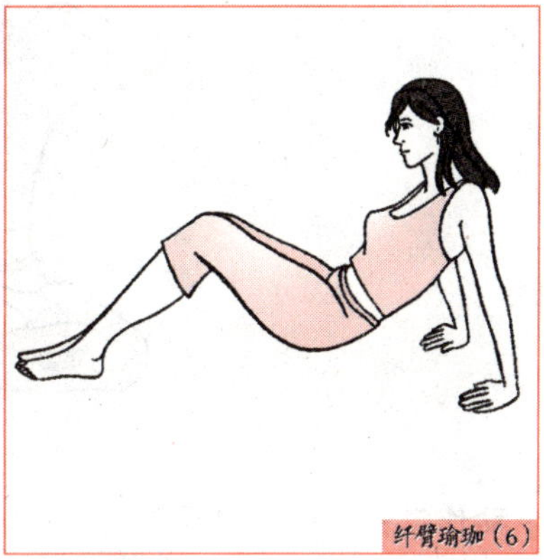

纤臂瑜珈（6）

(6)维持姿势，让臀部慢慢抬起来。

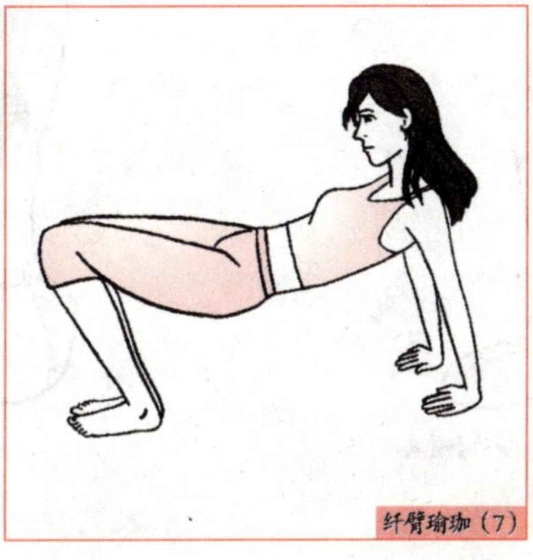

纤臂瑜珈（7）

(7)维持姿势，手肘重复伸直及弯曲，以重复10次为一组合。

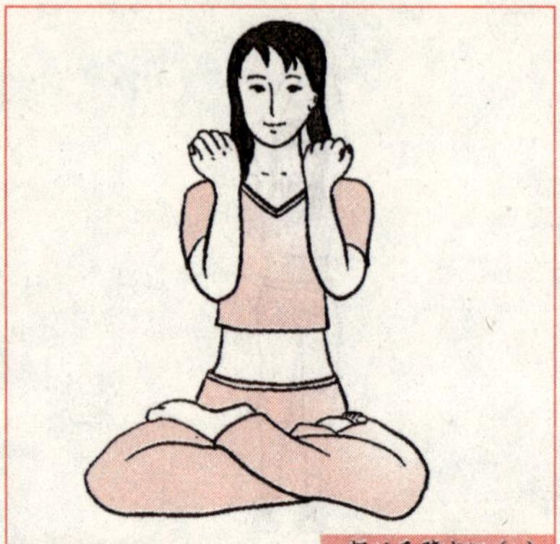
帮助手臂减肥(1)

2. 轻松瑜伽帮助手臂减肥

动作一：

(1)手放于肩膀上，以肩为中心，手肘由前向后在空中划一个圆圈。

(2)上半圆时吸气，下半圆时呼气。连续3～6次。

(3)再反方向画圆圈，连续3～6次。

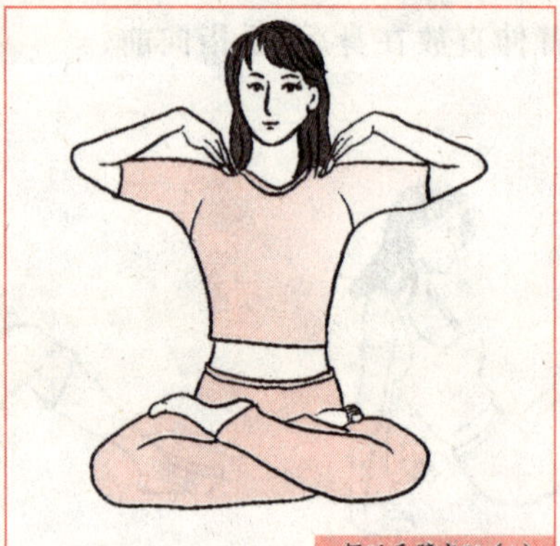
帮助手臂减肥(2)

动作二：

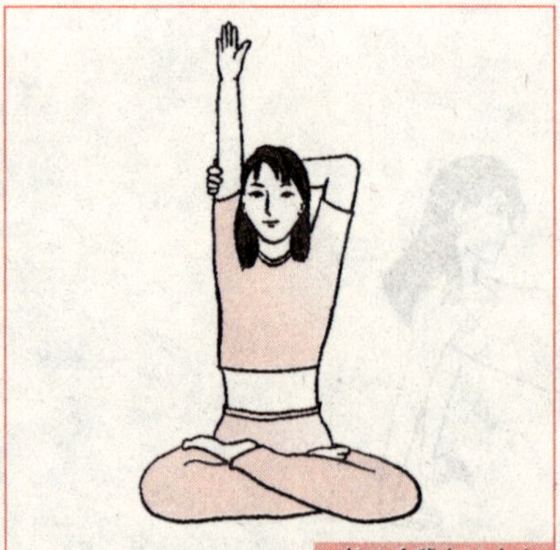
帮助手臂减肥(3)

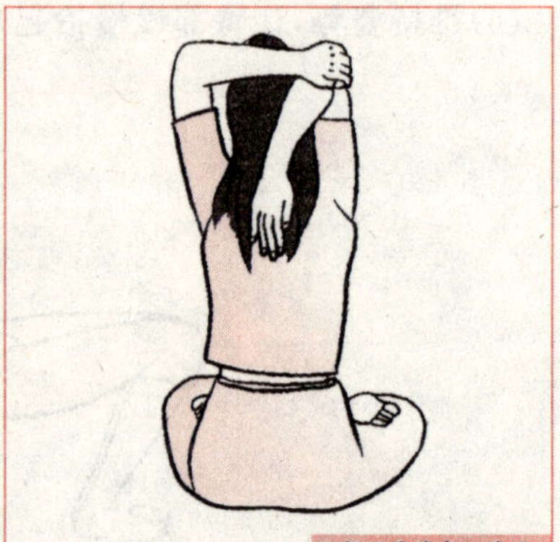
帮助手臂减肥(4)

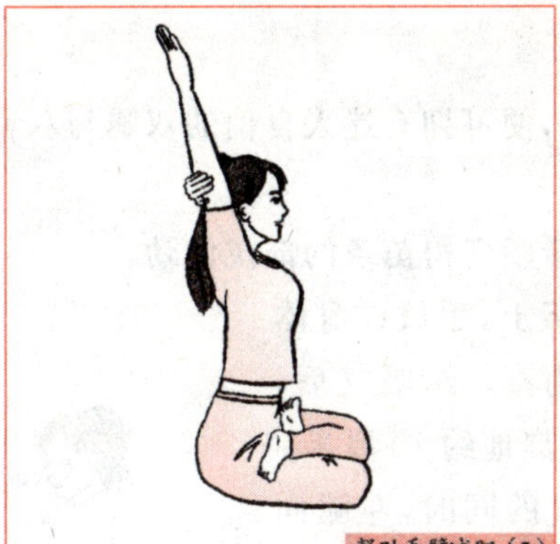

帮助手臂减肥(5)

(1)右臂直臂上举,左手握住右肘,吸气,向上伸展。

(2)呼气,手臂向后伸展,吸气,回正。

(3)自然呼吸,屈右肘置于后脑勺,右手自然落于肩胛骨处,端正肩膀,眼看正前方,保持5～8秒钟。

(4)反方向进行一次,左、右为一个回合,共2～3个回合。

动作三:

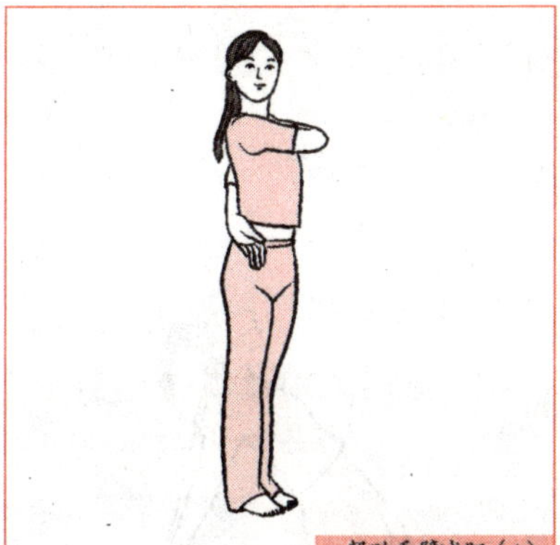

帮助手臂减肥(6)

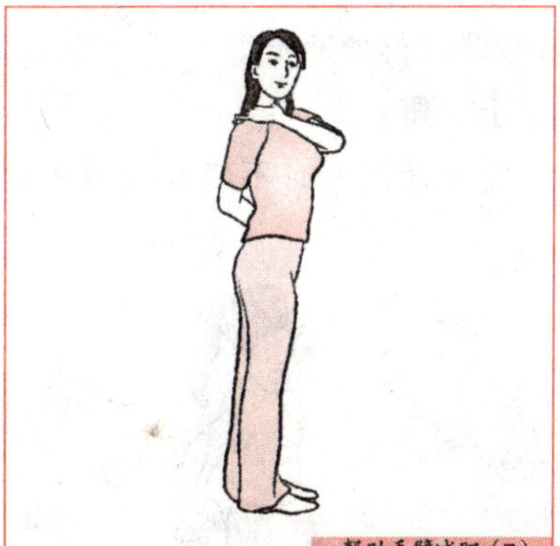

帮助手臂减肥(7)

(1)直立,意识力集中于背部肌肉群。

(2)吸气,向右转身,右手置于左髋前,左手置于右肩上。

(3)呼气,继续转身,面向后方,顺畅呼吸保持6～8秒钟。左、右为一个回合,共两个回合。

3. 双腿双臂瘦身操

每天只需1分钟，便可拥有迷人自信的双腿与双臂。

大　腿：

完全呼气后，向希望变得苗条的部位使劲。

（吸气）坐在地板上，手放在身体后侧，腿伸直，脚尖绷直。深吸气后，大腿使劲将左脚抬起离地约10厘米。

（呼气）慢慢呼气的同时，左腿向外侧展开，此时如果想瘦身的部位开始使劲，则停止动作慢慢呼气。每条腿3次，换方向以同样的方法进行。

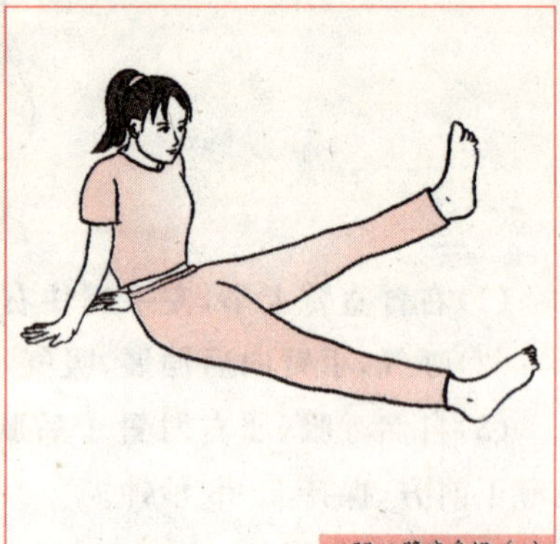
双腿双臂瘦身操（1）

以立正的姿势站着，两手放在身体两侧。弯曲膝盖，两手碰触脚趾（此时，不要太用力）。诀窍在于不弯曲背部肌肉，只弯曲膝盖。再轻轻回到原来的姿势。这个动作大约为3秒，刚开始做的时候，以10秒钟做3次为目标，习惯后再加速吧。

上　臂：

完全使用平时不经常使用的臂部肌肉。

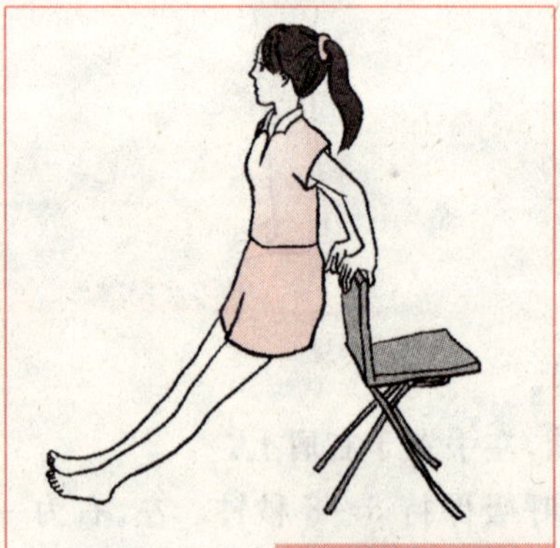
双腿双臂瘦身操上臂（2）

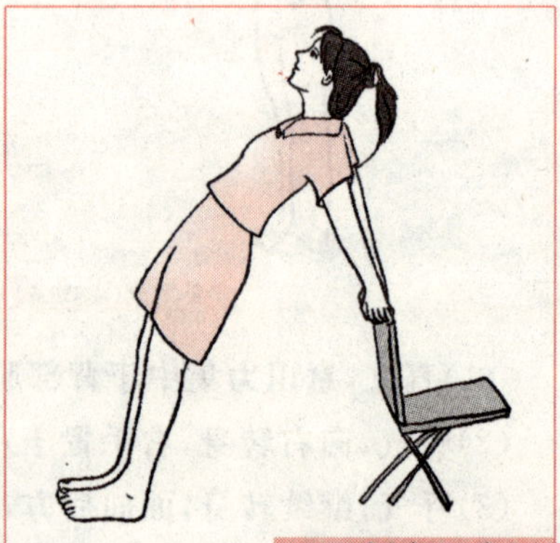
双腿双臂瘦身操上臂（3）

双臂放于身后，两手与肩宽，并抓住椅子靠背（或桌子）边缘，身体体重放在两肩。开始吸气，肘部弯曲，身体慢慢坐下。

呼气的同时，伸直肘关节，完全伸直后，将体重放在双臂，呼气。关键是起身时完全靠双臂的力量。反复做 5 次。

4. 三项美臂运动减肥组合

上臂部位真是一个让很多女性头痛不已的地方。脂肪容易堆积，松懈的形状暴露年龄。改善的办法是在积极减脂的同时，加强对肱三头肌的训练，塑造条线流畅、肌肉结实的美丽形状。

轻擦皮肤：

先将整个手臂轻度按摩。用对侧的手抓住臂，自上而下地用手轻擦皮肤。做 10 次左右。注意：不要太用力，只是轻擦。

揉燃法：

用对侧手，大把抓住臂，用拇指和其他四指用划小圆的方式，由手腕向肩部揉搓肌肉，特别是对臂内侧腋窝邻近的肌肉，用手掌抓紧后揉捏 5 次左右。内侧、外侧各做 5 次左右。注意：每次从手腕开始向肩部依次一个过程。不要做来回的按摩。

穴位指压：

手腕至肩部有几个减肥穴位，应由远端开始依次指压。阳池：是位于手背部的穴位。将手腕背曲后，可见到腕部有一粗大的皱纹，阳池即在其中央，它也常被称为散热的穴位。一般宜用对侧手的拇指肚按压。左右手各做 10 次。曲池位于屈肘时出现的皮皱的前端。压迫时会引起强烈疼痛，指压时应将肘关节屈曲并靠近身体，使肌肉松弛，有利于刺激的传导。左右各做 10 次。大陵：位于手腕内侧皱纹中央。宜用拇指按压，每 2～3 秒略停，必须有节奏的进行。左右各做 10 次。内关：在大陵上方距两横指处，按压时也有疼痛。左右各做 10 次。

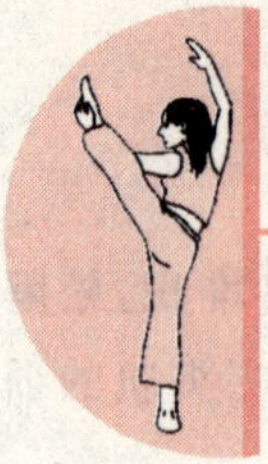

第六章 生活中的瑜伽

SHENGHUOZHONGDEYUJIA

一、男人瑜伽

1. 男人练瑜伽的 N 个好处

男人也能练瑜伽吗？运动学专家窦文浩教授认为，瑜伽是一种身心合一的运动，男女都适宜，因此，并不是女性专属。如果被瑜伽动作表面的柔性所迷惑，对很多男性而言无疑是一种损失。

对于脚步匆匆的现代人来说，如果不能学会放松宣泄，就会引发一系列心理和生理上的病变，像心血管病、高血压、颈椎病、骨刺等疾病也会悄然来到身边。不仅如此，人体在脑部疲劳的时候，很多功能都会受到影响，使人陷入疲惫、无精打采的亚健康状态。而瑜伽正是一种有意识调整呼吸，以身体姿式达到全身平衡，并恢复身体自愈能力的训练。瑜伽的深呼吸有助集中注意力，完整均衡的收缩、伸展动作则可训练全身肌肉与关节的弹性，这是走路或骑脚踏车等单一运动无法达到的。

由于瑜伽动作比较舒缓、节奏较慢，对柔韧性要求相对较高。同时，瑜伽更强调的是呼吸的方法和让身体进入平静状态。一般来说，男性的柔韧度没有女性好，所以在开始入门时不是很快，可是随着练习的深入就会发现：由于身体韧性增加，男性从瑜伽中获得的好处可能更多，他们的体力会变得更好，心态会更平和。

其次，瑜伽在雕塑外在形象的同时，还给人一种来自内心的力量。经过一段由内而外、由外而内的锻炼后，人们会惊奇地发现，在体重减轻了几公斤的同时，心态也已经迥然不同。女性练瑜伽多半是为了寻求更完美的身材，在做动作时也会对姿态的优美很在意，而男性对动作的美感不是非常注重，反而更能体会瑜伽修身养性的真谛。虽说瑜伽在初级阶段时的柔韧性很重要，可是越练到难度大的动作对力量的要求越高，很多动作对女性而言几乎是不可能完成的，而男性却能轻松完成。

令人更想不到的是，练习瑜伽还能带给男人们另一个连睡觉都要笑醒的好处。据资料显示，瑜伽的一些姿势，对改善房事相当有效，如趋前弯腰、向后伸展、眼镜蛇姿势、肩膀站立姿势等，都能帮助伸展腰围和腹部的肌肉，有助于人们在行房时更为顺利。

减压、减肥、增添男人风采，有这么多令男人兴趣倍增的益处，男人们还有什么理由不快快来练瑜伽呢？

2. 减压男人也爱练瑜伽

(1)男人也要减压

最早的瑜伽修练者是和社会脱离的，在喜马拉雅的雪山上攀爬，在恒河岸边冥想，就像《喜马拉雅星》中看到的隐居瑜伽士一样。20 世纪开始，人们开始意识到瑜伽对人体的益处，才开始在凡世普及开来。现代快节奏的工作和生活，尤其是社会赋予男人更多的责任和要求，男人习惯承担压力，缺少减压的途径，任何形式的放纵都不可能让身心得到真正的放松，反而常常连放松都不会了。那些隐居的瑜伽修练者没有什么压力，但是练习的方法却是现代社会减压的好办法。

(2)对抗男性健康危机

男人存在很多健康的问题，对自己的身体、大脑缺少醒觉，身体的问题其实都是来自超负荷的压力，如果没有一个平静的大脑，人总是压力重重，人的情绪很容易激动。随着压力的增大，疾病会很突出。慢性压力导致心脏病和癌症发生的概率，比吸烟和胆固醇过高等危险因子高 6 倍。人体中脑是最重要的器官之一，在脑部疲劳的时候，很多功能都会受到影响。而瑜伽的很大好处就是可以帮助脑波回归平静状态，最大限度地促进副交感神经发挥作用，恢复到精力充沛的状态，对抗各种健康的危机。

(3)增强男人性能力

英国歌星斯汀曾经说他能够与太太连续做爱，时间长达 5 小时，据他自称这是每天练瑜伽功所产生的效果。千万不要误解瑜伽能够帮助男人提高性功能，这种功利的想法会扭曲瑜伽带给身体的好处。练习瑜伽给男人性能力带来的好处是自然而然的，最大的好处不是时间的延长和能力的提高，而是帮助修炼者增强身体的感觉，延伸性快感并达到更高的性唤醒状态。如果能够不断练习的话，女性们可以增加她们获得多重性高潮的机会，而男女双方都可以把性高潮引向身体的各个部位。

(4)塑造健美、优雅的体形

男人因为不像女人那样注意自己的体形，30岁之后男人的肥胖比例很高，随之带来的疾病隐患很多，练习瑜伽对减少身体局部的赘肉、脂肪具有特别的效果，增加身体的柔韧性，可以帮助男人保持正常的体形。和其他运动项目不同的是，瑜伽是一个包容身体、大脑和精神的全面体系。瑜伽是其他运动的基础，许多运动明星如棒球捕手司托(Barry Zito)、往后跑的乔治(Eddie George)等，以瑜伽来保持身体最佳状况，NBA灰狼队最有价值的球员贾奈特，每场球赛前一定先练习瑜伽的呼吸。瑜伽练习和其他运动不矛盾，还能够增加其他运动的效果。

(5)睿智于职场

拥有放松的大脑和身体是人类自然的本质所在，通过降低身体和大脑的压力来帮助释放出各种能量。瑜伽中的呼吸练习可以帮助你控制大脑，达到平和安宁，提升人的注意力和清晰的思维。练瑜伽可以让你的生活变得很有规律，能够提高效率。在人忙的时候，思绪往往很乱，人需要一点时间每天静下来思考，很多重要的事情都会浮出来，不重要的事情会沉下去。人在忙乱的时候往往会分辨不清，只有在冷静的时候，才会增加直觉的敏锐度，练瑜伽可以增加这种敏锐，让你知道什么是最重要的。在职场上打拼永远像是纽约的股票交易所，总是充满压力，瑜伽能增加敏锐力和洞察力，让决策和判断更睿智。练完瑜伽后，精力都会很充沛，工作效率会很高。

(6)获得深刻、持久、令人满足的幸福感

对于一个在沙漠中受着煎熬而濒临死亡边缘的人来说，一两滴水无法解除他的干渴，同样地，从感官享受中获得极度有限的幸福是不可能令人感到满足的。现代人都不停地追求爱、成功和幸福，但身边的幸福和感受被我们纷乱的思潮所打乱和忽略，变得模糊，心永远处于焦虑和躁乱之中。从自己的感官享受中获得的细微份量的幸福完全得不偿失，为追求这种幸福所引起的痛苦不幸把这丁点的幸福给抵消了。瑜伽可以让人获得深刻、持久、令人满足的幸福感，身边的世界变得阳光和谐，你将了解什么对自己是最重要的。

3. 男人练习瑜伽5招秘笈

压力大、失眠、脱发、高血压、体重超标、消化不良、脂肪肝、ED，这些是现代都市男人的流行病，早一天练习瑜伽，就可以早些“对症练习”。

1. **下犬式**

①从跪立开始，双手放在地上，抬高臀部。

②吸气，伸直双腿，尽可能伸直双手臂。

③吐气，脚跟和肩膀下压，保持深呼吸 8 次。

作用：消除疲劳、减慢心率，强化腿部，加强腿部伸展，消除肩关节炎。

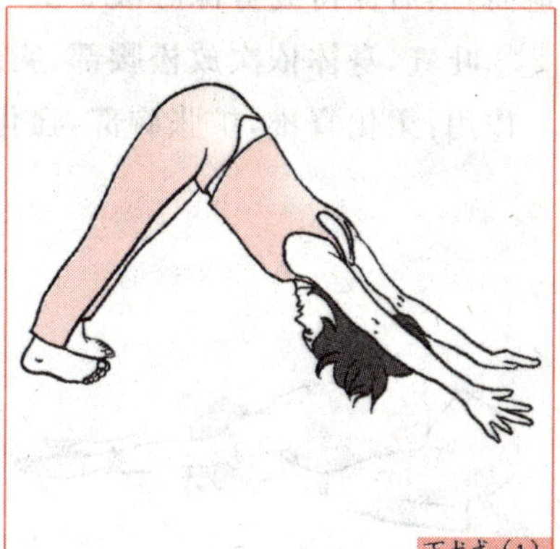
下犬式（1）

2. **眼镜蛇式**

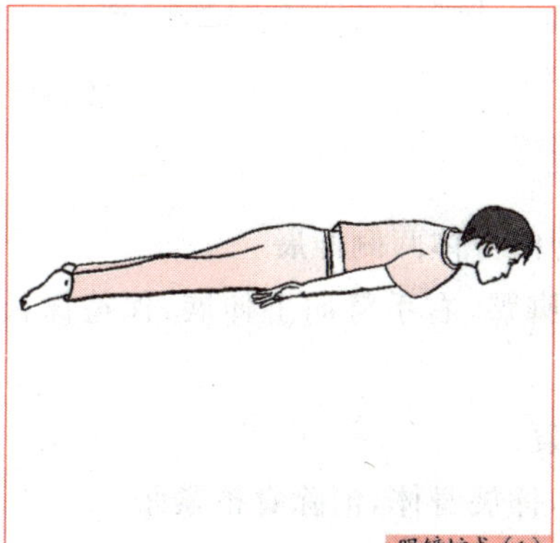
眼镜蛇式（1）

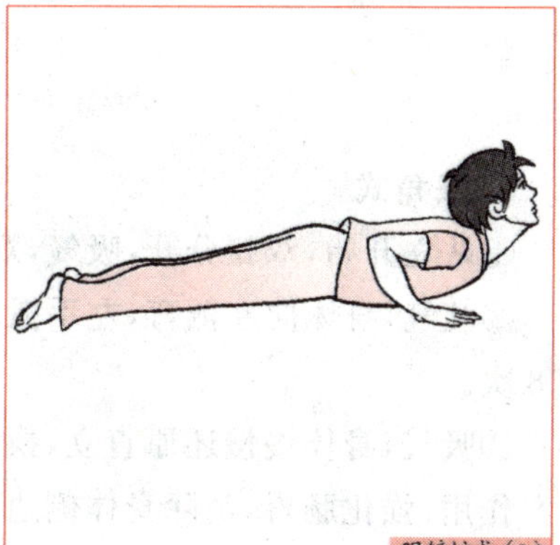
眼镜蛇式（2）

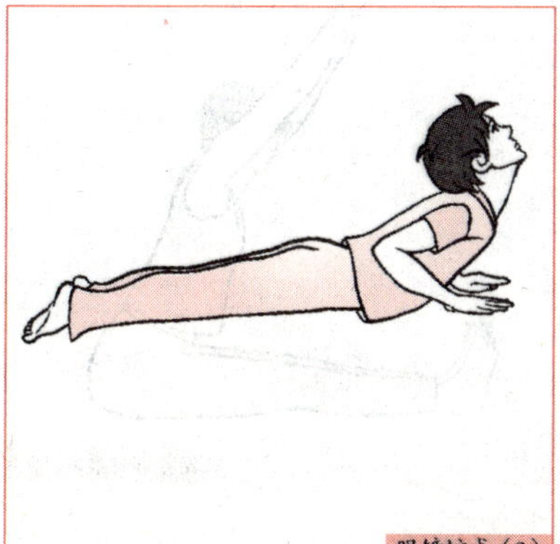
眼镜蛇式（3）

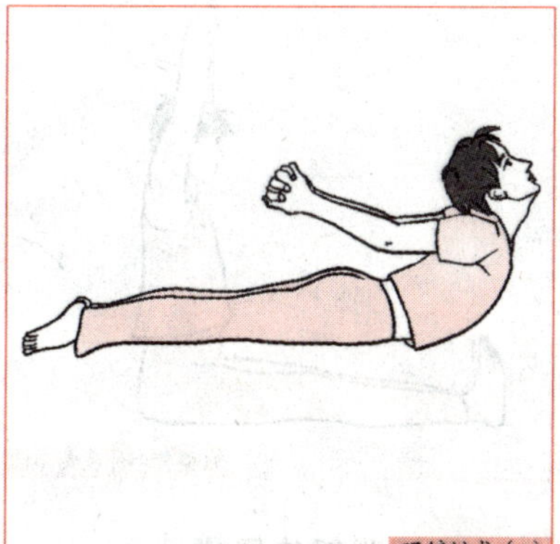
眼镜蛇式（4）

①俯卧开始，双手置于肩膀下面，前额着地，双腿伸直并拢。

②吸气，用手作为支撑依次抬起头部、胸部和腰部，保持耻骨的位置紧

贴地面，然后保持姿势深呼吸8次。

③吐气，身体依次放松腰部、胸部和头部，还原。

作用：柔化脊椎，扩张胸部，强化肾脏，调节内分泌系统。

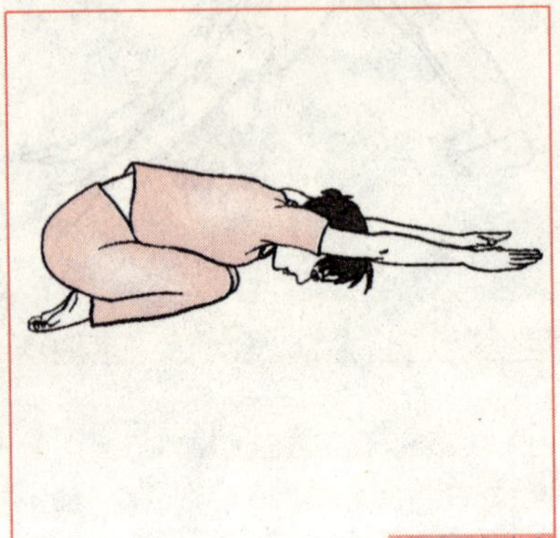

眼镜蛇式（5）

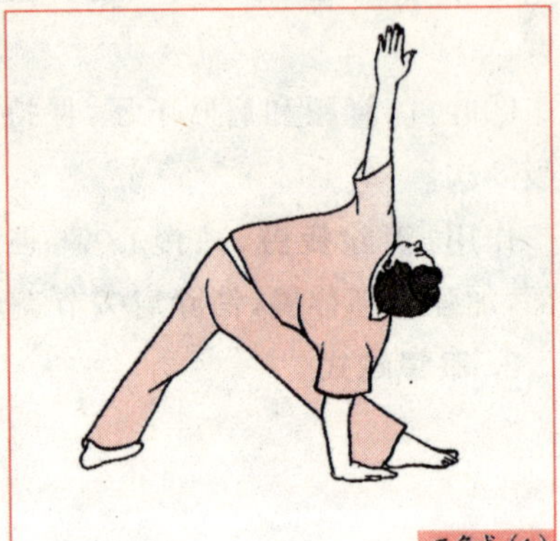

三角式（1）

3. **三角式**

①站立开始，双腿分开，吸气，双手臂向身体两侧伸展。

②吐气，身体向左侧弯，左手抓住左脚踝，右手臂向上伸展，保持深长呼吸8次。

③吸气，身体慢慢还原直立，换边重复。

作用：强化肠胃，消除身体侧边脂肪，伸展身体，消除脊椎紧张。

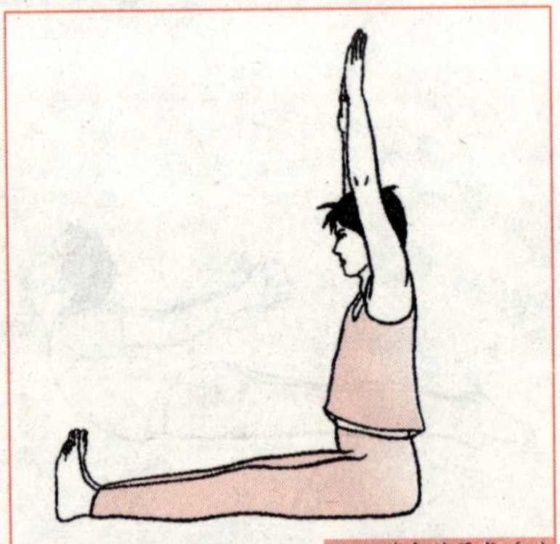

双腿背部伸展式（1）

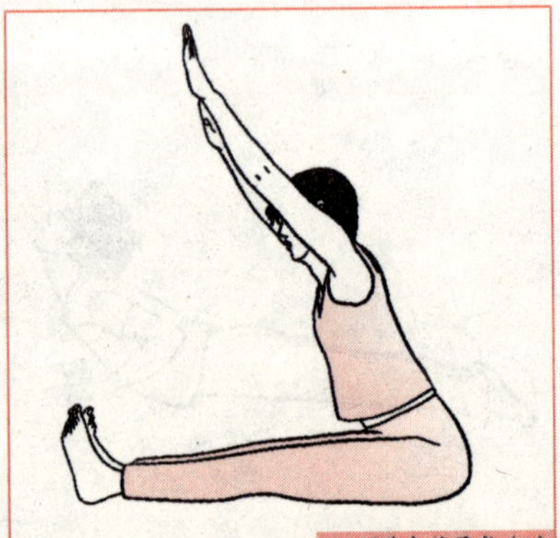

双腿背部伸展式（2）

4. **双腿背部伸展式**

①坐式，两腿伸直。吸气，手臂上举，脊椎向上延伸。吐气，上体前弯，双手抓脚，身体贴向腿面，前额触膝。保持呼吸8次，每次吐气更加贴近腿。

②吸气，伸直手臂抬起身体，吐气，手放下。重复。

作用：按摩腹腔，促进消化。促进生殖器官的健康，使膀胱、前列腺血流量加大，充满活力。

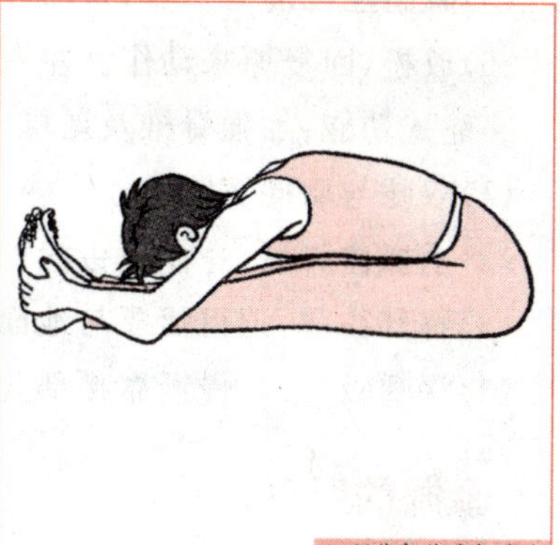
双腿背部伸展式（3）

4. 男人瑜伽 TIPS

（1）选择好的启蒙教练是非常重要的。教练对于瑜伽底蕴和文化的认识以及自身的水平会直接影响到接受者。男人会更偏爱 POWER YOGA，如果可以选择男教练更便于沟通。

（2）瑜伽是练给自己的，不用和别人去比较，更不用和女会员比较。听从自己身体的感受，不舒服就停下来，一定要循序渐进。

（3）刚开始练习时，因为呼吸方法不对，偶尔会出现头晕、恶心症状，不必紧张，只需注意呼吸和姿势结合，坚持下去很快就会好。

（4）尽量穿宽松的衣裤练习。如上热瑜伽课，则需带水和毛巾。

5. 男人简易瑜伽

蝴蝶式往前伸展，骆驼式往后舒展，加上牛头式有助固定脊椎，可以改善便秘、焦躁不安、尿频、体力衰退及性功能障碍等问题。切记慢慢来、不要急、不要逞强，你会慢慢感受到肢体伸展后的活力重现。

蝴蝶式（暖身）功能：可让心情慢慢沉静下来。

（1）坐下。双脚弯曲，左右脚掌相对并拢。

（2）手握住脚踝，身体往前靠直到碰地。

（3）慢慢深呼吸 3 次，靠腰部力量起来。

牛头式功能：可使脊椎挺直，改善手脚肩部僵硬及坐骨神经痛，加强肾功能。

（1）坐下，两腿向前伸直。

（2）左脚跨过右大腿，左脚掌置于右大腿旁。（此时右小腿应在左大腿下方，右脚掌压在左边臀部下方）

（3）注意身体打直，双脚膝盖要对叠在一起。

（4）左手向后放在背脊，右手上举向下向后弯曲，慢慢扣住左手。

(5)眼睛注视前方一点,自然呼吸,维持5秒钟。

(6)放松,回复原来动作。左右换边再做一次。

骆驼式功能:加强脊椎及尾椎力量,可以舒缓腰酸背痛。

(1)双腿与肩同宽跪下。

(2)手抓住脚踝,身体呈弓状。

(3)臀部往前,记得腿要与地面垂直。

(4)深呼吸3次,慢慢靠腰部起来。

6. 练瑜伽的叮咛

(1)饭后两个半小时才能练习。

(2)穿着宽松衣物。

(3)动作前先静坐5～10分钟,让心情平静有准备。

(4)练习时不可以找人家帮忙,以免过度扭曲受伤。

(5)练习时不要聊天,避免岔气。

(6)练瑜伽时毛细孔会张开,要注意膝盖保暖。可以准备一条大毛巾,在休息时盖住膝盖。

7. 男人瑜伽能练肌肉

(1)站在离墙约30厘米远的地方,后背冲墙。把臀部靠在墙上,以臀部为轴心向下弯腰,当腹肌参与到这个动作时,膝盖可以稍微弯曲。当你的脊背得到充分舒展时,慢慢伸直腿,胸部向大腿靠近。停留一小会儿,做个深呼吸,脖子要放松。保持这个姿势一分钟,然后慢慢站立起来。

(2)弓箭步姿势——伸展四头肌

把双手放在长椅上,后背距离墙面0.9米。向后伸展右腿,使足底接触到墙面。保持这个姿势一小会儿,然后把右腿的膝盖向地面弯曲,移动右脚,使脚趾接触到墙面。弯曲左腿,成弓箭步,直到右腿膝盖接触到地面,然后把臀部向前移动。保持这个姿势一分钟,站立起来,换另外一条腿做同样的动作。

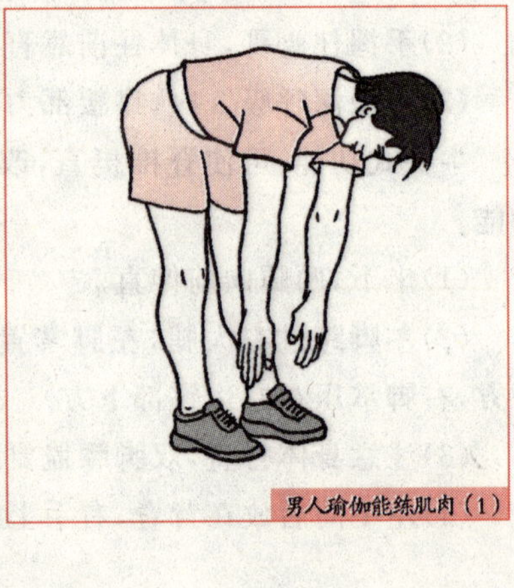
男人瑜伽能练肌肉(1)

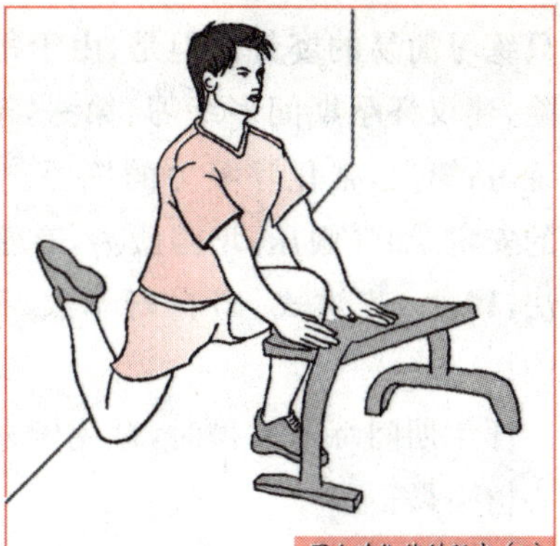
男人瑜伽能练肌肉（2）

（3）狗式趴墙——伸展肩膀和腿窝

两手分开，与肩同宽，放在墙上，退后几步，直到身体与臀部成直角。均匀地伸展开手指，把手和手腕压在墙面上。放松脖子，但不要垂下头。让脖子后面与脊背成一水平面，保持这个姿势两分钟。

（4）椅侧扭曲——伸展臀部

站立，让右腿膝盖靠近椅子，把右脚放在椅子上。用左手抓住右踝骨，在空中向上伸展右臂，把胸部向右侧旋转。伸展脊背，展开胸部。保持这个姿势，然后放松，换另外一个方向做同样的动作。

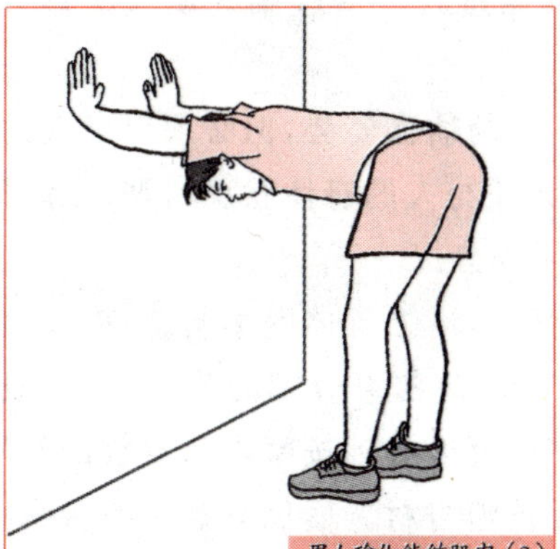
男人瑜伽能练肌肉（3）

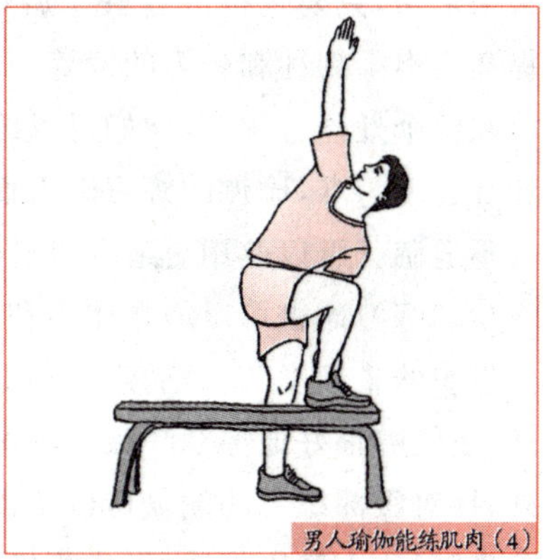
男人瑜伽能练肌肉（4）

二、孕妇瑜伽

1. 初期练习瑜伽注意点

首先怀孕期间要做到：第一，瑜伽静心的练习；第二，强化腰腹部力量的练习；第三，强化呼吸力的练习；第四，培养正确的饮食习惯；第五，保持精神愉快和生活的安定。

怀孕最初两个月所有瑜伽姿势都可以小心的练习，怀孕最后两三个月应只练习简易的姿势。但是，由于每个人的身体状况不同，为了避免出什么危险，建议怀孕期间多练习：第一，瑜伽静心的练习；第二，强化腰腹部力量的练习；第三，强化呼吸力的练习。这样的练习能使呼吸深长舒缓，保持精神的安定，加强腹压，增强腰力，有很好的助产作用。如：适合你的各种练习方法：蹲式、英雄式、蹬自行车式、腿旋转式、蝴蝶式、瑜伽放松术、提肛契合法。

怀孕期间练习瑜伽时，避免做强度大的动作，一切动作应以缓和而从容的心情去做。

2. 妊娠阶段练习瑜伽的好处

在妊娠的第一阶段，孕妇做任何费力的身体操练常常会不能坚持而最终放弃。建议孕妇从妊娠第 4 个月开始进行锻炼。对没有流产史、积极健康的未来母亲，只要觉得准备好了就可以开始进行一些轻柔的增强身体力量和提高肌肉柔韧性和张力的锻炼。

在整个妊娠过程中，孕妇可以练习不同的瑜伽姿势，但必须以个人的需要和舒适度为准，瑜伽的练习因人而异，必须与人的身体状况协调。练习时如有不适感。可以改用更适合自己的练习姿势。

孕妇练习瑜伽可以增强体力和肌肉张力，增强身体的平衡感，提高整个肌肉组织的柔韧度和灵活度。同时刺激控制荷尔蒙分泌的腺体，加速血液循环，还能够很好地控制呼吸。练习瑜伽还可以起到按摩内部器官的作用。此外，针对腹部练习的瑜伽可以帮助产后重塑身材。瑜伽有益于改善睡眠，消除失眠，让人健康舒适，形成积极健康的生活态度。瑜伽还帮助人们进行自我调控，使身心合二为一。

但是要注意的是，瑜伽并不是使怀孕和分娩更为安全顺利的唯一方式。瑜伽只是在整个妊娠过程当中帮助孕妇进行适当锻炼。“分娩”要消耗大量的体力，因此大多数孕妇在分娩来临前会感到恐惧和不安，这是很正常的现象。练习瑜伽可以让这个过程变得轻松简单并有助于孕妇在产前保持平和的心态。

3. 孕妇瑜伽呼吸法

蒲公英呼吸法在分娩的第一阶段对你有所帮助。这是一个柔和的呼吸练习。它通过轻柔的呼吸方式来加强对呼吸的控制。蒲公英有轻软如绒毛的花萼，孩子们喜欢对蒲公英吹气，把蒲公英的种子吹散飞扬。这个练习也是采用相同的方法，坐在舒适的位置，双手置于衣服下摆处，嘴唇缩拢，轻轻吹出一口气就好像在吹蒲公英，不停的通过嘴短促呼气直到空气全部被呼出，用鼻子吸气。再重复 15 次这样的呼气练习，然后正常呼吸。整个练习重复 6 回合。

4. 孕妇瑜伽姿势练习

以下推荐给大家的瑜伽练习是针对孕妇特别设计的，这几组简单的练习可以强健并且放松您正在迅速改变的身体，而且，这些简单的练习在结合呼吸法之后将对孕妇度过整个孕期以及最后的分娩期非常有益。

第一套

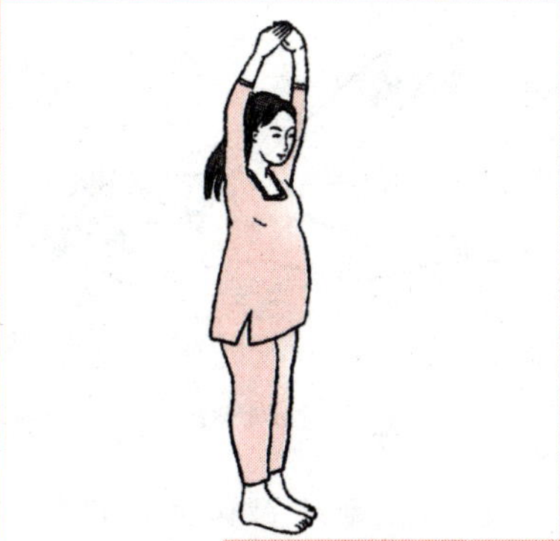
孕妇瑜伽姿势练习第一套（1）

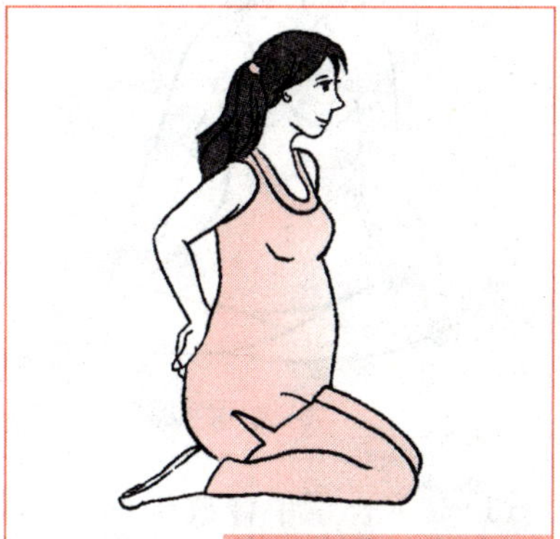
孕妇瑜伽姿势练习第一套（2）

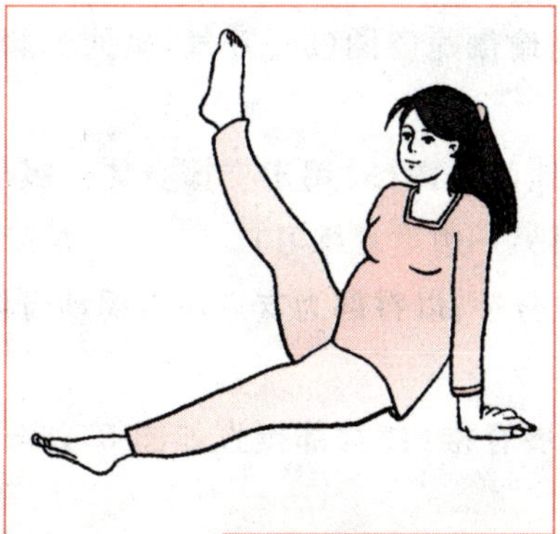
孕妇瑜伽姿势练习第一套（4）

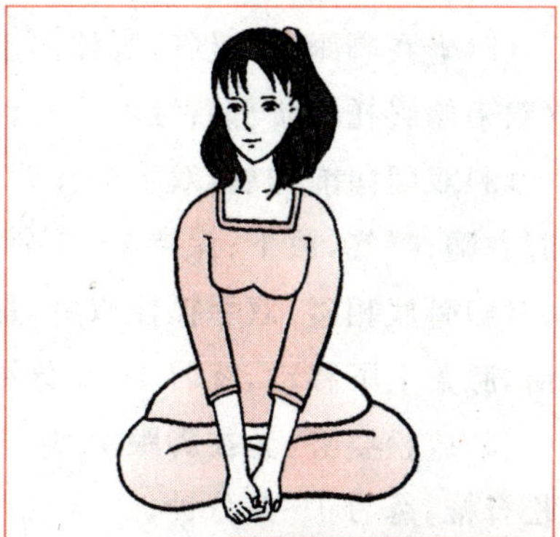
孕妇瑜伽姿势练习第一套（5）

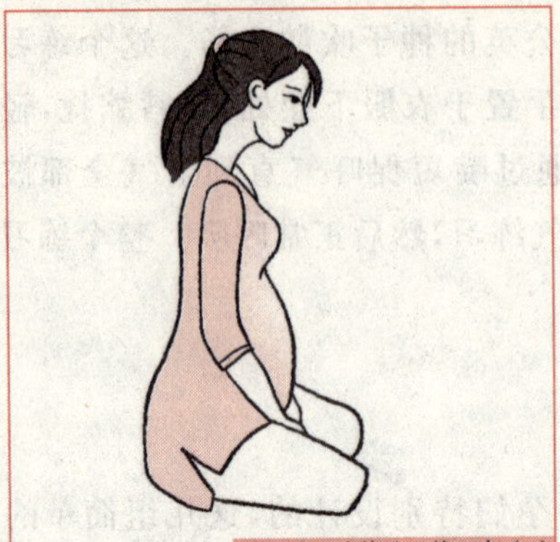
孕妇瑜伽姿势练习第一套（6）

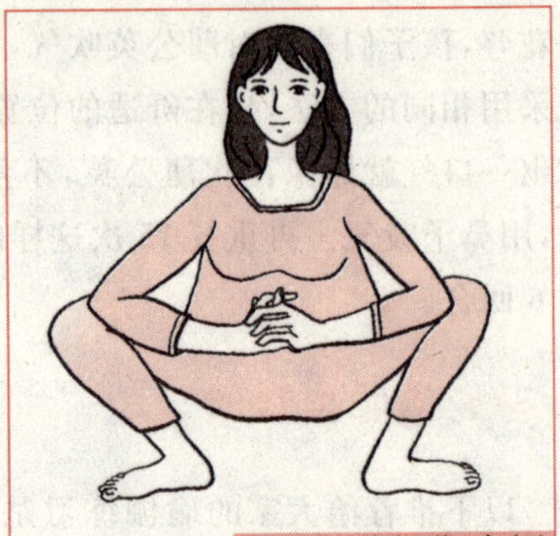
孕妇瑜伽姿势练习第一套（7）

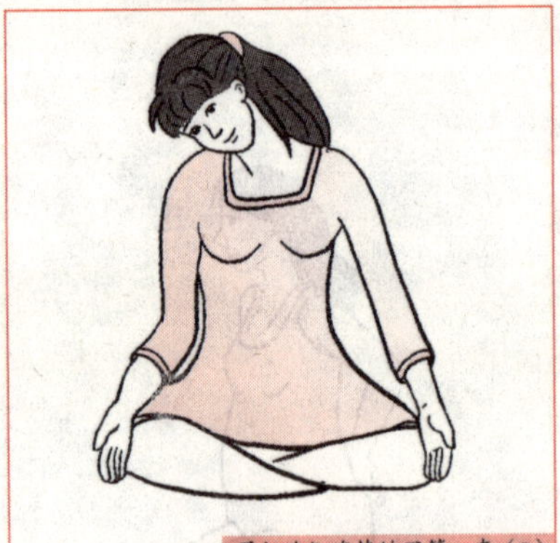
孕妇瑜伽姿势练习第一套（8）

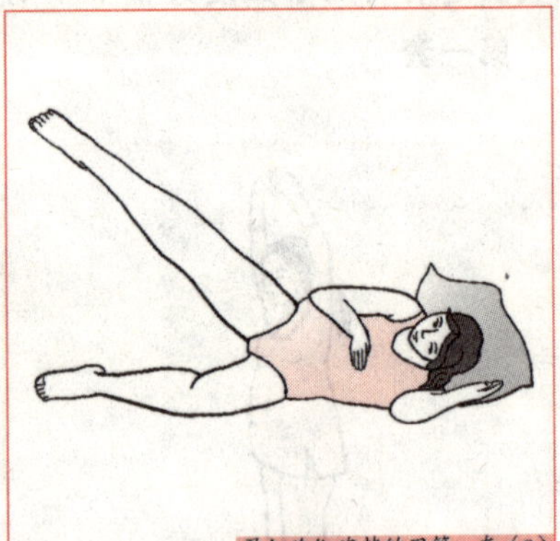
孕妇瑜伽姿势练习第一套（9）

（1）双手合掌手臂放于两耳旁站立，吸气，弯曲躯干微微向前；呼气，向前屈体；吸气，慢慢回到站立姿势。练习1～3分钟（姿势停留的时间根据个人的身体情况而定）。

（2）坐在脚跟上，吸气，身体向上回到瑜伽跪姿图（2）；呼气，坐回到脚跟上（双手始终托住腰部）；练习1分钟。

（3）双腿向前伸展，双手放在背后的地面上图（3）用于支撑身体。吸气，抬起右腿；呼气，放下；保持1～3分钟（再另一边重复练习）。

（4）脚底相碰，双手抓住双脚，保持1分钟；以臀部为支点左右摇动身体；而后，膝盖上下移动，练习1～3分钟。

（5）放松姿势：坐在脚跟上，吸气，伸展脊椎（使背部挺直如图5）；呼气，放松脊椎；练习1～3分钟。

（6）蹲下，双脚平稳地踩在地面上，保持1～3分钟后放松。

(7)放松姿势：坐在地面上，双脚放松地放在身体前方（建议让臀部坐在折叠的毯子上），缓慢的转动颈部，练习1～3分钟。

(8)侧面躺下：微微弯曲下面的腿，头部枕在枕头上，吸气，抬起上面的腿；呼气，放下，每一侧练习1～3分钟。

(9)完全放松躺下（建议上背部、头部躺在较高的位置，身体的上半身成一条斜线，弯曲膝盖）。

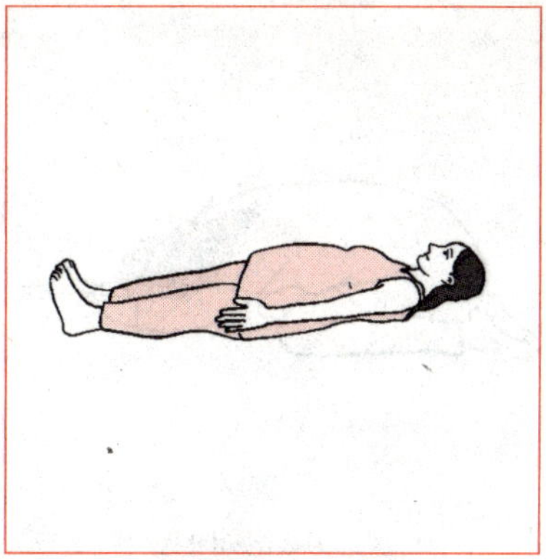

第二套

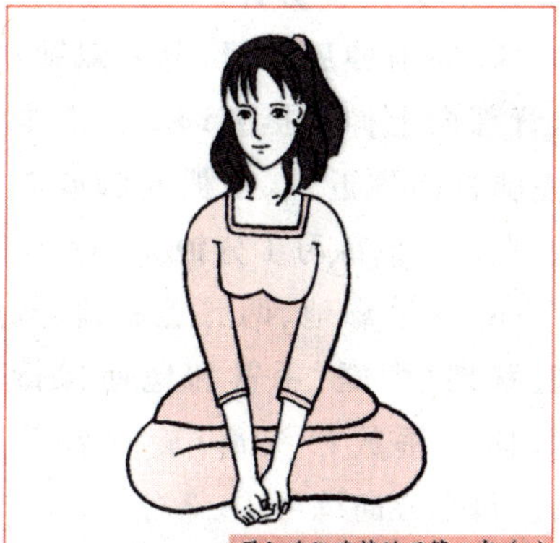

孕妇瑜伽姿势练习第二套（1）

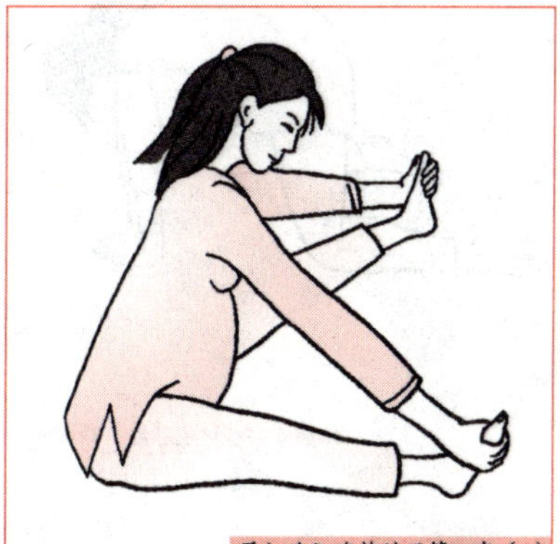

孕妇瑜伽姿势练习第二套（2）

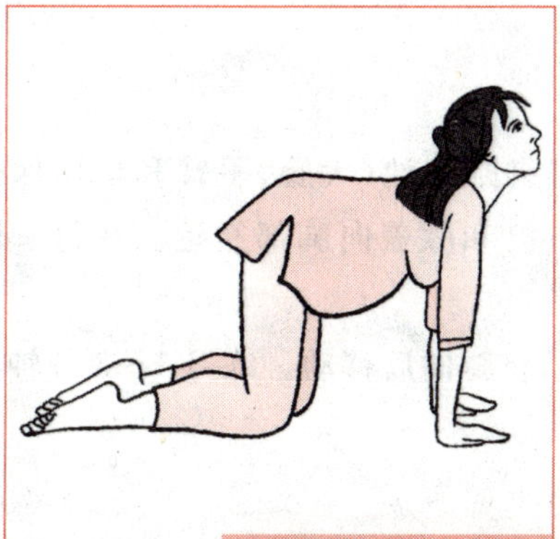

孕妇瑜伽姿势练习第二套（3a）

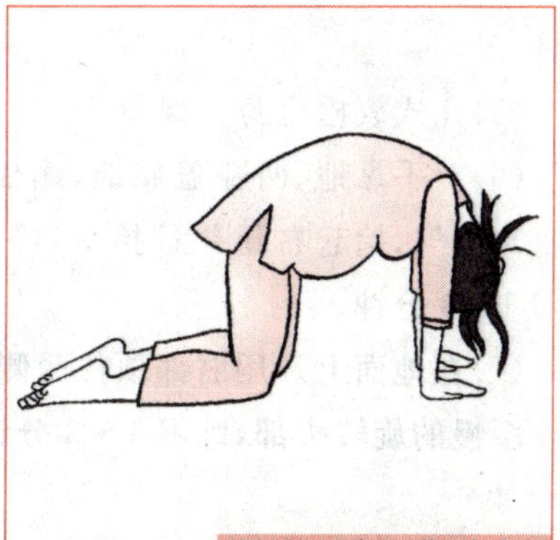

孕妇瑜伽姿势练习第二套（3b）

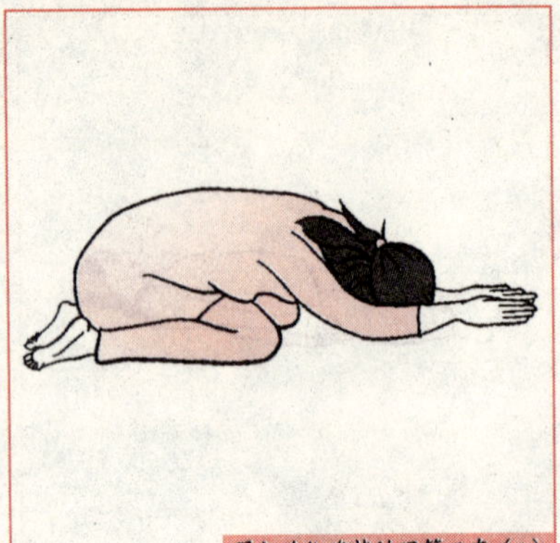

孕妇瑜伽姿势练习第二套（6）

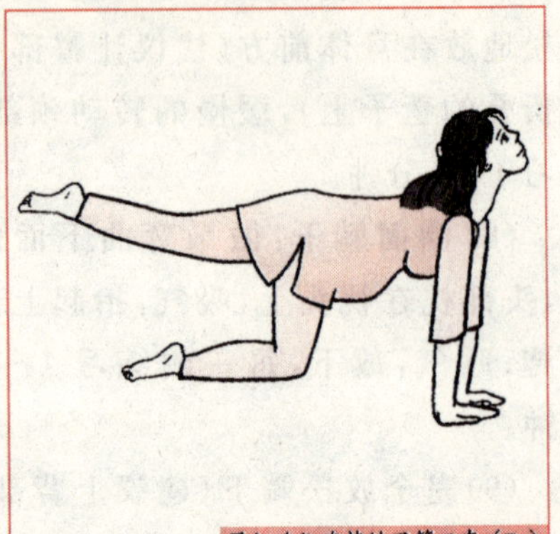

孕妇瑜伽姿势练习第二套（7a）

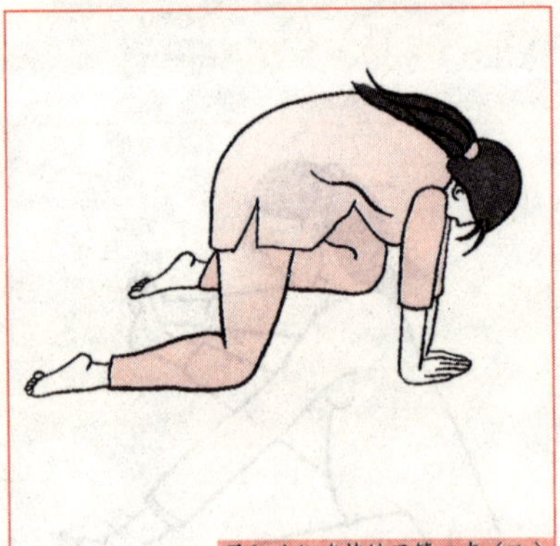

孕妇瑜伽姿势练习第二套（7b）

（1）放松姿势：双脚并拢；吸气瑜伽，放松大腿；呼气，大腿向地面放下压低。练习1～3分钟。

（2）向前伸展双腿、分开双腿；吸气，背部向上伸展挺直；呼气，上半身向左腿方向靠近，双手抓左脚或左小腿。在每一侧练习1分钟。

（3）双手靠地、两膝盖靠地、双脚脚趾踩地（大腿、手臂和地面保持垂直）、向下垂放松头部；旋转臀部图（4）。每个方向练习1～3分钟。

（4）双手靠地、两膝盖靠地、双脚脚趾踩地（大腿、手臂和地面保持垂直）；吸气，头部和臀部倾向左侧；呼气，头部和臀部倾向右侧。练习1～3分钟。

（5）儿式放松全身。保持3～5分钟。

（6）双手靠地、两膝盖靠地、瑜伽双脚脚趾踩地（大腿、手臂和地面保持垂直）；吸气，抬起右腿并且抬头；呼气，下巴和膝盖向胸部靠近。在每一侧练习1～3分钟。

（7）在地面上。用肘部顶住两侧膝盖，将腿向后移动。练习1～3分钟。

缓慢的旋转头部，练习1～3分钟。

三、性爱瑜伽

1. 情侣瑜伽提高性欲

闭上眼睛想象一下，在柔美曼妙的音乐衬托下，两个身着瑜伽服的情侣或面对面，四目相望、双手轻握；或背贴背、发鬓相抵，配合着呼吸法做着精心设计好的动作……双人性爱瑜伽正是通过这种身体和精神的爱抚，达到灵肉合一的境界。情侣们也可以用它消除各种疲劳，令身心得到最自由、最彻底的放松，同时还能让爱情持久保鲜。近日，美国瑜伽大师珍尼弗特别为情侣们推出了双人"拜日式"瑜伽。

情侣瑜伽动作一：背部挺直，双腿直立，面向对方。二人相距大约1米，各自将两脚分开，与肩同宽，双手在胸前处合掌呈祈祷式。使全身放松，保持深呼吸的同时深情注视对方，双臂伸展，向上举过头顶。紧闭双眼，使后背尽量伸展，头和上身稍向后仰，使脊柱向后伸展呈弓形。分开双手，上身向前回到直立位站好，再次深情注视对方，并保持一会儿。

情侣瑜伽动作二：身体前屈，与爱人头顶相对，双手尽量同时触地，但注意不要拉伤，使自己的小指与爱人的拇指紧紧相扣，面颊轻触，并保持一会儿。一人尽量向后伸出左腿，同时另一人向后伸右腿，各自向自己身体的后方伸展，并使左臂置于对方右臂的内侧，彼此深情注视。

动作一

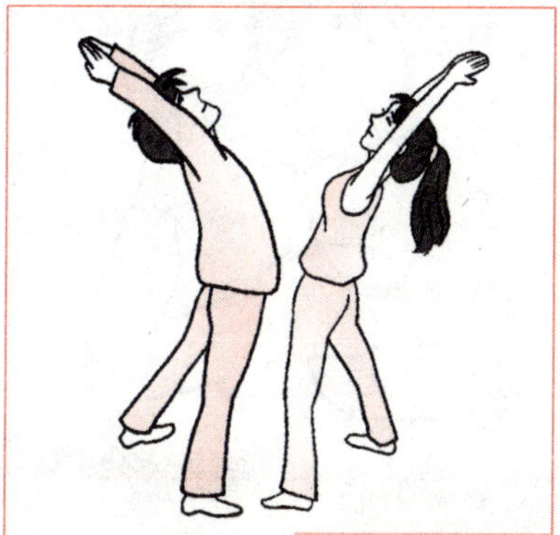
情侣瑜伽提高性欲（1）

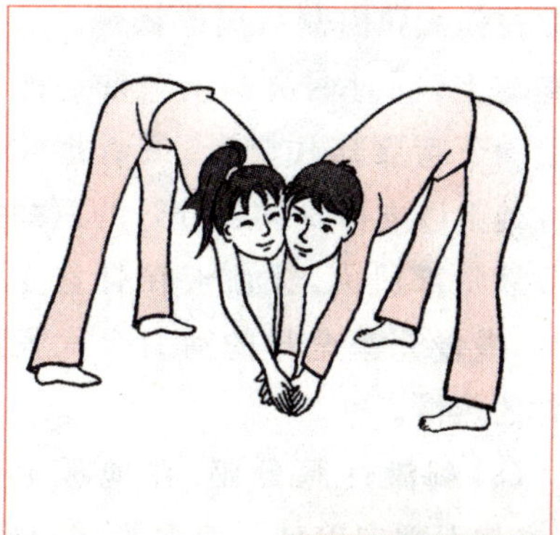
情侣瑜伽提高性欲（2）

动作二

情侣瑜伽动作三：在保持动作二的情况下，向后轻轻移动身体并呈支撑状态，直视对方，保持一会儿。然后再次移动身体，抬头注视对方片刻。同时收回向后伸出的左腿或右腿。再次使自己的小指与爱人的拇指相扣，面颊轻触。伸直双腿，双脚并拢，呈直立状态，紧闭双眼一会儿，回到起始位置。接着，互换双腿位置，重复以上动作。

温馨贴士：(1)相对私密的双人瑜伽也不能忽略教练的指导，否则很有可能造成伤害。(2)不要一味追求姿势优美，记住，让自己最舒适的程度，就是瑜伽动作的最佳程度。同时，你还要注意对方的感觉，千万不要为了造型而强迫对方。(3)文中展示的双人瑜伽，大多是瑜伽体位法的练习。其实，练习瑜伽最重要的是意志的集中和呼吸配合。

2. 练习瑜伽，让女人更幸福

瑜伽鸽子式，能促进女性荷尔蒙分泌。强化腿肌，防止臀部下垂，塑身材线条美，对身体按摩更加强烈。春光明媚，对不太好动的女人来说，最好是去练瑜伽。不仅健身美体，而且促使女人“性福”生活。

(1)加速系统循环：将前胸伸展开来，释放紧张情绪，让血液在腹部充分循环。它能够调节躯体和四肢的循环系统，同时还能促进女性生殖系统俯卧在地上，双手向后打开，慢慢抓住双脚。吸气，屏住呼吸，以腹部为支撑点，将腿、头、胸同时向上抬起，保持身体平衡。尽可能长时间地屏住呼吸。呼气放平身体。重复3～4次。(如果背部或腰腹疼痛的话，请不要勉强动作。)

(2)点燃你的性欲：坐在地板上，将双腿伸直并尽可能地打开，但小心不要拉伤大腿内侧肌肉或韧带。保持膝盖向上，同时两脚向上弯曲。然后尽量向下弯腰抓住脚趾，或者把前臂放在地上以支撑身体。分开的两腿能够收缩腿部肌肉，让血液在骨盆充分循环，慢慢充溢全身的活力会大大激起你的热情。

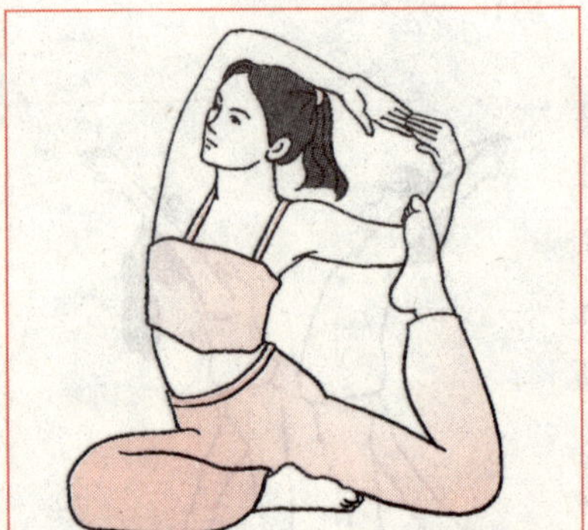

练套瑜伽鸽子式(1)

(3)刺激性腺分泌：在地板上坐直，并拢双腿向前伸。双臂平伸，身体慢慢向前弯曲，两手轻轻抓住脚趾。尽可能伸展，将头埋在双臂中，保持姿势几分钟。这一前倾的姿势能够极好地促使骨盆和臀部得到放松，增强性腺素的分泌，传说这个动作还有着回复青春的功效。

(4)激情释放：坐在地板上，脚掌对接，在不会拉伤肌肉的情况下尽量把膝盖放平，同时双脚尽可能靠近臀部，坐直，保持姿势几分钟。这个简单的姿势有个动情的名字：修补匠。它可以让你疲惫的双腿回复活力，并且刺激性的功能，打开的臀部会完全帮助你释放激情。

3. 双人瑜伽——浪漫爱情

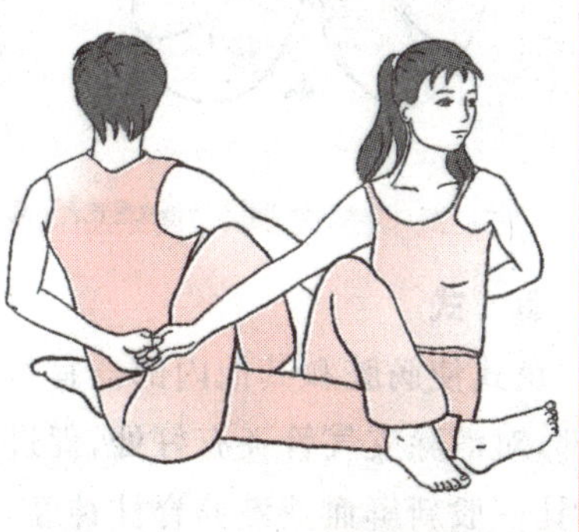
双人瑜伽脊柱扭转式(1)

用眼睛看见爱情，让身体感受浪漫。在方兴未艾的瑜伽热潮中，双人瑜伽渐渐受到关注。双人瑜伽更重视分享、交流和互助，增加了瑜伽的乐趣。顾名思义，双人，可以是夫妻、朋友、父母和孩子等。由于有很多身体的亲密接触，它更适合情侣共同练习！双人瑜伽的最精妙之处在于：并不是什么人都可以共同练习，也并不是任何伴侣都愿意陪你共同练习。当你的他(她)愿意与你一起练习时，就已经证明了你的幸运和幸福。

脊柱扭转式

脊柱扭转式转动时按颈、胸、腰的顺序有意识地自上而下依次扭转，要用颈引起脊柱上挺。可消除肩、脖颈的淤血，使脊柱更加柔软，防止背痛和腰部风湿痛。

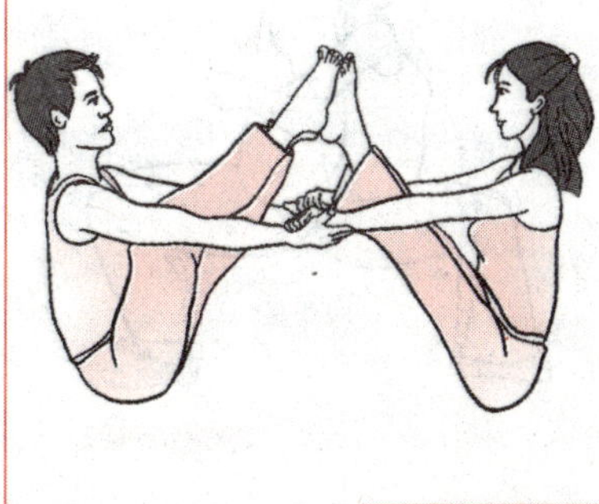
双人瑜伽V字式(2)

V字式

V字式强壮腹部肌肉，改善内脏下垂，修正腰椎的扭曲，使荷尔蒙得以正常作用。消除腹部脂肪，有束臀的功效。促进颈部的血液循环，消除肩痛和偏头痛。

双莲花式

坐，左脚放右腿之上，贴近肚脐，右脚再放左腿之上，接近肚脐，脊柱伸直正常呼吸。可增加上半身的血液循环。强壮脊柱、内脏，预防和治疗脚的疾病，使心灵和平、活跃而警觉。

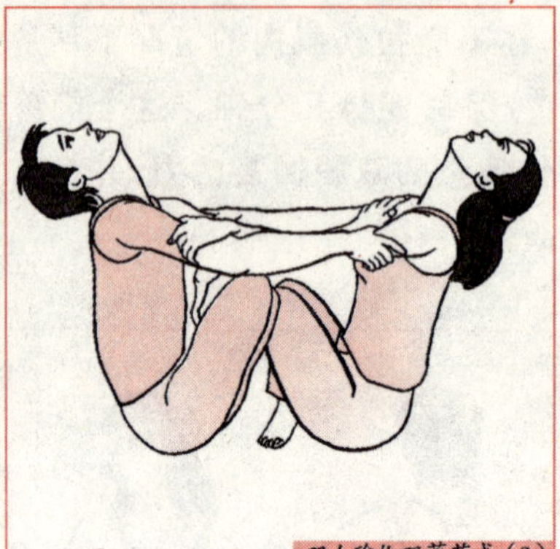
双人瑜伽双莲花式（3）

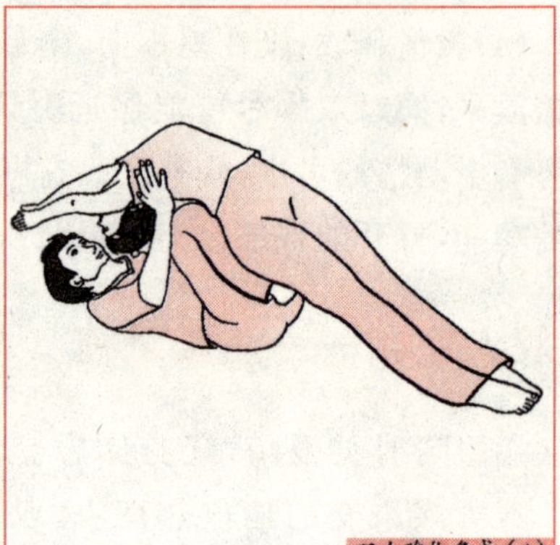
双人瑜伽鱼式（4）

鱼　式

鱼式使肠脏和其他内部器官得以伸展，刺激胰脏，促进消化系统。扩展胸部，对消除支气管炎有好处，促进深长呼吸，背部区域得到扩展，肩关节放松，让一股新鲜血液滋养脊柱神经。背部反拱，有助于纠正背部。

幻椅式

幻椅式使两腿更强健，增进体态平衡稳定，并矫正不良姿势。扩展胸部，增强双踝，强壮腹部器官，缓和按摩心脏。

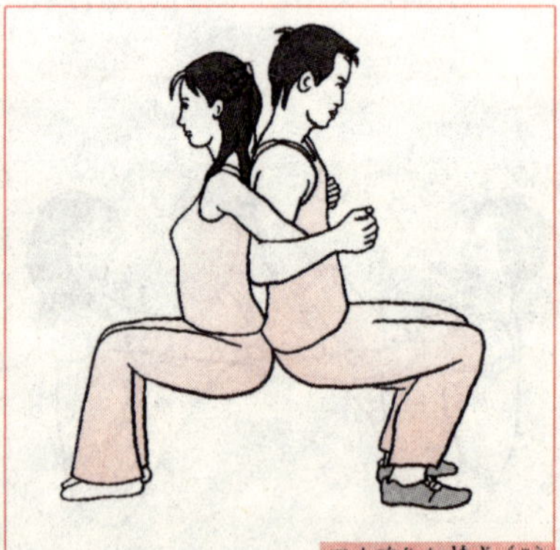
双人瑜伽幻椅式（5）

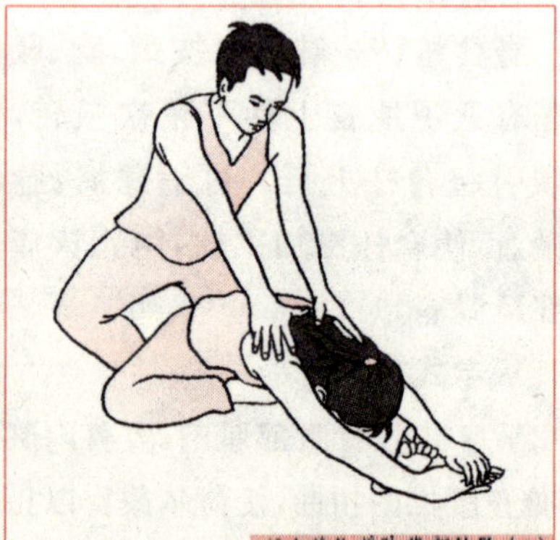
双人瑜伽单脚背部伸展（6）

单脚背部伸展式

伸展韧带，挤压内部器官，放松背部肌肉，消除腹部淤血，增强胃肠功能。另据古代瑜伽师的说法，如男人练此功，可治好阳痿，增强性能力。

弓式刺激

弓式刺激、强化整个脊柱，促进造血功能，使腰部纤细、胸部发达、臀部结实。

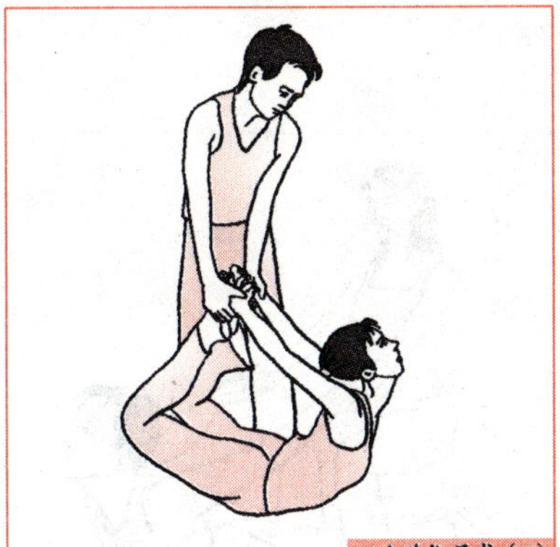
双人瑜伽弓式（7）

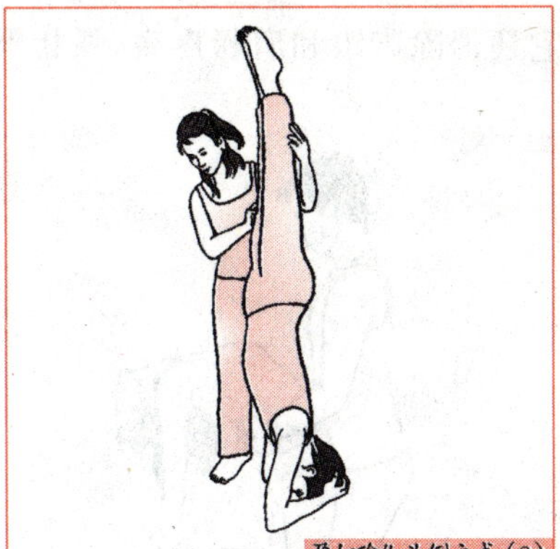
孕妇瑜伽头倒立式（8）

头倒立式

头倒立式是所有瑜伽姿势中最著名的最重要的姿势。它使脑细胞充满活力并得到强壮，从而增进人的心智能力和机敏。涌入脑子的血流增多，对松果腺和脑下腺（垂体）有益。也会消除失眠和记忆力衰退的症状。同时，还使双眼、头皮、面额组织和肌肉都充满活力，肤色也有改进。有助于防治脱发秃顶。内脏器官也获得极为需要的休息。这个姿势使两腿血管得到休息，对治疗静脉曲张有益。注意：初学者不要轻易模仿。

半莲花扭转式

半莲花扭转式拉伸腰部、腿部、踝部、膝关节的柔软度，激活脊柱神经。

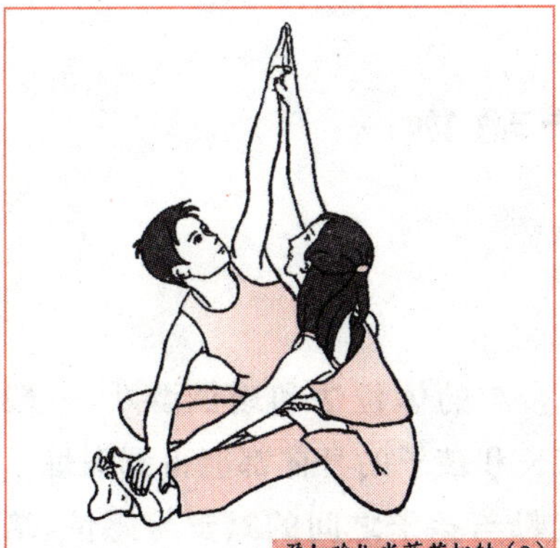
孕妇瑜伽半莲花扭转（9）

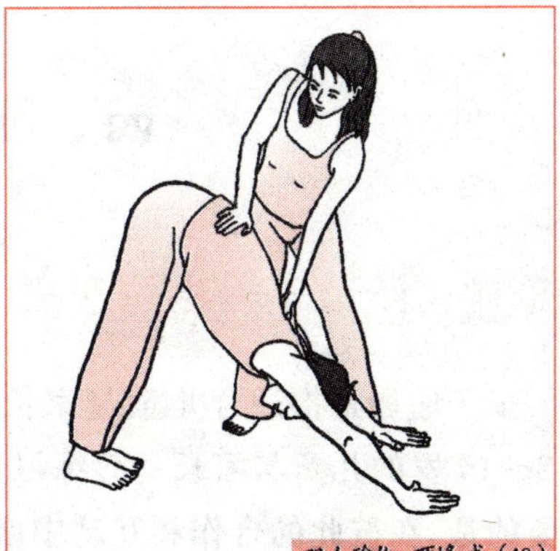
双人瑜伽—顶峰式（10）

顶峰式

跪坐，双手撑地，吸气，同时伸直膝部，提高臀部，让脚跟着地，正常呼吸1～2分钟。久坐办公室的人在这个姿势上可以得到很好的放松和休息，同时它还消除脚跟和肩膀疼痛，强壮坐骨神经。

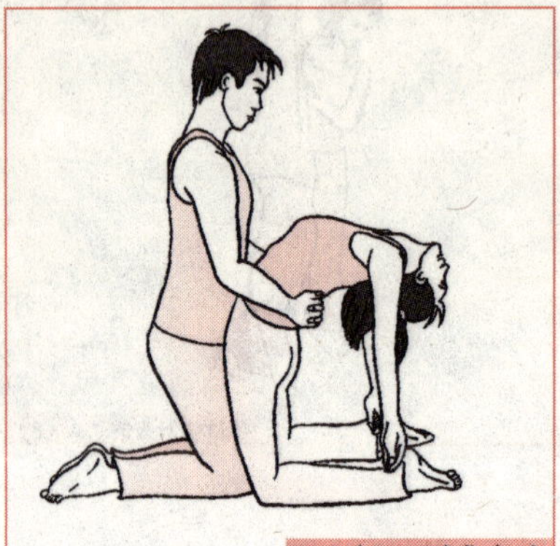
双人瑜伽—顶峰式（11）

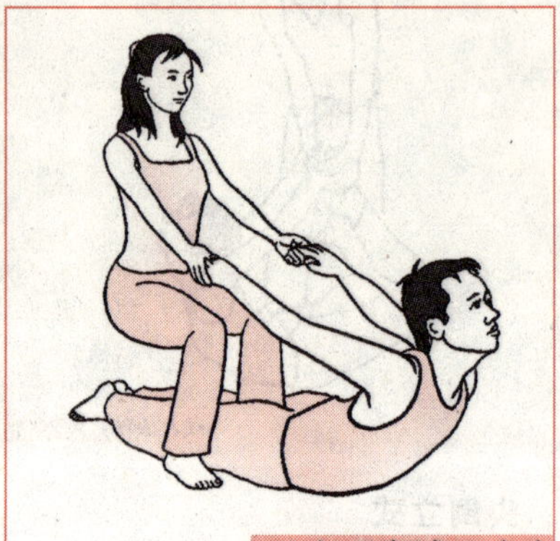
双人瑜伽眼镜蛇式+幻（12）

骆驼式

骆驼式伸展和强壮脊柱。它促进血液循环，特别是使脊柱神经得到额外血液的滋养而受益。这个姿势对于纠正驼背和两肩下垂的不良姿态有极佳效果。

眼镜蛇式＋幻椅式

眼镜蛇式锻炼男性腰背肌，刺激肾上腺分泌，提高性能力。补养脊柱，解除便秘的困扰。女性练习时，对于纠正月经失调等毛病也很有效。

四、亲子瑜伽

1. 瑜伽带给孩子一生的幸福

亲子瑜伽是指适合儿童与家长共同参与的体位法和瑜伽游戏，一般适合3～15岁的儿童与家长一起练习，使家长和孩子的身体都能得到锻炼。更重要的是，在彼此的合作和互动中增进父母与孩子之间的默契与感情，培养孩子开朗、自信的个性以及与人沟通的能力，使其身心得到协调发展。

孩子是家庭的希望，每对父母都“望子成龙”。那么，不如把这份期待转化成肢体上的沟通、精神上的协助，在孩子最能接受的年龄段，与其做良好的互动，使孩子身体更健康，头脑更聪明，IQ、EQ以及社会适应能力不断增强。

在轻松的瑜伽动作中，融合两代人的感情；在欢乐的氛围中，放松双方身心；举手投足间，传达着浓浓的亲情气息。所以，有人说亲子瑜伽，本质上是让父母和孩子“充满欢乐地去做游戏”。

2. 瑜伽呵护孩子成长

与孩子一起玩，增进彼此默契，教你几招享用一生！

(1)背背驮驮式做法：妈妈跪坐姿势，宝宝站立于妈妈后方背对背。妈妈勾住宝宝双手，吸气，往前趴下，并将宝宝置于背上，吐气。待重心稳后才放开双手，往前方伸直双手，停留10～20秒钟。缓慢还原，调整呼吸。

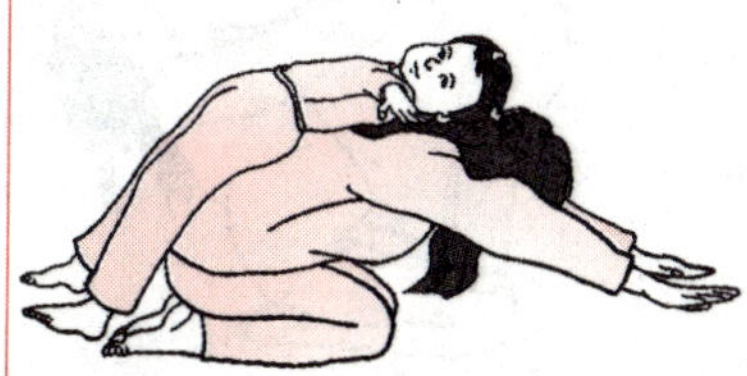

背背驮驮式（1）

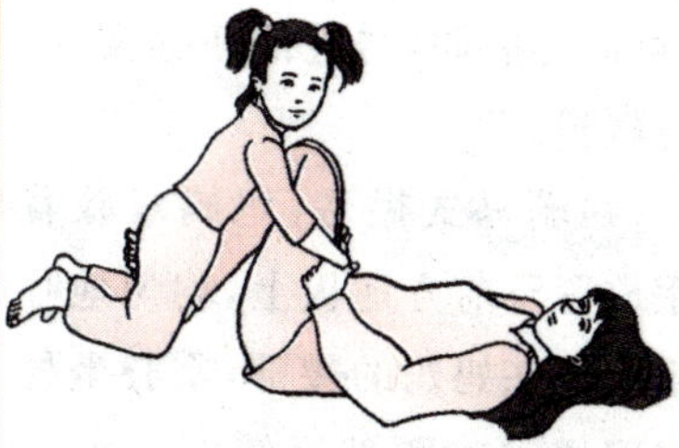

升降机式（2）

效果：按摩妈妈的背部及腹部，解除腰酸背痛、腹胀、便秘等现象，同时可促进亲子关系，让宝宝开朗欢快，更具自信与安全感。

(2)升降机式做法：妈妈平躺于地上，双手牵扶宝宝，使宝宝身体趴在双小腿上。吐气，双腿下降，吸气，双小腿尽力举高，来回数次，直到腿感到酸麻疲累。缓慢还原，调整呼吸。

效果：强化妈妈膝关节、腿力与体力，灵活宝宝手脚，增进亲子关系与感情，使生活更和乐融融。

(3)亲子劈腿式做法：妈妈与宝宝面对面而坐，双腿左右打开，宝宝将双脚踩住妈妈大腿内侧，均匀地呼吸。吸气，双手互握，头后仰，停留5～10秒钟。缓慢还原，调整呼吸。

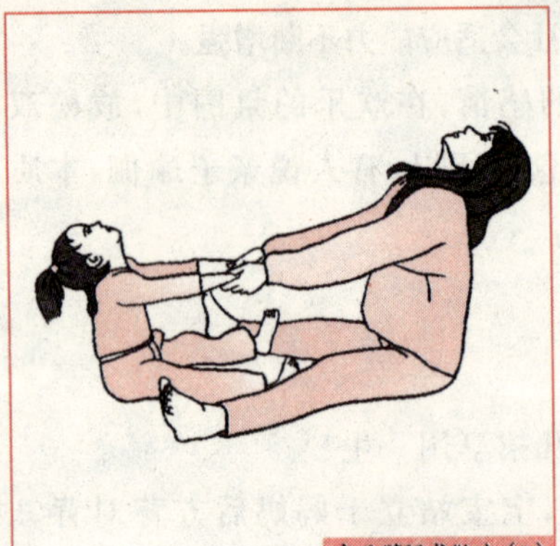
亲子劈腿式做法（3）

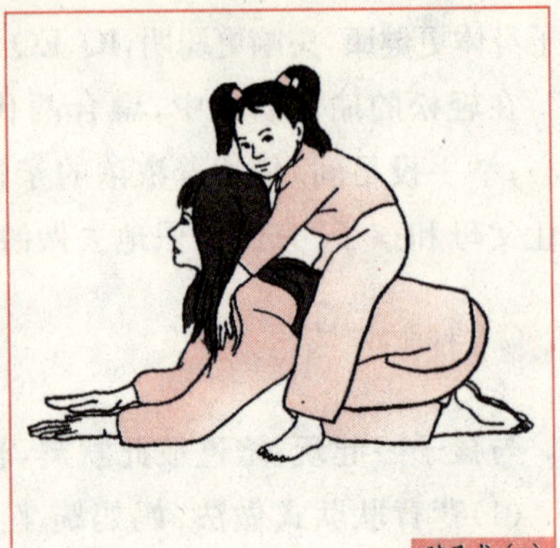
骑马式（4）

效果：可伸展妈妈大腿内侧的肌肉，预防赘肉的堆积及美化腿部曲线。上身后仰时，由于妈妈与宝宝相互牵拉，可放心后仰，增进信任感及亲子感情与默契。

(4)骑马式做法：妈妈双膝着地，双手放置于前方地板上，均匀地呼吸。宝宝跨坐在妈妈的腰部，重心坐稳，吸气时妈妈可将腰部缓缓向上推高，吐气时腰部尽力下凹，来回做数次后，还原。

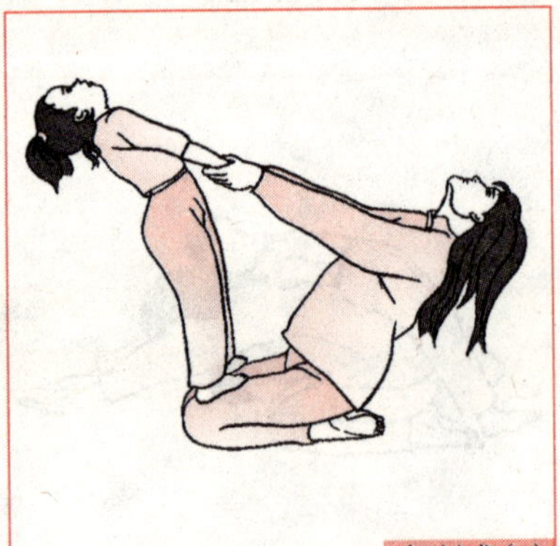
金刚坐式（5）

效果：由于妈妈腰部承受来自宝宝的身体重力，可达按摩腰部之功效，预防腰酸背痛，而宝宝随着妈妈腰部的上下移动，可训练平衡感，增加自信心与开朗的个性，使妈妈与宝宝的肢体语言更丰富。

(5)金刚坐式做法：妈妈采取金刚坐式，双手牵扶宝宝。吸气，宝宝将双腿踩在妈妈大腿上，均匀地呼吸。呼气，妈妈与宝宝同时后仰，停留5～10秒钟。缓慢还原，调整呼吸。

效果：此姿势可借助宝宝的身体力量来按摩妈妈之大腿及小腿，促进腿部血液循环。当上半身后仰时，可强化气管，预防感冒，增强抵抗力。

3. 让儿童平静下来的瑜伽练习

儿童瑜伽可以帮助增加身体弹性、改善个人姿势，对儿童来说是一种健康的运动。因为儿童瑜伽的动作比较有趣味性，且经过特别设计，切合他们身体发展需要。但如果孩子对瑜伽没兴趣，父母千万别强迫。

因为提早承受竞争压力，年纪小小的孩子就有驼背、僵硬的现象。儿童瑜伽可以找回身体最自然的状态，远离压力、疾病，增加免疫力，如果家里有小孩，不妨跟着下面的示范一起来释放压力吧！

瑜伽近年来非常流行，许多爱美女性为了减重塑身拼命练习瑜伽，其实，儿童就开始练习瑜伽好处大过于成人，在姿势调整、提升专注力、增加耐心等方面都有很大帮助。

姿势调整：小朋友若平常坐姿、站姿不良，练习瑜伽都可以获得改善。

提高免疫力：小朋友借由瑜伽练习，可以增强呼吸系统的健康，帮助排毒提升身体的新陈代谢力，进而提高抵抗力。

提升专注力、增加耐心：瑜伽有助于平稳思绪，提升小朋友的专注力及耐性，并且加强记忆力及学习能力。

瑜伽练习进行前可以先动动手、肩膀、腰跟脚的地方，避免练习时伤到筋骨，江怡慧建议，儿童瑜伽练习的时间一次至少一个小时才可以看到成效。

儿童瑜伽不拉筋也不做困难度高的动作，不用担心小朋友因拉筋而长不高。适度肌肉跟筋骨伸展，有助于小朋友身体健康的成长。

五、瑜伽饮食

1. 瑜伽的饮食主张

(1)变性的力量

瑜伽主张尽量少接触刺激性食物，如：葱、蒜、茶、咖啡、尼古丁、太咸的食物、零食速食。而精制糖类、汽水及巧克力也属于具有变性力量的食物。变性力量会干扰情绪，使人心绪不安或亢奋。而且破坏身心，容易不快乐。

变性行为：变性食物使身心受到过度刺激，容易引起神经失调的问题。

变性食物：酸、苦、咸、刺鼻等太干或焦的食物，会引来疾病。

(2)惰性力量

减少食用惰性力量的食物，因为食用后身体会变得沉重、疲倦。肉、鱼、蛋、药物及药精都属于惰性食物。烤、煎、腐坏、加防腐剂的食物也包括在内。

惰性行为：惰性食物对身心都有害，它让人变得懒散、迟钝、丧失行为动机。暴饮暴食也是惰性行为之一。

惰性食物：腐坏、走味、不洁之食物为惰性本质的人所喜爱。

(3)**悦性力量**

悦性力量的食物是能稳定情绪、增进脑力的食物，而且营养丰富、天然、不含防腐剂或人工香料，如：新鲜水果、果汁、生菜沙拉、谷类、豆类、种子、牛奶等。悦性食物容易被消化，而且能提供很多能量，使人富有活力，健康向上，减少疲劳及工作压力。

悦性行为：悦性饮食不仅能净化心灵，而且能稳定情绪，滋养身体。它能增加愉悦乐感，保持心理及神经的平衡。

悦性食物：美味可口的食物为悦性本质的人所喜爱，它能延寿、净化生命，使人健康快乐。

进食的原则及注意事项：①细嚼慢咽。②睡前尽量不吃夜宵。③量保持低于需要量(最好是八成)。④吃饭时不喝水，饭后半小时才喝。每天喝10～15杯水。⑤不吃惰性、变性食物。

2. 瑜伽与有益的食物

人体需要弱碱。什么是弱碱？蔬菜、水果。凡是发达国家，凡是健康国家都是蔬菜、水果消耗最大。大家知道，亚洲金字塔最好。什么叫金字塔？谷类、豆类、菜类。这谷、豆、菜非常好，在旧金山开会时好多外国医生提出来了，说，不对呀，中国人已经不吃谷、豆、菜了，已经吃起我们的汉堡包来了。我回国后去了趟麦当劳，硬把我挤出来了，你说厉害吧，这在国外是很少见的事。咱们年轻人过生日，举行宴会都是麦当劳。我很佩服麦当劳，人家一年拿走我们20多个亿，人家很会做生意。据我掌握的情况，人家为什么叫它垃圾食品，就是因为它是一种偏激食品，后果是上下一般粗，跟行李卷一样。人家不吃，因为吃了还要去减肥。咱们不知道，天天麦当劳，尤其第二代简直没有麦当劳就活不了啦。我们应该知道它是偏激食品，不符合我们的饮食习惯。

“谷”，人家在国际会议上从来不提大米、白面，也不提麦当劳。谷类里第一提的是老玉米，说是“黄金作物”。老玉米的来历，美国医学会作了个普

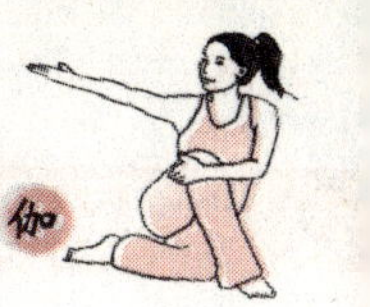

查，发现原始的美国人、印第安人没一个高血压，没一个动脉硬化。原来是吃老玉米吃的。后来发现老玉米里含有大量的卵磷脂、亚油酸、谷物醇、VE，所以不发生高血压和动脉硬化。从此以后，美国就改了，美洲、非洲、欧洲、日本、香港、中国的广州，早上都吃玉米羹了。现在许多人吃卵磷脂干嘛？就是希望不得动脉硬化。但是他不知道老玉米里含得最多，不用多花钱。

“谷”的第二是荞麦。为什么提荞麦？现在人都“三高”，即高血压、高血脂、高血糖。荞麦是“三降”，它降血压、降血脂、降血糖。我问北大学生，什么叫荞麦？说不知道，就知道汉堡包。荞麦里含有18%的纤维素，吃荞麦的人不得胃肠道癌症，直肠癌、结肠癌都不得。我们坐办公室的人，得病有20%是直肠癌、结肠癌。

“谷”的第三是薯类，白薯、红薯、山药、土豆。这类东西是在国际会议上提出来的。为什么？原来它“三吸收”：吸收水分，吸收脂肪、糖类，吸收毒素。吸收水分，润滑肠道，不得直肠癌、结肠癌。吸收脂肪、糖类，不得糖尿病。吸收毒素，不发生胃肠道炎症。我在美国也调查了，美国吃薯类是把它做成各种糕点，也不少吃的。希望大家多吃薯类，主食中搭配薯类。“谷”里面还有燕麦，国外早就知道，中国很多人不知道。你要是血压高，一定要吃燕麦，燕麦粥、燕麦片。它能降血脂、降血压，能降甘油三酯，使你的血脂降下来。

3. 瑜伽的营养观

根据瑜伽，营养的基本原则是要吃得品质高，分量少。瑜伽师傅认为高品质的食物就是促进生命力量又不会产生毒素的食物。瑜伽修行者推荐的食物包括水果、蔬菜、全麦与坚果。他们不多谈食物细节，因为他们生活的那个时代并无我们今日的食物加工与土壤污染等问题。并且，由于他们修习瑜伽，他们身体已处于高度健康状态，饮食已无法发挥左右他们健康状态的力量，而体内一向形成的任何毒素也很快会排出体外。

你可以看出来，瑜伽的营养原则与相差久远而发展出来的现代科学内容颇为相似。

肉类：瑜伽修行者警告提防一种食物：肉类。并非所有瑜伽修行者都是素食者，但是他们都建议极端小心食肉。瑜伽修行者表示，肉类由于来自动物身上，具有一种低度的振动率，会降低食肉者的生命力量，以致于令活力降低，影响瑜伽进度。肉类也含有毒素，尤其是来自肌肉新陈代谢所产生的乳酸。

记住，这些是数千年前提出的。肉类今日情况更糟，因为我们在动物死尸上注射了许多有毒的化学品，以除去腐肉的臭味，改进其色泽与味道。当然，人体可以应付若干程度的滥用——人体确实有排除毒素的机械作用。但是你如果想吃肉，请节制数量。

水果：瑜伽修行者最欣赏的食物就是水果。他们认为水果含有的生命力量最高。水果也富含营养、可以生食、未经处理、易于消化，而且能提供不含毒素的快而持久的能量，难怪瑜伽修行者最爱水果。

蔬菜：瑜伽修行者认为诸如西洋生菜、花椰菜、西兰花等绿色植物在蔬菜中含有最高的生命力量。

新鲜食物：瑜伽强调食物要尽可能新鲜。这是说，我们应该多吃新鲜水果，少吃冷冻与罐装的食物。冷冻食物不太糟，因为酵素仍被保存着，但是罐装食物已经加热过，破坏了许多维他命、矿物质与酶。

生食：瑜伽修行者也指出，我们应该多吃生的食物，例如水果、沙律、生的坚果与豆芽。他们认为，烹调令食物失去大多数生命力量及其原味。由于失去原味，我们就会加上盐、香料与调味品，而这些添加物常常制造更多的问题。现代科学完全同意这个观点。

食物温度：瑜伽也注意到食物温度。瑜伽修行者表示，食物不应该太烫或太冷。他们认为太烫或太冷的食物与饮料会伤害喉咙组织。现代科学也同意此点，并认为饮食太烫或太冷可能刺激喉咙至患癌症的程度。

酒精：瑜伽修行者滴酒不沾，因为他们认为酒会降低他们那微妙的身体（死后仍然存在的灵体）的振动。这样便违背了瑜伽的目的，因为瑜伽的目的在于增加振动水平，以便慢慢开展高级自我。

瑜伽也认为酒精对于脑部为主的中央神经系统有负面影响。瑜伽修行者认为中央神经系统的统一性非常重要，因为瑜伽的目标之一就是改善这个系统的健康，而瑜伽进展的大部分要靠这个重要的连锁系统完成。

现代科学同意瑜伽这个看法，因为现在已知酒精对于中央神经系统的作用是先刺激，然后再压抑。这个短暂的刺激期间是许多人认为酒精有刺激效果的原因。也正是这个效果令许多人有一段时间感到更"兴致勃勃"，话也更多。不过，这个时间很短，而且很快就被酒精造成的更长时间的沮丧感所取代。正因如此，酒精的正式属类为镇静剂。酒精也使睡眠品质不佳。有些人宣称，酒精令他们"放松"，因而睡得更好。

科学及经验则说，这是错误的解释。这些人描述的其实只是酒精令他们很快睡去，但这种睡眠是非自然的强迫性的睡眠，因此，他们醒得比较早，也一定不会有清新之感。他们接下来的一整天都不会好过。

酒精无法与瑜伽相较功效。瑜伽可以产生没有事后沮丧感的天然刺激。瑜伽也能创造出一种自信自得的感觉。由于修习瑜伽而增加的生命力量，是药物无法复制的。

这不是说你必须放弃才能有高活力水平或在瑜伽上有显著的进步，但是如果你确实有喝酒的习惯，请节制酒量，这样你就可以避免大多数酒精造成的沮丧感与永久性的脑部伤害。

4. 时尚女人的一周瑜伽饮食

为了得到身心健康，除了呼吸和姿势之外，也很重视饮食。许多瑜伽研习者，一个人吃的食物不仅影响他的身体，同时也影响他的心灵和意识，瑜伽推崇健康的素食。无论您是从事何种职业，也无论您是否练习过瑜伽。我们向您推荐自然健康的一周瑜伽饮食。

周一减肥食谱：

早：咖啡，苹果

午：米饭（一小碗），炒土豆青椒丝，生黄瓜一根，紫菜汤

晚：煮虾（数只），烧豆腐，凉拌生洋葱，芹芽

瑜伽运动：用呼吸调节紧张感

穿上宽松的衣服去健身房。开始一件新事物的时候难免会紧张，教练的建议是先调整呼吸：找一个感觉舒服的姿势（躺着坐着都可，但一定要让全身放松），轻轻闭上眼睛开始做深呼吸，吸气时，使腹部收缩，呼出时要体会一种鼻息被带到脊梁椎的感觉。呼吸的过程中，努力感觉自己心情好极了，抛开一切杂念，臆想记忆中最美妙的画面，持续时间在五分钟左右，睁开眼，是不是发现眼前的世界比以前清爽不少，自信心也跟着加强了不少。

周二食谱：

早：麦片粥（一小碗），面包（一片），葡萄

午：鲫鱼萝卜豆腐汤，煮鸡蛋（一个），蔬菜沙拉

晚：绿豆粥（一小碗），馒头（一个），生拌茄泥，生黄瓜一根。

瑜伽运动：给自己的精神洗个澡

都说瑜伽能通过三种渠道洁净，一个是姿势，一个是呼吸，呼吸是排除你呼吸道里头的垃圾，还有一个是排除精神的垃圾。所以今天主要是用颈

上运动唤醒脑部活力。双手干洗脸，想着是亲人的手在亲抚自己，意念随手而动，然后用手指从前往后梳头，动作完毕后用瑜伽呼吸调整身体至松弛，让双肩放松，头部向左向右各转动三次，再前仰后仰，每次尽量做到位，反复三次，最后，全力吐出胸中的浊气。瑜伽里类似这样的动作有不少，并不难做到位，但对保持神清气爽的状态，却是非常有用。

周三食谱：

早：乌龙茶，猕猴桃

午：烧竹笋，凉拌西兰花，煮鸡蛋一个

晚：牛肉，凉拌海带丝

瑜伽运动：初试瘦身训练

长久坐办公室的女人，肯定会为自己腹部、腿部的赘肉所苦恼。瑜伽的减肥效果比不上有氧运动立即明显，但长期持续地练瑜伽，能修饰全身曲线均匀的线条。练习一段时间后，就会发现腰腹部位穿衣服时明显变得宽松，体态也更匀称。因此每天必做的瘦身动作：平静思绪后，先两肩向后伸拉脊椎两边的肌肉，然后两腿略分站立，两手向后交叉相握，由背部挺直变成上身向前尽量弯曲，保持15秒的时间，一天两次，两天四遍。第一次尝试这个动作，虽然没有身轻如燕的感觉，也能感受到四肢非常舒展。能坚持下来的你，一定能获益匪浅。

周四食谱：

早：大米粥（一小碗），全麦面包（一片），橙子一个

午：烧牛肉，蔬菜沙拉，冬瓜汤，生西红柿一个

晚：玉米粥（一小碗），馒头（一个），烧芦笋，生黄瓜一根

瑜伽运动：饮食配合锻炼

从各种有关瑜伽的书籍来看，瑜伽是一种生活方式，它不止是一种运动而已。瑜伽的饮食也是这种生活方式的一大组成部分。教练和朋友的建议，都是尽量吃得清淡一点，以干净的绿色食物最好。小编推荐：早餐：牛奶麦片、全麦面包和水果。中午不吃红肉，取代的是几整条的小鱼再加青菜水果的沙拉。很多瑜伽的爱好者还推荐，在饭前喝一点汤对肠胃有好处。坚果类，如核桃、干果、杏仁能够给身体提供热量，一天的瑜伽饮食加上晚上的正常练习，让人觉得整个人从内到外都干净了。

周五食谱：

早：咖啡，苹果

午：米饭（一小碗），素焖扁豆，炒青菜，冬瓜汤

晚：鸡肉，烧胡萝卜，凉拌芹菜

瑜伽运动：跟失眠说再见

每天在办公室处理成堆的事情，压力一大，人便容易焦虑。是不是感觉睡眠质量比以前差了很多，晚上不易入睡，夜里常惊醒？处理完一周工作日的最后一堆琐碎的工作，睡前在空气流通的大卧室里点上一支熏香，坐在大床上开始练习几个让神经稳定的姿势。练习完几个容易入眠的动作，躺下用右侧身体入眠。心中感觉洁净一片，入梦也格外香甜。

周六食谱：

早：麦片粥一小碗，橙子

午：煮鸡蛋一个，烧海鱼，蘑菇炒青菜

晚：白薯粥一小碗，凉拌菠菜，饼一两

瑜伽运动：户外瑜伽，回归自然

瑜伽在一天当中任何空腹的时间练习都比较好，最好的时间是早上起床以后。周六，不再睡懒觉，起个大早。上完厕所，刷牙、洗脸后，在阳台上放一块软垫。虽然没有了大教室的氛围，但宁静的环境更容易让人集中注意力。早上的主要练习内容，是让精神活跃的姿势。

周日食谱：

早：绿茶，苹果

午：胡萝卜，芹菜炒猪肝，煮鸡蛋一个，西红柿汤

晚：绿豆粥，蒜拌海带丝，馒头一两，生黄瓜一根

瑜伽运动：从局部到全身

瑜伽强调的是全身心，上午针对腹部和腿部进行练习后，感觉身体其他关节比较僵硬。所以下午要把全身都梳理一遍。晚上入睡前，从镜子里看自己，是不是真的感觉容光焕发了许多呢？一周的时间不长，瑜伽对自己皮肤和身材的好处还不明显，但自信心的增强显而易见。只要耐心坚持，假以时日，相信瑜伽一定能让你从内到外有令人惊喜的变化。

5. 纯净体质的瑜伽食谱

用平静、愉快的心情，品尝食物的口感与香甜，你会渐渐发现，原来，对身体好的食物，也可以这么美味！

健康番茄沙拉

材料:中型红番茄 4 个、苜蓿芽 1/2 杯、菠菜半斤、橄榄油 10cc、盐 1/4 茶匙、酱汁、美奶滋沙拉酱 5 大匙。

做法:(1)把番茄蒂的部分切掉,然后从这个地方开洞,并且挖掉番茄内的籽。

(2)菠菜洗干净之后,用开水烫,把水分沥干后待凉,然后切碎并加入橄榄油还有盐,搅拌均匀。

(3)把上项材料再加上苜蓿芽,一起放入中空的番茄内,最后淋上沙拉酱就轻松完成。

特色:番茄含有丰富的维他命 C,是相当好的悦性食物,而苜蓿芽还有菠菜的纤维质,也可以促进消化,对于有便秘情形的人来说,是一道相当健康的菜肴。而且这道番茄沙拉,分量十足,如果不想吃饭只吃沙拉,也可以有相当的饱足感。

清爽四色串

材料:小黄瓜 1 根、小番茄 6 个、起士片 3 片、全麦吐司 2 片。

作法:(1)把小黄瓜、小番茄切成两厘米的片状。

(2)起士片和吐司片,切成和前项材料差不多大小。

(3)以吐司、小黄瓜、番茄、起士片的顺序,用牙签串起来即可。

特色:清爽的四色串,使用小黄瓜和小番茄,这两种富有维他命的蔬果,口感清脆又相当爽口,加上了起士片,吃起来增添香浓风味,而且吐司选用了全麦吐司,比起一般白吐司更多了谷类的纤维。对于练习瑜伽的人来说,是一道完全符合悦性食物的点心料理。

6. 少量但要多样

瑜伽认为吃得太多,会造成身体消化器官的负荷,而且容易在体内积存过多的不易排泄的毒素和垃圾,人会呈现“惰性”状态,使身体造成各种各样的因饮食不当而引起的疾病,而少食多样的饮食方式不但能给身体提供营养,聚集能量,还能维持正常的身体吸收、消化和排泄的机能。每餐吃到七八成饱是比较合理的。

多样性的原则主要表现在我们在对食物的摄入过程中,应注意身体各系统、各器官对于饮食的需求,如维生素、矿物质、蛋白质等。如果只在乎自己舌头的感受,人很容易有偏食的现象,从而有可能出现营养不良或者因身体缺乏某种必需的营养而出现各类症状,如:缺乏维生素而引起的皮肤病等症状。

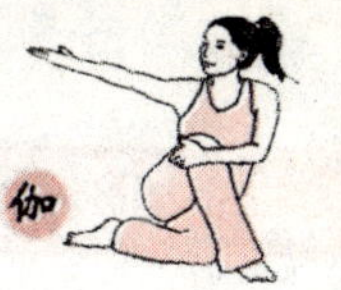

7. 慢慢改变你的饮食习惯

不要紧张！不要认为改变饮食习惯是件很难的事情。练习瑜伽不是一定要先做一个素食者才可以开始练习，瑜伽是一种生活方式，饮食只是其中的一项，你还是可以从其他方面来开始你的瑜伽练习，比如学习瑜伽体位法、呼吸法、冥想法，通过练习瑜伽，你的生活方式会自然地改变，变得更加健康、纯净。

你不必强迫自己马上停止吃肉食，但是应该知道吃素食是生活中非常积极的一面，瑜伽只是替你打开一扇走向纯净生活的大门。对于有些练习者来说，吃清淡的瑜伽食物是件很容易的事情，但对于另一些练习者来说却是一件很困难的事情。因为，这意味着要摒弃许多年来形成的饮食习惯，事实上要改变任何一种坚持已久的习惯都不是件容易的事情，但瑜伽认为人们应该从心理上先克服这种“改变”的困惑，用良好的心态来看待“改变”，不是十分牵强的改变，也不是为了向别人展示什么而改变，确定“瑜伽饮食是健康生活的开始”的观念，这样你会觉得转变的过程就容易多了。

在改变饮食的过程中，我向你提供几个建议，来帮助你自然的调整饮食习惯，任何人可以根据自己的状况来选择这些建议：

(1)确定自己每天的饮食当中有优质蛋白质的摄入，如豆类、干果、全麦食品。每天的菜谱中都应有由各种生的蔬菜组成的沙拉，并且最好有绿叶菜。

(2)为了不影响蔬菜的营养成分，尽量快的来烹调蔬菜，这样可以最低限度的影响蔬菜营养成分。

(3)每天的新鲜水果也是必不可少的，如果水果成为你菜谱当中的一份，也尽可能迅速完成烹调过程。

(4)尽量遵循食用新鲜蔬菜、水果，吃全食的规律，有些没有成熟或者过熟甚至开始变质的蔬菜和水果，不但失去了原有的营养素，而且吃这类食物后反而会对身体有害。

(5)尽量少食精制、加工的食物，如：精白面粉、白面包、罐装水果、罐装蔬菜、饮料等。

(6)每次烹调食物都以自己的食量为度，不要做过多的食物，因为吃剩的食物在下一餐要重新加热，而重新加热的食物也是瑜伽食物中十分忌讳的，加热的食物会大量的失去食品中的营养成分，甚至会发生化学反应而产生大量的毒素，人们食用了这类食物，身体会产生很多的毒素。

(7)学会放弃不好的饮食习惯，你可以让自己由原来每餐必须吃肉食减少到每天吃一次，然后尝试每两天吃一次到一周吃一次肉食，这样逐步减少食用肉食的次数。随着你练习瑜伽的时间越长，你的身体会越来越轻松，对肉食的需求也会越来越少，这样你就可以逐渐把肉食排除出你的菜谱了。

8. 正确实行瑜伽禁食法

很多年以前的瑜伽修行者或是现在为数极少的瑜伽练习者们会采取禁食的方法来进行练习，他们禁食的时间在几天甚至几十天，从而达到净化身心的目的。不过，现在这种较长时间禁食的方法不被广泛推广，如果禁食超过三天，就需要有经验的瑜伽师的指导。

在禁食的过程中，人体的循环系统功能会减慢速度，因此有时可能在行动过快时出现头晕的现象，所以要学会保留身体的能量，尽量避免过快的行走或者十分强烈的练习，但可以做一些简单的瑜伽姿势、呼吸和冥想的练习。

我建议人们尽量有规律的实行禁食，禁食的时间在一天或者两天就可以了，规律可以是一周一天或者一周两天，有经验的瑜伽师说"在季节交换的时候做禁食是个不错的选择"，因为在换季时也是调整内分泌系统、排除身体毒素的最佳时间。对于初学者常使用的瑜伽禁食法是：果汁禁食法和饮水禁食法，即在禁食期间只饮用果汁、蔬菜汁或者水。

学会安排自己的食谱，不要偏食，早餐应多吃牛奶、粥、水果、全麦面包、吐司等；午餐可以安排多吃沙拉、煮熟的蔬菜和米饭或面包；晚餐以面条、米粉和配菜为主。饭后可食用甜点、干果或者水果、薄脆饼干等。

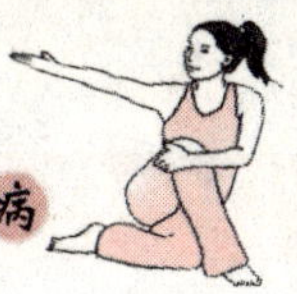

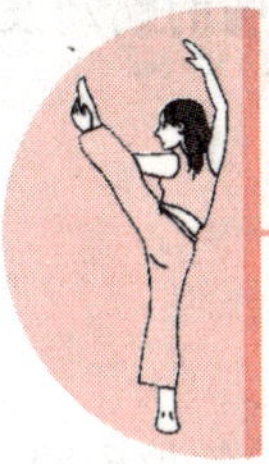

第七章 瑜伽养生与防病

YUJIAYANGSHENGYUFANGBING

一、瑜伽的养生

1. 瑜伽练习的养生美体原理

大多数现代人从美学的角度关心自己的身材和体重，而国际肥胖特别工作组(TOTF)指出："肥胖将会成为21世纪威胁人类健康和生活满意度的最大敌人。"

近年来，减肥成为一种时尚。各种宣传媒介经常报道减肥仪器、减肥食品、减肥霜等产品，引导人们带着不同的目的涌进了减肥大潮。肥胖的病因复杂，疗程漫长，治疗手段多样，属于"生理——心理——社会"医疗美容系统工程。国际减肥瘦身技术的新趋势非常强调个体化治疗，包括饮食控制、行为矫正、体育锻炼、生物医学减肥瘦身等。

印度瑜伽研究所及美国华盛顿瑜伽研究所对肥胖者治疗的临床经验显示，所有肥胖的人都有一些共同的习惯：(1)饮食过量。(2)大部分时间都在吃东西。(3)吃得很快，没有充分咀嚼。(4)用过晚餐后很快睡觉。(5)缺乏劳动或没时间做运动。广州医学院自1998年成立瑜伽健身教学基地以来，在培训和教学中用现代医学的理论对瑜伽减肥塑身从心理、生理、生化几方面进行了深入的研究，现根据我们的体会介绍一下瑜伽养生美体的方法和原理：

正确的呼吸方法：

在现代生活中，因紧张或兴奋，人们的呼吸常会感到急促。瑜伽提倡横膈膜式(胸、腹式)呼吸，速度愈慢愈好。瑜伽呼吸方式的减肥原理：

(1)对大脑皮层和皮层下中枢、植物神经系统及心血管系统起到良好的调节作用，使控制食欲的脑部(摄食中枢)功能正常化，防止过度摄食。

(2)按摩腹腔器官，实现对内脏活动的自我调节。如加强胃肠的蠕动及增强胰脏功能，促进溶解脂肪的消化酶分泌。

(3)可使肌肉放松，加速全身血液循环，有利于脂肪分解。

(4)增强腹肌，祛除腹壁脂肪。

缓慢的有氧运动：

瑜伽的体位练习是配合呼吸的韵律，围绕脊柱伸展身体完成各种姿势。方法上强调“动静结合”，练习过程中把人的神、形、气(精神、形体、气息)能动地结合起来，外练筋、骨、皮，内养精、气、神。藉着瑜伽体位练习，使脑细胞的活动得到调整、改善和提高，有利于大脑控制、调整各脏器的功能，尤其是内分泌系统的功能调整，减肥效果不但明显而且持久，同时还能美体(塑身、美姿)。瑜伽与健美操两者有所不同，健美操使肌肉和内脏处在极度紧张状态，而瑜伽可使新陈代谢低缓，使生命系统放松，产生增进美容与美体的最大效果。

2. 瑜伽练习与健美操的区别

特征

瑜伽：集中注意力，缓慢地在自己的能力范围内伸展，达到身心和谐。

健美操：身体机械式的运动。

效果

瑜伽：因慢性过食扩大的胃缩小；祛除“橘皮样”脂肪；身体四肢均衡发展。

健美操：肌肉发达。

身心状态(运动后)：

瑜伽：全身舒畅，心态平和，充满能量；睡眠时间减少，质量提高；饮食清淡、食量减少。

健美操：体力消耗大，肌肉易疲劳，需长时间睡眠以恢复体力；食欲增强、食量增加。

完全的放松休息：

肥胖属于心身性疾病，由于体态臃肿，许多人易产生自卑感及负面情绪，如紧张、焦躁、恐惧、缺乏自信等。紧张及焦躁之时用吃东西、饮酒或使用镇静剂来使自己平静，不自觉地养成了生活上的坏习惯。瑜伽的冥想放松方法对肥胖者进行心理、生理的调节，使其树立健康的人生观，能较好地了解自己、接受自己并把握自己；对自己生活中的不良习惯有一定的洞察力和自制力。美国密西根医科大学与加州大学共同研究发表的资料曾掀起冥想风潮。各大医院用冥想的方法治疗精神焦虑、心脏病、高血压、糖尿病和肥胖等心身性疾病。据实验结果显示，冥想放松的效果是睡眠的三倍，并下结论说："现代社会是弥漫压力的时代，如何使人体组织充分休息，应该与医疗有密切关系。"

冥想时大脑的生理生化活动表现：

（1）脑电图上的波形反映大脑皮层处于安静状态，这种主动性内抑制状态有助于大脑功能的调节、恢复和改善，下丘脑—垂体—肾上腺轴系统会发生一系列效应性改变，从而显示出整体性的影响。

（2）大脑高级神经中枢某些神经介质的分泌增多，如 5—羟色胺、内啡肽等物质可使人精神振奋，情绪愉悦。

（3）美国和德国科学家发现两种基因 PL 和 PDK—4 可引发冬眠基因，控制或"开关"人体内部机制，让进入冬眠的身体停止依赖碳水化合物，改以燃烧脂肪。实验证明，冥想时呼吸、心跳减慢，血压降低，全身耗氧量降低，血氧饱和度达 100%，大脑及内脏器官进入休息状态。可见，冥想类似"人工冬眠"，除对肥胖及其并发症有治疗意义外，养生美容美体的原理也在其中。

瑜伽集医学、科学、哲学之大成，我们不仅是知性的、感性的，而且要理性的去实践它。"健美的身体"不单是指锻炼出一个好身材，它还应当包括靓丽的肌肤、健康的体魄、充沛的精力等。瑜伽就是通过精神的修养与身体的训练，配合正确的饮食及生活习惯来达到养生美体的效果。

3. 瑜伽(YOGA)——养生堂

健康食谱

（1）让充满活力的一天从早餐开始吧

一份八宝粥，或燕麦粥，或是不带甜味的绿豆全麦粥，加点芝麻，配少盐的蔬菜沙拉，而不是肉汁或奶油浆伴沙拉。高纤维高能量早餐有助于延长青春。调查表明，健康的早餐可以帮助减少午餐和晚餐的摄入量。作为一天饮食的三成量。

选择食物的诀窍是：选择没有经过精加工的食物，即全谷粒食品。谷物能提供持续、充足的能量，这种能量是以糖原的形式储存在肌肉中的。全麦食品能提供不溶性纤维素和可溶性纤维素。前者可降低患结肠癌的危险性,后者可降低血液中的胆固醇。纤维素可以保护心脏。而纤维素只存在于植物细胞中,肉食者得不到足够的补充。

(2)让持续的精力从丰富的午餐中获得吧

可以选择各种五谷杂粮配在米饭中煮,作为午餐主食。或者选用全麦面包,而不是奶油蛋糕,或是粗加工面粉做的面条。而不是油炸的方便面。午餐的配菜可以是:

①一份烧豆腐,一份蔬菜,如炒莴苣,烧土豆,白灼芥蓝,清炒油菜,烧新嫩蚕豆,烧扁豆,蒸茄子,西红柿炒卷心菜等;

②也可以是豆腐干或其他豆制品伴炒蔬菜,如豆腐干炒韭菜,黑木耳炒胡萝卜;也可以按照你喜欢的风味,用豆制品、块茎等代替肉类做菜,如用腐竹烧出红焖牛肉 或红烧肉的风味,用豆腐丝炒出鱼香肉丝的风味;

③也可以用坚果炒蔬菜,如腰果炒西芹百合,煮花生伴豆腐干,核桃仁伴花椰菜,松子仁炒玉米,杏仁烧南瓜,云豆炖山药,红枣红豆炖莲藕,龙眼干煲赤豆汤,煮蚕豆等。

(3)瑜伽让下午茶更丰富多彩

如果是傍晚6、7点要上瑜伽课程,就可以不吃晚餐了;如果十二点吃午餐,三点半到四点时候可以作为"下午茶"时间。但要控制在少量,只选一种,以确保胃的排空,有益瑜伽的练习。

①喝一杯酸奶,250～300毫升左右;

②一杯鲜榨果汁,250～300毫升左右,如香蕉汁、菠萝汁、苹果汁等;

③一个水果,如梨、苹果、几粒草莓或葡萄等;

④一碗银耳莲子汤或红豆汤或一杯椰汁、杏仁露等。

温馨贴士:瑜伽练习结束后,不宜马上进食,要等待40～60分钟,如果有早睡习惯就可以不吃东西,直接睡觉,待第二日清晨用高能量早餐。如果有较晚吃晚饭和晚睡的习惯,若感到饥饿,可以吃一个西红柿或一个黄瓜,一个梨。一个即可,不用叠加。如果不够可以再加一杯脱脂奶或豆浆。

健康睡眠

人一生中有三分之一的时间用于睡眠。改善睡眠,对人的健康有着深远的意义,睡眠时间的长短因人而异,有的人只需睡4～5小时,就能保持充沛的体力,有的人却需要睡9小时以上。但只要工作、学习不受影响,就不必担忧,只要你能够很快入睡,一觉睡到天亮,早上醒来神清气爽,就表示你的睡眠时间正合适，你拥有良好的睡眠。

每个人都希望能拥有良好的睡眠，但现代人或多或少都经受过失眠的困扰，要想有一个健康的身体，就必须使白天的活动与晚上的睡眠交相更替，取得平衡。因此，睡眠的内涵是体现个人健康的指标之一，也直接关系到个人的生活质量。

瑜伽作为一种能放松心态、舒缓压力的运动已渐渐进入人们的生活中，已不再是苦修者们修炼的神奇功夫，人们已经把瑜伽当成一种健身、美容的时尚运动。只要坚持练瑜伽，它可以使人的心态处于平和、放松的状态，并且可以开发人的潜能，使人的身体与精神都处于一种非常健康的状态。

睡前做一些瑜伽的放松动作，再加上睡前冥想，可以使人拥有一个好睡眠。睡眠是逐渐放松的过程，当冥想进入深层次时，脑波接近于轻度睡眠的状态，并且在冥想时，人的心率降低，新陈代谢减慢，消耗的氧气也会减少，夜幕降临时，只要你听着瑜伽音乐做 10～15 分钟的冥想，便会很快进入甜美的梦乡……。

4. 瑜伽断食养生法

瑜伽修行，首重筋骨要柔软，只要身体内部洁净，便容易让气血循环加速，一定有助于肢体的伸展，不仅平常要利尿、通便，让废物不要囤积，若能进一步进行果菜汁断食，持续 3～7 天，那身体必然会更加洁净。

人体大约用 40%的能量去消化所吃的食物，而断食则可以省下这些能量将之用于排除体内毒素，并藉以淘汰老化细胞及修补缺损细胞，使人体自然自愈能力得以发挥，疾病得以远离，使冰冷的四肢逐渐回温，僵硬的关节、颈部、肩胛均逐一改善，使筋骨更加柔软。

断食后，肥胖者会自体融解多余脂肪，能快速减肥；瘦者亦可在断食后，因消化吸收能力改善，逐渐回复标准体重。

断食乃是进行全身大清扫，除了能将体内的老、病、废细胞排出体外，并促使荷尔蒙分泌旺盛，体内的荷尔蒙分泌量虽极微，但对生理影响却非常重大，诸如脑下垂体、甲状腺、副肾、睾丸、卵巢、胰脏等内分泌腺，在断食期间会转趋活泼，加速分泌出人体极需的各种荷尔蒙，使得断食期间的内脏机能转趋正常，血液循环变得顺畅，更使皮肤的色泽转为红润，并泛现光泽。

断食能产生自体融解现象，会造成气血不通的阻碍物融解掉，让酸、痛、肿、痒的症状逐渐减轻甚至消失。

断食成功的步骤：

第一步骤：减食

减食天数因人而异，一般建议减食3～7天，但减食愈多天，便是拉长了整个疗程，比方断食7天，但减食进行5天，便是整个疗程，从7天增为12天。减食虽是为断食作准备，但减食本身就已产生了很好的疗效。对整个断食过程，绝对有加分的效果。

减食可分三阶段进行，每个阶段1～2天不等：

第一阶段的减食

一般饮食，多吃水果，食量减至70%，并把握两原则：

(1)禁食嗜好品：如烟、酒、茶、咖啡、零食、槟榔、大蒜、辣椒等。

(2)饮食要清淡：少油、少盐、少糖。

第二阶段的减食

全素饮食，食量减至50%，只吃蔬果、清粥。也是把握两原则：

(1)禁食嗜好品。

(2)饮食要清淡。并且只吃绿叶蔬菜、水果、不吃淀粉类(如米饭、面食、地瓜、马铃薯等)。

第三阶段的减食

全素饮食，比照第二阶段的减食，但食量减至30%。

第二步骤：天然果菜汁断食(通常天数3～7天)。

可按照个人体质、身体状况设计一套适合自己的断食食谱。

范例：塑身苗条的断食食谱。

(1)起床时(6:00)：利尿冬瓜汤500CC

(2)早餐(8:00)：菊花山楂饮500CC

(3)10:00：五汁饮200CC

(4)午餐(12:00)：利尿冬瓜汤500CC

(5)15:00：葡萄柚汁200CC

(6)16:30：五汁饮200CC

(7)晚餐(18:00)：菊花山楂饮500CC

(8)20:00：葡萄柚汁200CC

(9)睡前(22:00)：利尿冬瓜汤200CC

温馨贴士：断食期间水量要足够，才能够彻底排毒，一天最少2500～3000CC。

第三步骤:复食

复食最容易因饥饿感强烈,无法自制,吃得过量或粗纤维太早吃,而导致腹胀难过,伤及肠胃,使断食的疗效功亏一匮,宣告失败!“断食容易,复食难”,许多人尝试断食却反而伤及健康,就是失败在复食太草率,譬如断食刚结束,便马上大鱼大肉,那肯定会立刻伤害胃肠,复食一定要循序渐进,要事先研究:(1)天数;(2)用餐时间;(3)食量;(4)纤维度。逐一探讨,只要能够把握:食量由少而多;纤维由细而粗;细嚼慢咽,复食就可以安全过关。

天数:

按正统的计算法:断食的天数除以3,便是复食的天数。

(1)复食天数=断食天数÷3

譬如断食6天,复食便是2天(6天÷3=2天)。

断食9天复食便是3天(9天÷3=3天)。

3若是除不尽,则要再加一天。

譬如断食8天,复食便是3天。

(8天÷3=2天余2,2天+1天=3天)

断食11天,复食便是4天。

(11天÷3=3天余2,3天+1天=4天)

(2)加强疗效的计算法:

为了要持续断食的效果,并使疗效更好,可以故意将复食的天数延长。

①体力较弱者,复食天数=断食天数,譬如断食7天,复食也7天。

②体力较强者,复食天数=断食天数×2,譬如断食7天,复食刻意拉长为14天。

用餐时间:

每隔2~3小时进食一次。

起床时(06:00):热汤

早餐(08:00):主食+副食

10:00:热汤

午餐(12:00):主食+副食

15:00:水果

16:30:热汤

晚餐(18:00):主食+副食

20:00:水果

睡前(22:00):热汤

复食的食量:

分3~5阶段慢慢增加食量。

譬如复食3天:

第一天:5分饱(低纤维)

第二天:6分饱(中纤维)

第三天:7分饱(稍粗纤维)

又如复食14天:

第1~2天:3分饱(低纤维)

第3~5天:4分饱(低纤维)

第6~8天:5分饱(中纤维)

第9~11天:6分饱(中纤维)

第12~14天:7分饱(稍粗纤维)

纤维度:

食物要由低纤维吃起,慢慢地增加粗纤维,才不会伤及肠胃。

(1)低纤维

主食:五谷奶、燕麦粥、糙米稀粥、全麦面线、冬粉

副食:蔬菜泥、豆腐、精力汤、苋菜、葫芦瓜

水果:木瓜、奇异果、甜瓜、酪梨

(2)中纤维

主食:糙米浓粥、全麦面疙瘩、全麦面条、水果燕麦粥、山药粥

副食:地瓜叶、高丽菜、苜宿芽、生菜沙拉

水果:橘子、苹果、水梨、草莓

(3)稍粗纤维

主食:全麦面条、糙米饭、美肤杂粮粥、山药南瓜糙米饭、红萝卜粥

副食:萝卜泡菜、豆皮什锦菜、海带金针菜汤

水果:柳橙、葡萄柚、菠萝、番石榴

复食过后,恢复正常饮食时,因为刚做完断食,体内十分洁净,吃东西就要特别小心,吃到好的食物,会立刻吸收,有益健康,吃到不好的食物也会马上吸收,伤害健康,故断食后,要尽量避免食炸、煎、熏、烤食物,并且勿吃加工食品。(如蜜饯、泡面、罐头、臭豆腐、斋料、有不良添加物的饮料等)

多吃新鲜蔬菜水果、五谷杂粮,便会因这次的断食,不论是身体或皮肤,

都会产生令人惊喜的蜕变！

让断食效果更成功的三要诀

(1)干刷

干刷是小兵立大功，可加速病体的复原，将菜瓜布用水泡软，再将多余的水甩干，不沾肥皂，由脚底开始，顺着脚、小腿、腹、臀、腰、胸、手掌、手臂、肩膀、颈、耳的顺序往上刷，刷时均朝向心脏的部位，例如脚部朝上刷、颈部朝下刷。

干刷能将全身皮肤毛细孔表面的废物刷除，使毛细孔畅通，皮肤底层的废物才能够源源不断地排泄出来，此即加速了新陈代谢。干刷也是一种全身皮肤的按摩，按摩的目的是活化细胞，提升人体的抵抗力，达到防癌保健的效果。

(2)刮舌苔

舌苔在起床时或断食期间，最容易产生，一有舌苔便要刮除，否则回吞肚里有害无益。

舌苔是一种混合口腔细菌代谢物、黏膜细胞剥落物、食物残渣等的苔状物，附着于舌头表面。

一般而言，舌苔由薄而厚、由少而多，即表示内火上升，病情逐渐恶化。若是舌苔由厚变薄、由多变少，则表示正气逐渐恢复，身体正在好转。

(3)自我灌肠(咖啡灌肠)

①咖啡的制法：

a. 做法是将咖啡豆 10g 倒入 150CC 的滚水中，用研磨咖啡豆机过滤出 1 杯咖啡，或用纯正咖啡粉 10g 直接用 150CC 温开水冲泡。

b. 然后加入温水(37℃)1000CC，调好的咖啡液温度要与体温接近，手指触摸感觉微温即可。

②灌肠的工具：使用挂壁式的灌肠器。

③如何灌入大肠：

a. 将调好的咖啡倒入灌肠器中(要将灌肠器引流管上的夹子夹紧，以免咖啡流出)，然后将灌肠器挂在较高的墙壁上(高度只要超过头部就可以)。

b. 将引流管末端涂上凡士林油，然后用旋转方式慢慢插入肛门，再将夹子放松，让咖啡液自然流入大肠，十分舒服。

c. 咖啡液可分段流入，每次 300CC 左右，分三次进入大肠。

d. 稍稍忍住，用双手以顺时针方向按摩腹部，等到便意强烈时，再顺其自然让废物排出。

e. 排便后，立刻洗澡。

在断食期间，宜多做运动，让全身流汗，加速排毒，更能达到塑身效果。

断食结束后，肠胃消化吸收的能力一定大为提升，此后的三餐饮食若能朝向生机饮食，设计一套营养均衡的调养食谱，便能根本改善体质，重现活力。

若能每隔三个月做一次断食，不仅能祛污排毒，改善疾病，更能快速减肥，净白肌肤。“休息是为了走更长远的路”，建议大家不妨亲身体验一次，若居家嫌麻烦不易进行，亦可参加专业的断食团体活动，体验一次净化身心的断食营，亦不失为省事轻松、逍遥自在的入门好方法。

5. 瑜伽养生注意事项

瑜伽是一种被大力推广的群众健身运动，也是一种良好的养生活动。它通过站、坐、跪、卧、倒立等姿势，配合呼吸、弯曲、伸展、扭转身体各部位，对脊柱、肌肉、内脏器官起到自我按摩及牵引的作用，并可调节神经及内分泌系统，达到保健、消脂、塑身、美容、治疗等功效。练习瑜伽没有年龄、体力和场地的限制，但是要注意以下事项：

(1)空腹时练习，进餐后须三小时左右方可进行。若不惯或不宜空腹者，可在练习前一小时，进食少许易消化之食物：牛奶、酸奶、蜂蜜、水果等。练习后饭量减少，排气、排便增加属正常现象。

(2)减少外物束缚。穿着轻松的有弹力的服装，手表、眼镜、饰物等应除下；最好赤脚练习，天冷练习时脚部须保暖。

(3)每天坚持练习。可一次完成，也可分段练习。每个动作可练习3～5遍，中间须做放松。

(4)禁止在大病和手术后练习瑜伽。经期内根据自己的体能做适当的练习，不要做倒立及强度、难度大的姿势。孕妇及产后练习瑜伽须由专业老师指导。

(5)不可由他人帮助完成动作，或边做边聊天。

(6)沐浴前后30分钟不要练习瑜伽。这是因为瑜伽练习后身体感觉变得特别敏锐，忽冷忽热的刺激是不适合的，可能因而伤害了身体，而且也会消耗身体储蓄的能量，所以沐浴前不要练习。此外，沐浴后血循环加快，增加心脏负担，尤其是心脏病、高血压、低血压、甲亢的患者沐浴后不宜做瑜伽。

(7)练瑜伽时还应注意,瑜伽并不是竞技运动,练习时需要根据个人的身体情况选择合适自己的姿势,配合呼吸,在自己的极限范围内缓慢地伸展完成,最好在专业老师指导下进行。而且,少数难度十分大的姿势只适合天生韧带较软,或自小苦练瑜伽的人,成年后才开始学习瑜伽的人是不适合做这些动作的。

二、养生瑜伽:舒缓痛经三体式

瑜伽果真是妙不可言!瑜伽体式对于舒缓生理期疼痛的显著功效,也被许多从此告别了疼痛的女孩们口耳相传,而其中最有效的正是下面这三个体式。

1. 磨豆式

两腿向前伸直,十指相交往前平举。身躯先顺时针方向转动,以髋部为中点,意念集中在腹部,上体躯干最大可能的往右、前、左、后旋转,配合呼吸,吸气时往后倾,呼气时往前倾。三圈后换逆时针方向三圈。

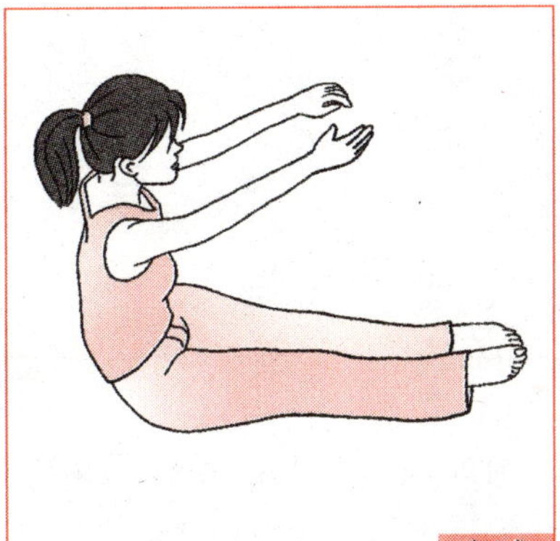

磨豆式

2. 猫　式

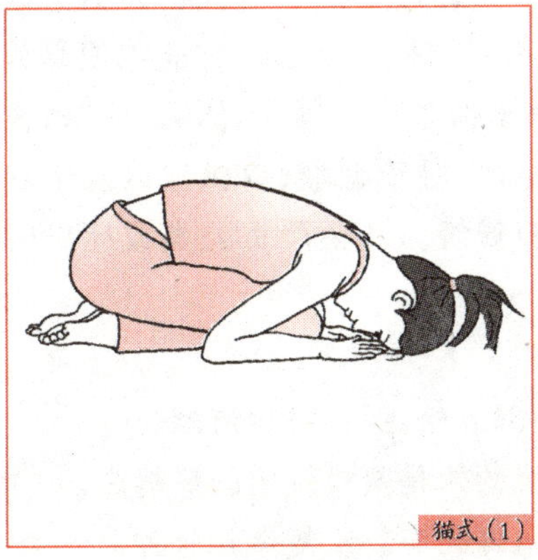

猫式(1)

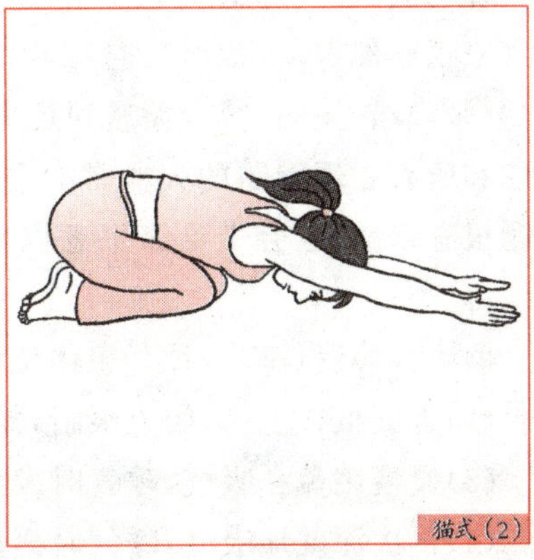

猫式(2)

半身坐在膝盖上，然后慢慢完全前铺上半身，两臂屈肘放于身体的两侧，想象自己像一只蜷缩着放松的小猫，感觉非常舒服。两臂打开向前平伸，舒展拉伸上半身紧绷的肌肉群，加速血液流动，慢慢让自己进入半睡眠之中……。

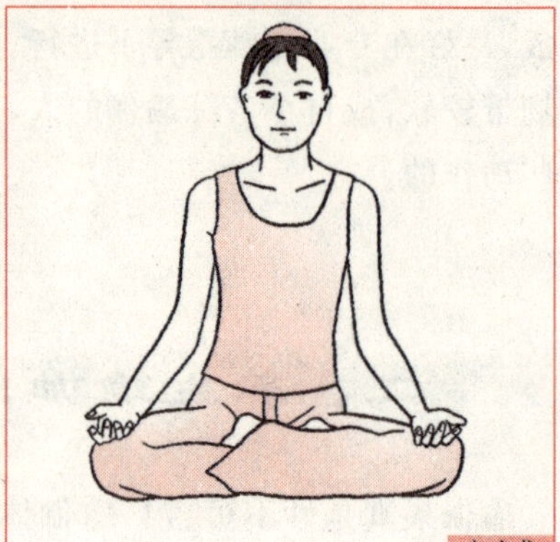
打坐式

3. 打坐式

这个体式的动作非常简单，但要领是自我引导的情绪集中和放松。呈莲花式打坐，手心朝上放松置于膝盖。即使是身体感觉疼痛也尽量让自己微笑，然后闭上眼睛，意念集中，慢慢均匀的呼吸，尽量让大脑陷入宁静的空白状态之中，疼痛也会随之而去……。

三、减压瑜伽

1. 如何用瑜伽缓解神经症状

消沉、紧张、沮丧、精神不集中、焦虑、失眠、疲劳、神经衰弱、偏头痛、头痛……这一切都交由瑜伽来化解。如果你每天练习 15 分钟的调息，有意识地深深吸气和慢慢呼气，那么你的思想会变得更加宁静、清醒和放松。

蜂鸣式调息：蜂鸣式调息对于神经系统有奇妙的影响。它会给头部区域带来很好的振动，练习几遍后，你能进入到放松的状态。它能快速释放压力、紧张，减轻头痛，减少愤怒和焦虑。对于那些处于紧张、压力、失眠、血压问题和所有心理问题的人非常有益，同样，它对于咽喉、扁桃体以及甲状腺问题很有帮助，也会带给思想意识平静和舒缓。耳朵严重发炎或感染时不要练习。

做法：(1)以任何一种冥想体位舒适地坐下。

(2)舌尖抵在上腭，闭上眼睛，保持面部放松，保持意识清醒。

(3)慢慢用鼻孔吸气，呼气时发出低沉的像是蜜蜂发出的蜂鸣声。

(4)再次深度地吸气，呼气时再次发出蜂鸣声。重复做几分钟。

胸式呼吸：具有其他呼吸（腹式呼吸、肩式呼吸及完全式呼吸）的所有益处，增强肺活量，扩展胸腔和肺部。减少肺部的毒素。处于紧张、消沉压力、头痛的人可以从中获益。辅助治疗多种疾病。

做法：用任何一种感觉舒适的冥想体位坐下来，通过鼻孔缓慢深长的吸气，扩展你的胸腔和肺部，再缓慢彻底地呼气，这是一轮。连续练习10～15轮。

圣光调息：可以将体内的毒素、意识的紧张和压力迅速排出体外，可以减慢思考的速度，进而使思想意识更加平静和放松。减少嗜睡、困倦、失眠、迟钝，改善头部区域的血液循环。对于经常感冒、咳嗽、流鼻涕的人也非常好。圣光调息还可以保持呼吸的清新舒畅，治疗口气。要空腹或饭后3～4小时后做圣光调息，关键是你应该感受胃内清爽而不要有很多东西。如果你感觉胃里有很多东西，即使是胀气，也不要练习圣光调息。

禁忌：圣光调息非常好，但不是对所有的人都是好的。高血压、心脏病、癫痫病、中风、疝气、胃溃疡、严重背痛、脊椎僵硬、近期任何腹部手术、腹部疼痛、鼻腔肿胀、眼睛疼或肿胀、流鼻涕、流鼻血、耳朵化脓、严重咽喉痛、月经期和怀孕期，不要做圣光调息。

做法：(1)用任何一种简单的冥想体位坐下来。

(2)慢慢用鼻孔吸气，然后用鼻孔用力呼气。用力吸呼气时，腹部肌肉向内略收缩，放松腹部时自然吸气。

注意事项：练习时尽量保持背部和颈部挺直，同时也要放松；双肩放松，面部放松，闭上眼睛。呼气后自然吸气。当你做圣光调息时，会产生很大的呼气声音，许多粘液、毒素和压抑的思想会出来。你会变得好像没有了重量，你会进入深层的静寂中……。

练习重点：呼吸、调息以及练习平衡的体位会对此类状况帮助极大，同时需要加强身体各部位的协调性。

呼吸方法：胸式呼吸、圣光调息、蜂鸣式调息。

体位：战士式，舞王式，鸟王式，三角伸展扭转式，眼镜蛇式，肩倒立式，鱼式，月亮式，完全式放松。

战士式：扩展胸部，增加肺活量，强健双膝、臀部和脚踝。增加肩膀、髋关节、膝关节和踝关节的灵活性。减少臀部脂肪，修正腿部线条。此体位对于增加自信心非常好，可消除体内气息和能量的堵塞。无论何时，只要你感到紧张，丧失信心，你的胸会向下塌，脖子也向前探。如果你心情沮丧，你不会看天空或者向前看，而是向下看。因此，无论何时你看到有人走路时总是低着头，这表明他感到紧张或者情绪低落。这类的体位都可以扩展胸部，增加信心、意志力和耐力，如眼镜蛇式。

禁忌：如果膝关节疼痛，那么不要做这个体位。如果你不经常练习而直接做或者保持此体位，你可能会眼花。

舞王式：此体位加强腿部、膝盖和踝关节的力量，增加背部灵活性，改善肾脏和肩关节，改善呼吸，扩展胸腔。增加专注力和信心。减少肺部的毒素。练习此体位后，从下半身到上半身，全身的气息和能量都趋于平衡。

禁忌：肺部虚弱、膝盖疼痛的人，请不要做此体位。这些人可以练习其他体位来强壮关节。

鸟王式：加强双腿膝关节和踝关节的力量。增加专注力，放缓意识，心态更平静。放缓呼吸，对高血压患者有好处。如果保持几分钟，你将体会到心态的平静。

禁忌：关节疼痛和腿部非常虚弱的人，不要做此体位。

三角伸展扭转式：此体位可以加强腿部、膝盖和脚踝的力量。减少腰臀部脂肪，塑造腰部、大腿和肩膀的完美线条。对于平衡下半身的气息和能量非常好。如果你在这个体位上放松地保持，你的整个身体会感觉越来越轻。

禁忌：有严重脊椎问题者、近期腹部动手术者、心脏病和高血压患者，请不要做此体位。

眼镜蛇式：改善脊柱灵活性，强健脊柱肌肉。眼镜蛇式对于背痛、椎间盘突出的康复非常好。如果练习方法得当，此体位甚至可以治愈脊柱的伤病。它扩展胸腔，增加肺活量，强健肩膀，可以增加意志力、信心和耐力。所有的脊神经会变得更灵活、更强健，心神更安定，消极情绪也会减少。

禁忌：近期做过腹部手术者不要练习此体位。记住，如果近期做过任何手术或者在事故中流血或受伤、有剧烈疼痛等，就不要练习任何体位。

肩倒立式：有助于治疗痔疮、疝气和月经不调，以及保持甲状腺健康。改善头部血液循环和面色，让头发更亮泽健康。循序渐进地进行练习，你会慢慢感觉到你的身体会像花朵一样轻盈。

禁忌：颈椎关节僵硬、高血压、心脏病、严重头痛、鼻眼耳痛者，不要练习。

鱼式：增加肺活量，扩展胸部，对甲状腺有益。改善背部灵活性。塑造前胸和颈部线条，伸展腹肌。改善头部血液循环，强壮肾脏，对所有呼吸问题都有好处。

禁忌：近期做过腹部手术、颈椎僵硬和严重头痛者不要练习。

月亮式：增加血液在头部的循环，激活脑细胞，增强背部柔韧性，使脊柱更为灵活。它非常容易做，也有非常多的益处，这个体位对平衡整个身体的气息和能量流动非常好。停留时保持缓慢规律的呼吸，可以帮助思想意识平静放松。

禁忌：严重的高血压、心脏病、哮喘或者有严重呼吸问题、胃炎、胃溃疡患者，请不要练习。

完全式放松：在关注呼吸的同时放松全身。它可以很好地平衡体内的气息和能量，让思想意识进入平静而放松的状态。你会感受到你与自己融为一体，身心会获得彻底的松弛。感觉紧张焦虑失眠的人，睡前最好仰卧做完全式放松。

提示：如果身体太虚弱，就只练习调息，调息同样会有很大的帮助。

2. 瑜伽慢跑锻炼法：消除忧郁

现今慢跑虽然盛行，但许多人对慢跑的方法却有很大的误解，以错误的方式进行慢跑，致遭运动伤害。有些人强迫自己拼命使劲拉紧肌肉而试图跑得更快，致使慢跑变成自我折磨。慢跑时最好穿着暖和而吸汗的衣服，如棉质汗衫，或任何宽松的衣服都可以。要以保持身体暖和、增加发汗量来帮助身体的新陈代谢。穿任何舒适的跑鞋都行，但如果在马路上慢跑，鞋子要有好的鞋垫。在泥土地上慢跑比较好，但要特别注意避免跌倒或扭伤。慢跑前，先做暖身运动和练习深呼吸是非常重要的。

慢跑时，步伐缓慢均匀而有规律，才能持续较长时间而不劳累。慢跑的适当呼吸法，以横隔膜呼吸为佳。应该用鼻子呼吸，呼气时间是吸气的两倍。呼气时应该完全呼尽才能把体内毒素排除。当你全神专注在呼气时，应静听一下气息从软颚通过鼻腔的声音。调整慢跑步伐的良方，就是以你对空气的需要量而定。如果你无法从鼻子吸进足够的空气，那就是你跑得太紧张了，太快了，应该把步伐放慢一点，或改用步行，直到把呼吸调匀为止。如果你仍然能用鼻子吸气和呼气，那么，你还能够把能力发挥到最大极限。若能以自己体能的3/4进行慢跑，则慢跑是舒适的、有益的。

最佳的慢跑方式是用脚尖来跑步，这样可保持步伐轻盈，也可刺激慢跑的效果。慢跑时不要张口或猛然挥动手臂。保持由鼻子呼吸，闭拢双唇，把手臂轻举至胸前，手握拳，有规律地前后摆动，并使手肘靠近身体。肩膀一定要放松并把头抬起,保持脊骨平直,呼吸时让腹部自然向内外移动。慢跑时一定要全神贯注,特别要配合呼吸,享受慢跑的乐趣。因为肌肉松弛,肺里和血液中的氧气可以自由流动,心灵也宁静下来。

慢跑时遇到下坡要特别小心,把速度放慢,脚步减轻,才不会伤到膝或足部。慢跑本身应该是有韵律的,自然的,动作应该是平缓的,优雅的。

慢跑有各种不同的变化,扭转式慢跑是很好的一种。所谓扭转式慢跑,就是将躯干配合步伐的节奏,从一边扭转到另一边。当双臂划动时产生动力,双手抬起的幅度决定了扭转点。这种扭转可强壮脊椎神经并按摩内脏。另外一种变化方式是两臂高举过头,双手合掌地慢跑,这可扩张胸部,使得更多的新鲜空气流入肺部,而且可以让双臂、胸部和腹部有良好的伸展。第三种方式便是慢跑时把膝盖抬高,然后,用脚后跟踢臀部。这种慢跑方式可以帮助膝盖关节的活动,但需要更多努力才能做得好。

慢跑结束时,不要马上停下来,否则,身体会变得僵硬。如果呼吸方法正确,则会大量出汗,于是便清洁了全身的系统。慢跑后最少应该半小时后才可沐浴,否则会伤身体,并且毛孔也需要有时间让废物排泄出来。在这时身体应该保持温暖。慢跑后再做暖身拉筋伸展,可以避免抽筋或肌肉酸痛,瑜伽动作对此收效很大。慢跑前做瑜伽动作可使全身放松,精神振奋。慢跑后做瑜伽动作则可使心灵整日保持宁静和平衡。如果你较肥胖、年长或体力不好,则应在慢跑前开始步行。

清晨,空气特别清新,很适合慢跑。傍晚,当你精力低竭,是另一个慢跑的好时刻。因为慢跑会重新调整新陈代谢,使人充满活力。最困难的是持之以恒,养成习惯。千万不可在饭后不久就跑,至少要在用餐后几个小时才能为之。在户外慢跑比在室内好,但在室内或原地跑又比不跑好。一天最好能早晚练习两次,不需要超过十五分钟即可收到效果。以轻松舒适的步伐跑 500 步,呼吸大约 100 次,是一个很好的跑程。每天跑 4800 米,是应该努力迈进的目标。长程快跑的效果不及短程有规律的慢跑,也不能达到生理、心理上的益处。

女性也可像男性一样练习慢跑,但要避免在月经期间、怀孕的最后五六个月及分娩后的六周内进行。妇女在慢跑时应保护她们的乳房,穿着固定乳房的衣服或胸罩。妇女慢跑时脚尖须轻轻着地,避免引起子宫移位。由于妇女较少从事其他类型的体力活动,身体也较脆弱,因此,慢跑对她们尤其有益。

慢跑对儿童也很好。虽然孩子们经常跑、跳、玩、乐，但由于没有接受有系统、有规律的练习，所以大多数人体格不好，慢跑可以纠正此种缺陷。

3. 治疗失眠的瑜伽练习

在充满睡意的清晨，身心感到很舒畅，实质上是意识还处于休眠状态，这时正好是提高身体回复力和自然治愈力的最佳时候。在睡眠过程中，身体会朝各个方向翻身，虽然感觉好像没睡好，实质上对于恢复身体来说是很重要的。在白天生活中引起的身体的歪斜，通过睡眠可调整身体。但是，依靠单纯的自然回复力是不能彻底改变身体的状态的，睡前请按照进程表来调节身体，您将会迎接一个舒服、清爽的清晨。进程表的流程：猫式—兔子式—开肩式—肩立式—鱼式—仰卧腹式呼吸。

猫　式

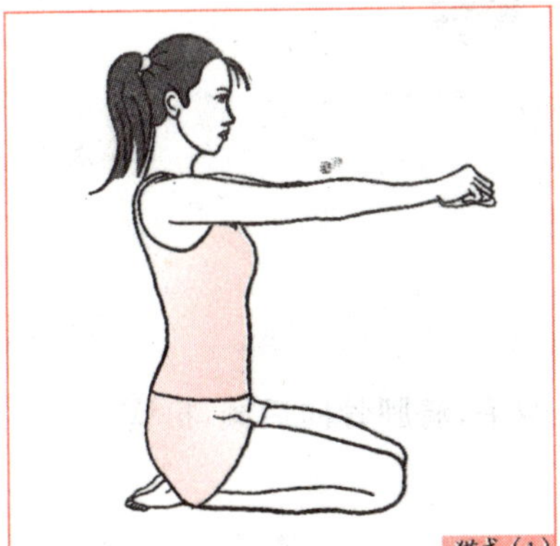
猫式（1）

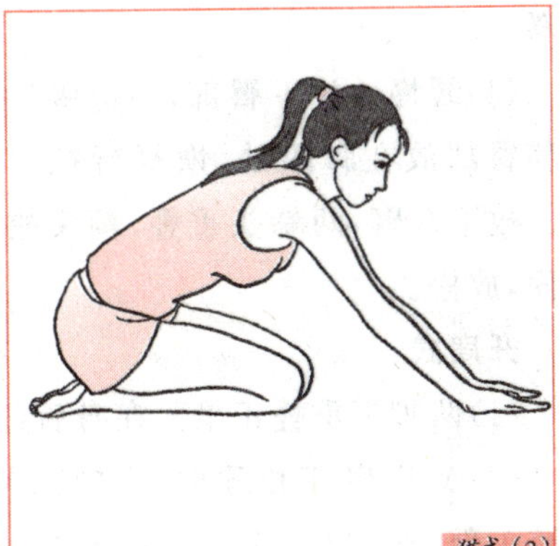
猫式（2）

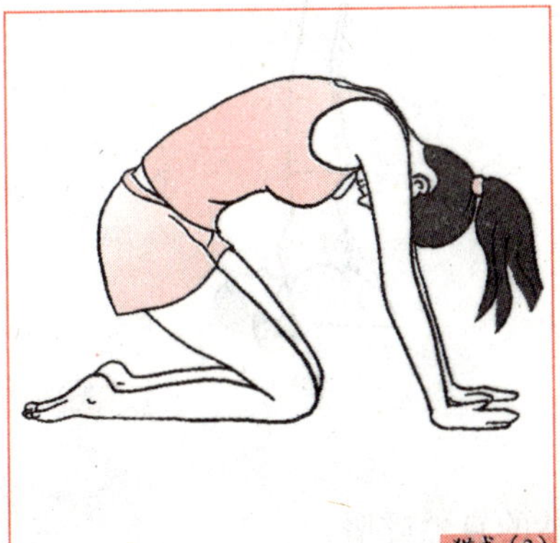
猫式（3）

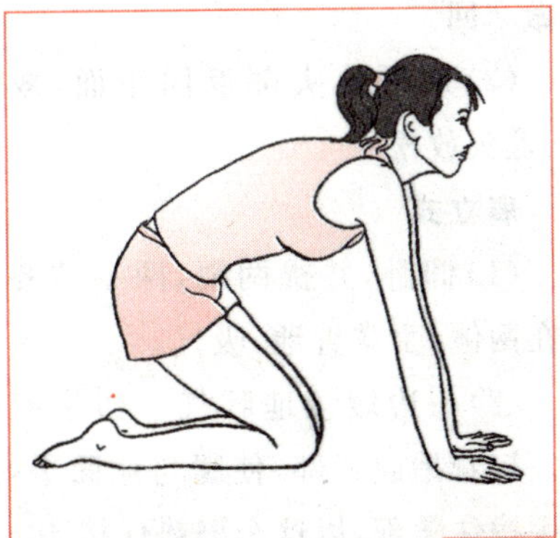
猫式（4）

(1)两脚不重叠正坐。两手放在膝盖前,上体向前倾,额头着地。

(2)缓慢地抬起臀部,体重稍微由头部来支撑。

(3)使臀部缓慢地稍微向下,一边使头部朝各个方向反复转,有按摩头部的效果。

(4)使臀部恢复到脚跟处,两拳重叠,额头放在拳头上。放松。

兔子式

(1)正坐,两手在身后交叉,缓慢地吸气,伸直背部挺胸,伸直颈部。

(2)一边呼气一边以行礼的姿势,上体向前倾倒,缓慢地抬起臀部。

(3)一边抬起臀部、一边使头顶着地并承受一定体重,使身体稳定。缓慢地抬起两臂。用自然呼吸来体味刺激。

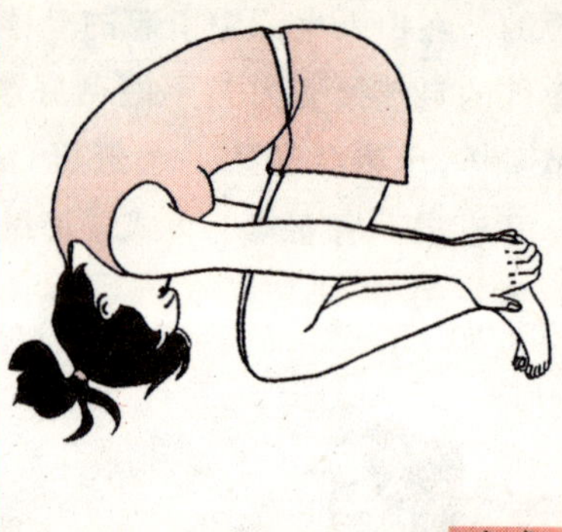
兔式

(4)缓慢地放下臀部,一边吸气一边使臀部放在脚跟处,恢复行礼的姿势。放下双臂,两拳头重叠,额头放在上面,放松。

开肩式

(1)两脚不重叠正坐。在身后处交叉两手,肩胛骨向后倾,挺胸。

(2)放松肩部和颈部,头向前倾。旋转头部,按照后、左、右的顺序。接着反方向旋转,转一回8秒,左右缓慢地做2回。

(3)最后使头部返回正面,放松手、低头放松。

肩立式

(1)仰卧,并拢两腿,两手整齐地放在两侧,手掌着地,吸气。

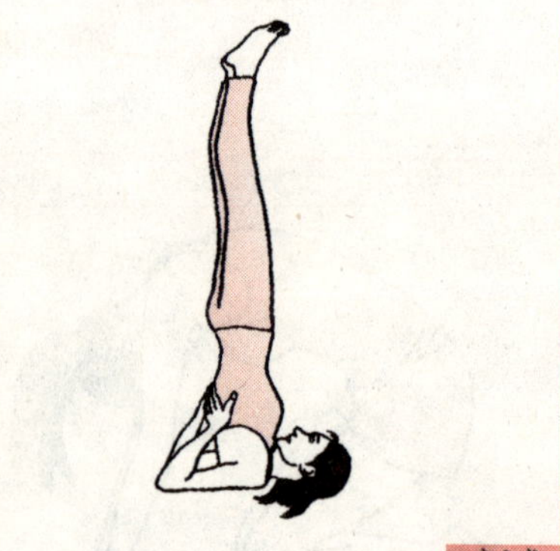
肩立式

(2)一边缓慢地呼气一边抬起两腿。接着抬起臀部,使腿与地面平行。两手按住腰部,以这个姿势保持10~20秒的自然呼吸。

(3)一边吸气一边使臀部放下,恢复到使腿与地面成90度。接着,把意识集中到腹肌,一边吸气一边放下两腿。

(4)恢复两手的位置,仰卧放松。

鱼 式

(1)并拢两腿俯卧,手掌着地,放在臀部下面,呼气。

(2)吸气,用肘部按住地面挺起胸部,抬起下颚,用头顶来支撑。

(3)保持此姿势缓慢地挺胸拱背保持10~20秒的自然呼吸。

(4)呼气,返回(1)的姿势。仰卧放松。

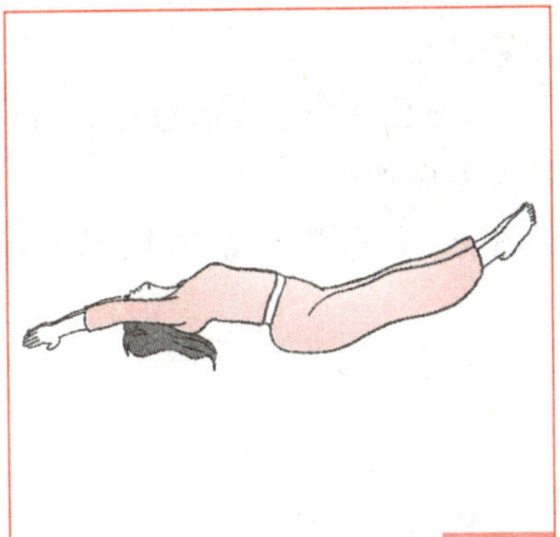

鱼式

仰卧腹式呼吸

(1)仰卧,两腿张开与腰同宽,用两手的拇指和食指做出三角状,放在肚脐周围。

(2)一边吸气一边在心中缓慢地数数。

(3)一边数一边尽可能地呼气,数到9之后缓慢地呼吸放松。

4.放松心情的瑜伽练习

健身功效:长期持续性地紧张,会使紧张聚集很多,会导致紧张的身体更紧张。一口气放松,会使全身都感到放松、舒服。短短几分钟会有舒展筋骨的功效。

动作要领:

(1)仰卧,闭目。两脚张开比腰稍宽。手掌朝上,身体悠闲地与大地接触。

(2)大口吸气,停止吸气后脚尖用力弯曲,接着小腿、膝盖、大腿、臀部用力。

(3)呼出气体,把手放在拇指中握紧拳头。

(4)再一次深深地吸气、停止。用力抬起臂部,使肩部贴近耳朵,脸部因为用力而扭曲的状态。

(5)从脚尖到头顶让全身再一次紧张,保持3秒。呼气,放松全身。

(6)闭目、把意识集中到脚尖,感觉心情放松。意识中按照顺序依次放松脚掌、脚踝、小腿、膝盖、大腿、腿根。

(7)从臀部、腰部、背部、两肩、腹部到胸部全体放松。接着,臂部从肩向下放松,从上臂、肘部、前臂、手腕到每根手指。

(8)接着,头部、下颚、口部、脸部、眼部周围、眼睛深处、太阳穴、额头、头部全部放松。

(9)充分体味全身的放松,保持5分钟左右。在心中缓慢地数5个数,之后睁开双眼放松。

注意:紧张后放松可以明显感觉到身体的变化,请充分体味放松的感觉。

5. 焦虑的瑜伽练习

净化气道呼吸

健身功效:使用每一个单鼻来呼吸,使左右鼻的能量平衡安定,使心态平静。缓慢而深长的呼吸可以使心情稳定,净化能量流动的气道。

动作要领:(1)安乐坐。放松肩部。弯曲右手的食指和中指,左手的拇指和食指做出环状。

注意:坐时要抬起下巴,伸直颈部、腰部和腹部,正坐。两脚在脚踝处交叉。

(2)右手的拇指按住右鼻,从左鼻呼气,呼出残气。后再经过3~5秒缓慢地从左鼻吸气。

(3)从右鼻处离开拇指,用食指和小指按住左鼻,用右鼻缓慢地呼出,6~10秒呼气。

(4)做完(3)后,同样从右鼻缓慢地吸入3~5秒气体。用拇指按住右鼻,缓慢地从左鼻呼出6~10秒气体。(2)、(3)、(4)为一组。做5组。

注意:呼气的时间是吸气时间的2倍。

6. 消解郁闷的瑜伽练习

伸直臂部的呼吸体操

健身功效:从口中长长呼气,呼气时要有种能够吐出心里烦闷和不安的意识。深深地呼吸可使氧气输送到身体各个角落,使心情愉快,还有缓解肩部酸痛的效果。

动作要领:(1)两脚张开与腰部同宽站立,从正面伸直两臂,拇指放在掌中握拳。

(2)一边吸气一边把拳头拉向身体,挺胸收腹。感觉手中握有空气,重心倾向于脚尖。

(3)从口中"呼"地呼气,两手与手腕成直角,象是推压空气一样伸直手臂。重心倾向于脚尖,尽可能不要眨眼。吸气、呼气一组做10次,休息后再做3组。

(4)两臂放下,双脚张开与腰部同宽,放松。

7. 解除腿部疲劳的瑜伽练习

鹭鸶式

健身功效:腿部因为是身体低的位置,静脉血会很难返回到心脏,容易引起疲劳和浮肿。拉伸膝盖里侧的动作可以促进静脉血液循环,使腿部肌肉柔软并可消除和预防疲劳。

动作要领:(1)伸直两腿正坐,立起右膝。两手握住右膝的脚尖,吸气。

(2)一边呼气一边把一只腿向上抬起45～60度。(弯曲膝盖也可以,如果有能力,可伸直腿。)一边吸气一边弯曲膝盖,放下腿。做3次。

(3)在练习时当感到大腿内侧受到刺激时停止。保持10～20秒的自然呼吸。

(4)左右腿同样这样练习,伸直两腿。喘气放松。接下来,伸直两腿,然后用力扣住脚趾,再突然张开脚趾,反复做5回。

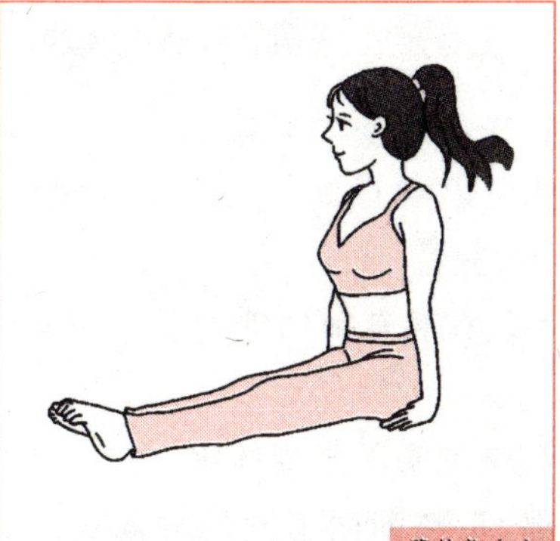
鹭鸶式(1)

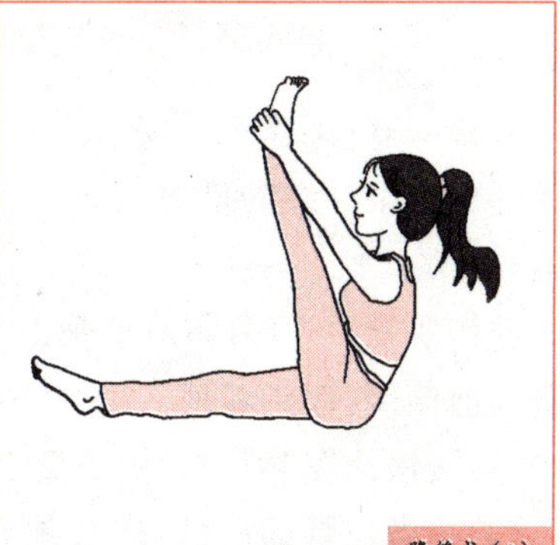
鹭鸶式(2)

8. 解除颈部疲劳的瑜伽练习

猫　式

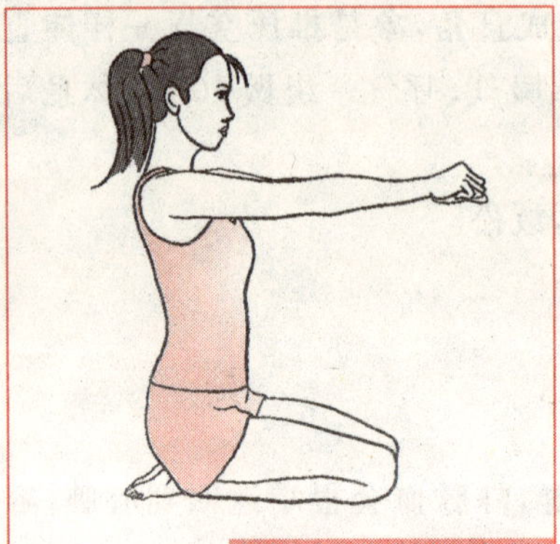

解除颈部疲劳的瑜伽猫式(1)

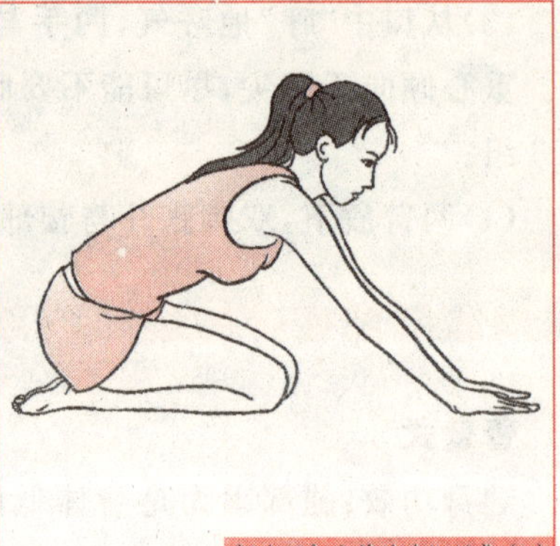

解除颈部疲劳的瑜伽猫式(2)

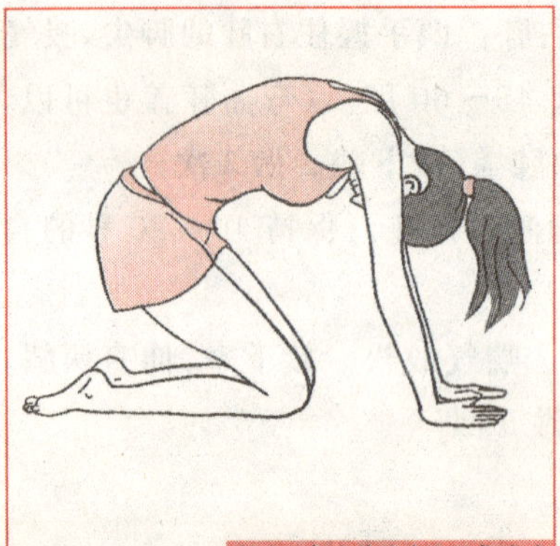

解除颈部疲劳的瑜伽猫式(3)

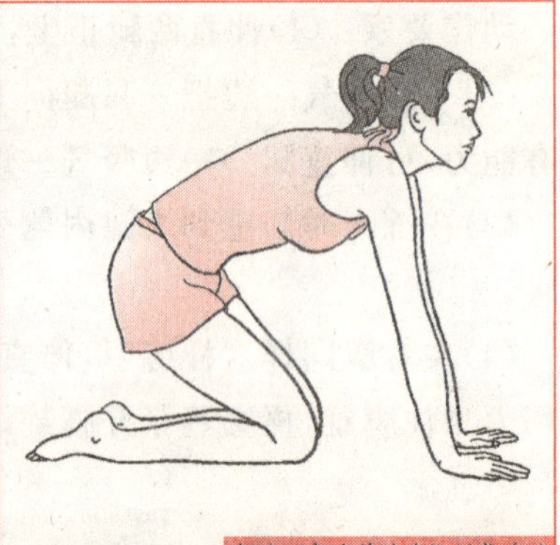

解除颈部疲劳的瑜伽猫式(1)

健身功效:支撑头部的颈部,会因为姿势歪曲而受到影响,因为颈部是身体部位中很纤细的敏感部位。这个姿势可以矫正头部的歪斜,消除颈部疲劳。

动作要领:(1)两脚不重叠正坐。两手放在膝盖前的地面上。用辞谢的姿势向前倾倒,额头着地。

(2)缓慢地翘起臀部,两手支撑头部,稍微使头部承受体重。

(3)稍微使臀部放低,缓慢地转动头部,头部朝向不同的方向转动。自然呼吸反复重复动作(2)、(3)有按摩头皮的功效。

(4)返回原位时,把两个握住的拳头上下重叠,额头放在上面,喘气放松。

注意：如果脖子有些僵硬，在做头部转动时，用双手支撑头部。

开肩式

健身功效：如果颈部周围感到紧张，会使肩膀周围酸痛，导致颈部疲劳，还会导致头痛和眼部疲劳。两手在身后交叉，在肩膀安定的状态下旋转颈部，可促进血液循环，消除疲劳。

动作要领：(1)正坐，两手在身后交叉，肩胛骨向后倾，挺胸。

(2)放松肩部和颈部的力气，头部向前倾。头部按照右、后、左的顺序旋转。接着，按反方向旋转后恢复到原位。每次保持8秒，左右两边各做2次。

(3)最后返回正面，放松手、头部。

9. 解除肩部酸痛的瑜伽练习

全弓式

健身功效：因为向前弯腰可引起肩膀酸痛，通过向后扳腰，可矫正姿势，解消酸痛。

动作要领：(1)俯卧，额头着地。两手从外侧紧紧地抓住脚踝。

(2)一边缓慢地吸气一边抬起腿。拉紧腿，随之抬起上体。不要弯曲肘部，一边呼气一边返回到动作(1)。做3组。

(3)在第3回时尽可能抬起腿和上体，保持5～10秒的自然呼吸。

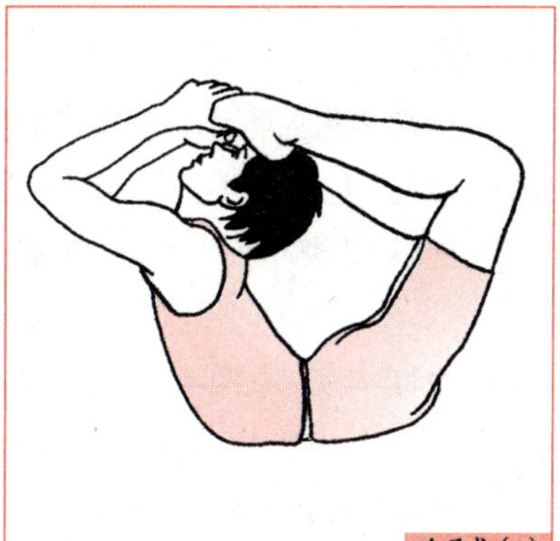
全弓式(1)

(4)放下上体和两腿。俯卧，喘气放松。

注意：当腰部有异常状态时就停止做。不要弯曲肘部。

肩立式

健身功效：舒展肩部周围的肌肉和颈部肌肉，解除缓解肩部和颈部的酸痛。可促进头部的血液循环，对于大脑不清晰或是眼部疲劳也有效果。还可锻炼腹部肌肉，能使腿部灵活抬起。

动作要领：(1)仰卧，并拢两腿。两手放在身体两侧，手掌着地，吸气。

(2)一边缓慢地呼气一边抬起腿部。接着，抬起臀部使腿与地面平行。

如果能做到,可以试着让脚尖越过头顶着地。

(3)保持(2)的姿势,自然呼吸。

(4)一边吸气一边使两腿与地面成90度。接着把意识集中到腹部肌肉,一边呼气一边放下腿。仰卧放松。

四、瑜伽调理肠胃

1. 瑜伽与肠胃病症抗衡

提到肠胃问题,几乎是每个人都有的,有的人花了很多钱还是不能根本解决,实在让人头疼。肠胃比较常见的病症和病因主要有:

(1)溃疡:多为胃溃疡或十二指肠溃疡,溃疡的原因一般是器官受到了咖啡、酒、香料等食物的刺激或者是精神过于疲惫,也有的是因为姿势不正确引起的。

(2)食欲不振:原因非常多,如精神过度疲劳,失眠,胃、肠、肝、肾等部位的炎症,便秘、痢疾等等。

(3)慢性胃炎:分为胃液过多的胃酸过度症以及没有胃酸分泌的无酸症。

(4)慢性痢疾:原因有吃得太多、喝得太多,缺乏胃酸,胰脏障碍引起的消化液缺乏,大小肠的疾病,神经过敏症。

(5)便秘:因为大肠的蠕动弱、腹肌也弱,脑的指令和肠的指令不配合,过多使用缓泻剂等造成。

如果疾病不是非常严重,只要消除紧张,让血液循环变好,正确的调整脊背上的自律神经就可以很快收到明显的效果。

比较有效的方法是:

婴儿式

动作:(1)仰卧,弯右膝,双手抱住拉向腹部上面,吸气按在腹部。

(2)呼气,抬头,头触膝,左腿保持伸直,保持10~15秒,回位。

(3)抱双膝,压双膝至胸部,呼气,抬头触膝,深呼吸4次,回位放松,重复另一条腿。作用:治疗便秘,增加肠蠕动。

鳄鱼式

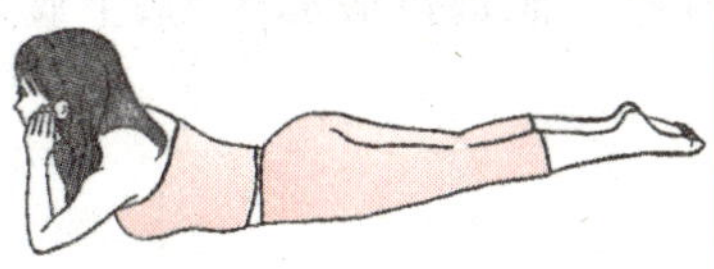
鳄鱼式(1)

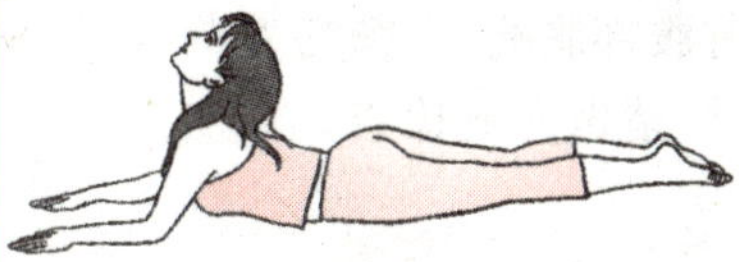
鳄鱼式(2)

动作:(1)趴俯在地面上,两腿并拢,慢慢地把胸部从地面抬起,两臂平行伸直,放在头前,掌心向下。弯曲双手肘部,用两个手掌托着下巴,平稳地呼吸,休息放松。放松时应把注意力集中到自己的呼吸上,保持这个姿势,呼吸15～30次。

(2)将两手及小臂平放在地面上,头部,胸部同时向上抬起,顺畅地呼吸,然后微闭双目,放松休息。尽量长久地保持这个姿势。然后回复到起始姿势,重复此过程3～6次。

提示:亦可屈膝仰卧后,膝关节左右倒。

作用:预防治疗胃溃疡、十二指肠溃疡及腰痛。

2. 瑜伽脊柱转动式调理肠胃

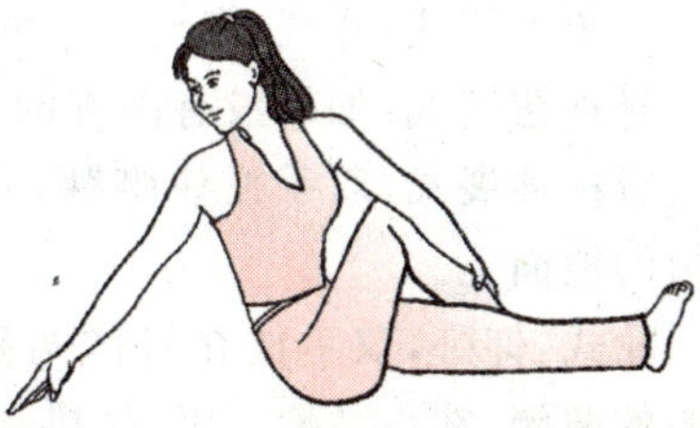
脊柱转动式(1)

工作压力大,生活不规律,饮食不节制……肠胃越来越不顺。瑜伽体位法大多围绕腰、腹进行,有着挤压脏腑、排除毒素、理顺肠胃的作用,还能帮助纤腰收腹。

脊柱转动式

(1)坐姿,两腿并拢向前伸直。

(2)吸气,将一侧腿收回,脚掌放在另一侧膝盖外的地面上。手扶脚踝。保持脊柱自然伸展。

(3)呼气,另一侧手轻扶臀部后侧地面,略微推动,使脊柱向后拧转。眼睛尽量看向身体后侧，控制姿势，保持均匀呼吸。

这个姿势被印度瑜伽医学院特别推荐，可以缓解腰椎疲劳，挤压腹脏，排除体内浊气、疝气。伸展腿部后侧肌群。

自检：反复做3次，停留姿势15秒。配合腹式呼吸。如果发现保持姿势时有腹部胀痛、胃肠痉挛等现象，并且伴有腹部肌肉群收缩无力、上腹部刺痛感，请做专业检查。

3. 生活调理方法

(1)每天清晨空腹喝一杯蜂蜜水或淡盐水有效帮助清理和护养肠胃，防止和改善便秘。

(2)少食刺激性强的辛、辣、酸等食物。早餐宜食粥类等温补类食品。

(3)慢性胃炎、胃酸过多者，可随身携带一些全麦面包片、饼干等淀粉、碳水化合物的食物，以防胃部过空造成胃部不适。

五、瑜伽美丽你的脊柱

1. 使脊柱完美

"你的脊柱有多柔软，人就有多年轻"。瑜伽可以使脊柱完美，但是，完美的瑜伽姿势并非一蹴而就。专业的瑜伽师为我们演示如何利用辅助工具，轻松塑造完美的瑜伽脊柱。

三角伸展式：呼气，慢慢向左侧弯腰，左手放在左脚旁的地面上。

脊柱扭转式：如果没有困难的话，可以将双手在背后直接相握。

脊柱伸展式：双手抓住脚踝，身体尽量接近腿，最终双手手掌可平放在脚边的地面上。

轮式：仰卧，双手放在身体两侧。屈腿，脚后跟紧贴大腿后侧。双手移到头的两侧，掌心贴地。吸气，拱起背部，髋部与腹部向上升起。

犁式：仰卧，手臂放在身体的两边。吸气，抬起双腿上举越过身体，呼气，将两腿向后放在头的上方。脚趾触地。

骆驼式：双膝跪地，两腿略微分开，双手叉腰。吸气，缓慢将脊柱向后弯曲，收缩臀部的肌肉。呼气的同时，把手掌放在脚掌上，颈部向后放松。

2. 瑜伽拉伸脊柱恢复挺拔身姿

日常工作学习中，许多人常常一坐就是一天，时间久了，脊柱受到身体重力压迫，可能会引起腰背肌肉疼痛，人也似乎矮了一截。下面几个简单的小动作，经常做，能拉伸脊柱，锻炼背部肌肉，让你恢复挺拔身姿。

犁式

仰卧，手臂放在身体的两边；吸气，抬起双腿上举越过身体，呼气，将两腿向后放在头的上方，尽量使脚趾触地。

骆驼式

双膝跪地，两腿略微分开，双手叉腰。吸气，缓慢将脊柱向后弯曲，收缩臀部的肌肉。呼气的同时，把手掌放在脚掌上，颈部向后放松。

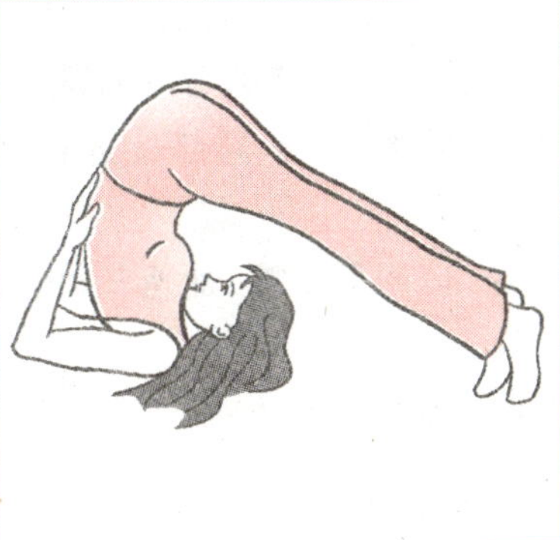
犁式（2）

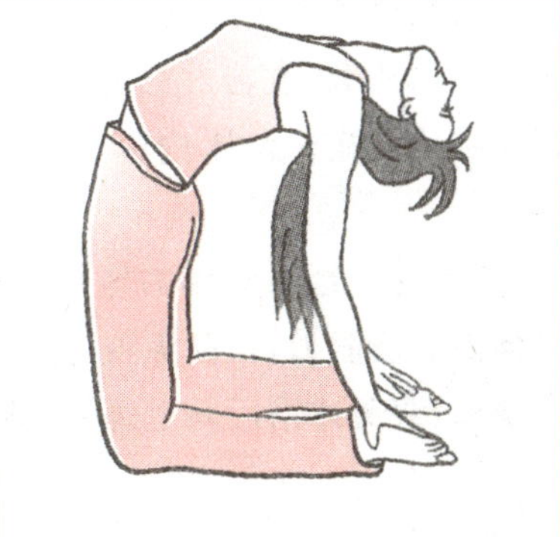
骆驼式（3）

三角伸展式

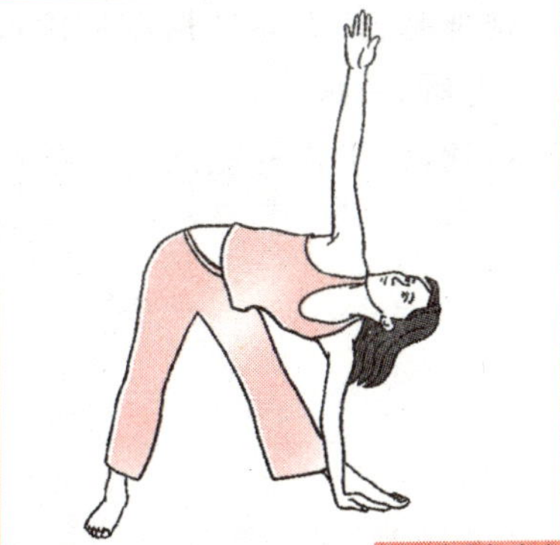
三角伸展式（4）

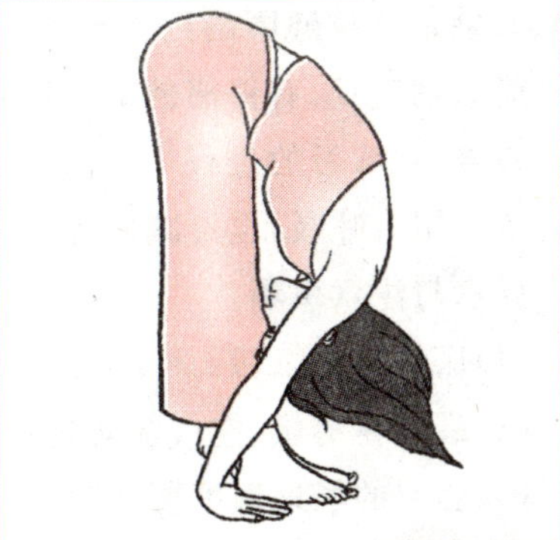
脊柱伸展式（5）

直立，双脚比肩稍宽，呼气，慢慢向左侧弯腰，左手放在左脚旁的地面上，停留30秒，然后向相反方向重复这个动作。

脊柱伸展式

直立，双脚与肩同宽，向前俯身低头；双手靠近地面，抓住脚踝；身体尽量接近腿，将双手手掌平放在脚边的地面上。

六、经络瑜伽

1. 什么是经络瑜伽

经络瑜伽是依循经络而设置的体位法练习，针对性地刺激相应经络并配合腧穴的按摩，改善淋巴腺体的循环，促进皮肤和身体器官的新陈代谢，增强免疫力，调节人体内部机能。并根据不同形体、不同部位进行强化锻炼。

功效：通过经络瑜伽的练习，可以刺激经络，调节脏腑，加速气血循环，激发体内抗病能力，提高免疫力。

禁忌：避免沐浴后马上练习，感冒发烧者忌练习。

2. 清理经络调息功

“清理经络调息功”练习的益处：可使心性平静、安定血液系统、清除毒素、整个身体由引入体内额外氧气供应所营养，二氧化碳有效的排出体外，全部结果是全身健康的巨大改善。清洁了脑细胞，使大脑中枢以更接近最佳的能力，肺中所有停滞的空气被去除，净化左脉、右脉。

警告：在练习的过程中，不应有气促的感觉，如果你有或感到要赶忙呼吸或迫切用力呼吸，也可减短呼吸的过程。

提示与注意事项：

(1)保持空腹练习。

(2)最好在清晨，空气流通的地方练习。

(3)练习的场地温度要适宜、安静。

(4)此练习方法可以每天练习两次，清晨或晚上。

(5)完成练习后，放松5分钟。

练习方法：

选择一个适合的瑜伽冥想坐姿之一，如至善坐、莲花坐或简易坐打坐。一定是能够舒适地坐足15分钟的一种姿势。背部要保持伸直，双手放在膝上。闭上眼睛，放松休息。把注意力集中在自己的呼吸上。记住：在整个练习过程中呼吸要自然。呼吸可以尽量深长，但以不感气促为限。

这个练习应按以下阶段进行：

第一阶段：(1)你要用右手来控制通过鼻孔的气流。这样做的最好方法是：把食指和中指自然向内弯曲。把大拇指放在右边鼻孔旁边，因为你要用它来控制出入右边鼻孔的气流。

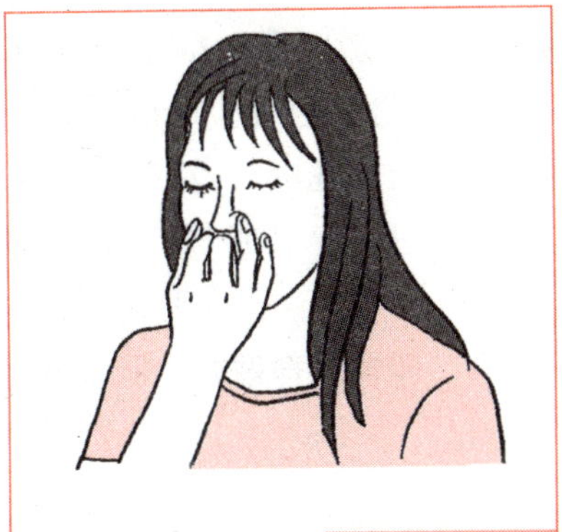

清理经络调息功(2)

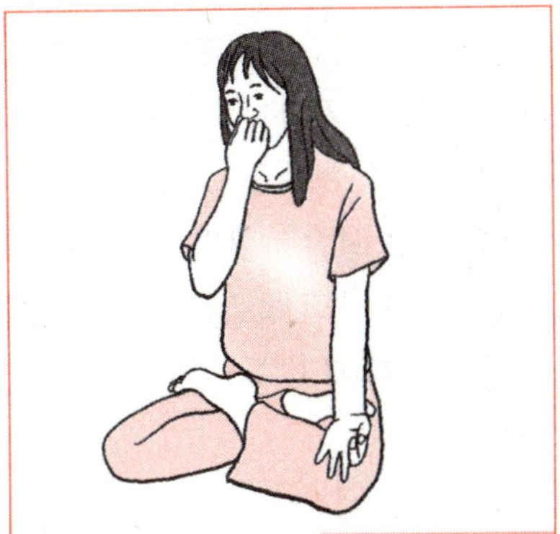

清理经络调息功(1)

(2)把无名指放在左鼻孔旁边，理由同上。

开始：用大拇指轻轻按住右鼻孔，只用左鼻孔呼吸。呼吸应是缓慢、稳定而深长，每次吸气要尽量充满双肺(但不要引起不舒适的感觉)，呼气时应呼出全部空气。记住：不要过于使劲，不要吸得太深长，以致当你吸气时，有气促的感觉。将上述练习做5次完全的呼吸，即5次吸气和5次呼气。然后，移开按住右鼻孔的大拇指，用无名指盖住左鼻孔来阻止气流通过它。只用右鼻孔呼吸(做5次完全呼吸)。

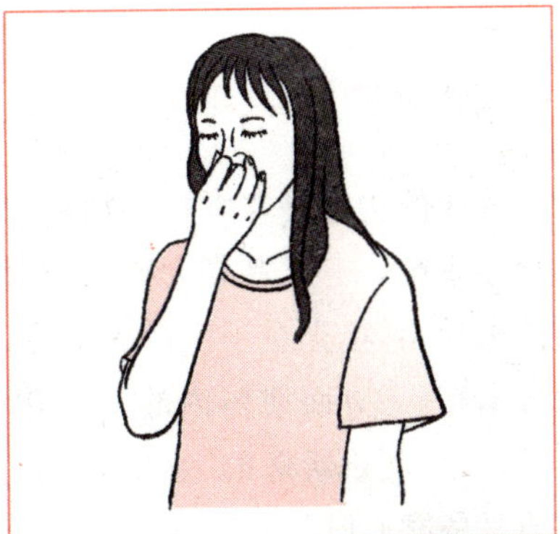

清理经络调息功(3)

你现在做了这个练习的1个回合。共做25个回合。记住：至为重要的是你的呼吸不应该是勉强用力的，或太粗重，或太快速，要放松。最好是：当空气在鼻孔出入时，连一点声音也没有。

记住：最理想的是，呼气和吸气时间长短相同。吸气时，暗自数数。如果是由1数到5，那么 呼气也应由1数到5。要学会控制你的吸气和呼气过程。

这个阶段作了15～20天而没有什么困难以后，就可以进而做第二个阶段了。

第二阶段：在第二阶段，呼吸是交替地通过左、右鼻孔进行的。呼吸应深长，但自然而不勉强用力。不要紧张。右手的位置如在第一阶段一样，练法如下：

(1)用大拇指闭住右鼻孔，通过左鼻孔吸气，然后闭住左鼻孔，通过右鼻孔呼气。然后又通过右鼻孔吸气，闭着它，通过左鼻孔呼气。这是1个回合。再重复一下这个顺序：左鼻孔吸气，右鼻孔呼气，右鼻孔吸气，左鼻孔呼气。

(2)第2回合再从左鼻孔吸气开始，然后通过右鼻孔呼气，如此循环下去，每一次练习应做25个回合。

把这一练习和第一阶段练习一起做10天。即每天都做第一阶段和第二阶段的练习。

七、生理瑜伽

1. 了解瑜伽静坐与生理的关系

人体的构造是非常复杂精妙的，它能够成为一个完整的个体，主要是依靠神经系统——尤其是大脑的作用，同时根据生理学的观点来说，人体机构的最大作用，首先在于生活的维持，一方面摄取体外的养料和氧气供给于体内各器官，一方面使体内的二氧化碳和其他废料排泄于体外。这种物质交换的现象，就是所谓的“新陈代谢”。新陈代谢的作用，是没有一息停止的，主要是依靠心脏、脉管、淋巴管等循环器官来循环不停地运行血液到全身。心脏包括四个腔，即左心房、左心室、右心房、右心室，是推动血液的器官，脉管有动脉和静脉；淋巴管遍布全身，与静脉并行，一面吸收营养物，输送到动脉管，一面摄取废物，送到静脉管。血液的循环，与呼吸有密切的关系，呼出碳酸气，吸进氧气，使静脉中紫血变为红血输送到动脉，经体循环一周，约需时二十四秒，一昼夜共计三千六百周，我们呼吸的次数，一昼夜才二万多次，所吸入的氧气，共计三百八十多立方尺，这种可观的工作，我们平时自己并不知觉。假使我们能呼吸正常，血液运行没有阻滞，身体便能健康，一有阻滞，全身各器官便得病。血液阻滞而生百病，有下列几种原因：

(1)呼吸不正常，以致不能很好发挥吸收氧气和吐出碳酸气的作用。

(2)一般人全身的血量，一半积储在腹部，由于腹力不充实，每每发生瘀血，因而使其他各部失去调和。

(3)内脏器官是由交感神经与副交感神经所支配，不能直接受大脑控制，在生理学上叫做不随意肌。当我们睡眠时，虽全身静止，但它的作用，并不稍停，一般说来，不能以我们的心意来左右它，所以当它阻滞而病，每次都使我们来不及预防。

(4)心脏跳动时，对于动脉接近而有力，至于静脉管，则是从头部和四肢，回血入肺，受心脏跳动力量的影响，比较微弱，所以也容易阻滞。

根据上面的分析，可见人身的血液正象铁路的运输宜于流通，运输停滞，物资必然积压；血液停滞，人身必生疾病。卫生家只能用清洁、运动、多得日光空气等办法来辅助血液的运动。唯有静坐一法，能使大脑皮层的活动趋于镇静正常，而促使全身各机构的工作更为顺利协调，同时呼吸因练习而得调和，借呼吸的功用，使横膈膜上下动作，腹力也得紧凑，可以逐出腹部的郁血，返归心脏，再由心脏逼出鲜血，输送到全身。如果呼吸功深，增加内脏感觉，就可使不随意肌也能充分发挥作用。同时心脏的跳动，也自然循序而有力。这样，血液循环便十分优良，而新陈代谢的作用，也就圆满，疾病便不易发生，即使偶然有病，也能预先知道，使它不久复原。治病在未发之前，较一般病后而忙于求医的，其得失是不可同日而语了。

2. 瑜伽生理学——腺体

(1)腺体的功能

①松果体

松果体一般认为它是我们的生物时钟，它能分泌出许多微妙的荷尔蒙，且足以影响身体所有器官。目前已能分离的荷尔蒙是美拉托宁(melatonin)它可以延缓老化，增进免疫的反应，使人具有宇宙感，增加对痛苦的忍受力，减低性冲动，减少睡眠等。而且它能从环境中诸如光线、温度、湿度、磁场等条件，转化为神经内分泌的反应。

当我们睡得愈深沉的时候，松果体的分泌愈多，睡得愈熟，美拉托宁分泌愈多。美拉托宁由色拉托宁(seratonin)合成而来，白天时人类有意识的活动极为活跃，心灵动荡散乱，此时需要更多的色拉托宁来供应神经细胞。而到了晚上或静坐时，情形就恰恰相反，有意识的活动变少了，因此有更多的色拉托宁(seratonin)合成为美拉托宁。

②脑下垂腺

与眉心轮有关联，脑下垂体是一个非常重要的腺体，脑部直接刺激这个腺体，重生各种不同的荷尔蒙，如传达荷尔蒙的“消息”到所有身体下方的其他腺体，刺激它们执行各种不同的任务。以这种方法，脑下垂腺控制身体许多活动，例如腺体分泌、血液循环、生长和体温等。当脑下垂腺功能失常时，会产生许多疾病。而且身体会不正常的发展，或者变得很胖，或者过高，或者过于矮小。巨人症及侏儒症，就是因为脑下垂腺功能失常。

③甲状腺和副甲状腺

与喉轮有关联，颈部的甲状腺和副甲状腺，控制了身体新陈代谢的作用，此外也能调整身体所产生的热量和能量，促进消化及成长。若是甲状腺分泌不正常，身心的健康都会受到严重的影响。如果甲状腺分泌稍微多点，就会感到紧张、易怒等。如果分泌再多些，则会非常的神经质、出汗、颤抖、消化不良、失眠，而迅速地消瘦。反之，如果甲状腺分泌稍少些时，就会疲倦，昏昏欲睡。如果分泌过少时，则行动缓慢，脉博和心跳迟缓，体温下降，说话口齿不清，感觉迟钝，身体发胖。

副甲状腺控制血液中的钙含量，负责骨胳成长的正常化。因为骨胳需要钙，此外，神经作用受血液中的钙含量影响很大。如果钙含量太少，我们会变得紧张、冲动、易怒；如果钙含量太多，我们便会昏昏欲睡，无精打采。因此，副甲状腺对骨胳的发展和对神经系统的正常功能，都有很重要的影响。

④胸腺

胸腺位于心脏附近的胸骨后面，于胎儿时期最为活跃，以建立起身体的免疫系统，出生后分泌胸线生成素来增强免疫系统。其基本功能为每一个细胞打上能够辨识的记号，防止免疫细胞反抗并摧毁我们身体自己的细胞。使身体能够抵抗疾病的传染。

⑤肾上腺

与脐轮有关联，肾上腺正位于肾脏的上方，它能使身体突然产生热和能。肾上腺在紧急事情发生时，尤为重要。当一个人面临危险或急迫的事件时，如和敌人作战，解救即将溺死的小孩，逃避火灾、地震等，脑里便会送一个信号给肾上腺，而肾上腺立即运送它的分泌物（即肾上腺素）至血液中。肾上腺素能使心跳加速、血管扩张，且随着血液流入肌肉，因此肌肉能从陡增的血液中，获得更多的活能，而充分发挥工作效率。肾上腺素还会刺激汗腺，因此虽是突然的用力使身体变热，也能借着出汗来排热。此外，肾上腺素也在同时送信号到肝，使肝送出它储藏的糖到血液中，以供身体所需的额外热能。如果肾上腺素分泌过少，那么在危险、急迫时的适应能力就大大地降低了。反之，若分泌过多，则身心将一直处于紧张的状态中。

⑥胰腺

与脐轮有关联，胰腺散布于胰脏消化腺泡之间，它分泌一种消化的荷尔蒙叫做胰岛素。胰岛素可减低血液中糖的成分。如果胰岛素缺乏，血糖增高，部分则随尿排出，成糖尿，即所谓的糖尿病。反之，如果胰岛素分泌过多，则会重生血糖过低的病症，人体会有虚弱、头痛、发抖、昏眩、神经紧张和心绪不宁的症候出现。

⑦性腺

与生殖轮有关联，性腺（卵巢或睾丸）不仅能产生卵子和精子，而互相结合繁衍后代，同时它还能分泌性荷尔蒙（性腺素），即男性激素和女性激素。性荷尔蒙能增加男（女）性的性特征以及调整性行为的发展。男性激素能增加肌肉的能量，且使人富有创造力及积极性。而女性激素能增加身体脂肪的成份，使人富于情感，思绪细密。不论男女，在他们的体内均会产生男性激素和女性激素，不过是男性产生的男性激素多些，而女性产生的女性激素多些。当然性荷尔蒙的比例，直接关系着男子与女子的体态、思想、情绪及心理方面。如果这些性荷尔蒙的比例失常，则女性会变得男性化，而男性也会变得女性化。

（2）瑜伽动作对腺体的影响

人的身体可说完全受各种腺体荷尔蒙分泌所控制，每一个器官、细胞都直接受这些荷尔蒙的影响。所以，荷尔蒙分泌正常时，人体才能正常地成长，若有任何一种腺体分泌不平衡，就会引起身心两方面不同程度的疾病。瑜伽动作能使各个腺体的分泌作用趋于平衡。瑜伽动作的扭转或弯曲姿势，通常需停顿相当一段时间，在这段时间中，所给腺体的压力，正是要强化这些腺体，使其分泌正常。

3. 生理瑜伽所需要用的器材

女性在生理期都可能会出现一些不同的疼痛症状，瑜伽的一些简单练习可以帮助女性缓解疼痛，保健身体。在生理期做瑜伽练习时，需要准备好以下的一些器材。

瑜伽垫

使用瑜伽垫可以避免身体关节因直接接触地面而受伤，特殊防滑的材质也能让初学者更稳定地站立，不会因为肌力不足而滑倒，在瑜伽练习中我们建议至少准备一片瑜伽垫来练习。

瑜伽砖

瑜伽砖可以帮助我们支撑身体的不同部位，避免初学者因为柔软度不好或肌力不够而造成身体其他部位的紧张(如果你没有瑜伽砖也可以用较厚的书本来代替)。

瑜伽绳

瑜伽绳有防滑与长度伸缩功能，能帮助我们做一些拉筋或延展动作。

瑜伽绳使用方法：

(1)把最尾端穿进两个扣环中。

(2)再反穿第二个扣环。

(3)前后移动扣环调整长度。

毛巾

如果膝盖容易疼痛的人，可以把毛巾垫在膝盖下方，避免受伤。头部容易紧张的人，在躺卧动作时将毛巾卷成长条状，放置在颈部下方，减轻肌肉的紧绷感。

长枕

一般的长抱枕即可，作用是把身体不同的部位垫高来舒缓肌肉，减轻一些疼痛及身体的紧张现象。

4. 生理期的三式瑜伽减痛法

瑜伽有促进血液循环、滋养脊柱神经、平衡五脏六腑的功能，有助于调理月经，让我们和“老友”两情相悦。

初学者保持3～5个呼吸，通过练习可逐渐延长时间，以舒适为准。可每日练习，经期根据身体状况，如身体不适可暂停练习。

为什么有时练习完这几个姿势后会有腰酸的感觉？这是做脊柱向后强烈伸展的姿势时常有的身体感觉。改善的办法是：完成每一个姿势后一定要将腰椎向前弯屈放松几秒钟，然后再进入下一个姿势的练习。

提醒：

(1)量力而行，不要过度伸展，特别是脊柱疾病患者更不能超过自己身体的极限。

(2)甲亢、肠结核、胃溃疡、疝气者不宜练习眼镜蛇式。

眼镜蛇式

调理作用：促进血液循环，滋养脊柱神经和血管，令体内各腺体“规律活动”，改善月经，益于生殖器官和女性性机能失调的恢复。

动作：俯卧，两腿自然向后伸直，双手放于胸前，垂直于地板。慢慢伸直两臂，支撑起身体，使脊柱向后，颈部向后放松。

轮式

调理作用：促进血液循环，增强脊柱弹性和健康，五脏六腑得到强有力的伸展和滋养，改善经期身体和精神上的疲乏和不适，保持头脑清爽，感觉敏锐。

动作：仰卧，屈双腿，脚跟尽量靠近大腿跟部。双手放于耳边。吸气，手臂和两腿共同向下用力，使背部离开地面，身体呈反拱状。保持自然呼吸。

骆驼式

调理作用：伸展和强壮脊柱，促进脊柱血液循环，从而改善脊柱功能，补养骨盆区域，调理月经，减缓经期身体的不适感。

动作：双膝跪地，两腿略微分开，双手叉腰。吸气，缓慢将脊柱向后弯曲，收缩臀部的肌肉。呼气的同时，把手掌放在脚掌上，颈部向后放松。